编　写　说　明

中药企业质量控制的第一个环节是验货，验货的第一步是性状鉴定。目前中药行业内性状鉴定水平高者甚少，以致商品质量低下，假药屡禁不绝。故中药类高职应开设“中药性状鉴定技术”课程，培养中药性状鉴定能手，以应社会急需。

中药性状鉴定能手应该能熟练应用药品标准，准确判定中药商品的真伪优劣。具体标准是：对常用 400 ～ 500 种中药商品做到“见药知名，见名知要（鉴别要点）”。

要培养出这样的鉴定能手，必须从以下几方面对中药鉴定技术课进行全面改革：①改革教学方法，精讲多练，加强实训；②改革考核方式，以实际鉴定能力作为评定学习成绩的主要指标；③建设师资队伍，教师首先应成为鉴定高手；④建设实训场所，提供充足的场地、样品、设施、工具及工具书；⑤创新实训教材，要能体现上述全面课改的理念、要求和成果，要能解决课改中的各种难题。我们认为，实训教材的有无是中药鉴定课改能否实施的关键，实训教材质量是课改成败的关键。

本书正文分必备知识、鉴定实训两个部分，以后者为主。必备知识部分本着“必需、够用”和“与职场实际接轨”的原则，重点介绍与实训相关的基本常识。行文力求简明扼要，以使学生有更多时间进行实训。鉴定实训部分收载 400 余种常用中药的实训项目，个、片兼收，突出饮片；图文并列，以图为主。

本书与其他中药鉴定类教材相比，主要有以下特色。

1. 实训特色　本书体例按实训指导书设计，基本内容由实训项目、实训要求和自测题组成。实训项目中以对话框形式要求学生随时记录实训情况，以便总结和教师检查，所以本书又能起到实训报告的作用。

2. 职业特色　本书由高职院校教师、药品检验所专家、中药企业质检人员合作编写，内容按企业验货程序编排，品种据中药企业最常用者选定，自测题多来自企业验货中出现过的实例，并收录了一些验货人员的鉴定经验，力图缩短学生与职场的距离。本书内容贴近实际，实用性强，也可作为中药企业验货工作手册及员工培训教材。

3. 直观特色　本书所载品种都配有实物彩色照片，力求突出鉴别要点。照片经山西省药品检验所高天爱主任药师、中国药品与生物制品检定所张继主任药师审定，力求准确无误。学生一书在手，等于拥有一个标准样品库和随身实训室，大大增加了看药时间，可解决实训场所不足和样品短缺的问题。鉴定经验不足的青年教师也可通过本书提高业务水平。

4．教改特色 使用本书教学，可让学生在实训室自己对照教材观察实物，自己做结论。教师减少集中讲授，主要进行个别指导、检查督促。真正实现“学生为主体，教师为主导”和“精讲多练”的原则，提高学生学习的积极性和主动性。书中的自测题按“能力为主线”的原则编写，既是实训质量标准也是实训考核题库，平时测验和结业考核都可应用。

本书的编写由王满恩全面负责，编写必备知识并拍摄大部分照片；裴慧荣编写根及根茎类（部分），负责实训部分文字统稿；窦国义编写根及根茎类（部分），参与统稿和照片拍摄；潘雪进行了全书统稿工作；陈世平编写花类，提供部分照片；张广萍编写根及根茎类（部分）；段小燕编写果实种子类（大部）；段荣编写藻菌类、其他植物类及果实种子类（部分）；王桂琴编写动物类、矿物类；刘来正编写皮类；丁进平编写草类；常海萍编写藤木树脂类。高天爱、张继审定书稿和图片，张继提供部分照片。吕春梅、黄虞鑫、王海燕、马明、范美洁、蔡静雯参与编写。

在本书的编写过程中，北京大学药学院教授、全国医药职业教育研究会苏怀德会长指点了编写方向；同时得到了山西生物应用职业技术学院周晓明院长的大力支持以及中国中医药出版社罗会斌编辑的具体指导，在此一并致谢！

首次编写这样的实训教材，前无借鉴，且限于篇幅和时间，难免诸多不妥，恳望读者不吝赐教，使再版渐臻至善。

编者

2008 年 7 月

中药性状鉴定实训教材

主　审　张　继（中国药品生物制品检定所）

高天爱（山西省药品检验所）

主　编　王满恩（山西生物应用职业技术学院）

裴慧荣（山西生物应用职业技术学院）

副主编　陈世平（山东中药技术学院）

窦国义（山西生物应用职业技术学院）

潘　雪（北京市医药器械学校）

中国中医药出版社

北　京

图书在版编目（CIP）数据

中药性状鉴定实训教材／王满恩，裴慧荣主编．—北京：中国中医药出版社，2008.10（2015.2重印）

ISBN 978-7-80231-506-8

Ⅰ．中…　Ⅱ．①王…②裴…　Ⅲ．中药鉴定学－教材　Ⅳ．R282.5

中国版本图书馆 CIP 数据核字（2008）第 122799 号

中 国 中 医 药 出 版 社 出 版
北京市朝阳区北三环东路 28 号易亨大厦 16 层
邮政编码　100013
传真　64405750
北京市荣海印刷厂印刷
各地新华书店经销
*
开本　889×1194　1/16　印张　23　字数　745 千字
2008 年 10 月第 1 版　2015 年 2 月第 2 次印刷
书号 ISBN 978-7-80231-506-8
*
定价　90.00 元
网址　www.cptcm.com

如有质量问题请与本社出版部调换

社长热线　010 64405720
读者服务部电话　010 64065415　010 84042153
书店网址　csln.net/qksd/

《中药性状鉴定实训教材》编委会

主　编　王满恩（山西生物应用职业技术学院）

　　　　　裴慧荣（山西生物应用职业技术学院）

副主编　陈世平（山东中药技术学院）

　　　　　窦国义（山西生物应用职业技术学院）

　　　　　潘　雪（北京市医药器械学校）

编　委　丁进平（山西万民药房连锁有限公司）

　　　　　王桂琴（山西生物应用职业技术学院）

　　　　　刘来正（山西生物应用职业技术学院）

　　　　　张广萍（山西生物应用职业技术学院）

　　　　　段小燕（山西生物应用职业技术学院）

　　　　　段　荣（山西生物应用职业技术学院）

　　　　　常海萍（山西省药品检验所）

目　录

上　篇　中药性状鉴定实训必备基础知识

下　篇　常用中药性状鉴定实训

第一章　根及根茎类中药

第二章　藤木树脂类中药

第三章　皮类中药

第四章 花叶类中药

第五章 果实种子类中药

第六章　草类中药

第七章　藻菌类中药

第八章 动物类中药

第九章 矿物类中药

第十章 其他类中药

上　篇

中药性状鉴定实训必备基础知识

第一节 有关中药性状鉴定的几个基本概念

1. 中药 是指在中医药理论指导下使用的天然药物及其制品，包括中药材、中药饮片和中成药。本书中所提到的“中药”是指中药材和中药饮片，不包括中成药。

2. 中药材 简称“药材”，习称“个子货”。一般是指仅经过产地加工(除杂质、干燥等)即可使用的中药。我国目前有记载的中药材有 12 807 种，绝大部分来源于植物，少数来源于动物和矿物。

3. 中药饮片 简称“饮片”，是指中药材经过炮制加工（切制、炒制、蒸制等）后的成品。本书鉴定的对象主要是中药饮片。

4. 中药性状 指中药的形状、大小、色泽、表面特征、质地、断面特征和气味等属性。

5. 中药性状鉴定 是指用眼看、手摸、鼻嗅、口尝等方式检验中药性状，判断中药品种和质量的鉴定方法。性状鉴定是中药行业从业人员最基本的职业技能。

性状鉴定法的优点是简便、快速，可以鉴定大批量中药，因此性状鉴定至今仍是最基本、最常用的鉴定方法。但一些中药仅凭性状难以准确鉴定，需要进一步做显微鉴定、理化鉴定。

第二节 《中华人民共和国药品管理法》相关条文

1. 药品是指用于预防、治疗、诊断人的疾病，有目的地调节人的生理机能，并规定有适应证或者功能主治、用法用量的物质，包括中药材、中药饮片、中成药、化学原料药及其制剂、抗生素、生化药品、放射性药品、血清、疫苗、血液制品和诊断药品等。(第 102 条第 1 款)

2. 药品必须符合国家药品标准。(第 32 条第 1 款)

3. 国务院药品监督管理部门颁布的《中华人民共和国药典》和药品标准为国家药品标准。(第 32 条第 2 款)

4. 中药饮片必须按照国家药品标准炮制；国家药品标准没有规定的，必须按照省、自治区、直辖市人民政府药品监督管理部门制定的炮制规范炮制。(第 10 条第 2 款)

5. 禁止生产（包括配制，下同）、销售假药。

有下列情形之一的，为假药：

①药品所含成分与国家药品标准规定的成分不符的；

②以非药品冒充药品或者以他种药品冒充此种药品的。

有下列情形之一的，按假药论处：

①国务院药品监督管理部门规定禁止使用的；

②依照本法必须批准而未批准生产、进口，或者依照本法必须检验而未经检验即销售的；

③变质的；

④被污染的；

⑤使用依照本法必须取得批准文号而未取得批准文号的原料药生产的；

⑥所标明的适应证或者功能主治超出规定范围的。(第 48 条)

6. 禁止生产、销售劣药。

药品成分的含量不符国家药品标准的，为劣药。

有下列情形之一的药品，按劣药论处：

①未标明有效期或者更改有效期的；

②不注明或者更改生产批号的；

③超过有效期的；

④直接接触药品的包装材料和容器未经批准的；
⑤擅自添加着色剂、防腐剂、香料、矫味剂及辅料的；
⑥其他不符合药品标准规定的。(第 49 条)

第三节 药品标准常识

一、《中华人民共和国药典》

《中华人民共和国药典》简称《中国药典》，是国家监督管理药品质量的法定技术标准。《中国药典》现每隔 5 年修订再版，每版药典的“一部”是药材、饮片等天然药品的质量标准。从 2005 年 7 月 1 日起，鉴定中药应以《中华人民共和国药典 2005 年版一部》为准。本书凡提到“《中国药典一部》”、“《中国药典》”或“药典”，都是指现行版药典，即《中华人民共和国药典 2005 年版一部》。

《中国药典一部》内容主要包括“凡例”、“正文”(药材及饮片、植物油脂和提取物、成方制剂和单位制剂)、“附录”三部分。“药材及饮片”的正文收载药材及饮片 551 种。每一品种项下记载品名(包括中文名、汉语拼音名与拉丁名)、来源、采收加工(或饮片制法)、性状、鉴别(包括经验鉴别、显微鉴别、理化鉴别)、检查(杂质、水分、灰分、有害元素等)、浸出物测定、含量测定、炮制、性味与归经、功能与主治、用法与用量、使用注意、贮藏等内容。每种药材的记载项目不完全一样，但“性状”一项是必载项目。

药典“附录”记载了 150 种“成方制剂中本版药典未收载的药材及饮片”的来源。还载有药材取样法，药材检定通则，药材及成方制剂显微鉴别法及各种理化鉴别方法等内容。药典中记载的各项内容都有法定的约束力，在我国从事药品生产、经营、检验、使用的任何单位和个人，都必须执行药典规定，否则就是违法。

二、其他与中药有关的药品标准

1.《中华人民共和国卫生部药品标准·中药材·第一册》(1991 年 12 月颁布) 记载 101 种药材，正文体例与药典相同。

2.《卫生部进口药材标准》1974 年、1977 年、1979 年、1986 年 4 次颁布。

3．国家食品药品监督管理局 2004 年颁布儿茶等 43 种进口药材质量标准和部分散标准，如塞龙骨、龙血竭等。有些品种几个进口标准都有记载，执行最新的标准。

4．卫生部药品标准藏药分册(1995 年)、蒙药分册(1998 年)、维吾尔药分册(1999 年)及部分散标准，如甜菊苣、山羊角、黄羊角、鹅喉羚羊角、培植牛黄、熊胆粉等。以上均属国家药品标准。

5．地方标准：是指部分省(自治区、直辖市)颁布的药材标准(一般是国家药品标准未载的品种)，在当地有法定的约束力。体例与药典相同。现已制定地方标准的省区有：山西(1987 年)、青海(1976 年、1992 年)、宁夏(1993 年)、新疆(1980 年)、云南(1974 年、2005 年)、贵州(1988 年、2003 年)、四川(1987 年、1992 年)、江苏(1989 年)、江西(1996 年)、浙江(2000 年)、湖南(1993 年)、山东(1995 年、2003 年)、上海(1994 年)、广东(2004 年)、广西(1990 年、1996 年)、黑龙江(2001 年)、吉林(1977 年)、北京(1998 年)、内蒙古(1988 年)、河南(1991 年、1993 年)。工作中遇到国家药品标准没有记载的品种，可按最新的地方标准执行。

第四节 中药性状鉴定的工作条件与要求

一、鉴定者健康要求

1. 疲劳时或患感冒、过敏性疾病、传染性疾病时不要做中药鉴定。

2. 鉴定前不要吸烟、饮酒或进刺激性饮食，也不要用香气浓烈的化妆品，以免影响嗅觉、味觉、视觉的灵敏程度。

二、鉴定者衣着要求

1. 工作衣帽应为白色，便于及时发现污渍，及时清洗，保持干净。

2. 工作衣应为长袖大衣式样，要有装鉴定用品的口袋；袖口要有松紧带；坐下时下摆要超过膝盖，以免粉尘、试剂等污染衣裤。

3. 工作帽应质软无檐，以免遮挡光线和妨碍近距离观察；帽檐要有松紧带，可将全部头发包住。

4. 接触有毒药材、有异味药材、易脱色染手药材时，应戴薄膜手套及口罩。

三、鉴定场所要求

1. 干净整洁，光线充足，温湿度宜人，水电通畅，安全设施齐备。

2. 应备有鉴定台、文件柜、仪器柜、样品柜、必要的文具及清洁用品。

3. 应备有《中国药典》、其他相关药品标准、常用工具书及检验报告单、质量验收记录等。

4. 应备有常用鉴定工具、仪器与试剂（见下表）

中药性状鉴定常用工具、仪器、试剂

名　称	用　途
盛药盘（白搪瓷盘子或其他硬质、无毒的平底容器，短径 30cm 以上，最好配一同样大小的黑色平板）	摊放样品。深色样品直接放白盘内，浅色样品放盘内黑色平板上
放大镜（10 倍以上）	观察样品细部
解剖镜（40 倍以上）	观察样品细部
直尺或卷尺（有毫米刻度）	测量样品大小
镊子	观察时夹持样品
钢刀、枝剪或普通剪刀	开包装；切断样品；削刮样品表面或断面
捣臼（也叫“冲筒”、“铜缸子”、“捣药罐”）	捣碎样品
研钵、研棒	研磨药材（如乳香、没药）
刷子	刷去样品表面粉尘；清洁鉴定器具
解剖针或锥子	穿刺样品
试管、试管架	嗅气；观色；水试鉴别容器
烧杯	水试鉴别容器
培养皿	水试鉴别容器
玻璃板（片）20cm × 20cm；20cm × 10cm	展开浸软的样品（花、叶、草等）
玻璃棒	做水试鉴别或火试鉴别时搅拌用
酒精灯、铁架台、石棉网	做火试鉴别
紫外光灯	观察荧光（如大黄）
白磁板	用试剂做显色鉴别时放置样品（如西红花）
毛白磁板	检查矿物药条痕
氢氧化钠试液	做显色鉴别（如苦参）
乙醇或甲醇	溶解样品、润湿样品或涂擦样品
硫酸试液	做显色鉴别（如西红花）
浓盐酸试液	做显色鉴别（使木质化组织呈红色，便于观察）
间苯三酚试液	做显色鉴别（使木质化组织呈红色，便于观察）
碘试液	做显色鉴别（检查淀粉类成分）

续表

碘化钾碘试液	做显色鉴别（如茯苓）
棉签	润湿样品或用试剂涂擦样品
纱布、滤纸	擦拭鉴定用品
架盘天平	检查杂质时称量
取样用品（见下文“取样操作”）	抽取样品

第五节　取样操作

取样，是指从一批中药商品中抽取供检验用的样品。抽取的样品应具有代表性，即必须保证抽取的样品能准确反映被验收药品的总体质量状况。

一、取样准备

1. 洁净的采样器：不锈钢勺、不锈钢铲、不锈钢镊子、夹子、探子等；

2. 样品盛装容器：具封口装置的无毒塑料袋等；

3. 其他用品：手套、样品盒、剪刀、放大镜、纸、笔、请验文件（请验报告或入库质量验收通知单、到货药品随货同行凭证等）、取样记录表、取样证等。

4. 罂粟壳等特殊管理的药品应双人取样。

二、货物外观检查

1. 核对请验文件内容与实物是否相符，注意同一品种各包件的品名、产地、规格及包件式样是否一致。异常者应逐件抽出，单独检验。

2. 检查货物包装的完整性、清洁程度以及有无水迹、霉变或其他物质污染等情况，详细记录。凡有外观异常情况的包件，应逐件抽出，加倍抽样，单独检验。

三、抽取样品包件

从货物堆码层次中按“前上、中侧、后下”的相应位置随机抽取整件样品。

1. 5 ～ 99 件，抽取 5 个样品包件；

2. 100 ～ 1000 件，抽取 5%的样品包件；

3. 超过 1000 件的，超过部分抽取 1%的样品包件。

4. 药材总包件数不足 5 件的，逐件取样；

5. 贵重药材和特殊管理的药材，不论包件多少均逐件取样。

四、抽取检验样品

1. 将同名称样品包件集中，逐件开启包装取样。应在验收专用场所（验收养护室）内进行。

2. 每一包件至少在 2 ～ 3 个不同部位各取样品 1 份；包件大的应从 10cm 以下的深处在不同部位分别抽取。个体大的固体中药用镊子、铁子或铲子在包件不同部位抽取有代表性的样品；对破碎的、粉末状的或大小在 1cm 以下的药材，可用采样器（探子）抽取供试品。

3. 每一包件的取样量：

（1）一般药材每包件抽取 100 ～ 500g；

（2）粉末状药材每包件抽取 25 ～ 50g；

（3）贵重药材每包件抽取 5 ～ 10g；

（4）对包件较大或个体较大的药材，可根据实际情况抽取代表性的样品。

4. 将抽取的样品混匀，即为抽取样品总量。若抽取样品总量超过检验用量，可按四分法再取样，即将所有样品摊成正方形，依对角线划“×”，使分为四等份，取用对角两份；再如上操作，反复数次，直至最后剩余量足够完成所有必要的实验以及留样为止。

5. 最终抽取的供检验用样品量，一般不得少于实验所需用量的 3 倍，即 1/3 供实验室分析用，另 1/3 供复核用，其余 1/3 则为留样保存。

6. 样品放在塑料袋内，封口，做好标记（品名、批号、取样日期、取样人等）。

五、取样后的工作

1. 封好开启的样品包件，加贴封口标记（封口人签章），在取样包件上粘贴取样证。

2. 填写取样记录。

3. 清洁取样器具，妥善保存。

第六节 中药性状鉴定操作步骤

一、准备

1. 清洁：着装；清洁鉴定场所；洗手。

2. 用品：鉴定工具、仪器、试剂；药典等药品标准；鉴定记录本、检验报告单、仪器使用记录本等。

3. 样品：

（1）将抽取的样品取出 1/3 供检验用，其余样品分别装瓶（袋），贴标签，妥善存放。

（2）将供检样品置盛药盘中，摊开；

（3）将部位相同的（如草类药材饮片中的茎、叶、果实）或部位相同性状有别的样品（如同一药材的横切片、纵切片、斜切片等）分别挑出，归类摆放。

二、查验性状

阅读药品标准的“性状”项，读一句观察一下样品，看样品与标准是否相符，随时在鉴定记录本上记录相符情况。

1. 药典性状描述顺序

（1）入药部位为单一器官的植物类药材及动物、矿物药材，一般按下列顺序记述：形状——大小——表面（色泽、纹理、附属物）——质地——断面（由外至内记述色泽、纹理等特征）——气（嗅到的气味）——味（口尝的味道）。

（2）包括多个器官的药材如全草、带根的根茎、含种子的果实、动物的全体等，将各个器官性状分别记述，每个器官记述顺序同上。观察药材性状时应按药典性状描述顺序进行。

2. 药典性状描述用语

（1）形状：药材形状比较典型的用“形”，如卵形、圆柱形、纺锤形（中间粗两头尖的形状）等；类似的用“状”，如木鳖子呈“扁平圆板状”；必要时也可用“某形某状”或“某状某形”，如五倍子呈“长圆形或纺锤形囊状”；形状极不规则的用“块”，前面加修饰词，如川芎呈“不规则结节状拳状团块”。形容词一般用“长”、“宽”、“狭”等，如长圆形、宽卵形、狭披针形等。

（2）大小：一般写“长（或直径）×× ～ ××cm”，不足 1cm 的一般用“mm”。

（3）色泽：同种药材的不同个体颜色有别，写“某色或某色”，将常见的、质量好的放在前面。如黄芪的表面“淡棕黄色或淡棕褐色”；同一个体颜色有别，写“某色至某色”，一般把浅色放在前面，如当归表面“黄棕色至棕褐色”；用两种以上色调描写的，以后一种为主，如黄棕色，表示基本为棕色，但比标准的棕色略微带黄。

光泽常用“有”、“微有”、“无”描述；有时也用“某样光泽”，如石膏纵断面“具绢丝样光泽”；也有时在颜色前加“暗”，表示无光泽。

饮片的色泽描述常用“外皮某色”、“切面某色”，以免与“表面”、“断面”等术语混淆。

（4）纹理：平坦的用“纹理”，如木通断面有“放射状纹理”；凹陷较浅的 用“皱纹”；凹陷较深的用“沟”，如百部的表面“有不规则深纵沟，间或有横皱纹”。有时纹理形容中也用某些比喻性术语，如“菊花心”、“车轮纹”等。

(5) 质地：描述重量的用“体轻”、“体重”；描述机械强度一般用“质脆”、“质韧”或“软”、“硬”等；较厚而韧的叶常用“革质”、“近革质”等术语。

(6) 断面：一般是指折断面。用刀切出的断面称“切面”。

(7) 气味：用鼻嗅到的气味统称为“香气”或“臭（xìu）”。浓重者称“气浓香”，微弱者称“气微香”；用鼻嗅不到称“气无”或“无臭”；令人舒适的称“清香”、“芳香”；令人厌恶的称“浊香”或“浊”，有时也用“臭（chòu）”，如阿魏“具强烈而持久的蒜样特异臭气”。

口尝味道的描述一般用酸、苦、甘、辛、咸等术语。强弱明显的分别用“微”、“极”修饰，如“味微酸”、“味极苦”等。用两个以上术语修饰复合味时，一般按味觉出现的先后次序描述，如山茱萸“味酸、涩、微苦”。

3. 简单的理化试验

药品标准“鉴别”项规定的手试（如揉搓）、水试、火试、试剂显色、荧光检查等试验，用简单的处理使中药性状迅速变化（变形、变色、出现黏液、发生荧光等），本书也列入性状鉴定的内容。

三、检查变质、污染

中药变质包括发霉、虫蛀、鼠咬、泛油、变色、香气散失、气味改变、融化、黏结、风化、潮解、腐烂等情形，中药污染是指中药沾染上有害物质。变质、污染一般都能从性状上看出来，如发霉者表面见白色或其他颜色的霉斑，虫蛀者表面有圆形蛀孔、虫丝，泛油者表面出现油状物质，中药固有的气味、颜色、质地也常因变质、污染而发生变化。所以，查验性状的过程也是检查变质、污染的过程。

四、检查杂质

药品标准“检查”项规定了一些中药的杂质最高限量，如药典规定石韦杂质不得过3%。检查杂质主要用肉眼或放大镜观察，故本书也列为性状鉴定的内容。下面是《中国药典》附录中的“杂质检查法”。

1. 药材中混存的杂质是指下列各类物质：

(1) 来源与规定相同，但其性状或部位与规定不符；

(2) 来源与规定不同的物质；

(3) 无机杂质，如砂石、泥块、尘土等。

2. 检查方法

(1) 取规定量的供试品，摊开，用肉眼或放大镜（5 ~ 10倍）观察，将杂质拣出；如其中有可以筛分的杂质，则通过适当的筛将杂质分出。

(2) 将各类杂质分别称重，计算有无虫蛀、霉烂或变质情况。

3. 注意

(1) 药材中混存的杂质如与正品相似，难以从外观鉴别时，可称取适量，进行显微、化学或物理鉴别试验，证明其为杂质后，计入杂质重量中。

(2) 个体大的药材必要时可破开，检查有无虫蛀、霉烂或变质情况。

(3) 杂质检查所用的供试品量，除另有规定外，按药材取样法称取。

五、结论

1. 供试品性状与药品标准规定的性状完全相符，无充分证据证明供试品是假药、劣药的，定为正品。

2. 供试品性状与药品标准规定的性状有多处不相符（尤其是内部特征、气味），属于《药品管理法》48条规定的情形之一者，定为假药或按假药论处。

3. 供试品性状（如大小、色泽、质地、气味等）与药品标准规定的性状不相符，或杂质含量超标的，属于《药品管理法》49条“其他不符合药品标准规定的”，定为劣药或按劣药论处。

4. 供试品性状与药品标准规定的性状大部分相符，仅有一两处（如形状、表面）不相符或似是而非，杂质含量不超标的，按药品标准规定继续做显微、化学或物理试验，综合各种鉴定结果判定其真伪优劣。

5. 按GMP（GSP）及本企业规定，填写检验报告单、质量验收记录等管理文件，送达有关部门并存档。

质量验收记录的内容应包括：供货单位、数量、到货日期、品名、规格、批准文号、产品批号、生产厂商、有效期、质量状况、验收结论和验收人员等项内容，企业应保存验收记录至超过药品有效期一年，但不得少于三年。

六、清场

1. 填写仪器使用记录、复核整理检验记录等相关文件单据，归档；
2. 清洁鉴定用品，将其一一归位；
3. 清洁鉴定场所，切断不用的电源；
4. 脱工作衣帽并清洁、归位。

◆◇◆◇◆◇◆◇◆◇◆◇◆◇◆◇◆◇◆◇

下　篇

常用中药性状鉴定实训

第一章 根及根茎类中药

黄 芪

一、准备

二、查验性状

[是 否] 呈圆柱形，有的有分枝，上端较粗。

[是 否] 长 30 ~ 90cm，直径 1 ~ 3.5cm。

[是 否] **表面淡棕黄色或淡棕褐色**，有不整齐的纵皱纹或纵沟。

[是 否] 质硬而韧，不易折断，断面纤维性强，并显粉性。

[是 否] **皮部黄白色，木部淡黄色，有放射状纹理及裂隙。**

[是 否] 老根中心偶呈枯朽状，黑褐色或呈空洞。

[是 否] 气微，**味微甜，嚼之微有豆腥味。**

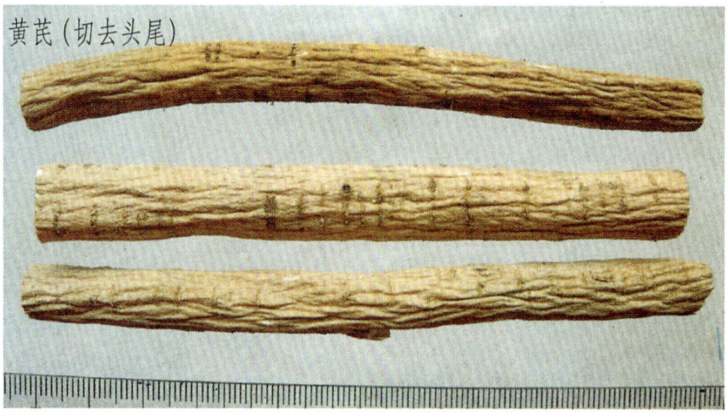

黄芪（切去头尾）

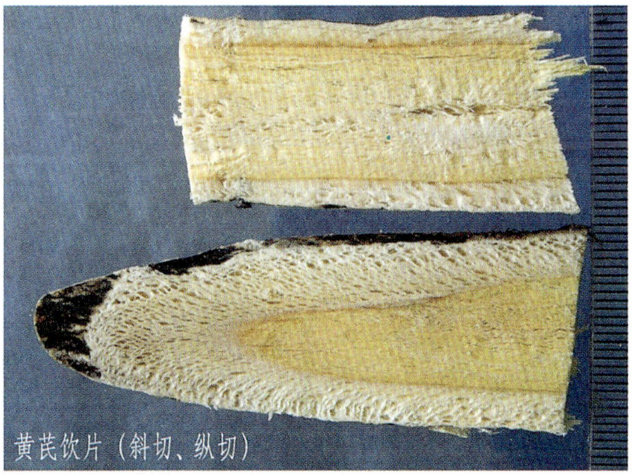

黄芪饮片（斜切、纵切）

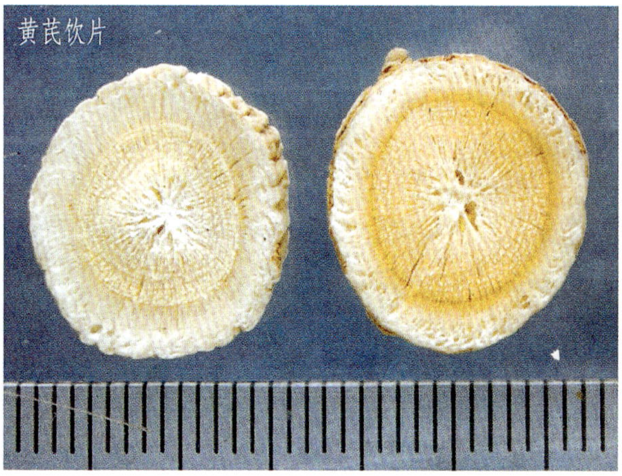

黄芪饮片

三、变质、污染 [有 无]

四、结论 [正品 假药 劣药 做其他检验]

五、清场

达标自测题：①照样品画黄芪饮片切面图，并指出皮部、形成层环、木部。②找出黄芪饮片与苦参饮片的鉴别要点（最少 3 点）。

相关知识：

黄芪为豆科植物蒙古黄芪 *Astragalus membranaceus (Fisch.) Bge. var. mongholicus (Bge.) Hsiao* 或膜荚黄芪 *Astragalus membranaceus (Fisch.) Bge.* 的干燥根。春、秋二季采挖，除去须根及根头，晒干。

苦　参

一、准备

二、查验性状

[是　否]　长圆柱形，下部常有分枝。

[是　否]　长 10 ~ 30cm，直径 1 ~ 6.5cm。

[是　否]　**表面灰棕色或棕黄色**，具纵皱纹及横长皮孔。

[是　否]　**外皮薄，多破裂反卷，易剥落，剥落处显黄色，光滑。**

[是　否]　质硬，不易折断，断面纤维性。

[是　否]　切片厚 3 ~ 6mm。

[是　否]　切面黄白色，**具放射状纹理及裂隙。**

[是　否]　有的具异型维管束呈同心性环列或不规则散在。

[是　否]　气微，**味极苦。**

三、变质、污染 [有　无]

四、结论 [正品　假药　劣药　做其他检验]

五、清场

达标自测题：遮目识别苦参、黄芪。②找出苦参饮片和黄芪饮片的鉴别要点（最少 3 点）。

相关知识：

苦参为豆科植物苦参 *Sophora flavescens* Ait. 的干燥根。春、秋二季采挖，除去根头及小支根，洗净，干燥，或趁鲜切片，干燥。

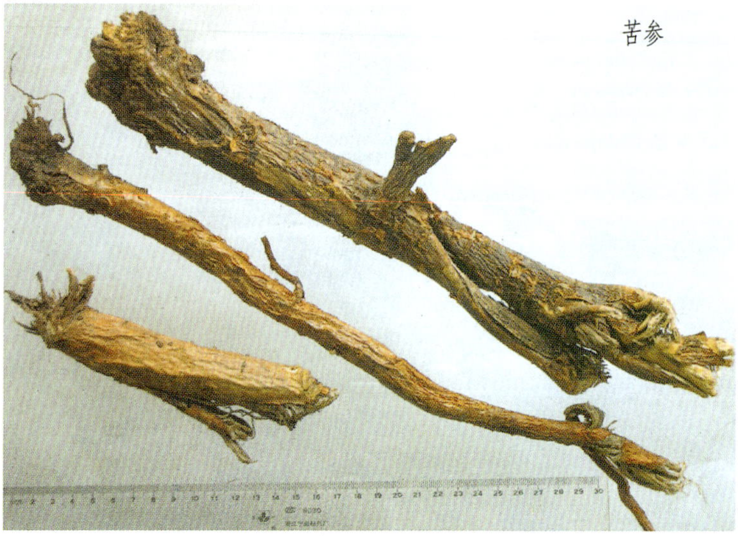

苦参

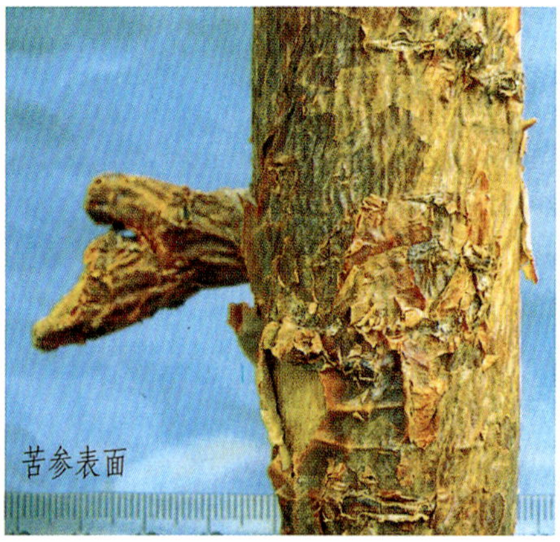

苦参表面

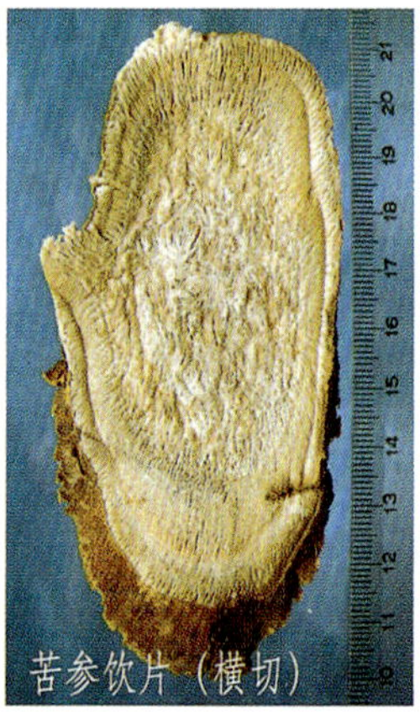

苦参饮片（横切）

板 蓝 根

一、准备

二、查验性状

[是 否] 呈圆柱形,稍扭曲。

[是 否] 长 10 ~ 20cm，直径 0.5 ~ 1cm。

[是 否] **表面淡灰黄色或淡棕黄色。**

[是 否] 有纵皱纹、**横长皮孔样突起**及支根痕。

[是 否] **根头略膨大，可见暗绿色或暗棕色轮状排列的柄残基和密集的疣状突起。**

[是 否] 体实，**质略软。**

[是 否] **断面皮部黄白色，木部黄色。**

[是 否] 气微，**味微甜后苦涩。**

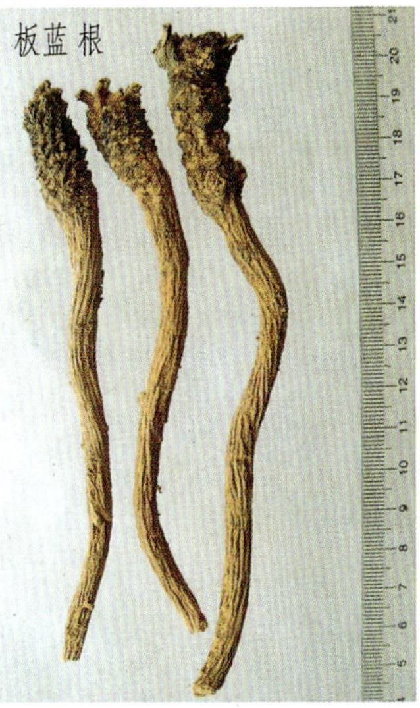

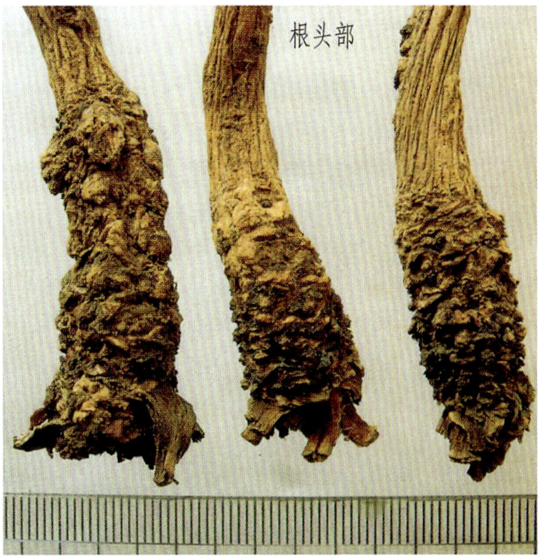

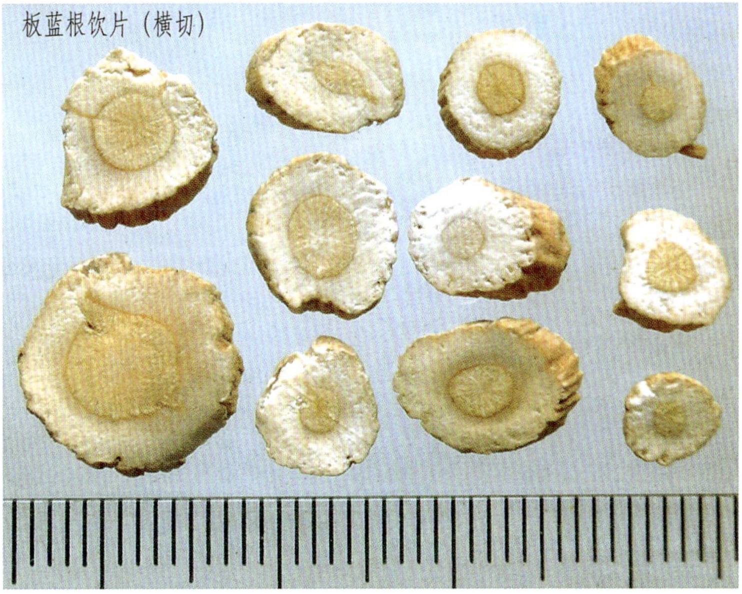

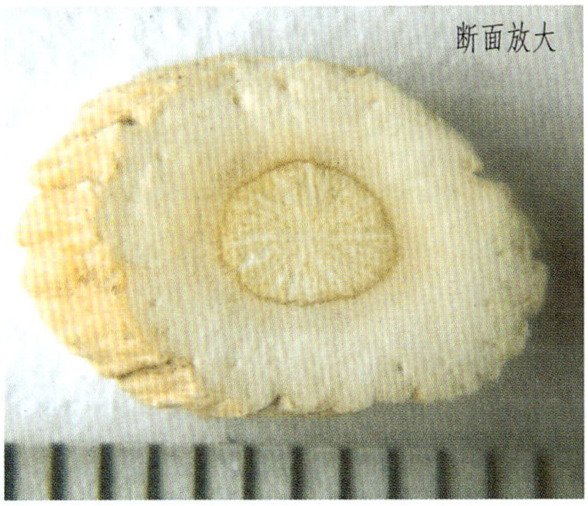

三、变质、污染 [有 无]

四、结论 [正品 假药 劣药 做其他检验]

五、清场

达标自测题：①遮目识别板蓝根、党参。②找出板蓝根饮片和党参饮片的鉴别要点 。(最少 3 点)

相关知识：

板蓝根为十字花科植物菘蓝 *Isatis indigotica Fort.* 的干燥根。秋季采挖，除去泥沙，晒干。

山 豆 根

一、准备

二、查验性状

[是 否] 根茎呈不规则的结节状。

[是 否] 顶端常残存茎基，其下着生根数条。

[是 否] 根呈长圆柱形，常有分枝。

[是 否] 长短不等，直径0.7～1.5cm。

[是 否] **表面棕色至棕褐色，**

[是 否] 有不规则的纵皱纹及**横长皮孔样突起。**

[是 否] 质坚硬，难折断。

[是 否] **断面皮部浅棕色，木部淡黄色。**

[是 否] **有豆腥气，味极苦。**

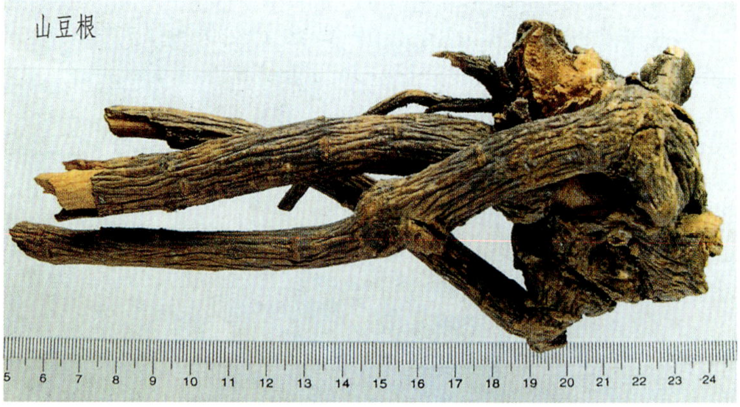
山豆根

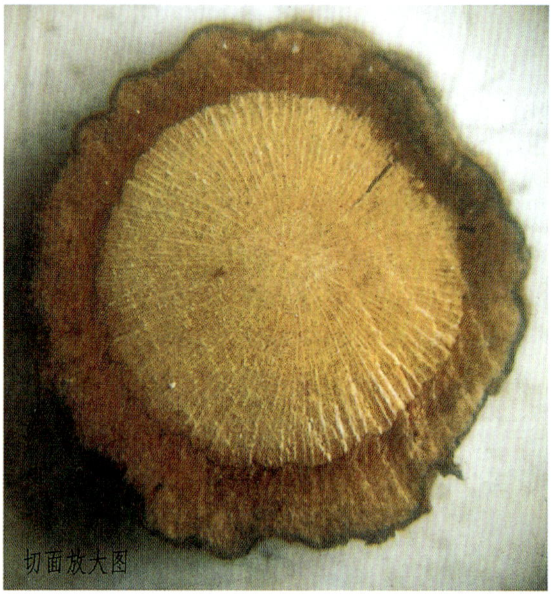
切面放大图

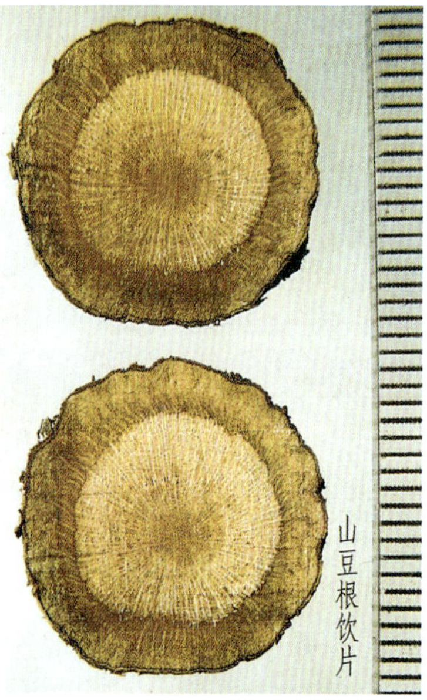
山豆根饮片

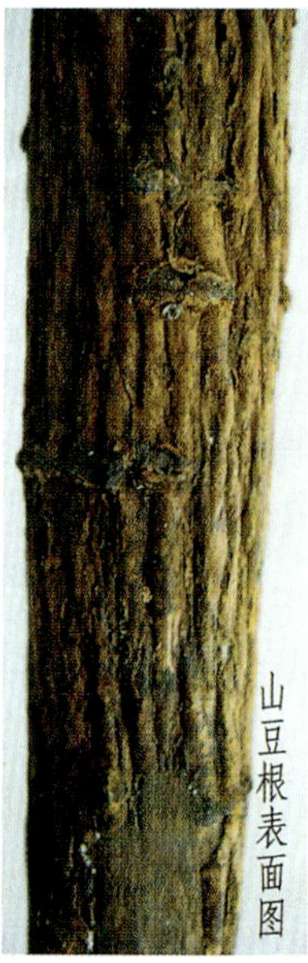
山豆根表面图

三、变质、污染[有 无]

四、结论[正品 假药 劣药 做其他检验]

五、清场

达标自测题：①照样品画山豆根饮片切面图，并指出皮部、形成层环、木部。②对比山豆根饮片和北豆根饮片，找出鉴别要点（最少3点）

相关知识：

山豆根又名“广豆根”，为豆科植物越南槐 *Sophora tonkinensis* Gagnep. 的干燥根及根茎。秋季采挖，除去杂质，洗净，干燥。

北 豆 根

一、准备

二、查验性状

[是 否] 呈细长圆柱形，弯曲，有分枝。

[是 否] 长可达 50cm，**直径 0.3 ~ 0.8cm**。

[是 否] 表面黄棕色至暗棕色，多有弯曲的细根，

[是 否] 可见突起的根痕及纵皱纹，**外皮易剥落**。

[是 否] **质韧，不易折断**，断面不整齐，纤维性。

[是 否] **木部淡黄色，呈放射状排列，中心有髓**。

[是 否] 气微，**味苦**。

三、变质、污染 [有 无]

四、北豆根杂质不得过 5% [超 否]

五、结论 [正品 假药 劣药 做其他检验]

六、清场

达标自测题：①照样品画北豆根饮片切面图，并指出皮部、木部、髓部。 ②对比北豆根饮片和山豆根饮片，找出鉴别要点（最少 3 点）。

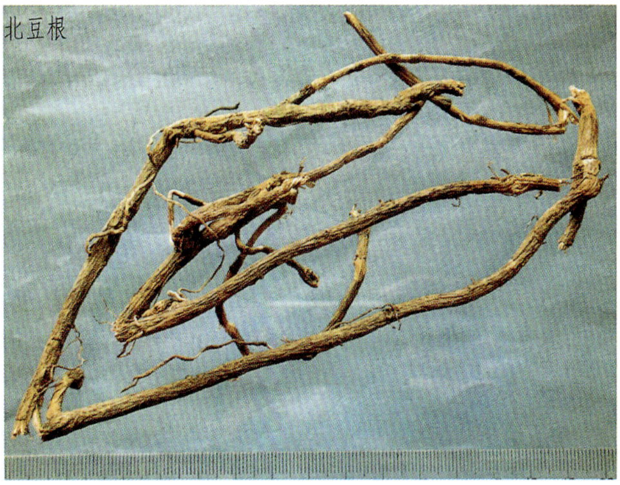
北豆根

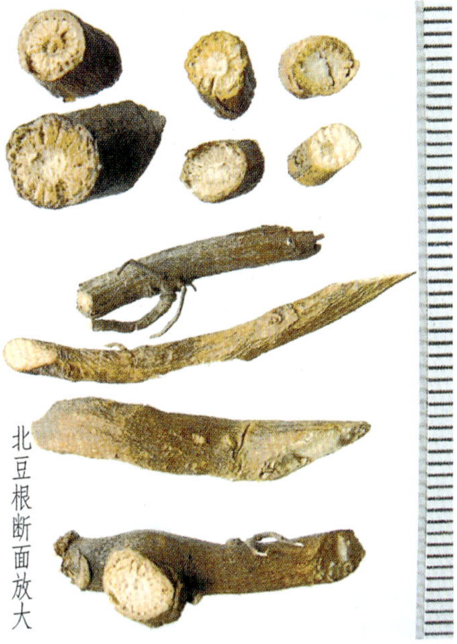
北豆根断面放大

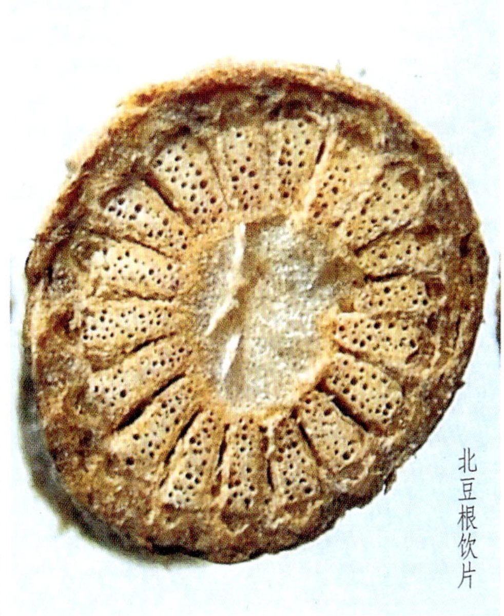
北豆根饮片

相关知识：

北豆根又名“北山豆根”，为防己科植物蝙蝠葛 *Menispermum dauricum DC.* 的干燥根茎。春、秋二季采挖，除去须根及泥沙，干燥。

甘 草

一、准备

二、查验性状

1. 甘草根及根茎

[是 否] 根呈圆柱形，长 25 ~ 100cm，直径 0.6 ~ 3.5cm。

[是 否] 外皮松紧不一。表面红棕色或灰棕色，

[是 否] 具显著的纵皱纹、沟纹、皮孔及稀疏的细根痕。

[是 否] 质坚实，断面略显纤维性，黄白色，粉性，

[是 否] 形成层环明显，射线放射状，有的有裂隙。

[是 否] 根茎呈圆柱形，表面有芽痕，断面中部有髓。

[是 否] 气微，味甜而特殊。

2. 胀果甘草根及根茎（与甘草性状不同点）

[是 否] 根及根茎木质粗壮，有的分枝，外皮粗糙，多灰棕色或灰褐色。

[是 否] 质坚硬，木质纤维多，粉性小。根茎不定芽多而粗大。

3. 光果甘草根及根茎（与甘草性状不同点）

[是 否] 根及根茎质地较坚实，有的分枝。

[是 否] 外皮不粗糙，多灰棕色，皮孔细而不明显。

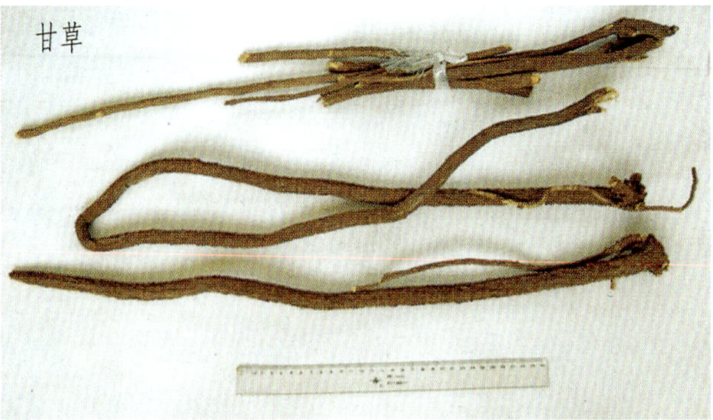
甘草

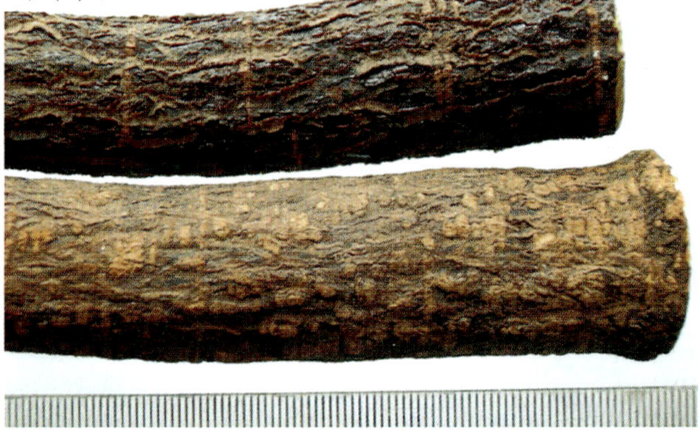
甘草表面

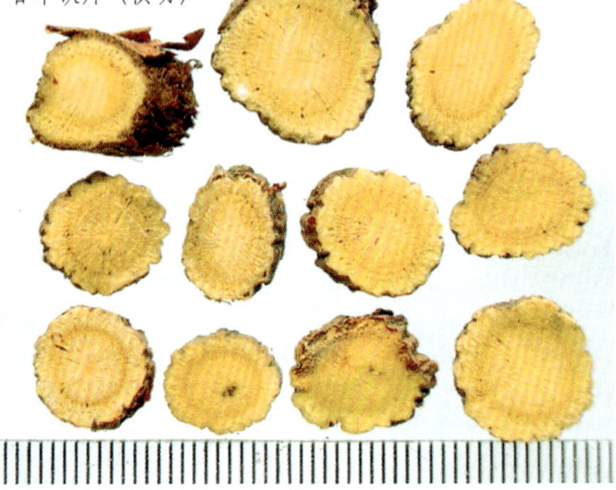
甘草饮片（横切）

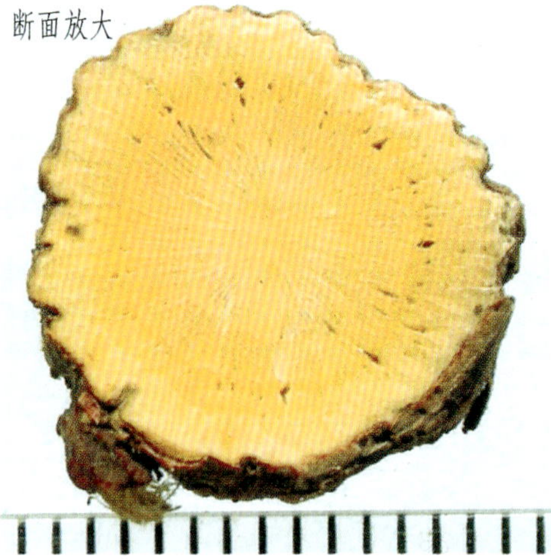
断面放大

三、变质、污染 [有 无]

四、结论 [正品 假药 劣药 做其他检验]

五、清场

达标自测题：①遮目识别甘草、黄芪。②找出甘草饮片和麻黄根饮片的鉴别要点（最少 3 点）。

相关知识：

甘草为豆科植物甘草 *Glycyrrhiza uralensis* Fisch. 胀果甘草 *Glycyrrhiza inflata* Bat. 或光果甘草 *Glycyrrhiza glabra* L. 的干燥根及根茎。春、秋二季采挖，除去须根，晒干。

麻 黄 根

一、准备

二、查验性状

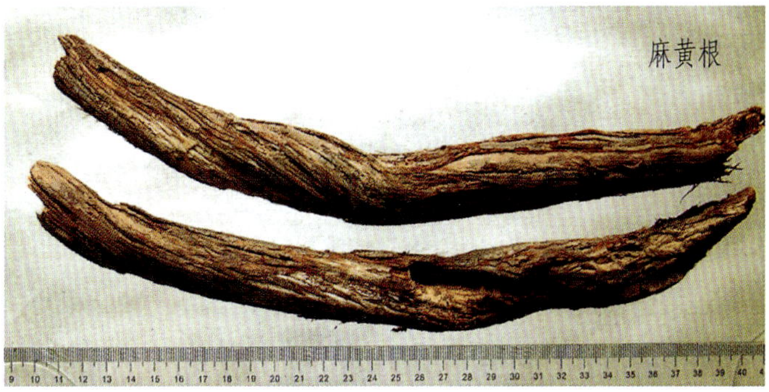

[是 否] 呈圆柱形，略弯曲，长 8 ~ 25cm，直径 0.5 ~ 1.5cm。

[是 否] 表面红棕色或灰棕色，有纵皱纹及支根痕。

[是 否] 外皮粗糙，易成片状剥落。

[是 否] 根茎具节，节间长 0.7 ~ 2cm，表面有横长突起的皮孔。

[是 否] 体轻，质硬而脆。

[是 否] 断面皮部黄白色，木部淡黄色或黄色，射线放射状，中心有髓。

[是 否] 气微，味微苦。

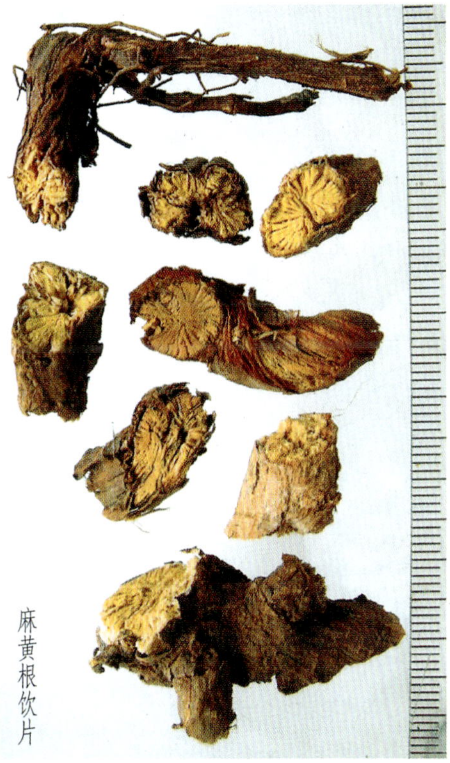

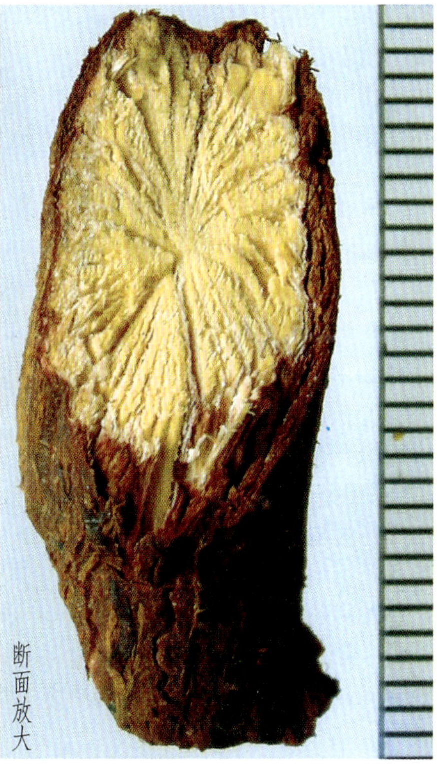

三、变质、污染 [有 无]

四、结论 [正品 假药 劣药 做其他检验]

五、清场

达标自测题：①遮目识别麻黄根、甘草。②找出麻黄根饮片和甘草饮片的鉴别要点（最少 3 点）。

相关知识：

麻黄根为麻黄科植物草麻黄 *Ephedra sinica* Stapf 或中麻黄 *Ephedra intermedia* Schrenk et C. A. Mey. 的干燥根及根茎。秋末采挖，除去残茎、须根及泥沙，干燥。

银 柴 胡

一、准备

二、查验性状

1. 银柴胡野生品

[是 否] 呈类圆柱形，**偶有分枝**。

[是 否] 长 15 ～ 40cm，直径 0.5 ～ 2.5cm。

[是 否] 表面浅棕黄色或浅棕色，有**扭曲的纵皱纹**及支根痕。

[是 否] 多具孔穴状或盘状凹陷，习称"**砂眼**"，从砂眼处折断可见棕色裂隙中有细砂散出。

[是 否] **根头部**略膨大，有密集的呈疣状突起的芽苞、茎或根茎的残基，习称"**珍珠盘**"。

[是 否] 质硬而脆，易折断。

[是 否] **断面不平坦，较疏松，有裂隙，**

[是 否] **皮部甚薄，木部有黄、白色相间的放射状纹理。**

[是 否] 气微，**味甘**。

2. 银柴胡栽培品

[是 否] 有分枝，下部多扭曲，**直径 0.6 ～ 1.2cm**。

[是 否] 表面浅棕黄色或浅黄棕色。

[是 否] **纵皱纹细腻明显**，细支根痕多呈点状凹陷。

[是 否] **几无砂眼。根头部有多数疣状突起。**

[是 否] 折断面质地较紧密，几无裂隙，

[是 否] **略显粉性，木部放射状纹理不甚明显。**

[是 否] **味微甜**。

三、变质、污染[有 无]

四、结论[正品 假药 劣药 做其他检验]

五、清场

达标自测题：①银柴胡和板蓝根如何鉴别？②分开混在一起的银柴胡饮片和党参饮片。

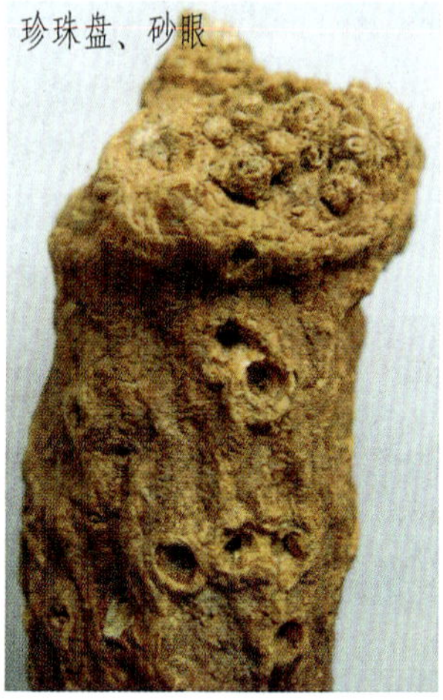

珍珠盘、砂眼

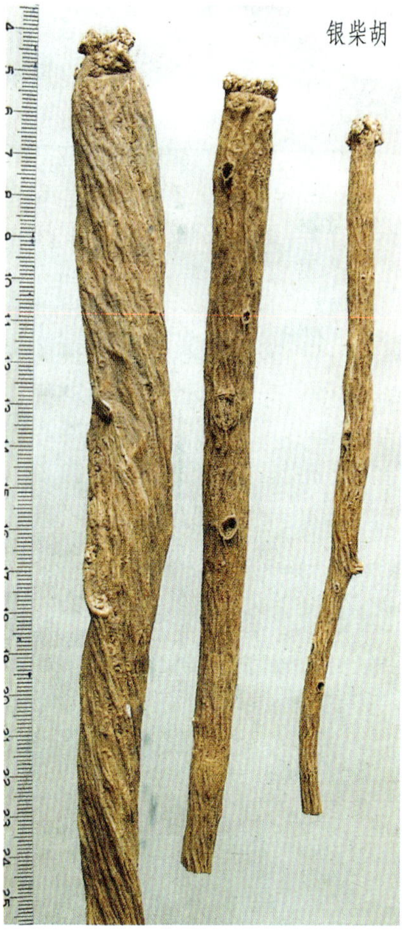

银柴胡

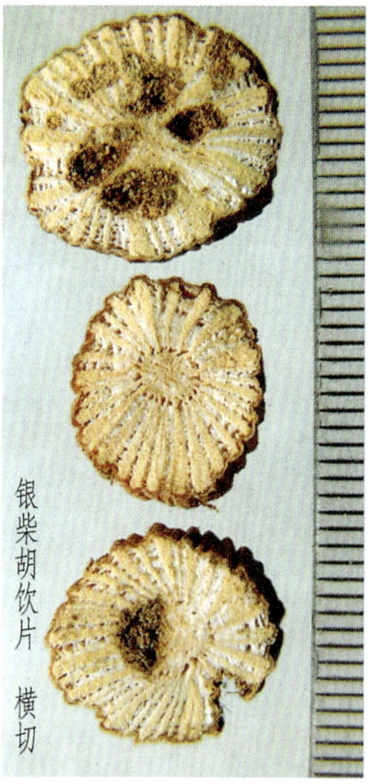

银柴胡饮片 横切

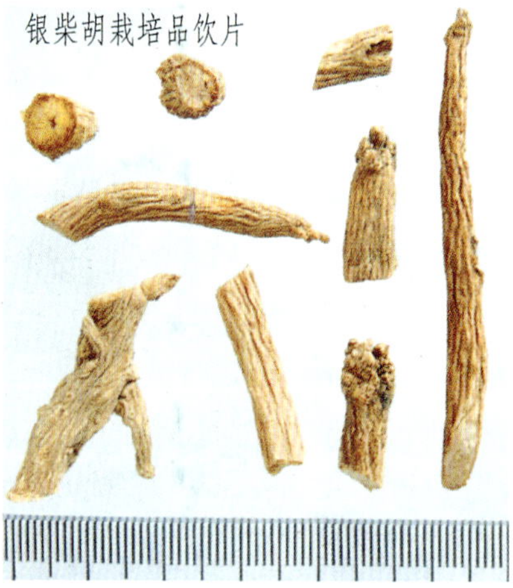

银柴胡栽培品饮片

相关知识：

银柴胡为石竹科植物银柴胡 *Stellaria dichotoma* L. var.*lanceolata* Bge. 的干燥根。春、夏间植株萌发或秋后茎叶枯萎时采挖；栽培品于种植后第三年 9 月中旬或第四年 4 月中旬采挖，除去残茎、须根及泥沙，晒干。

党 参

一、准备

二、查验性状

1. 党参根

[是 否] 呈长圆柱形，稍弯曲，长 10 ~ 35cm，直径 0.4 ~ 2cm。

[是 否] 表面黄棕色至灰棕色，根头部有**多数疣状突起的茎痕及芽（习称“狮子盘头”），每个茎痕的顶端呈凹下的圆点状；**

[是 否] **根头下有致密的环状横纹，向下渐稀疏，有的达全长的一半，栽培品环状横纹少或无；**

[是 否] 全体有纵皱纹及散在的横长皮孔样突起。

[是 否] **支根断落处常有黑褐色胶状物。**

[是 否] **质稍硬或略带韧性。**

[是 否] 断面稍平坦,有裂隙或放射状纹理,

[是 否] **皮部淡黄白色至淡棕色，木部淡黄色。**

[是 否] **有特殊香气，味微甜。**

2. 素花党参（西党参）根（与党参根性状的不同点）

[是 否] 长 10 ~ 35cm,直径 0.5 ~ 2.5cm。

[是 否] 表面黄白色至灰黄色。

[是 否] **根头下致密的环状横纹常达全长的一半以上。**

[是 否] 断面**裂隙较多**，皮部灰白色至淡棕色。

3. 川党参根（与党参根性状的不同点）

[是 否] 长 10 ~ 45cm,直径 0.5 ~ 2cm。

[是 否] 表面灰黄色至黄棕色，**有明显不规则的纵沟。**

[是 否] **质较软而结实**，断面**裂隙较少**，皮部**黄白色。**

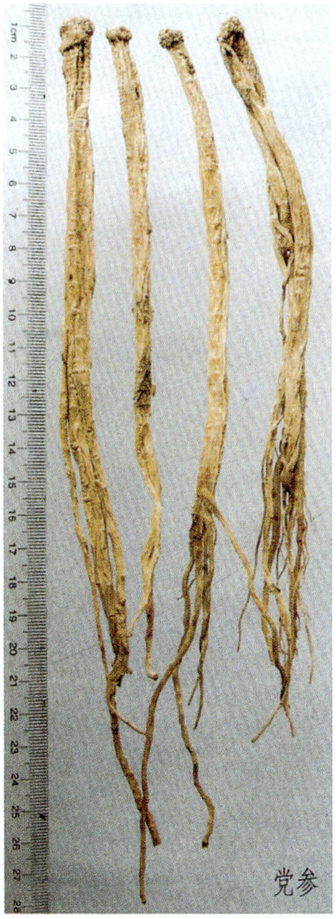
党参

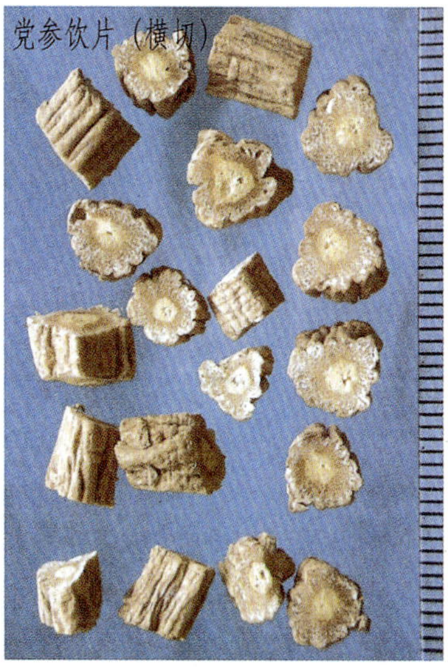
党参饮片（横切）

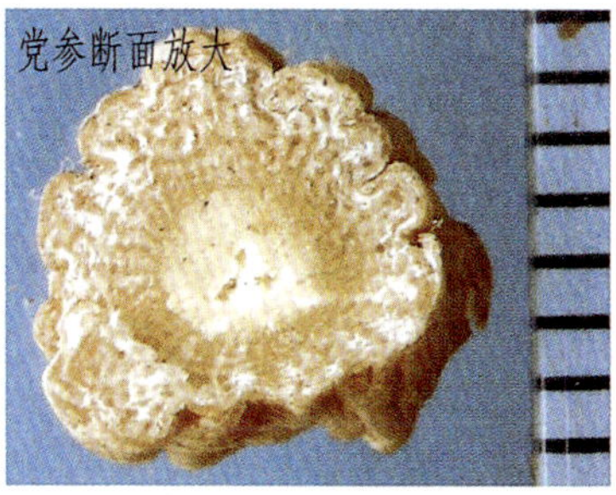
党参断面放大

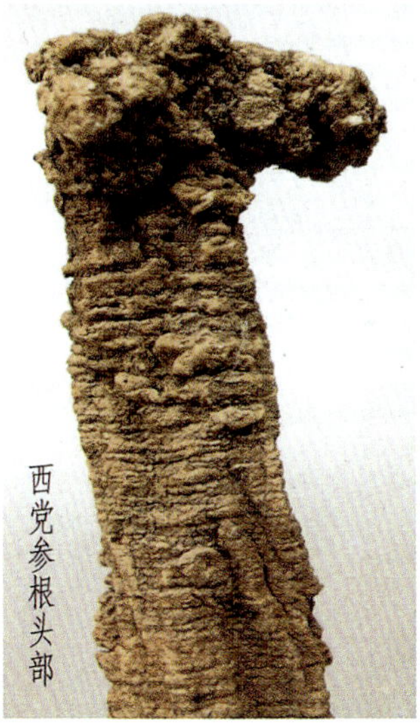
西党参根头部

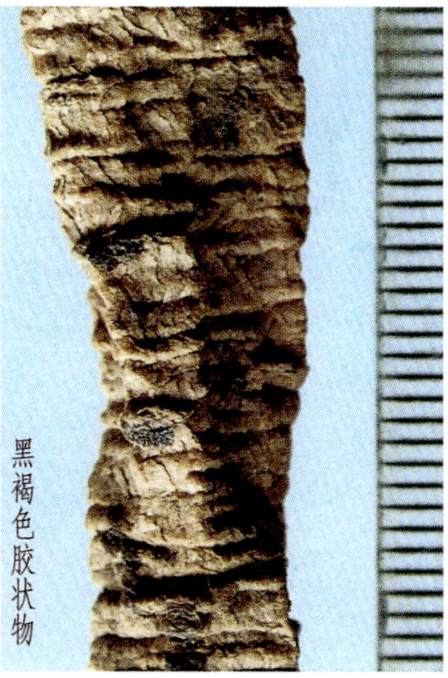
黑褐色胶状物

三、变质、污染 [有 无]

四、结论 [正品 假药 劣药 做其他检验]

五、清场

达标自测题：①遮目识别党参、板蓝根。②分开混在一起的党参饮片和银柴胡饮片。

相关知识：

党参为桔梗科植物党参 *Codonopsis pilosula (Franch.) Nannf.*、素花党参 *Codonopsis pilosula Nannf.var.modesta (Nannf.) L. T. Shen* 或川党参 *Codonopsistangshen Oliv.* 的干燥根。秋季采挖，洗净，晒干。

牛 膝

一、准备

二、查验性状

[是 否] 呈细长圆柱形，挺直或稍弯曲。

[是 否] 长 15 ~ 70cm，直径 0.4 ~ 1cm。

[是 否] 表面灰黄色或淡棕色。

[是 否] 有微扭曲的细纵皱纹、

[是 否] 排列稀疏的侧根痕和横长皮孔样的突起。

[是 否] 质硬脆，易折断，受潮后变软。

[是 否] 断面平坦，淡棕色。

[是 否] 微呈角质样而油润，中心维管束木质部较大，黄白色。

[是 否] 其外周散有多数黄白色点状维管束，断续排列成 2 ~ 4 轮。

[是 否] 气微，味微甜而稍苦涩。

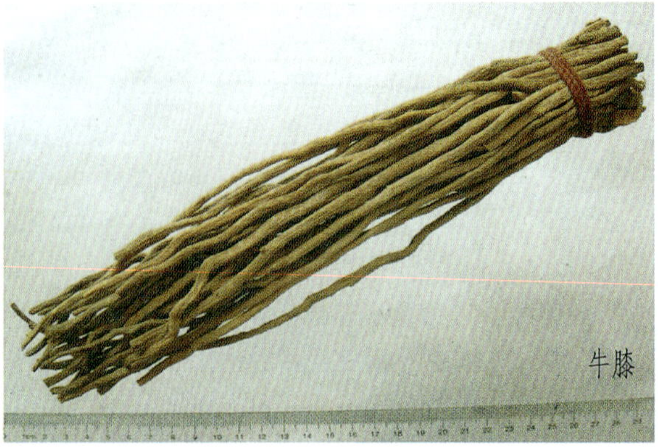
牛膝

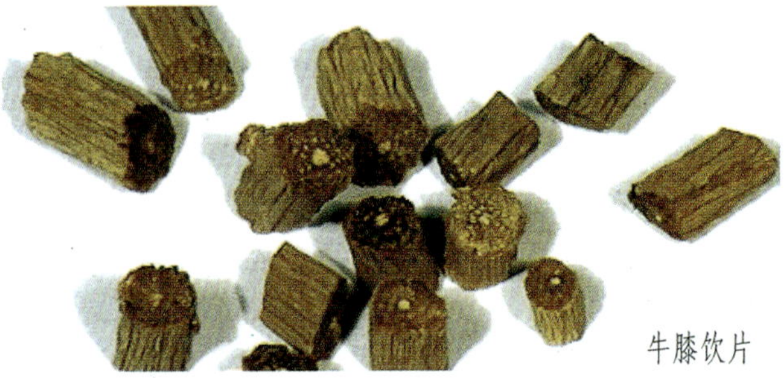
牛膝饮片

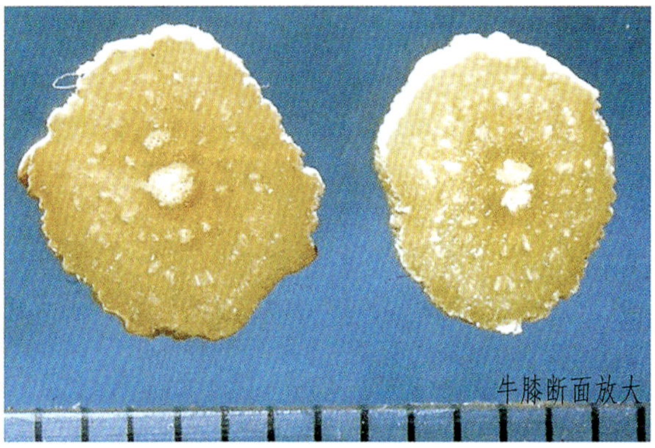
牛膝断面放大

三、变质、污染[有 无]

四、结论[正品 假药 劣药 做其他检验]

五、清场

达标自测题：①画出牛膝饮片断面图。②分开混在一起的牛膝饮片和党参饮片。

相关知识：牛膝为苋科植物牛膝 *Achyranthes bidentata BL.* 的干燥根。冬季茎叶枯萎时采挖，除去须根及泥沙，捆成小把，晒至干皱后，将顶端切齐，晒干。

川 牛 膝

一、准备

二、查验性状

[是 否] 呈近圆柱形，微扭曲。

[是 否] 向下略细或有少数分枝。

[是 否] 长 30 ～ 60cm，**直径 0.5 ～ 3cm**。

[是 否] 表面黄棕色或灰褐色。

[是 否] 具纵皱纹、支根痕和多数横长的皮孔样突起。

[是 否] **质韧**，不易折断。

[是 否] 断面浅黄色或棕黄色。

[是 否] **维管束点状，排列成 4 ～ 11 轮同心环**。

[是 否] **气微，味甜**。

三、变质、污染 [有 无]

四、结论 [正品 假药 劣药 做其他检验]

五、清场

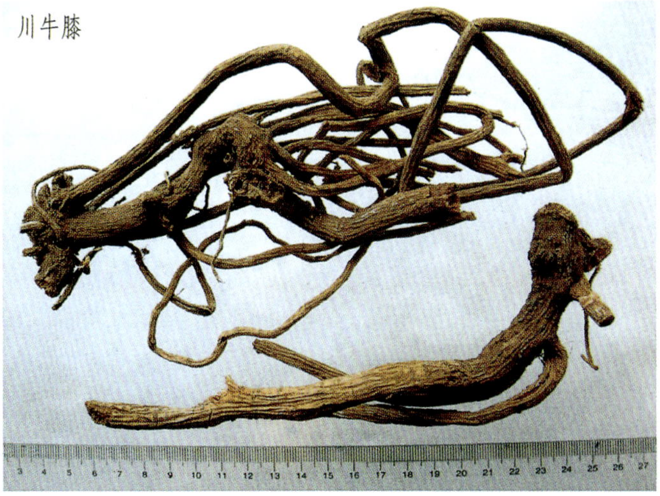

川牛膝

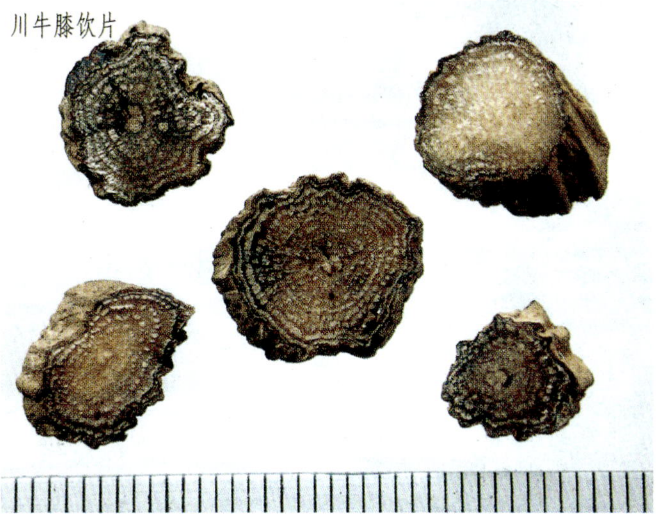

川牛膝饮片

达标自测题：①画出川牛膝饮片断面图。②找出川牛膝饮片和牛膝饮片的鉴别要点（最少 3 点）。③分开混在一起的川牛膝片和续断片。

相关知识：

川牛膝为苋科植物川牛膝 *Cyathula officinalis Kuan* 的干燥根。秋、冬二季采挖，除去芦头、须根及泥沙，烘或晒至半干，堆放回润，再烘干或晒干。

何首乌　　制何首乌

一、准备

二、查验性状

1. 何首乌

［是 否］ 呈团块状或不规则纺锤形，长 6 ～ 15cm，直径 4 ～ 12cm。

［是 否］ 表面红棕色或红褐色，皱缩不平，有浅沟。

［是 否］ 并有横长皮孔样突起及细根痕。

［是 否］ 体重，质坚实，不易折断。

［是 否］ 断面浅黄棕色或浅红棕色，显粉性，

［是 否］ 皮部有 4 ～ 11 个类圆形异型维管束。

［是 否］ 中央木部较大，有的呈木心。

［是 否］ 气微，味微苦而甘涩。

2. 制何首乌。

［是 否］ 为不规则皱缩状的块片，厚约 1cm。

［是 否］ 表面黑褐色或棕褐色，凹凸不平。

［是 否］ 质坚硬，断面角质样，棕褐色或黑色。

［是 否］ 气微，味微甘而苦涩。

三、变质、污染［有　无］

四、结论［正品　假药　劣药　做其他检验］

五、清场

达标自测题：①指出何首乌断面的异型维管束。②制何首乌和制川乌如何鉴别？

相关知识：

1. 何首乌为蓼科植物何首乌 *Polygonum multiflorum Thunb.* 的干燥块根。秋、冬二季叶枯萎时采挖，削去两端，洗净，个大的切成块，干燥。

2. 制何首乌为何首乌的炮制加工品，用炖法或蒸法加工而成。

何首乌

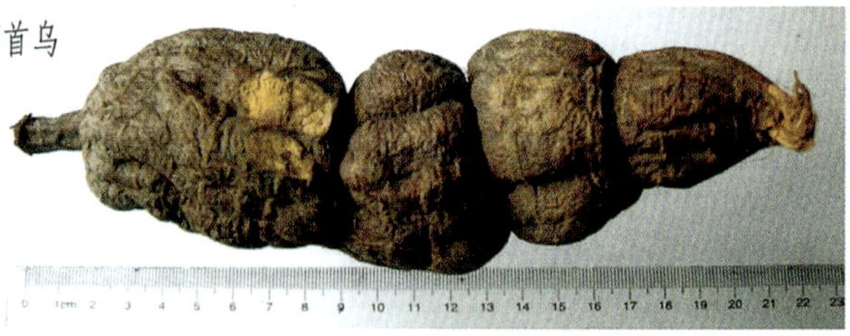

何首乌饮片

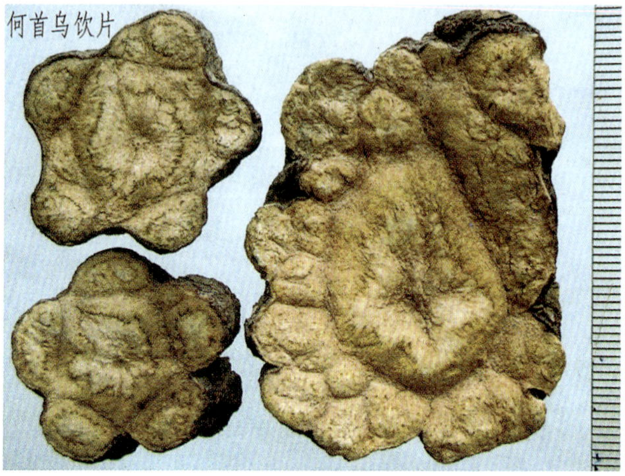

制何首乌

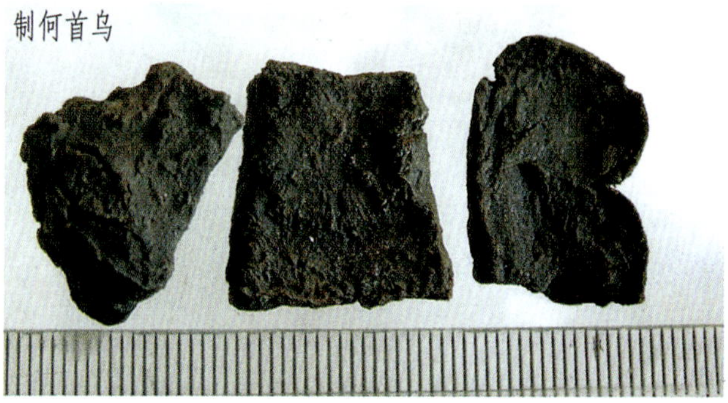

大 黄

一、准备

二、查验性状

[是 否] 呈类圆柱形、圆锥形、卵圆形或不规则块状。

[是 否] 长 3 ~ 17cm，直径 3 ~ 10cm。

[是 否] 除尽外皮者表面黄棕色至红棕色。

[是 否] **有的可见类白色网状纹理及星点（异型维管束）散在。**

[是 否] 残留的外皮棕褐色，多具绳孔及粗皱纹。

[是 否] **质坚实，有的中心稍松软。**

[是 否] **断面淡红棕色或黄棕色，**显颗粒性。

[是 否] 根茎髓部宽广，**有星点环列或散在。**

[是 否] **根木部发达，具放射状纹理。**

[是 否] **形成层环明显，无星点。**

[是 否] 气清香，**味苦而微涩，嚼之黏牙，有砂粒感。**

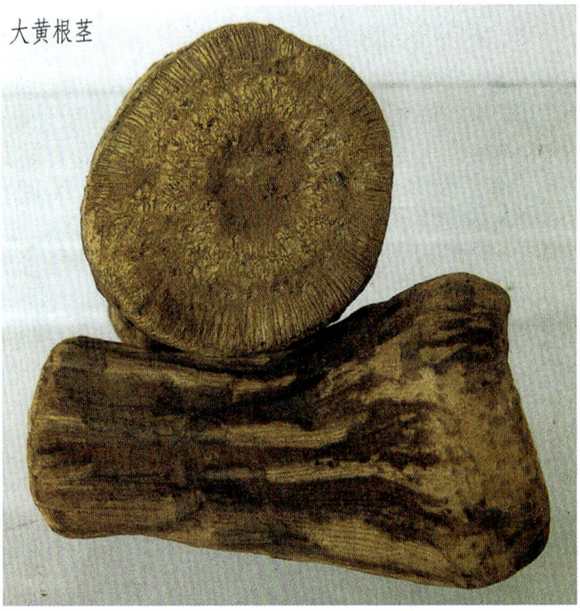

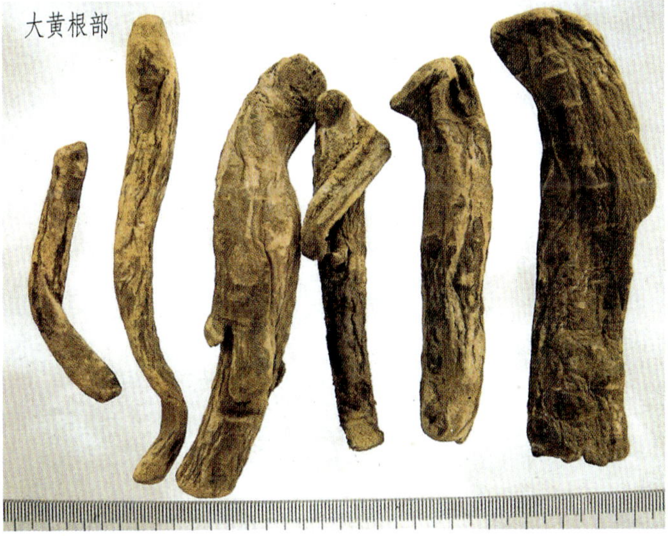

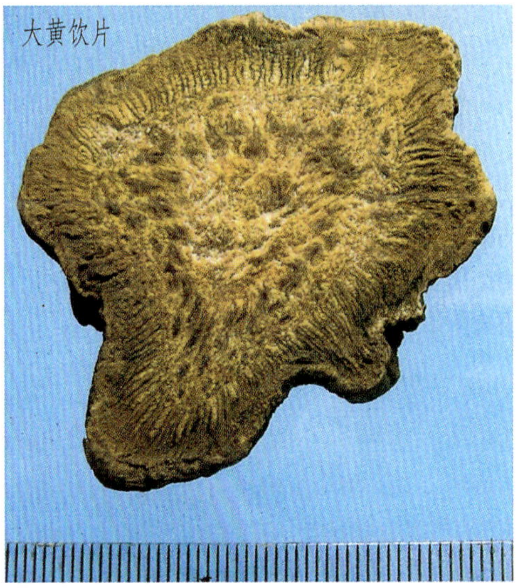

三、变质、污染 [有 无]

四、结论 [正品 假药 劣药 做其他检验]

五、清场

达标自测题：①指出大黄根茎断面的“星点”。②大黄根及根茎如何区分。③分开混在一起的大黄片和虎杖片。

相关知识：

大黄为蓼科植物掌叶大黄 *Rheum palmatum* L.、唐古特大黄 *Rheum tanguticum* Maxim. ex Balf. 或药用大黄 *Rheum officinale* Baill. 的干燥根及根茎。秋末茎叶枯萎或次春发芽前采挖，除去细根，刮去外皮，切瓣或段，绳穿成串干燥或直接干燥。

北 沙 参

一、准备

二、查验性状

[是 否] 呈细长圆柱形，偶有分枝。

[是 否] 长15～45cm，**直径0.4～1.2cm**。

[是 否] **表面淡黄白色，略粗糙**，偶有残存外皮。

[是 否] **不去外皮的表面黄棕色**。

[是 否] 全体有**细纵皱纹**及**纵沟**，并有棕黄色点状细根痕。

[是 否] 顶端常留有黄棕色根茎残基。

[是 否] 上端稍细，中部略粗，下部渐细。

[是 否] **质脆，易折断，断面皮部浅黄白色，木部黄色**。

[是 否] 气特异，**味微甘**。

三、变质、污染 [有 无]

四、结论 [正品 假药 劣药 做其他检验]

五、清场

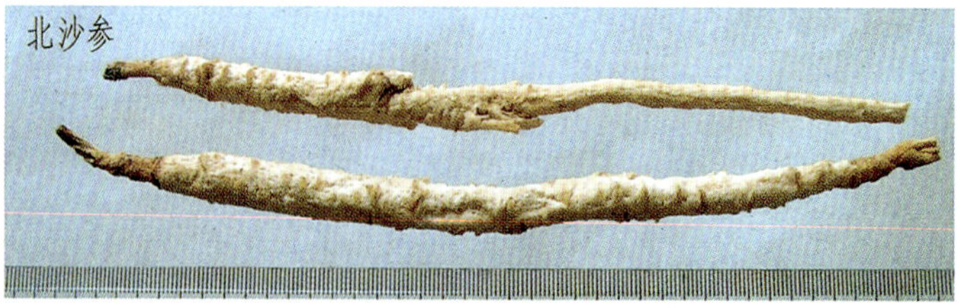

北沙参

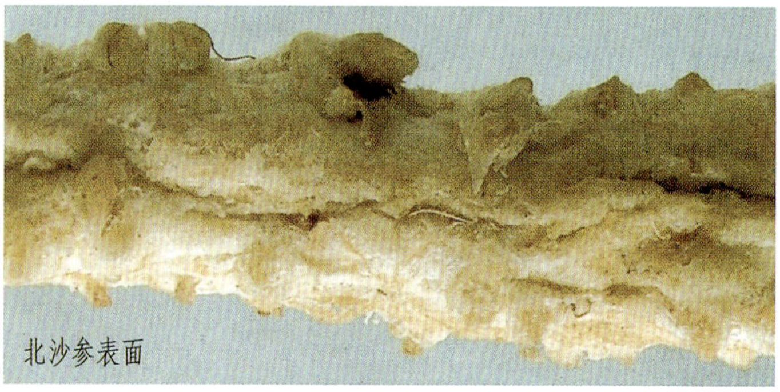

北沙参表面

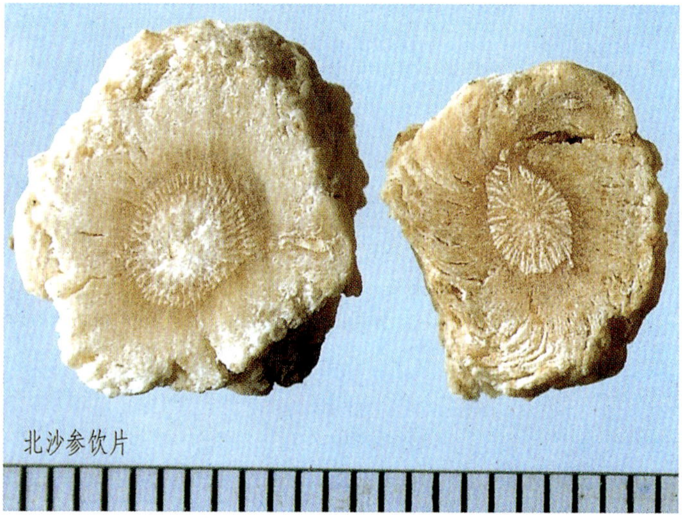

北沙参饮片

达标自测题：①画出北沙参切片图，并指出皮部、木质部。②北沙参和板蓝根如何鉴别（最少3点区别）？

相关知识：

北沙参为伞形科植物珊瑚菜 *Glehnia littoralis* Fr.Schmidt ex Miq. 的干燥根。夏、秋二季采挖，除去须根，洗净，稍晾，置沸水中烫后除去外皮，干燥。或洗净直接干燥。

南 沙 参

一、准备

二、查验性状

[是 否] 呈圆锥形或圆柱形，略弯曲。

[是 否] 长 7 ～ 27cm，直径 0.8 ～ 3cm。

[是 否] 表面黄白色或淡棕黄色。凹陷处常有残留粗皮。

[是 否] **上部多有深陷横纹，呈断续的环状。**

[是 否] 下部有纵纹及纵沟。顶端具 1 或 2 个根茎。

[是 否] **体轻，质松泡，**易折断。

[是 否] **断面**不平坦，**黄白色，多裂隙。**

[是 否] 气微，**味微甘。**

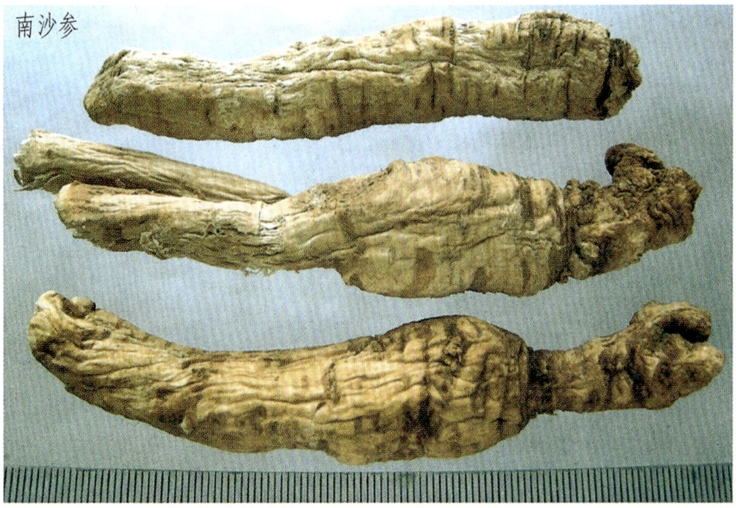

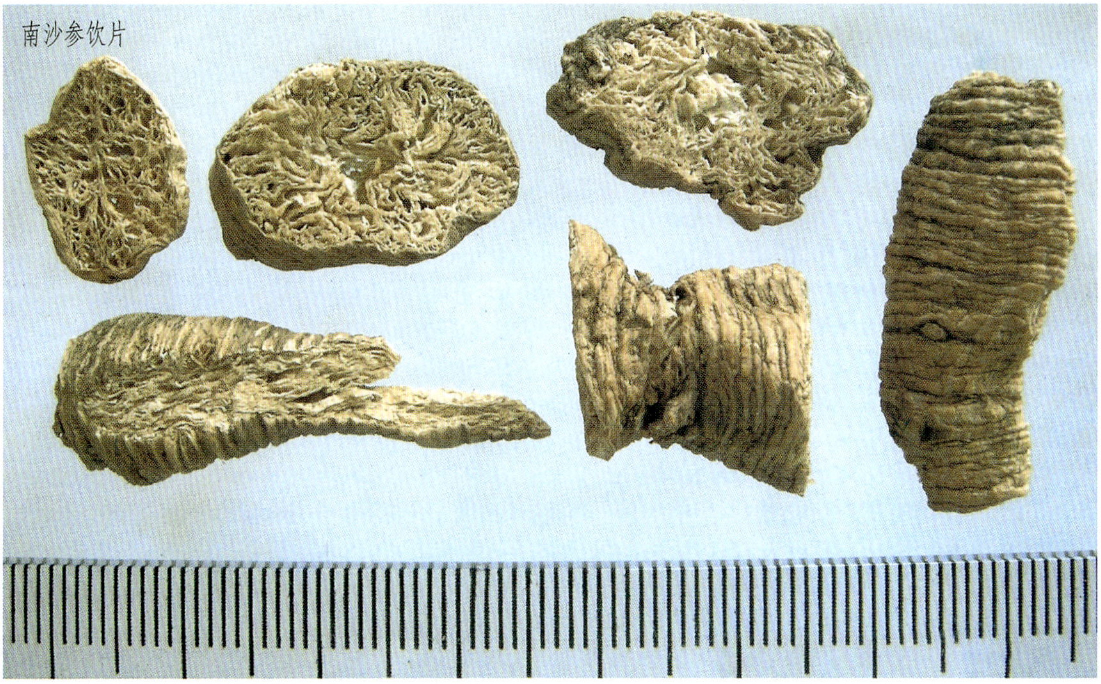

三、变质、污染 [有 无]

四、结论 [正品 假药 劣药 做其他检验]

五、清场

达标自测题：①画出南沙参的切面图，并比较其断面裂隙的特征。②南沙参和桔梗如何鉴别（最少 3 点）？

相关知识：

南沙参为桔梗科植物轮叶沙参 *Adenophora tetraphylla (Thunb.) Fisch.* 或沙参 *Adenophora stricta Miq.* 的干燥根。春、秋二季采挖，除去须根，洗后趁鲜刮去粗皮，洗净，干燥。

白 芍

一、准备

二、查验性状

[是 否] 呈圆柱形，平直或稍弯曲，**两端平截**。

[是 否] 长 5 ~ 18cm, 直径 1 ~ 2.5cm。

[是 否] **表面类白色或淡红棕色，光洁或有纵皱纹**及细根痕。

[是 否] 偶有残存的棕褐色外皮。

[是 否] 质坚实，不易折断。

[是 否] **断面**较平坦，**类白色或微带棕红色**。

[是 否] **形成层环明显，射线放射状**。

[是 否] 气微，**味微苦、酸**。

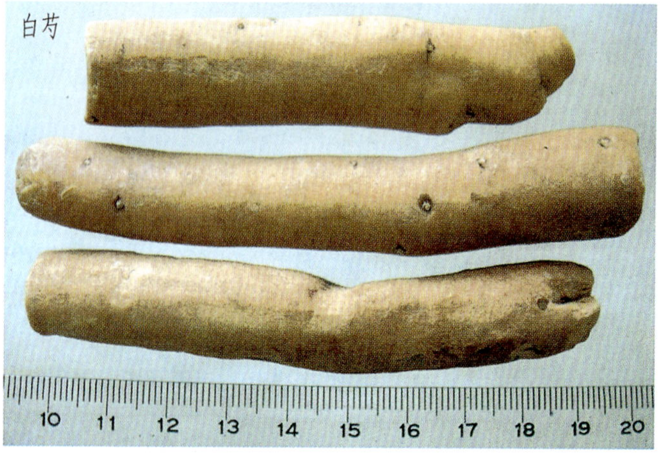

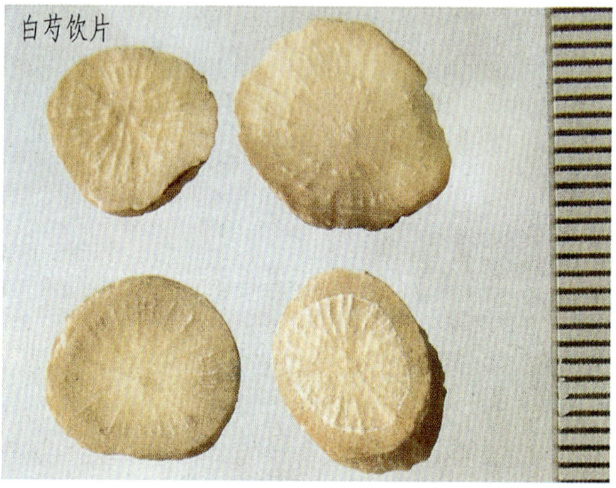

三、变质、污染 [有 无]

四、结论 [正品 假药 劣药 做其他检验]

五、清场

达标自测题：①遮目识别白芍、赤芍。②比较白芍、乌药饮片，说出 3 点不同特征。

相关知识：

白芍为毛茛科植物芍药 *Paeonia lactiflora* Pall. 的干燥根。夏、秋二季采挖，洗净，除去头尾及细根，置沸水中煮后除去外皮或去皮后再煮，晒干。

赤 芍

一、准备

二、查验性状

[是 否] 呈圆柱形，稍弯曲，长 5 ~ 40cm，直径 0.5 ~ 3cm。

[是 否] **表面棕褐色，粗糙**，有纵沟及皱纹；

[是 否] 并有须根痕及横长的皮孔样突起，有的**外皮易脱落**。

[是 否] 质硬而脆，易折断。

[是 否] **断面粉白色或粉红色**。

[是 否] 皮部窄，木部放射状纹理明显，有的有裂隙。

[是 否] **气微香，味微苦、酸、涩**。

三、变质、污染 [有 无]

四、结论 [正品 假药 劣药 做其他检验]

五、清场

达标自测题：①遮目识别赤芍、白芍。②遮目识别赤芍、地榆，并说出 2 个区别特征。

相关知识：

赤芍为毛茛科植物芍药 *Paeonia lactiflora* Pall. 或川赤芍 *Paeonia veitchii* Lynch 的干燥根。春、秋二季采挖，除去根茎、须根及泥沙，晒干。

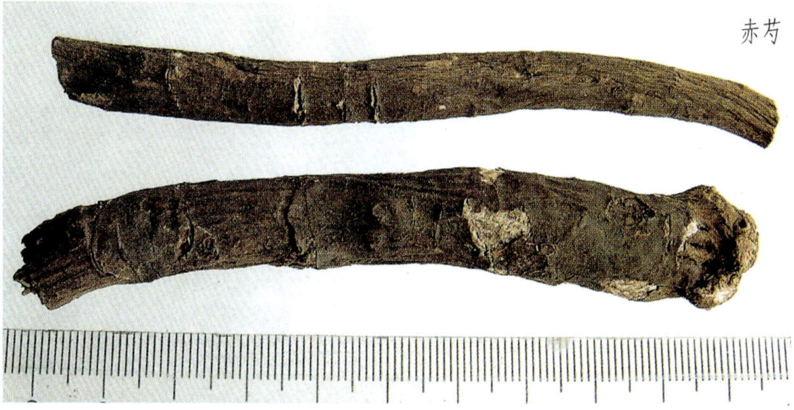

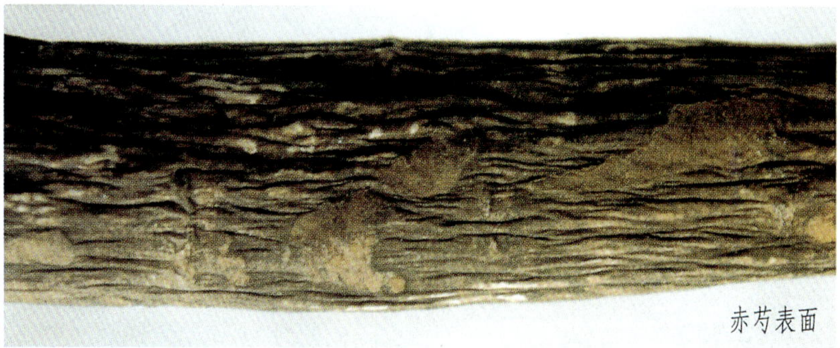

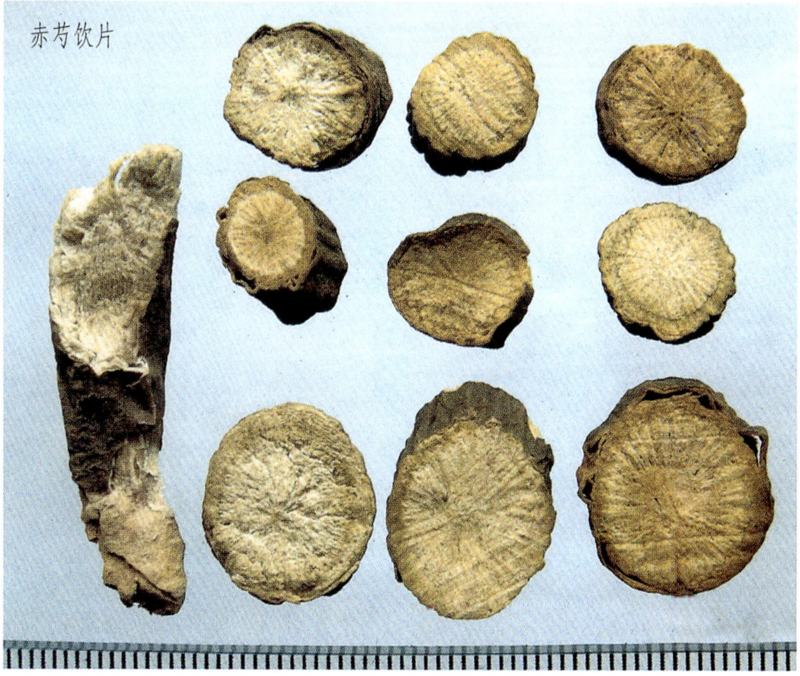

地　榆

一、准备

二、查验性状

1. 地榆

[是 否] 呈不规则纺锤形或圆柱形，稍弯曲。

[是 否] 长 5 ～ 25cm，直径 0.5 ～ 2cm。

[是 否] **表面灰褐色至暗紫色，粗糙，有纵纹。**

[是 否] **质硬，断面较平坦，粉红色或淡黄色。**

[是 否] **木部略呈放射状排列。**

[是 否] **气微，味微苦涩。**

2. 绵地榆（与地榆性状不同点）

[是 否] 呈长圆柱形，稍弯曲，着生于短粗的根茎上。

[是 否] **表面红棕色或棕紫色**，有细纵纹。

[是 否] **质坚韧，断面黄棕或红棕色。**

[是 否] **皮部有多数黄白色或黄棕色绵状纤维。**

[是 否] 气微，**味微苦涩。**

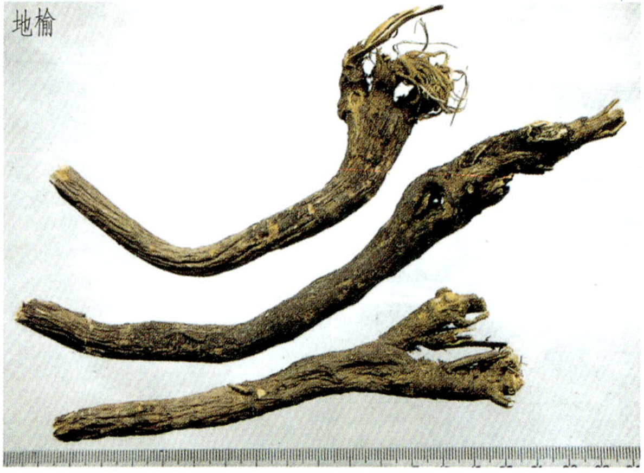

地榆

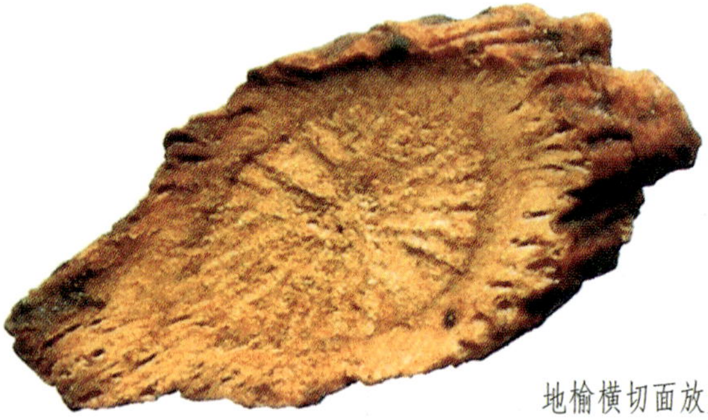

地榆横切面放大

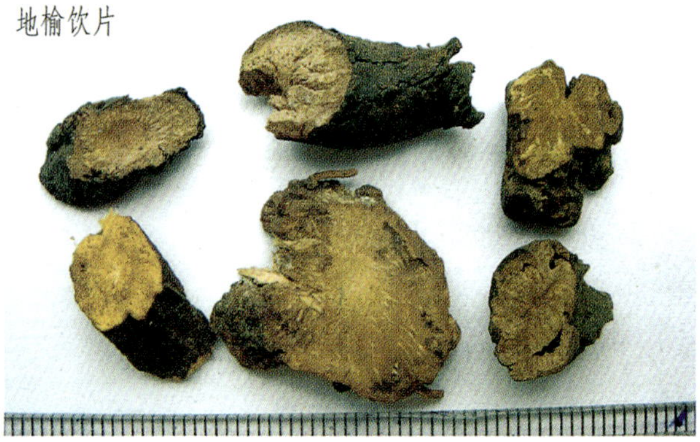

地榆饮片

三、变质、污染 [有 无]

四、结论 [正品 假药 劣药 做其他检验]

五、清场

达标自测题：①遮目识别地榆、赤芍。②说出地榆片和赤芍片的不同性状特征。

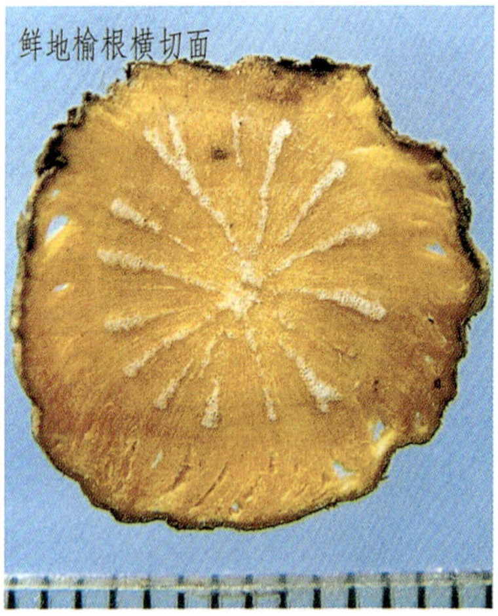

鲜地榆根横切面

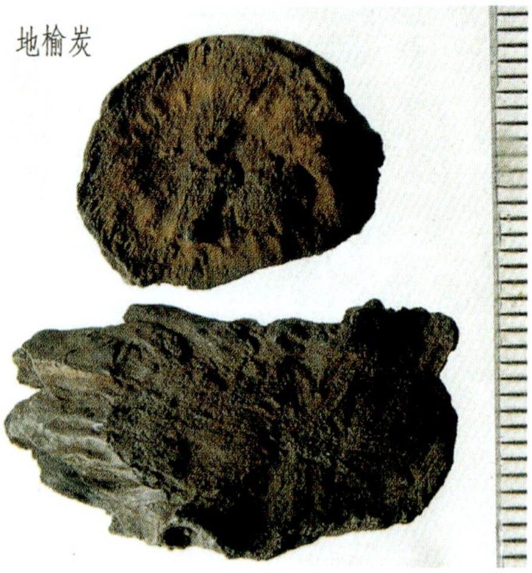

地榆炭

相关知识

地榆为蔷薇科植物地榆 *Sanguisorba officinalis* L. 或长叶地榆 *Sanguisorba officinalis* L.var.*longifolia* (Bert.) Yu et Li 的干燥根。后者习称“绵地榆”。春季将发芽时或秋季植株枯萎后采挖，除去须根，洗净，干燥，或趁鲜切片，干燥。

虎 杖

一、准备

二、查验性状

[是 否] 多为圆柱形短段或不规则厚片。

[是 否] 长 1 ~ 7cm，直径 0.5 ~ 2.5cm。

[是 否] **外皮棕褐色**，有纵皱纹及须根痕。

[是 否] **切面皮部较薄，木部宽广，棕黄色。**

[是 否] **射线放射状，皮部与木部较易分离。**

[是 否] **根茎髓中有隔或呈空洞状。**质坚硬。

[是 否] 气微，**味微苦、涩。**

三、变质、污染 [有 无]

四、结论 [正品 假药 劣药 做其他检验]

五、清场

达标自测题：①分开混在一起的虎杖片和大黄片。②指出虎杖的木部和髓部。

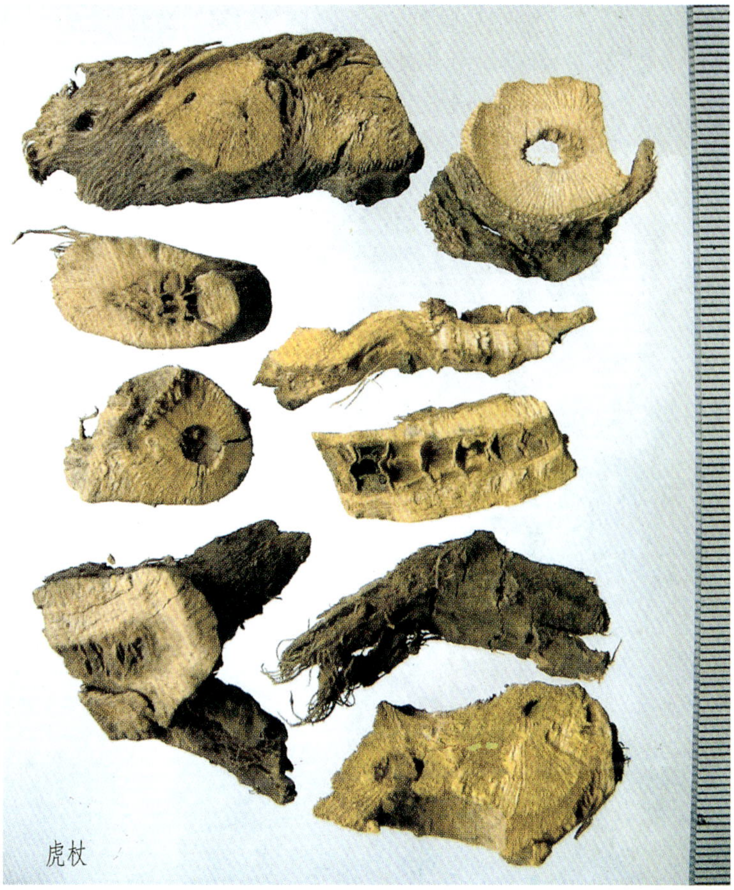

虎杖

相关知识：

虎杖为蓼科植物虎杖 *Polygonum cuspidatum* *Sieb. et Zucc.* 的干燥根茎及根。春、秋二季采挖，除去须根，洗净，趁鲜切短段或厚片，晒干。

木 香

一、准备

二、查验性状

[是 否] 呈圆柱形或半圆柱形，长 5 ~ 10cm，直径 0.5 ~ 5cm。

[是 否] 表面黄棕色至灰褐色，有明显的皱纹、纵沟及侧根痕。

[是 否] 质坚，不易折断。

[是 否] 断面灰褐色至暗褐色，周边灰黄色或浅棕黄色。

[是 否] 形成层环棕色，有放射状纹理及散在的褐色点状油室。

[是 否] **气香特异**，味微苦。

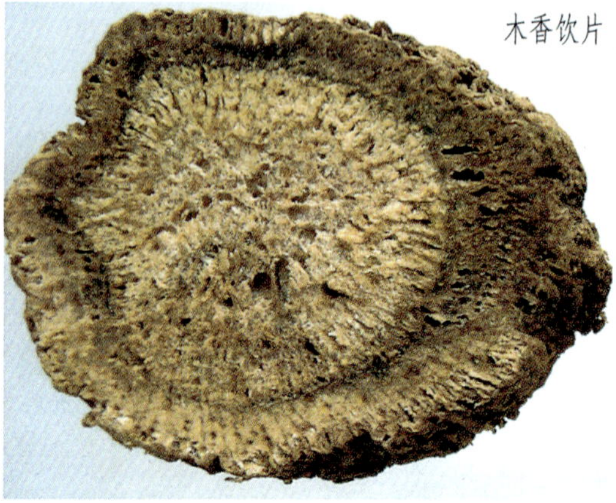
木香饮片

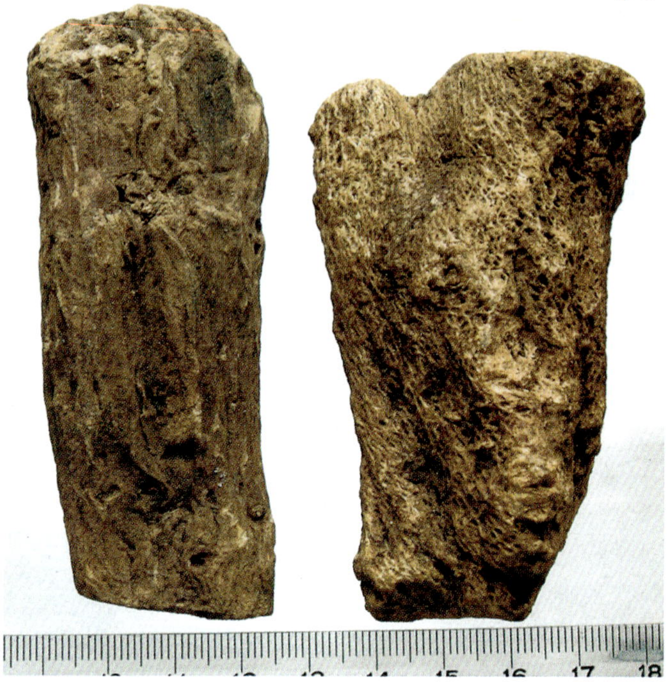

木香

三、变质、污染 [有 无]

四、结论 [正品 假药 劣药 做其他检验]

五、清场

达标自测题：①找出木香饮片、川木香饮片和土木香饮片的鉴别要点（最少 2 点）。②遮目识别木香、白术。

相关知识：

木香为菊科植物木香 *Aucklandia lappa Decne.* 的干燥根。秋、冬二季采挖，除去泥沙及须根，切段，大的再纵剖成瓣，干燥后撞去粗皮。

川 木 香

一、准备

二、查验性状

[是 否] **呈圆柱形或有纵槽的半圆柱形**，稍弯曲。

[是 否] 长 10 ～ 30cm，直径 1 ～ 3cm。

[是 否] 表面黄褐色或棕褐色，具纵皱纹。

[是 否] **外皮脱落处可见丝瓜络状细筋脉**；

[是 否] **根头偶有黑色发黏的胶状物，习称“油头”**。

[是 否] **体较轻**，质硬脆，易折断。

[是 否] **断面黄白色或黄色**，有深黄色稀疏油点及裂隙。

[是 否] 木部宽广，有放射状纹理；有的中心呈枯朽状。

[是 否] **气微香，味苦，嚼之粘牙**。

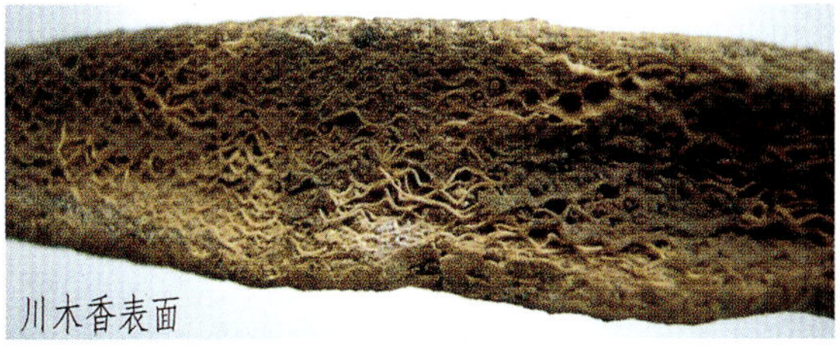

川木香表面

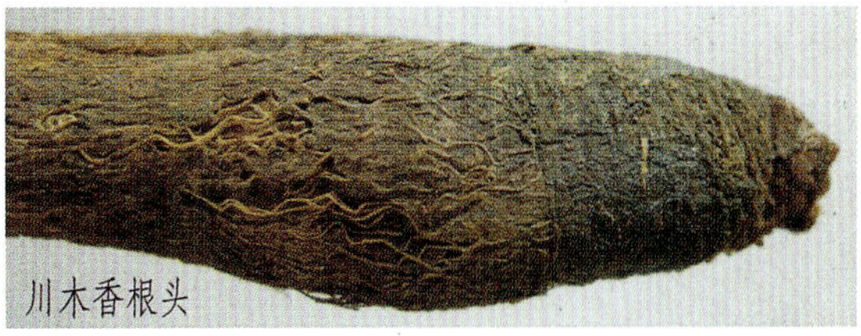

川木香根头

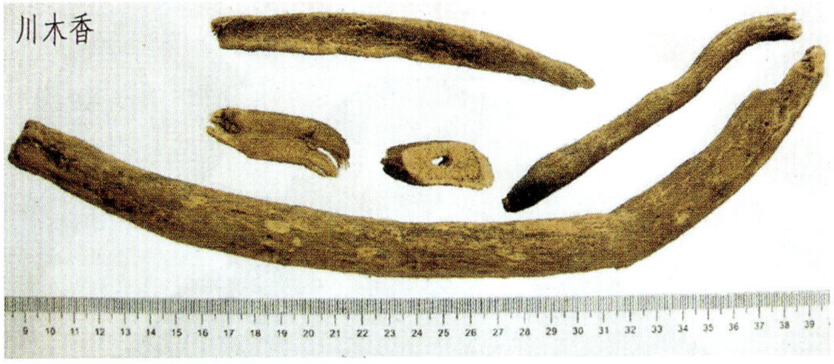

川木香

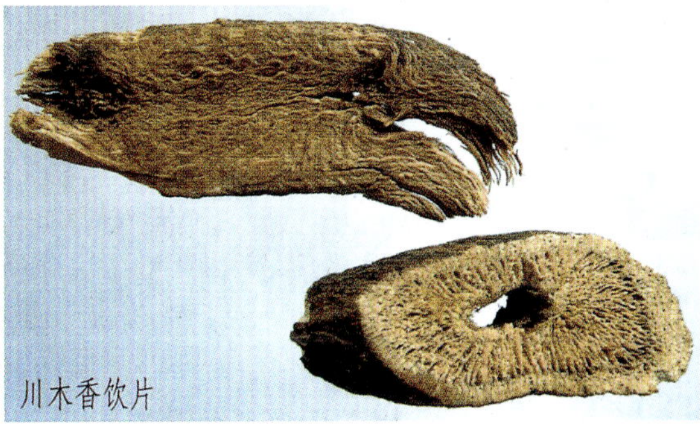

川木香饮片

三、变质、污染[有 无]

四、结论[正品 假药 劣药 做其他检验]

五、清场

达标自测题：①找出川木香饮片、木香饮片和土木香饮片的鉴别要点（最少 2 点）。②遮目识别川木香、白术。

相关知识：

川木香为菊科植物川木香 *Vladimiria souliei (Franch.) Ling* 或灰毛川木香 *Vladimiria souliei (Franch.) Limg var. cinerea Ling* 的干燥根。秋季采挖，除去须根、泥沙及根头上的胶状物，干燥。

土 木 香

一、准备

二、查验性状

[是 否] 呈圆锥形，略弯曲，长 5 ~ 20cm。

[是 否] 表面黄棕色或暗棕色，有纵皱纹及须根痕。

[是 否] **根头粗大，顶端有凹陷的茎痕及叶鞘残基，周围有圆柱形支根。**

[是 否] **质坚硬**，不易折断．

[是 否] **断面略平坦，黄白色至浅灰黄色，有凹点状油室。**

[是 否] 气微香，**味苦、辛。**

三、变质、污染[有 无]

四、结论[正品 假药 劣药 做其他检验]

五、清场

达标自测题：①找出土木香、川木香和木香的鉴别要点（最少 2 点）。② 遮目识别土木香、白术。

相关知识：

土木香为菊科植物土木香 *Inula helenium* L. 的干燥根。秋季采挖，除去泥沙，晒干。

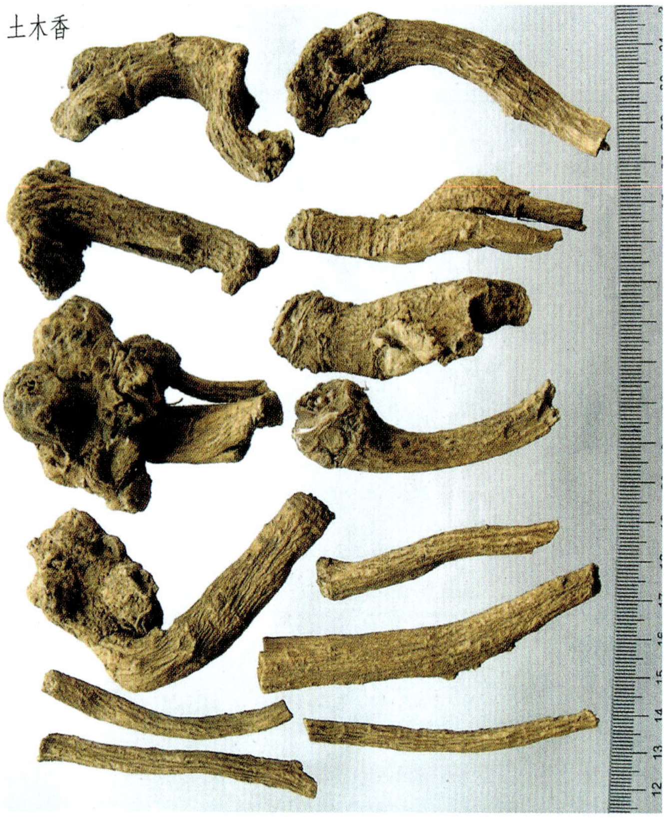

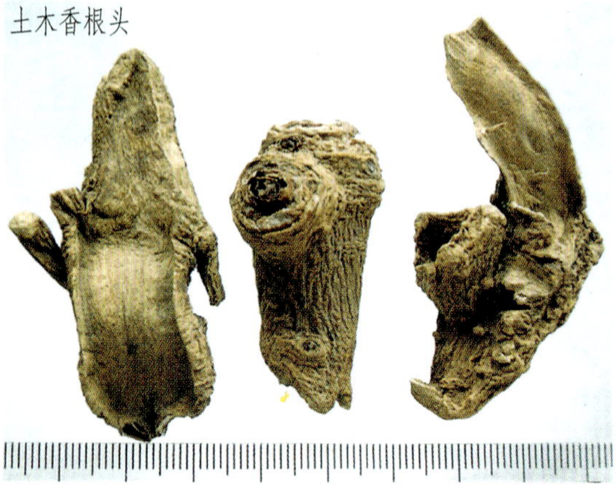

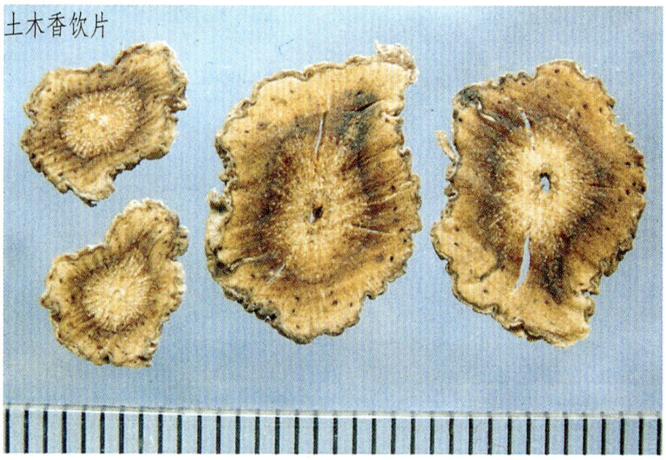

续 断

一、准备

二、查验性状

[是 否] 呈圆柱形，略扁，有的微弯曲。

[是 否] 长5～15cm，直径0.5～2cm。

[是 否] 表面灰褐色或黄褐色，有稍扭曲或明显扭曲的纵皱及沟纹。

[是 否] 可见横裂的皮孔样斑痕及少数须根痕。

[是 否] 质软，久置后变硬，易折断。

[是 否] 断面不平坦，皮部墨绿色或棕色，外缘褐色或淡褐色。

[是 否] 木部黄褐色，导管束呈放射状排列。

[是 否] 气微香，味苦、微甜而后涩。

三、变质、污染[有 无]

四、结论[正品 假药 劣药 做其他检验]

五、清场

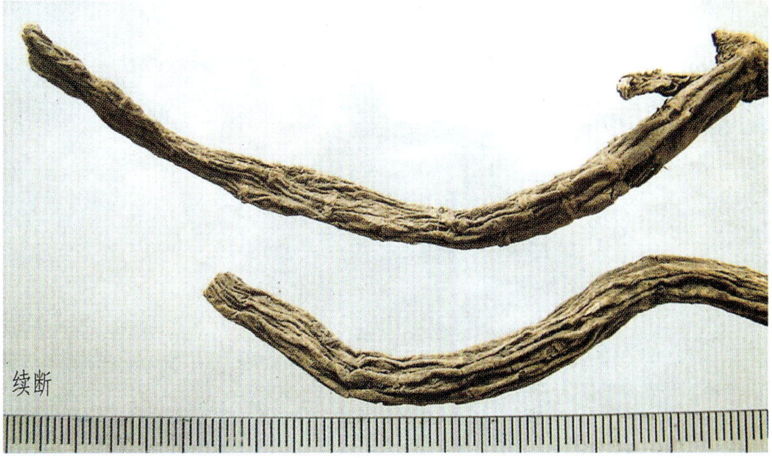

续断

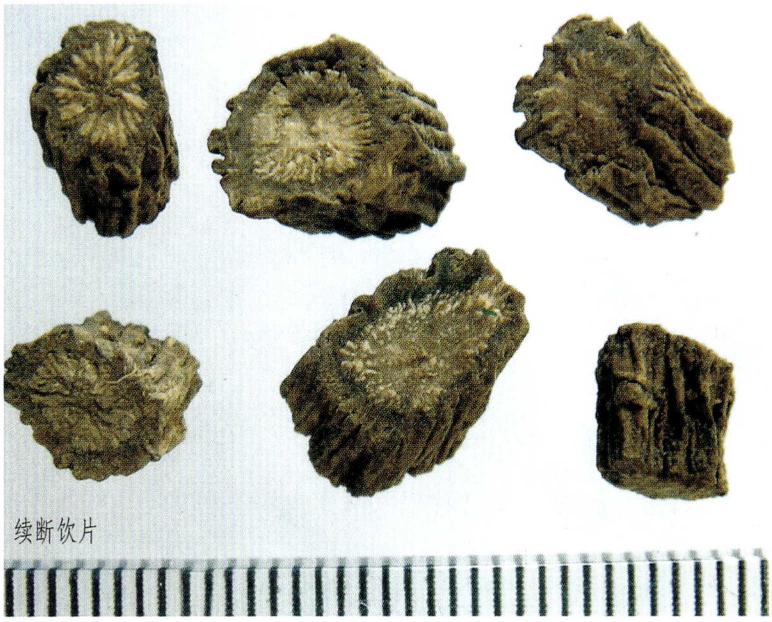

续断饮片

达标自测题：①找出续断饮片和百部饮片的鉴别要点。②分开混在一起的续断片和川牛膝片。

相关知识：

续断为川续断科植物川续断 *Dipsacus asperoides* C. Y. Cheng et T. M. Ai 的干燥根。秋季采挖，除去根头及须根，用微火烘至半干，堆置“发汗”至内部变绿色时，再烘干。

百 部

一、准备

二、查验性状

1. 直立百部根

[是 否] **呈纺锤形，上端较细长，皱缩弯曲**，长 5 ～ 12cm，直径 0.5 ～ 1cm。

[是 否] 表面黄白色或淡棕黄色，**有不规则深纵沟，间或有横皱纹。**

[是 否] 质脆，易折断。

[是 否] **断面平坦，角质样**，淡黄棕色或黄白色。

[是 否] **皮部较宽，中柱扁缩。**

[是 否] 气微，味甘、苦。

2. 蔓生百部根

[是 否] **两端稍狭细，表面多不规则皱褶及横皱纹。**

3. 对叶百部根

[是 否] 呈长纺锤形或长条形，长 8 ～ 24cm，直径 0.8 ～ 2cm。

[是 否] 表面浅黄棕色至灰棕色，**具浅纵皱纹或不规则纵槽。**

[是 否] **质坚实**，断面黄白色至暗棕色，**中柱较大，髓部类白色。**

三、变质、污染 [有 无]

四、结论 [正品 假药 劣药 做其他检验]

五、清场

达标自测题：①找出百部饮片和续断饮片的鉴别要点（至少 2 点）。②分开混在一起的百部片和川牛膝片。

相关知识：

百部为百部科植物直立百部 *Stemona sessilifolia (Miq.)* Miq.、蔓生百部 *Stemona japonica* (Bl.) Miq. 或对叶百部 *Stemona tuberosa Lour.* 的干燥块根。春、秋二季采挖，除去须根，洗净，置沸水中略烫或蒸至无白心，取出，晒干。

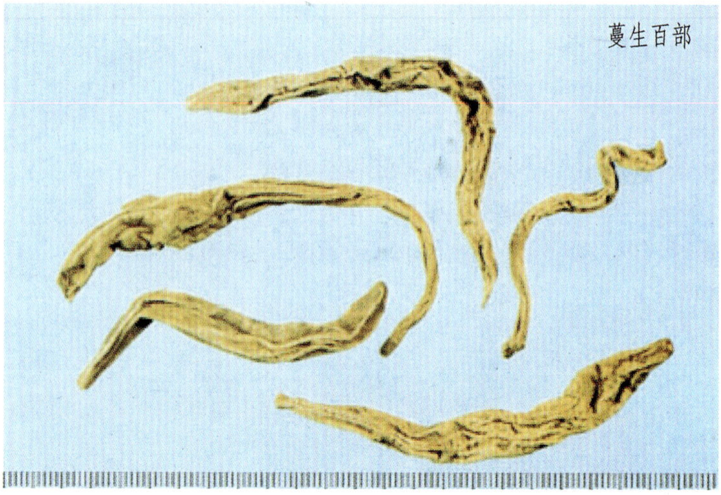

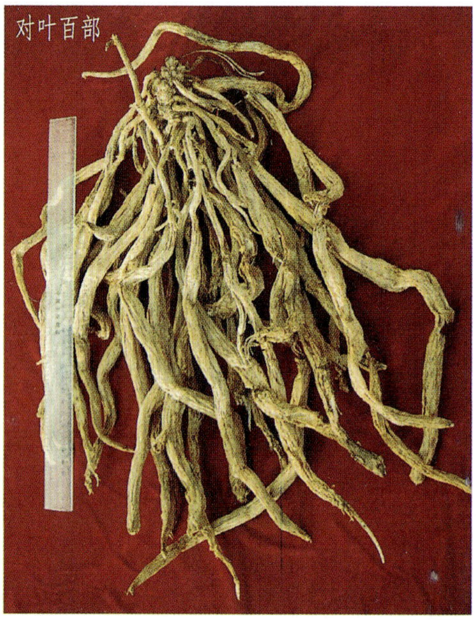

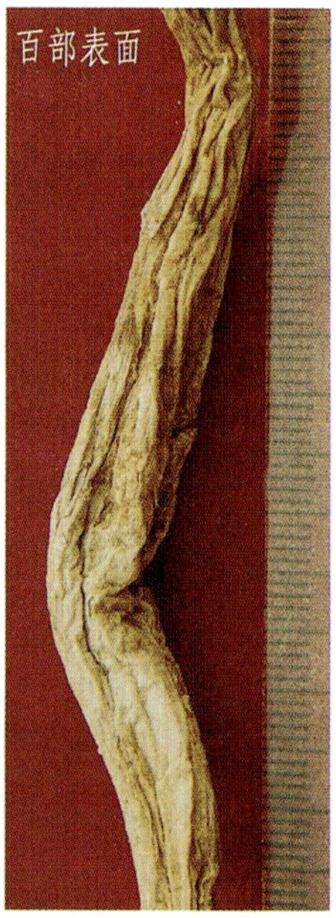

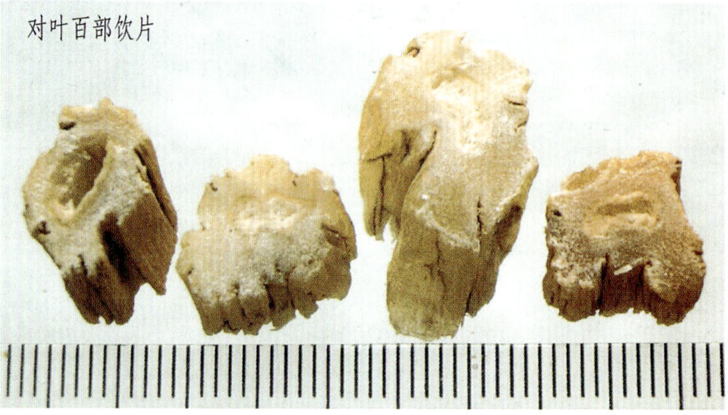

天冬 玉竹

一、准备

二、查验性状

1．天冬

[是 否] 呈长纺锤形，略弯曲。

[是 否] 长 5 ~ 18cm，直径 0.5 ~ 2cm。

[是 否] 表面黄白色至淡黄棕色，半透明。

[是 否] 光滑或具深浅不等的纵皱纹。

[是 否] 偶有残存的灰棕色外皮。

[是 否] 质硬或柔润，有黏性。

[是 否] 断面角质样，中柱黄白色。

[是 否] 气微，味甜、微苦。

2．玉竹

[是 否] 呈长圆柱形，略扁，少有分枝。

[是 否] 长 4 ~ 18cm，直径 0.3 ~ 1.6cm。

[是 否] 表面黄白色或淡黄棕色，半透明。

[是 否] 具纵皱纹及微隆起的环节。

[是 否] 有白色圆点状的须根痕和圆盘状茎痕。

[是 否] 质硬而脆或稍软，易折断。

[是 否] 断面角质样或显颗粒性。

[是 否] 气微，味甘，嚼之发黏。

三、变质、污染 [有 无]

四、结论 [正品 假药 劣药 做其他检验]

五、清场

达标自测题：①天冬和玉竹如何鉴别（最少 3 点）？②分开混在一起的天冬片和玉竹片。

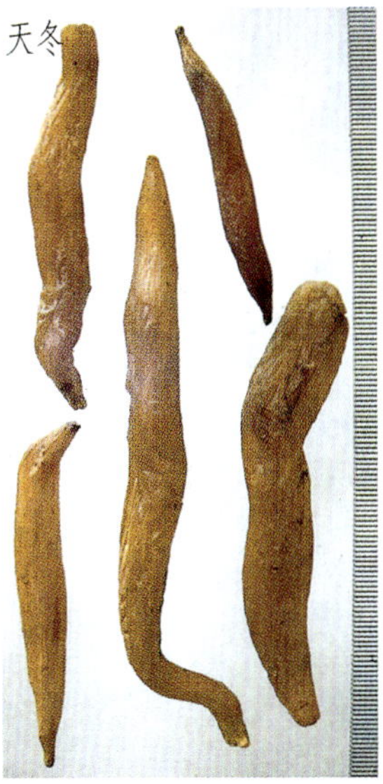
天冬

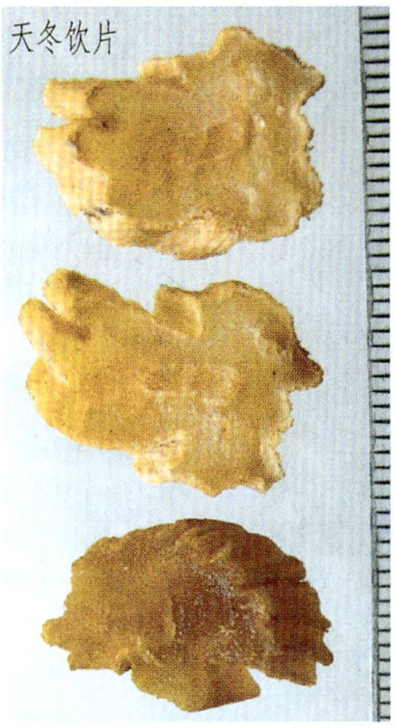
天冬饮片

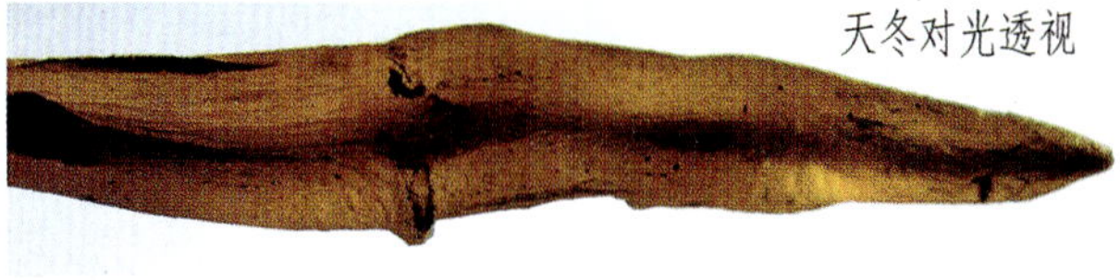
天冬对光透视

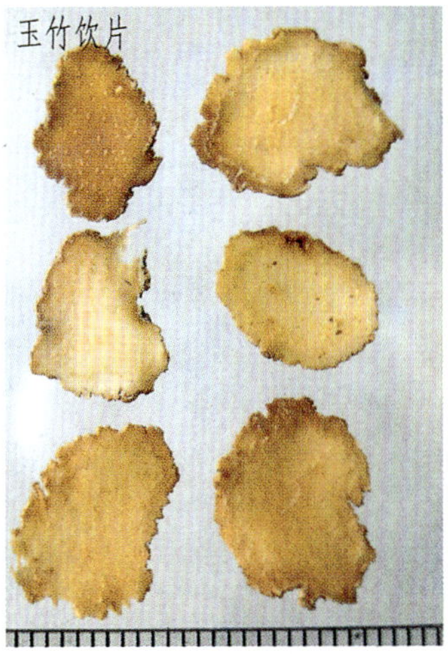
玉竹饮片

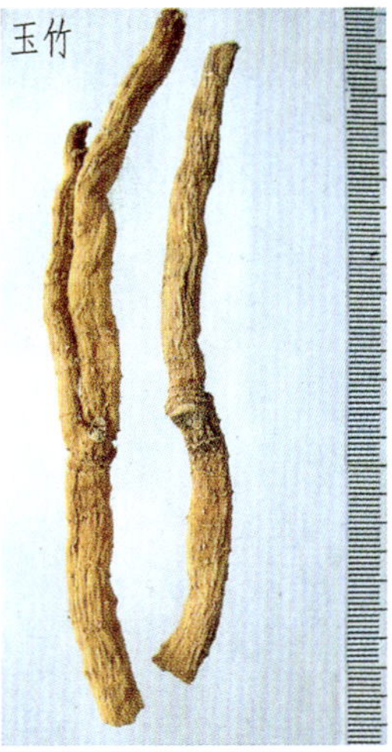
玉竹

相关知识：

1．天冬又名"天门冬"，是百合科植物天冬 Asparagus cochinchinensis (Lour.) Merr. 的干燥块根。秋、冬二季采挖，洗净，除去茎基和须根，置沸水中煮或蒸至透心，趁热除去外皮，洗净，干燥。

2．玉竹为百合科植物玉竹 *Polygonatum odoratum* (Mill.) Druce 的干燥根茎。秋季采挖，除去须根，洗净，晒至柔软后，反复揉搓、晾晒至无硬心，晒干；或蒸透后，揉至半透明，晒干。

黄　精

一、准备

二、查验性状

1. 大黄精

[是　否] 呈肥厚肉质的结节块状，结节长可达 10cm 以上。

[是　否] 宽 3 ~ 6cm，厚 2 ~ 3cm。

[是　否] 表面淡黄色至黄棕色，具环节，有皱纹及须根痕。

[是　否] 结节上侧茎痕呈圆盘状，圆周凹入，中部突出。

[是　否] 质硬而韧，不易折断。

[是　否] 断面角质，淡黄色至黄棕色。

[是　否] 气微，味甜，嚼之有黏性。

2. 鸡头黄精（与大黄精性状不同点）

[是　否] 呈结节状弯柱形，长 3 ~ 10cm，直径 0.5 ~ 1.5cm。

[是　否] 结节长 2 ~ 4cm，略呈圆锥形，常有分枝。

[是　否] 表面黄白色或灰黄色，半透明，有纵皱纹。

[是　否] 茎痕圆形，直径 5 ~ 8mm。

3. 姜形黄精（与大黄精性状不同点）

[是　否] 呈长条结节块状，长短不等，常数个块状结节相连。

[是　否] 表面灰黄色或黄褐色，粗糙。

[是　否] 结节上侧有突出的圆盘状茎痕，直径 0.8 ~ 1.5cm。

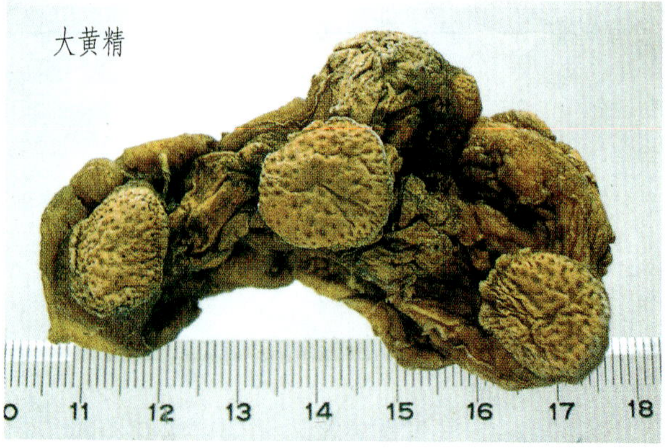

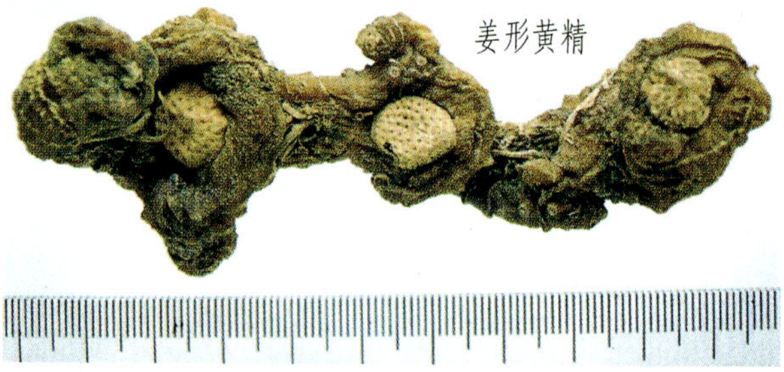

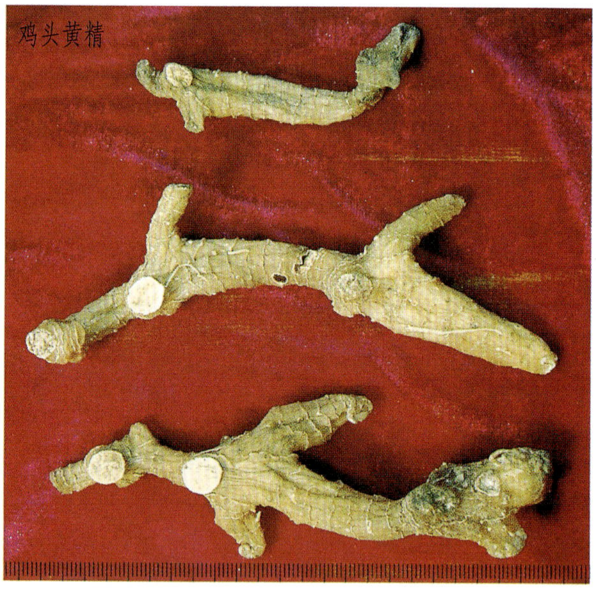

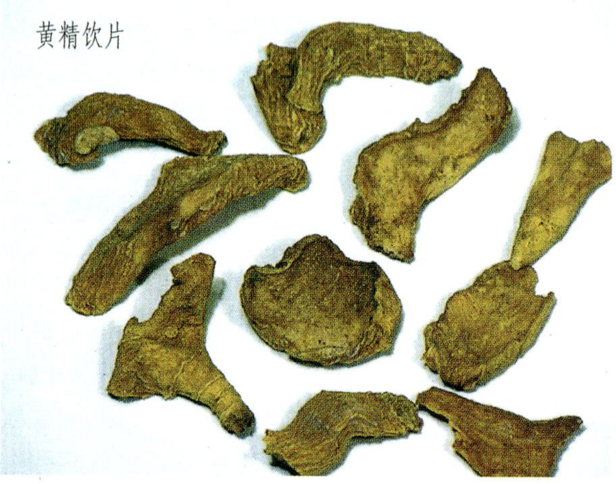

三、变质、污染 [有　无]

四、结论 [正品　假药　劣药　做其他检验]

五、清场

达标自测题：①黄精片和知母片如何鉴别（最少 3 点）？②分开混在一起的黄精片和知母片。

相关知识：

1. 黄精为百合科植物滇黄精 *Polygonatum kingianum* Coll.et Hemsl.、黄精 *Polygonatum sibiricum* Red. 或多花黄精 *Polygonatum cyrtonema* Hua 的干燥根茎。按形状不同，习称“大黄精”、“鸡头黄精”、“姜形黄精”。春、秋二季采挖，除去须根，洗净，置沸水中略烫或蒸至透心，干燥。

2. 黄精味苦者不可药用。

重 楼

一、准备

二、查验性状

[是 否] **呈结节状扁圆柱形**，略弯曲，长 5 ～ 12cm，直径 1 ～ 4.5cm。

[是 否] **表面黄棕色或灰棕色，外皮脱落处呈白色。**

[是 否] **密具层状突起的粗环纹。**

[是 否] **一面结节明显，结节上具椭圆形凹陷茎痕。**

[是 否] **另一面有疏生的须根或疣状须根痕。**

[是 否] 顶端具鳞叶及茎的残基。

[是 否] 质坚实，**断面平坦，白色至浅棕色，粉性或角质。**

[是 否] 气微，味微苦、麻。

三、变质、污染[有 无]

四、结论[正品 假药 劣药 做其他检验]

五、清场

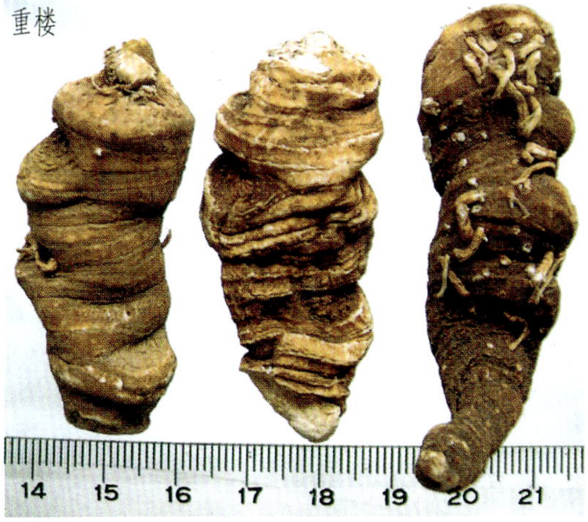

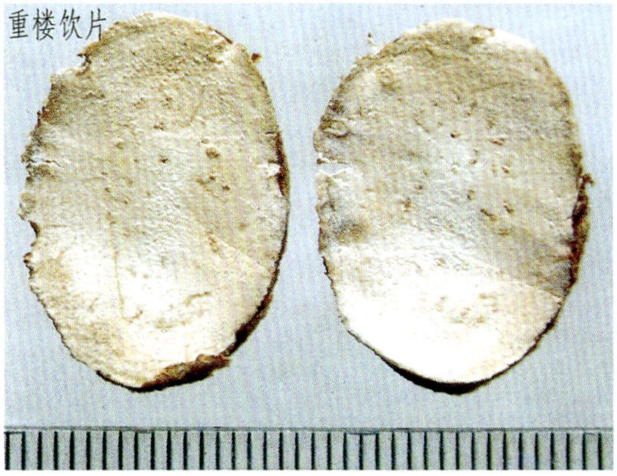

达标自测题：①照样品画重楼横切面图。②分开混在一起的重楼片和石菖蒲片。

相关知识：

重楼为百合科植物云南重楼 *Paris polyphylla Smith var. yunnanensis* (Franch.) Hand.-Mazz. 或七叶一枝花 *Paris polyphylla Smith var. chinensis* (Franch.) Hara 的干燥根茎。秋季采挖，除去须根，洗净，晒干。

拳　参

一、准备

二、查验性状

[是 否] 呈扁长条形或扁圆柱形，弯曲，有的对卷弯曲。

[是 否] 两端略尖，或一端渐细，长6～13cm，直径1～2.5cm。

[是 否] 表面紫褐色或紫黑色，粗糙。

[是 否] 一面隆起，另一面稍平坦或略具凹槽。

[是 否] 全体密具粗环纹，有残留须根或根痕。

[是 否] 质硬，断面浅棕红色或棕红色。

[是 否] 维管束呈黄白色点状，排列成环。

[是 否] 气微，味苦、涩。

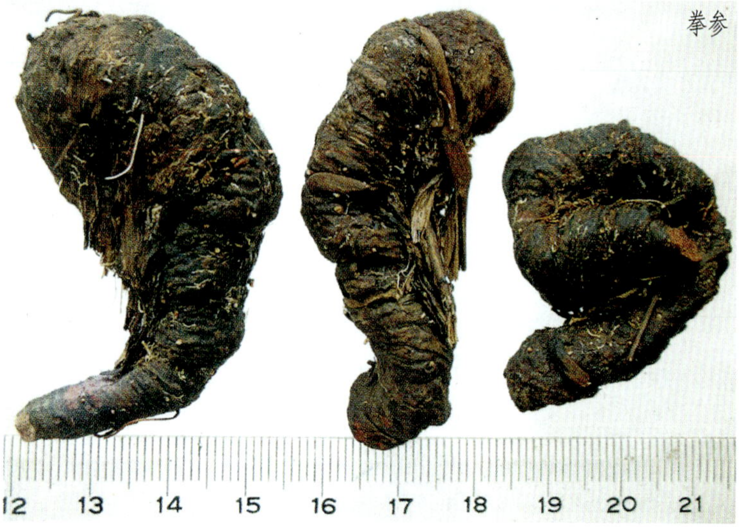

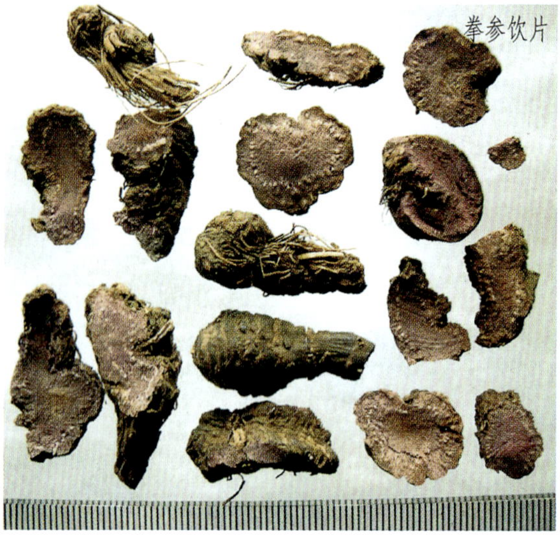

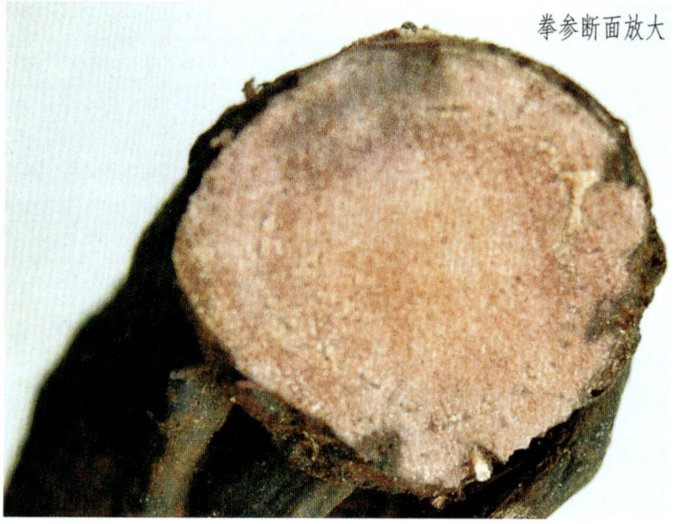

三、变质、污染[有 无]

四、结论[正品 假药 劣药 做其他检验]

五、清场

达标自测题：①照样品画拳参横切面图。②分开混在一起的拳参片和重楼片。

相关知识：

拳参为蓼科植物拳参 *Polygonum bistorta* L. 的干燥根茎。春初发芽时或秋季茎叶将枯萎时采挖，除去泥沙，晒干，去须根。

知 母

一、准备

二、查验性状

[是 否] **呈长条状，微弯曲，略扁，**偶有分枝。

[是 否] 长 3 ~ 15cm，**直径 0.8 ~ 1.5cm，一端有浅黄色的茎叶残痕。**

[是 否] 表面黄棕色至棕色，**上面有一凹沟，具紧密排列的环状节。**

[是 否] **节上密生黄棕色的残存叶基，**由两侧向根茎上方生长。

[是 否] **下面隆起而略皱缩，并有凹陷或突起的点状根痕。**

[是 否] 质硬，易折断，断面黄白色。

[是 否] 气微，**味微甜、略苦，嚼之带黏性。**

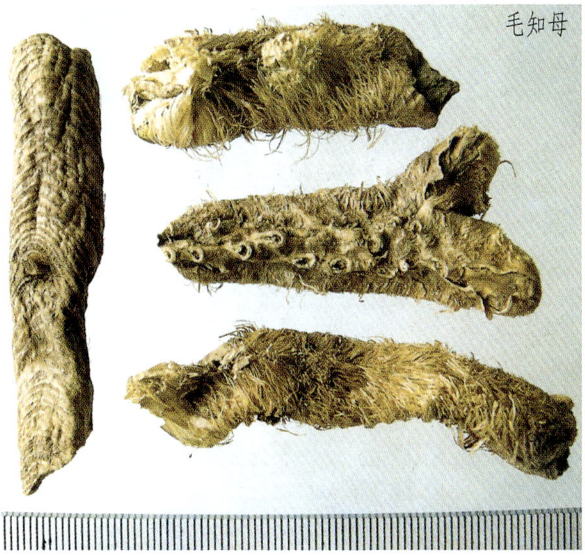

毛知母

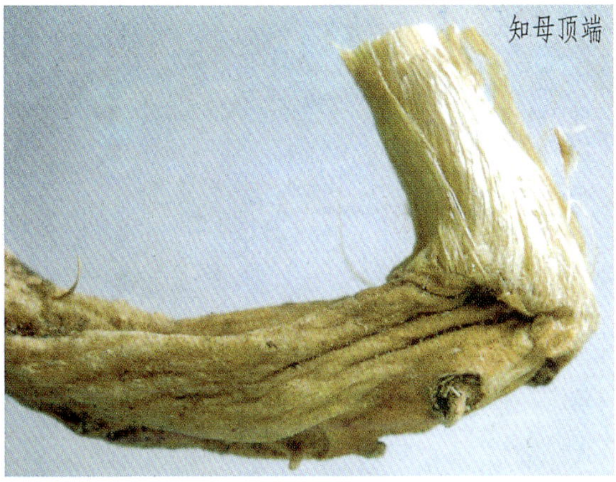

知母顶端

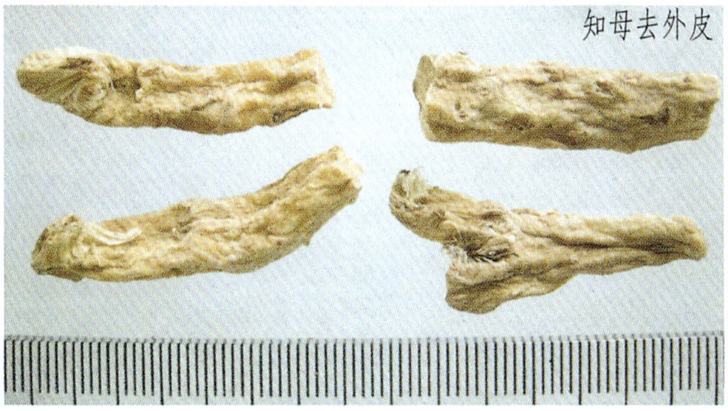

知母去外皮

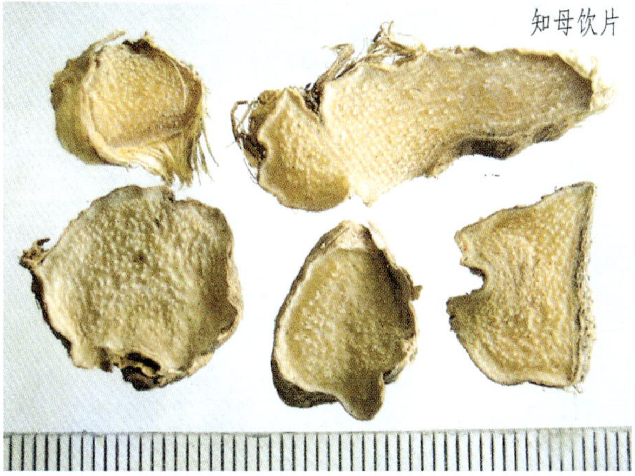

知母饮片

三、变质、污染[有 无]

四、结论[正品 假药 劣药 做其他检验]

五、清场

达标自测题：①说出知母、射干、川射干的区别要点（最少 3 点）。②分开混在一起的知母片和射干片。

相关知识：

知母为百合科植物知母 *Anemarrhena asphodeloides* Bge. 的干燥根茎。春、秋二季采挖，除去须根及泥沙，晒干，习称“毛知母”；或除去外皮，晒干。

射干　川射干

一、准备

二、查验性状

1．射干

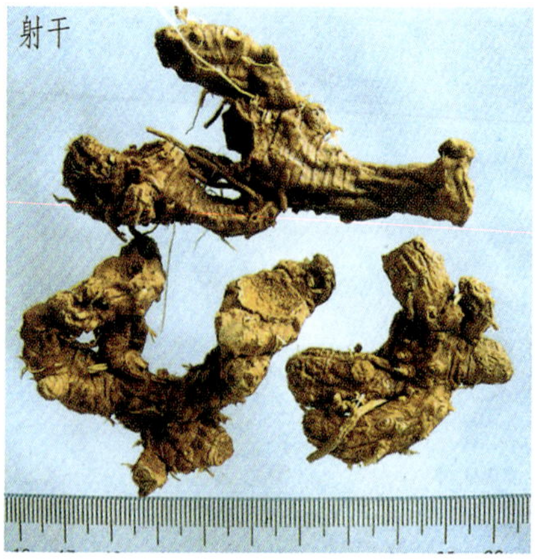

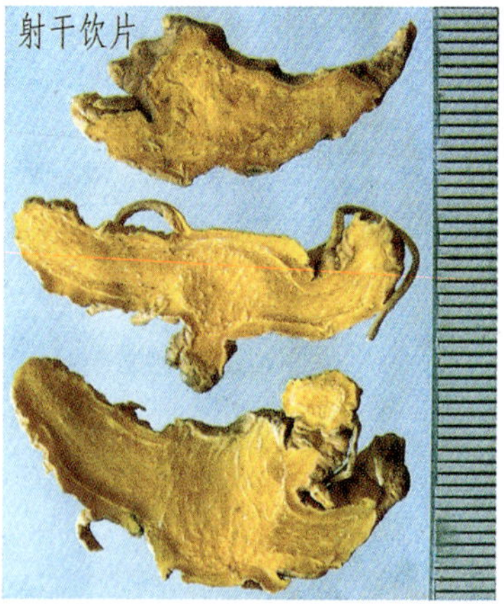

[是　否] **呈不规则结节状，长 3～10cm，直径 1～2cm。**

[是　否] **表面黄褐色、棕褐色或黑褐色，皱缩，有较密的环纹。**

[是　否] **上面有数个圆盘状凹陷的茎痕，**偶有茎基残存。

[是　否] 下面有残留细根及根痕。质硬，**断面黄色，颗粒性。**

[是　否] 气微，**味苦、微辛。**

2．川射干

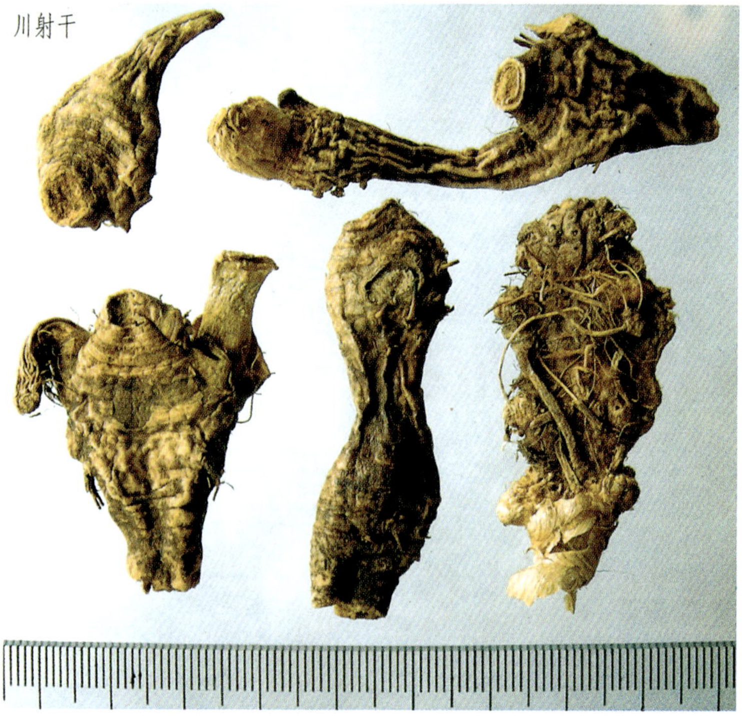

[是　否] **呈不规则条状或圆锥形，略扁，**有分枝。

[是　否] 长 3～10cm，直径 1～2.5cm。

[是　否] 表面灰黄褐色或棕色，有环纹和纵沟。

[是　否] **常有残存的须根及凹陷或圆点状突起的须根痕。**

[是　否] **质松脆，易折断，断面黄白色或黄棕色。**

[是　否] 气微，**味甘、苦。**

三、变质、污染 [有　无]

四、结论 [正品　假药　劣药　做其他检验]

五、清场

达标自测题：①说出射干、川射干、知母的鉴别要点(最少 3 点)。②分开混在一起的知母片和射干片。

相关知识：

1．射干为鸢尾科植物射干 Belamcanda chinensis (L.) DC. 的干燥根茎。春初刚发芽或秋末茎叶枯萎时采挖，除去须根及泥沙，干燥。

2．川射干为鸢尾科植物鸢尾 Iris tectorum Maxim. 的干燥根茎。全年均可采挖，除去须根及泥沙，干燥。

石 菖 蒲

一、准备

二、查验性状

[是 否] 呈扁圆柱形，多弯曲，常有分枝。

[是 否] 长 3 ~ 20cm，直径 0.3 ~ 1cm 。

[是 否] 表面棕褐色或灰棕色，粗糙，有疏密不匀的环节。

[是 否] 节间长 0.2 ~ 0.8cm，具细纵纹。

[是 否] 一面残留须根或圆点状根痕。

[是 否] 叶痕呈三角形，左右交互排列，有的其上有毛鳞状的叶基残余。

[是 否] 质硬，断面纤维性，类白色或微红色。

[是 否] 内皮层环明显，可见多数维管束小点及棕色油细胞。

[是 否] 气芳香，味苦、微辛。

三、变质、污染 [有 无]

四、结论 [正品 假药 劣药 做其他检验]

五、清场

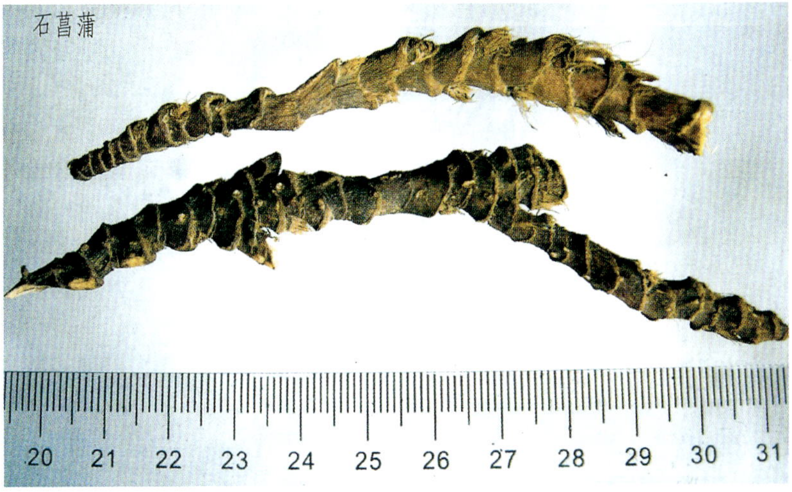

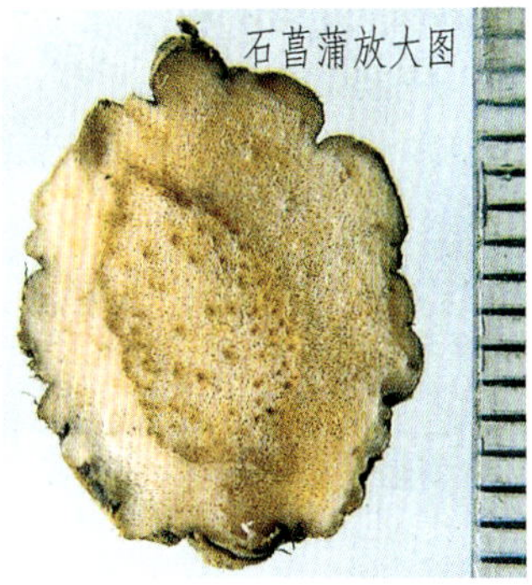

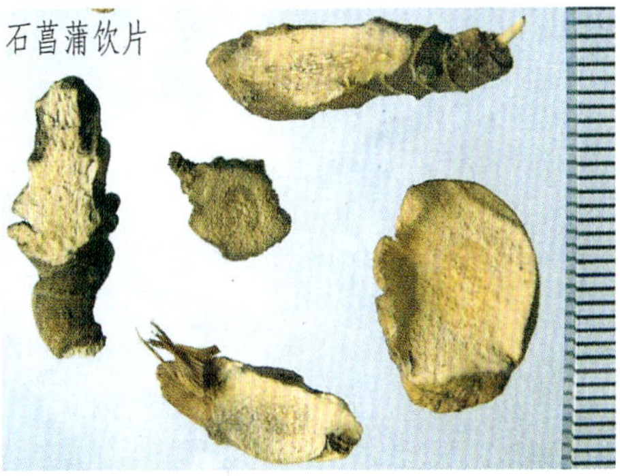

达标自测题：①说出石菖蒲和九节菖蒲的鉴别要点(最少 3 点)。②分开混在一起的石菖蒲片和重楼片。

相关知识：

石菖蒲为天南星科植物石菖蒲 *Acorus tatarinowii* Schott 的干燥根茎。秋、冬二季采挖，除去须根及泥沙，晒干。

漏芦　禹州漏芦

一、准备

二、查验性状

1．漏芦

[是　否] 呈圆锥形或扁片块状，多扭曲，长短不一，直径 1 ～ 2.5cm。

[是　否] 表面暗棕色、灰褐色或黑褐色，粗糙。

[是　否] 具纵沟及菱形的网状裂隙。外层易剥落。

[是　否] 根头部膨大，有残茎及鳞片状叶基，顶端有灰白色绒毛。

[是　否] 体轻，质脆，易折断。

[是　否] 断面不整齐，灰黄色，有裂隙。

[是　否] 中心有的呈星状裂隙，灰黑色或棕黑色。

[是　否] 气特异，味微苦。

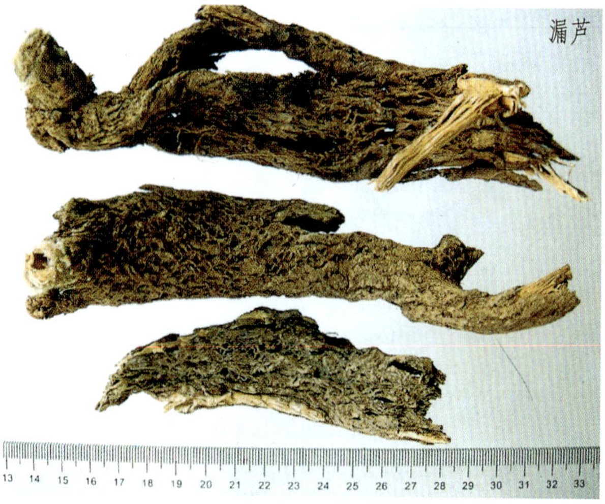
漏芦

2．禹州漏芦：

[是　否] 呈类圆柱形，稍扭曲，长 10 ～ 25cm，直径 0.5 ～ 1.5cm。

[是　否] 表面灰黄色或灰褐色，具纵皱纹。

[是　否] 顶端有纤维状棕色硬毛。

[是　否] 质硬，不易折断。

[是　否] 断面皮部褐色，木部呈黄黑相间的放射状纹理。

[是　否] 气微，味微涩。

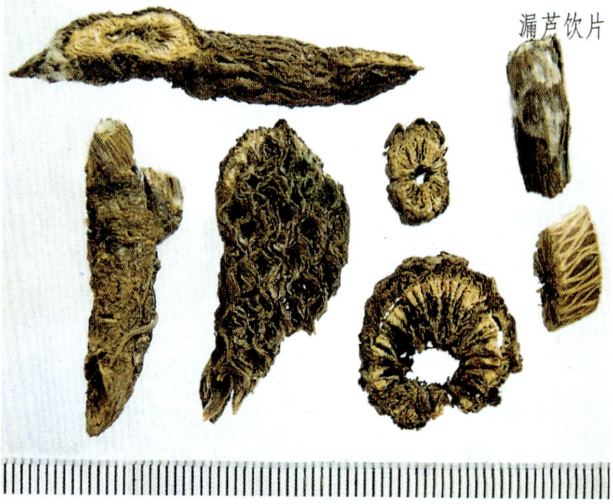
漏芦饮片

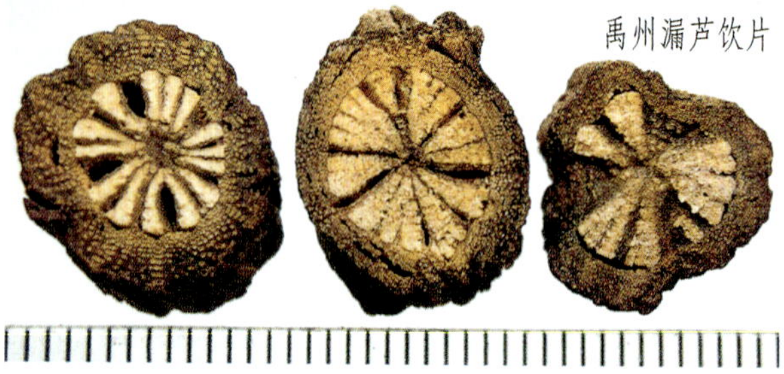
禹州漏芦饮片

三、变质、污染[有　无]

四、结论[正品　假药　劣药　做其他检验]

五、清场

达标自测题：①说出漏芦片和升麻片的鉴别要点（最少 2 点）。②漏芦和白头翁如何鉴别（最少 3 点）？③分开混在一起的漏芦和禹州漏芦。

禹州漏芦（蓝刺头）
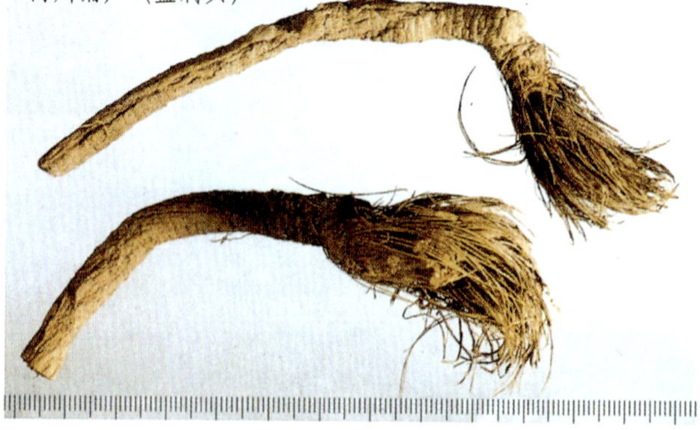

相关知识：

1．漏芦为菊科植物祁州漏芦 *Rhaponticum uniflorum* (L.) DC. 的干燥根。春、秋二季采挖，除去须根及泥沙，晒干。

2．禹州漏芦为菊科植物蓝刺头 *Echinops latifolius* Tausch 或华东蓝刺头 *Echinops grijisii* Hance 的干燥根。春秋二季采挖，除去须根及泥沙，晒干。

白 头 翁

一、准备

二、查验性状

[是 否] **呈类圆柱形或圆锥形，稍扭曲。**

[是 否] 长 6 ～ 20cm，直径 0.5 ～ 2cm。

[是 否] **表面黄棕色或棕褐色**，具不规则纵皱纹或纵沟。

[是 否] **皮部易脱落，露出黄色的木部，有的有网状裂纹或裂隙。**

[是 否] 近根头处常有朽状凹洞。

[是 否] 根头部稍膨大，**有白色绒毛**，有的可见鞘状叶柄残基。

[是 否] 质硬而脆。

[是 否] **断面皮部黄白色或淡黄棕色**（注：常见环状裂隙），**木部淡黄色。**

[是 否] 气微，味微苦涩。

三、变质、污染 [有 无]

四、结论 [正品 假药 劣药 做其他检验]

五、清场

达标自测题：① 说出白头翁和漏芦的鉴别要点（最少 2 点）。

相关知识：

白头翁为毛茛科植物白头翁 *Pulsatilla chinensis* (Bge.) Regel 的干燥根。春、秋二季采挖，除去泥沙，干燥。

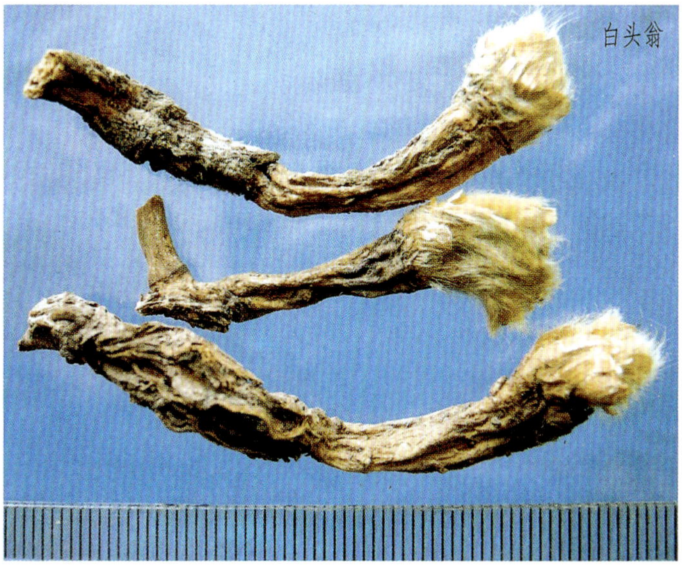

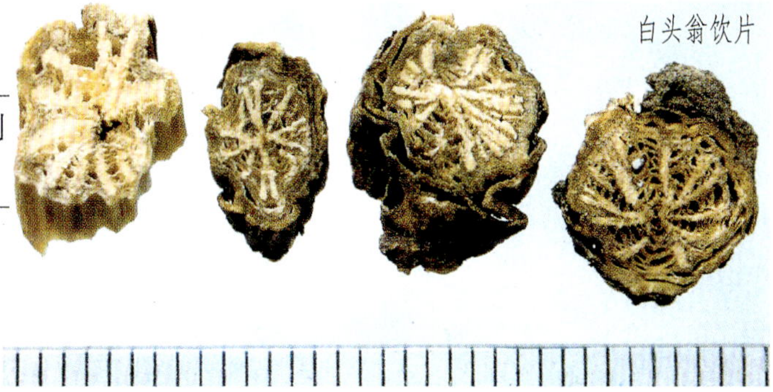

升　麻

一、准备

二、查验性状

［是　否］为不规则的长形块状，多分枝，呈结节状。

［是　否］长 10 ～ 20cm，直径 2 ～ 4cm。

［是　否］表面黑褐色或棕褐色，粗糙不平，有坚硬的细须根残留。

［是　否］上面有数个圆形空洞的茎基痕，洞内壁显网状沟纹。

［是　否］下面凹凸不平，具须根痕。

［是　否］体轻，质坚硬，不易折断。

［是　否］断面不平坦，有裂隙，纤维性，黄绿色或淡黄白色。

［是　否］气微，味微苦而涩。

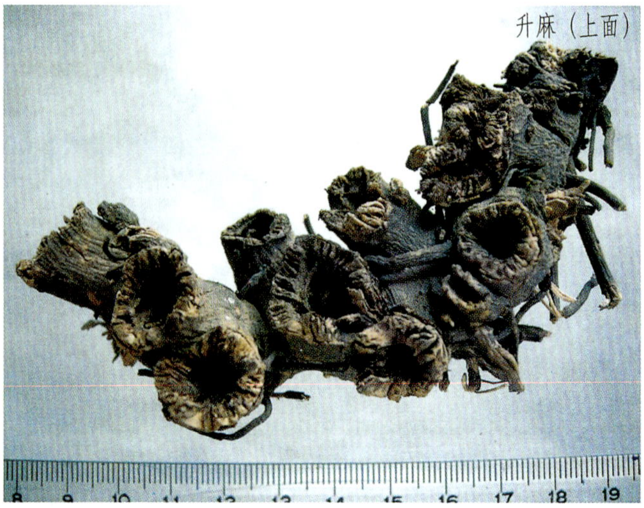

升麻（上面）

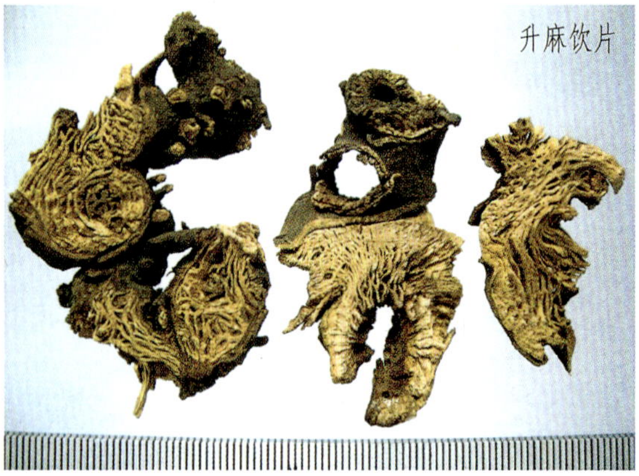

升麻饮片

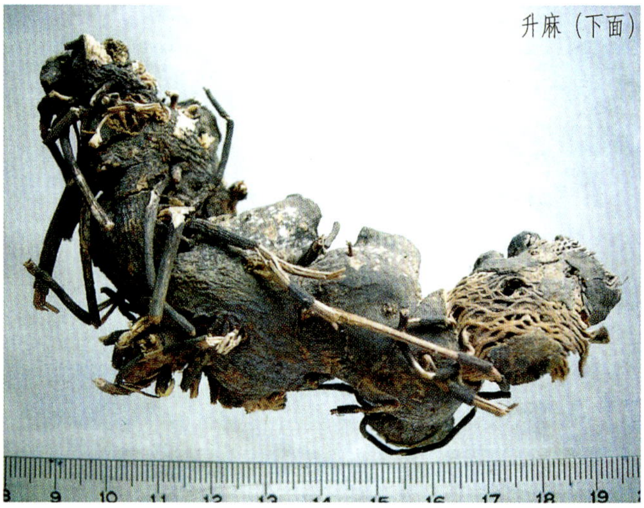

升麻（下面）

三、变质、污染［有　无］

四、升麻杂质不得超过 5%［超　否］

五、结论［正品　假药　劣药　做其他检验］

六、清场

达标自测题：①说出漏芦片和升麻片的鉴别要点（最少 2 点）。

相关知识：

升麻为毛茛科植物大三叶升麻 *Cimicifuga heracleifolia* Kom.、兴安升麻 *Cimicifuga dahurica* (Turcz.) Maxim. 或升麻 *Cimicifuga foetida* L. 的干燥根茎。秋季采挖，除去泥沙，晒至须根干时，燎去或除去须根，晒干。

地 黄

一、准备

二、查验性状

1. 鲜地黄

[是 否] **呈纺锤形或条状**，长 8 ~ 24cm，直径 2 ~ 9cm。

[是 否] 外皮薄，**表面浅红黄色**。

[是 否] 具弯曲的纵皱纹、芽痕、横长皮孔样突起及不规则疤痕。

[是 否] **肉质，易断**。

[是 否] **断面皮部淡黄白色，可见橘红色油点**。

[是 否] **木部黄白色，导管呈放射状排列**。

[是 否] 气微，**味微甜**、微苦。

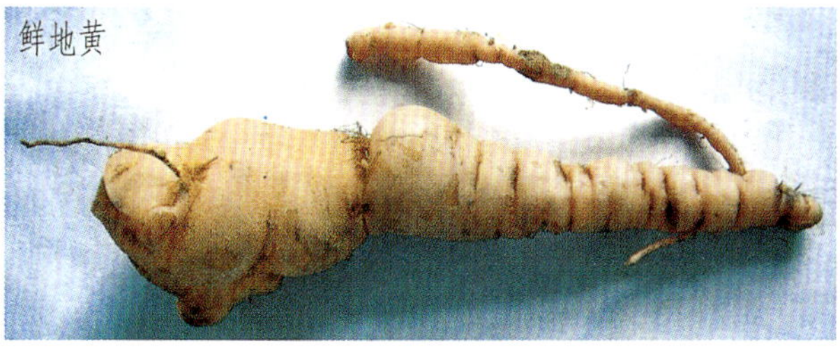

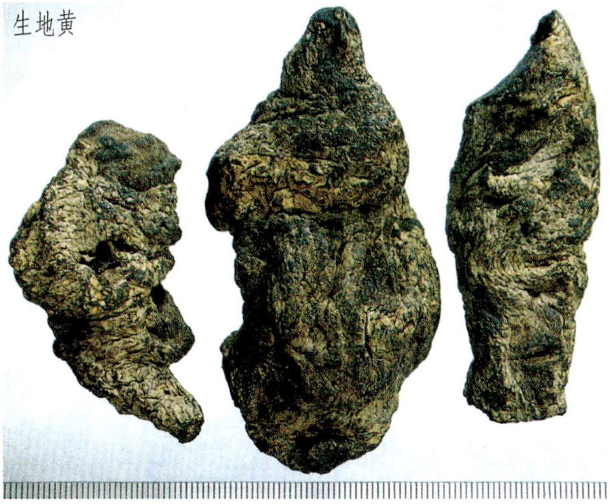

2. 生地黄

[是 否] **多呈不规则的团块状或长圆形**，中间膨大，两端稍细。

[是 否] 有的细小，长条状，稍扁而扭曲，长 6 ~ 12cm，直径 2 ~ 6cm。

[是 否] **表面棕黑色或棕灰色，极皱缩，具不规则的横曲纹**。

[是 否] 体重，质较软而韧，不易折断

[是 否] **断面棕黑色或乌黑色，有光泽，具黏性**。

[是 否] 气微，**味微甜**。

三、变质、污染 [有 无]

四、结论 [正品 假药 劣药 做其他检验]

五、清场

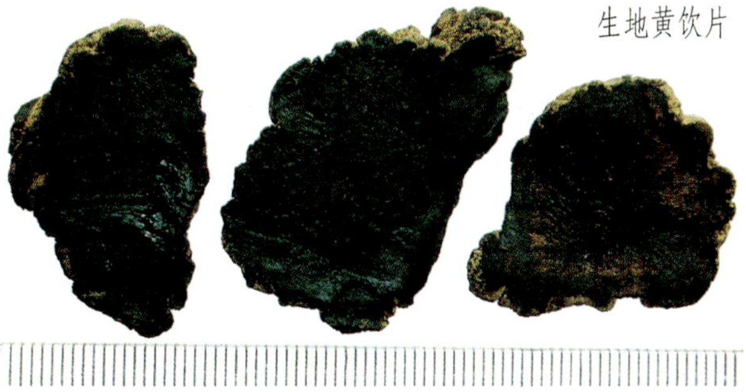

达标自测题：①说出生地黄与熟地黄的鉴别要点（最少 2 点）。②说出生地黄与玄参的鉴别要点。

相关知识：

地黄为玄参科植物地黄 *Rehmannia glutinosa* Libosch. 的新鲜或干燥块根。秋季采挖，除去芦头、须根及泥沙，鲜用；或将地黄缓缓烘焙至约八成干。前者习称“鲜地黄”，后者习称“生地黄”。

熟 地 黄

一、准备

二、查验性状

[是 否] 为不规则的块片、碎块，大小、厚薄不一。

[是 否] **表面乌黑色，有光泽，黏性大。**

[是 否] **质柔软而带韧性**，不易折断。

[是 否] **断面乌黑色，有光泽。**

[是 否] 气微，**味甜。**

三、变质、污染[有 无]

四、结论[正品 假药 劣药 做其他检验]

五、清场

熟地黄

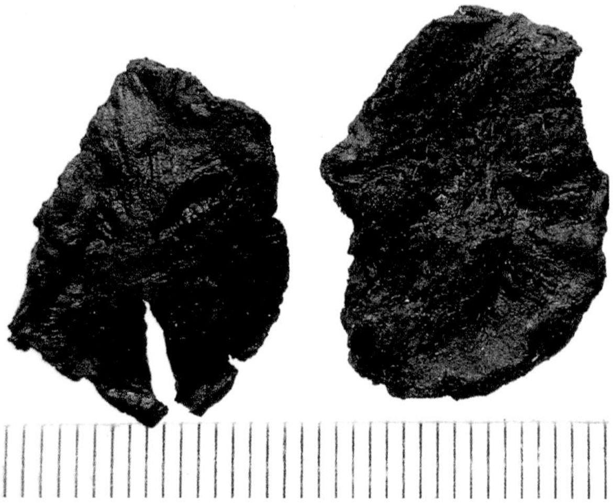

达标自测题：①说出熟地黄与生地黄的鉴别要点（最少2点）。②分开混在一起的熟地黄片和生地黄片。

相关知识：

熟地黄为生地黄的炮制加工品，用酒炖法或蒸法加工而成。

玄 参

一、准备

二、查验性状

[是 否] **呈类圆柱形，中间略粗或上粗下细，有的微弯曲。**

[是 否] 长 6 ~ 20cm，直径 1 ~ 3cm。

[是 否] **表面灰黄色或灰褐色。**

[是 否] **有不规则的纵沟**、横长皮孔样突起及稀疏的横裂纹和须根痕。

[是 否] 质坚实，不易折断，**断面黑色，微有光泽。**

[是 否] **气特异似焦糖，**味甘、微苦。

三、变质、污染 [有 无]

四、结论 [正品 假药 劣药 做其他检验]

五、清场

达标自测题：①说出玄参与生地黄的鉴别要点（最少 3 点）。

相关知识：

玄参为玄参科植物玄参 *Scrophularia ningpoensis* Hemsl. 的干燥根。冬季茎叶枯萎时采挖，除去根茎、幼芽、须根及泥沙，晒或烘至半干，堆放 3 ~ 6 天，反复数次至干燥。

玄参

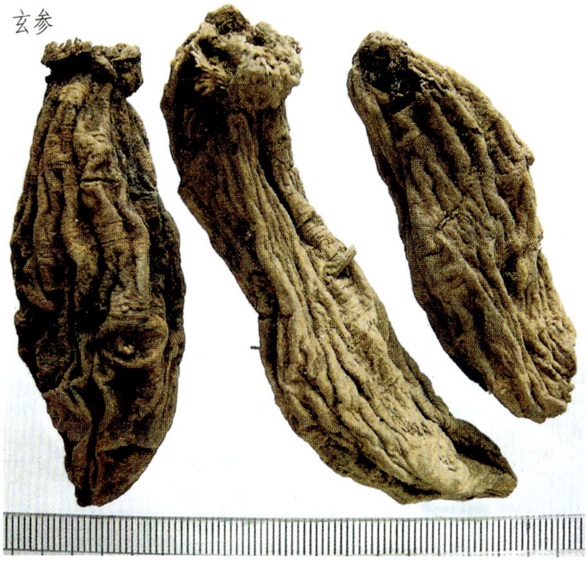

玄参饮片

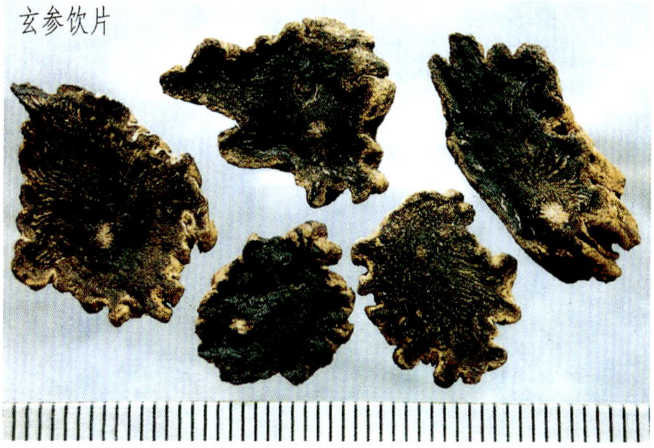

胡黄连　　仙茅

一、准备

二、查验性状

1．胡黄连

［是 否］呈圆柱形，略弯曲，偶有分枝，长 3 ～ 12cm，直径 0.3 ～ 1cm。

［是 否］**表面灰棕色至暗棕色，粗糙，有较密的环状节。**

［是 否］具稍隆起的芽痕或根痕，上端密被暗棕色鳞片状的叶柄残基。

［是 否］体轻，质硬而脆，易折断，**断面略平坦。淡棕色至暗棕色。**

［是 否］**木部有 4 ～ 10 个类白色点状维管束排列成环。**

［是 否］气微，**味极苦。**

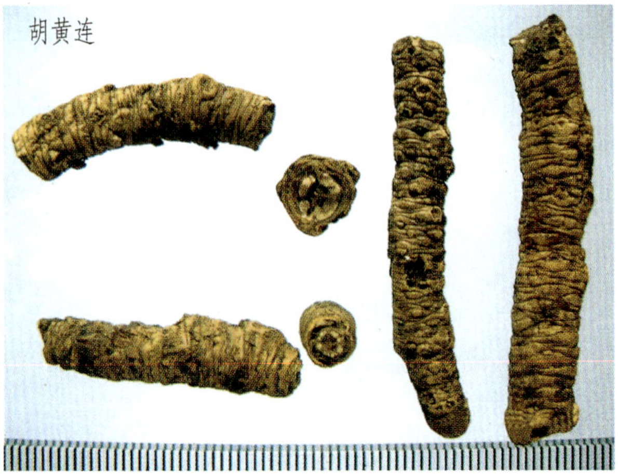
胡黄连

2．仙茅

［是 否］**呈圆柱形**，略弯曲，长 3 ～ 10cm，直径 0.4 ～ 1.2cm。棕色至褐色。

［是 否］表面棕色至褐色，粗糙，**有细孔状的须根痕及横皱纹。**

［是 否］质硬而脆，易折断。

［是 否］断面不平坦，**灰白色至棕褐色，近中心处色较深。**

［是 否］气微香，**味微苦、辛。**

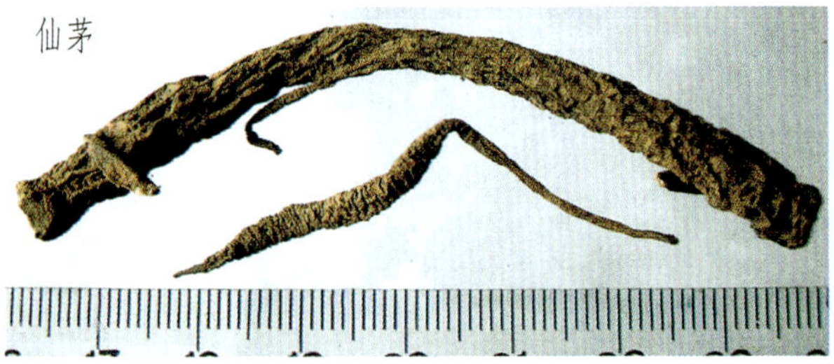
仙茅

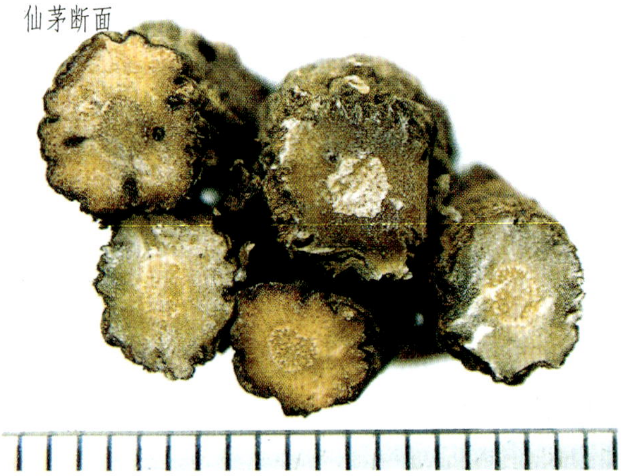
仙茅断面

三、变质、污染［有 无］

四、仙茅杂质（须根、芦头）不得超过 4%［超 否］

五、结论［正品 假药 劣药 做其他检验］

六、清场

达标自测题：分开混在一起的胡黄连和仙茅。

相关知识：

1．胡黄连为玄参科植物胡黄连 *Picrorhiza scrophulariiflora* Pennell 的干燥根茎。秋季采挖，除去须根及泥沙，晒干。

2．仙茅为石蒜科植物仙茅 *Curculigo orchioides* Gaertn. 的干燥根茎。秋、冬二季采挖，除去根头和须根，洗净，干燥。

草 乌

一、准备

二、查验性状

[是 否] 呈不规则长圆锥形，略弯曲。

[是 否] 长 2 ~ 7cm，直径 0.6 ~ 1.8cm。

[是 否] 顶端常有残茎和少数不定根残基。

[是 否] 有的顶端一侧有一枯萎的芽。

[是 否] 一侧有一圆形或扁圆形不定根残基。

[是 否] 表面灰褐色或黑棕褐色。

[是 否] 皱缩，有纵皱纹、点状须根痕和数个瘤状侧根。

[是 否] 质硬，断面灰白色或暗灰色，有裂隙。

[是 否] 形成层环纹多角形或类圆形，髓部较大或中空。

[是 否] 气微，味辛辣、麻舌(注：有毒，勿多尝，勿咽下！)。

三、变质、污染 [有 无]

四、草乌杂质不得超过 5% [超 否]

五、结论 [正品 假药 劣药 做其他检验]

六、清场

达标自测题：说出草乌与川乌的鉴别要点（最少 2 点)。

相关知识：

草乌为毛茛科植物北乌头 *Aconitum kusnezoffii* Reichb. 的干燥块根。秋季茎叶枯萎时采挖，除去须根及泥沙，干燥。

草乌

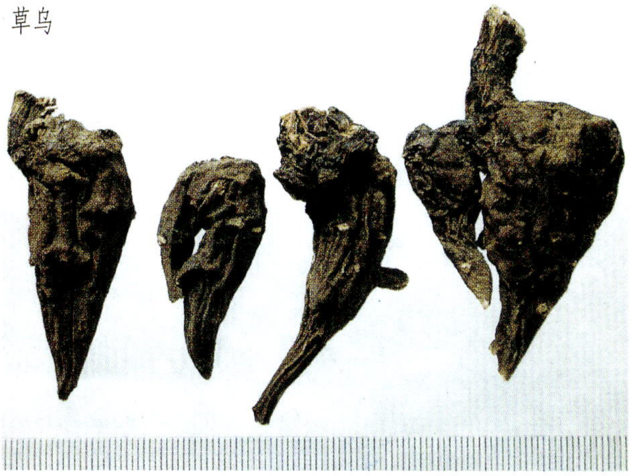

草乌放大

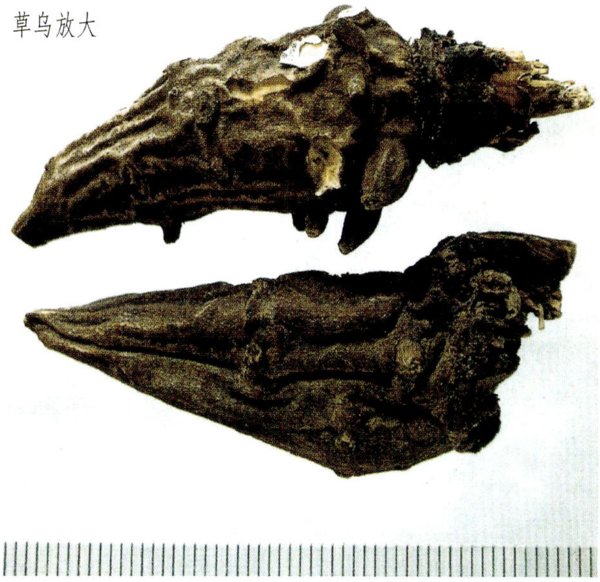

川 乌

一、准备

二、查验性状

[是 否] **呈不规则的圆锥形，**稍弯曲。

[是 否] **顶端常有残茎，中部多向一侧膨大。**

[是 否] 长 2 ～ 7.5cm，**直径 1.2 ～ 2.5cm。**

[是 否] **表面棕褐色或灰棕色，**皱缩。

[是 否] **有小瘤状侧根及子根脱离后的痕迹。**

[是 否] 质坚实，断面类白色或浅灰黄色，形成层环纹呈多角形。

[是 否] 气微，味辛辣、麻舌（注：有毒，勿多尝，勿咽下！）。

三、变质、污染 [有 无]

四、结论 [正品 假药 劣药 做其他检验]

五、清场

达标自测题：说出川乌与草乌的鉴别要点（最少 2 点）。

相关知识：

川乌为毛茛科植物乌头 *Aconitum carmichaeli* Debx. 的干燥母根。6 月下旬至 8 月上旬采挖，除去子根、须根及泥沙，晒干。

川乌

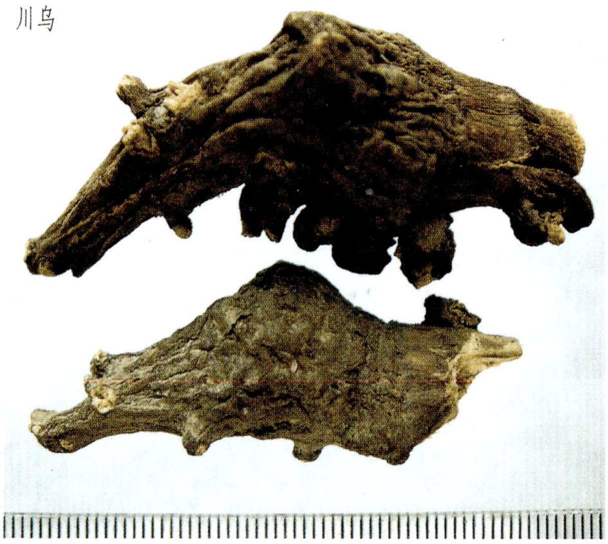

川乌顶端茎根

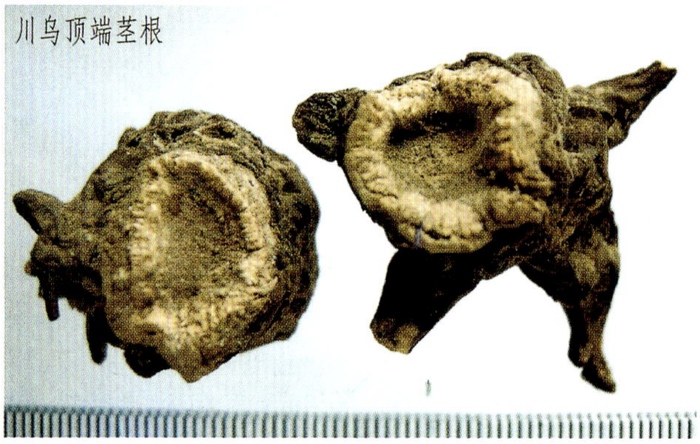

制草乌　　制川乌

一、准备

二、查验性状

1．制草乌

［是 否］ 为不规则圆形或近三角形的片。

［是 否］ 表面黑褐色。

［是 否］ 有灰白色多角形形成层环及点状维管束；

［是 否］ 并有空隙，周边皱缩或弯曲。

［是 否］ 质脆。

［是 否］ 气微，味微辛辣，稍有麻舌感。

2．制川乌

［是 否］ 为不规则或长三角形的片。

［是 否］ 表面黑褐色或黄褐色，有灰棕色形成层环纹。

［是 否］ 体轻，质脆，断面有光泽。

［是 否］ 气微，微有麻舌感。

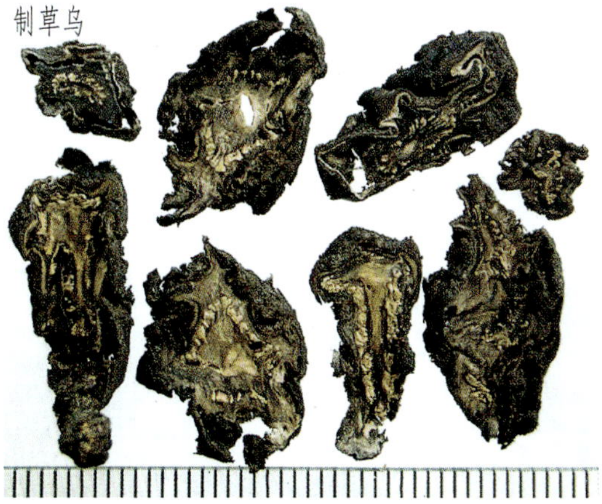
制草乌

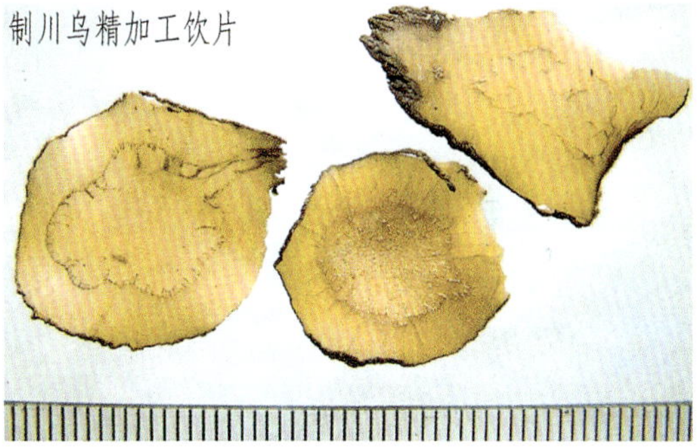
制川乌精加工饮片

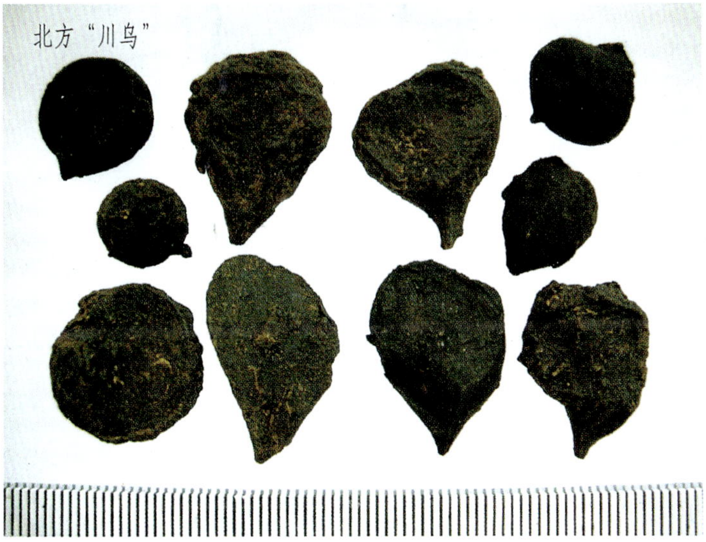
北方“川乌”

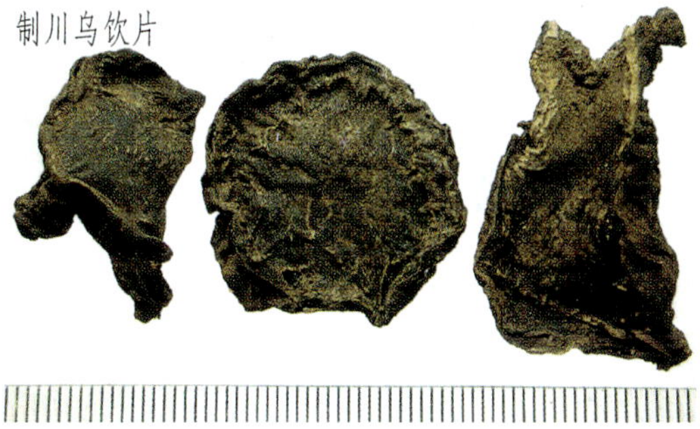
制川乌饮片

三、变质、污染［有 无］

四、结论［正品 假药 劣药 做其他检验］

五、清场

达标自测题：①说出制草乌与制川乌的鉴别要点。 ②分开混在一起的制草乌片和黑顺片。

相关知识

1．制草乌为草乌（草乌为毛茛科植物北乌头 *Aconitum kusnezoffii* Reichb. 的干燥块根）的炮制加工品。制草乌的炮制方法：取草乌，大小个分开，用水浸泡至内无干心，取出，加水煮至取大个切开内无白心、口尝微有麻舌感时，取出，晾至六成干后切薄片，干燥。

2．制川乌为川乌（川乌为毛茛科植物乌头 *Aconitum carmichaeli* Debx. 的干燥母根）的炮制加工品。制川乌的炮制方法：取川乌，大小个分开，用水浸泡至内无干心，取出，加水煮沸 4 ～ 6 小时（或蒸 6 ～ 8 小时）至取大个及实心者切开内无白心，口尝微有麻舌感时，取出，晾至六成干，切片，干燥。

3．北方多以小个生附子炮制后作“川乌”用，不符合药典规定。

附 子

一、准备

二、查验性状

1. 盐附子

［是 否］呈圆锥形，长 4 ~ 7cm，直径 3 ~ 5cm。

［是 否］表面灰黑色，被盐霜。

［是 否］顶端有凹陷的芽痕。

［是 否］周围有瘤状突起的支根或支根痕。

［是 否］体重，横切面灰褐色，可见充满盐霜的小空隙及多角形形成层环纹。

［是 否］环纹内侧导管束排列不整齐。

［是 否］气微，味咸而麻，刺舌。

2. 黑顺片

［是 否］为纵切片，上宽下窄。

［是 否］长 1.7 ~ 5cm，宽 0.9 ~ 3cm，厚 0.2 ~ 0.5cm。

［是 否］外皮黑褐色，切面暗黄色。

［是 否］油润具光泽，半透明状，并有纵向导管束。

［是 否］质硬而脆，断面角质样。

［是 否］气微，味淡。

3. 白附片

［是 否］无外皮，黄白色，半透明，厚约 0.3cm。

三、变质、污染［有 无］

四、结论［正品 假药 劣药 做其他检验］

五、清场

达标自测题：① 说出白附片与黑顺片的鉴别要点。②分开混在一起的黑顺片和制草乌片。

相关知识：

附子为毛茛科植物乌头 *Aconitum carmichaeli* Debx. 的子根的加工品。6 月下旬至 8 月上旬采挖，除去母根、须根及泥沙，习称“泥附子”，分别加工成“盐附子”、“黑顺片”和“白附片”等规格。

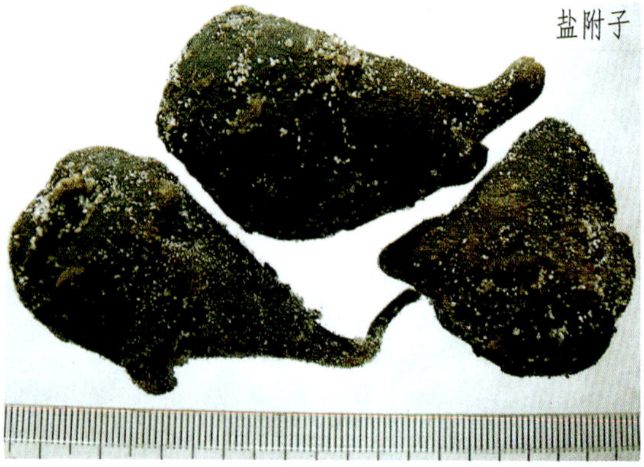
盐附子

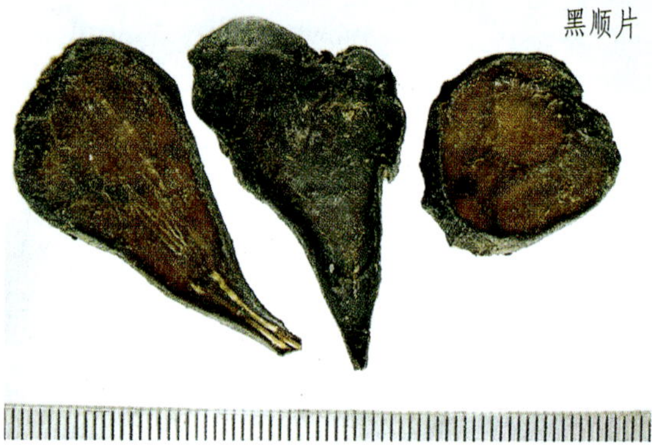
黑顺片

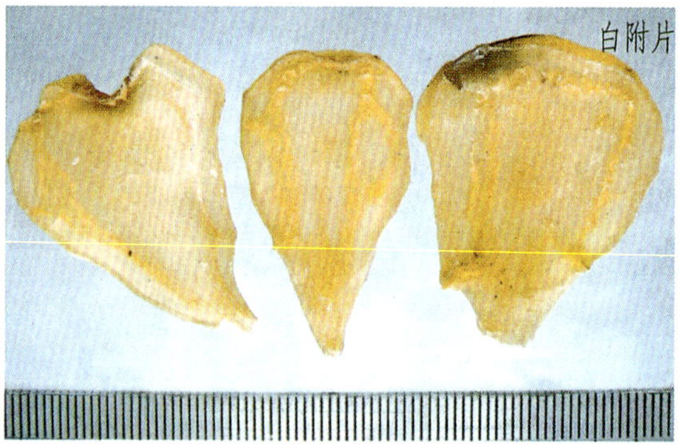
白附片

山 药

一、准备

二、查验性状

[是 否] **略呈圆柱形，弯曲而稍扁。**

[是 否] 长 15 ～ 30cm，**直径 1.5 ～ 6cm。**

[是 否] **表面黄白色或淡黄色。**

[是 否] 有纵沟、纵皱纹及须根痕，偶有**浅棕色外皮**残留。

[是 否] 体重，质坚实，不易折断。

[是 否] 气微，**味淡、微酸，嚼之发黏。**

[是 否] **光山药呈圆柱形，两端平齐。**

[是 否] 长 9 ～ 18cm，直径 1.5 ～ 3cm 。

[是 否] **表面光滑**，白色或黄白色。

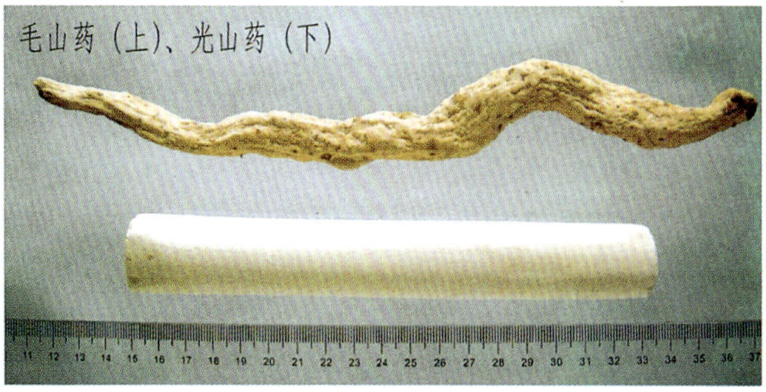

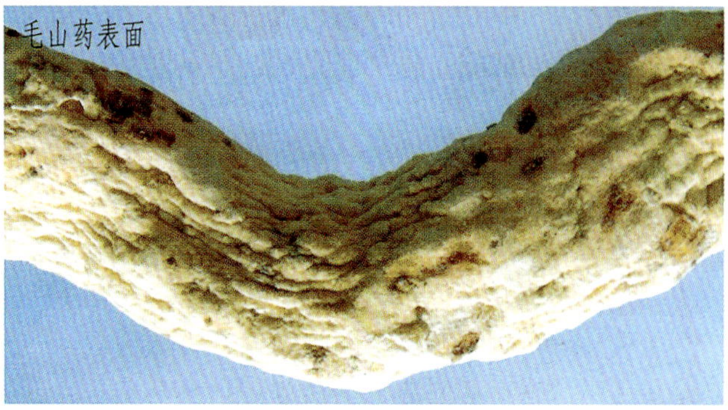

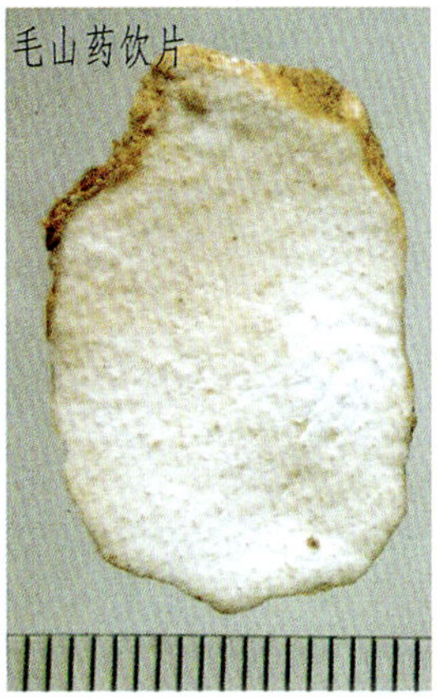

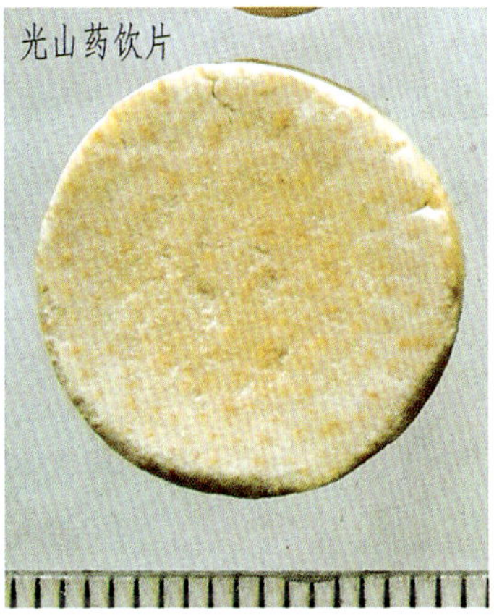

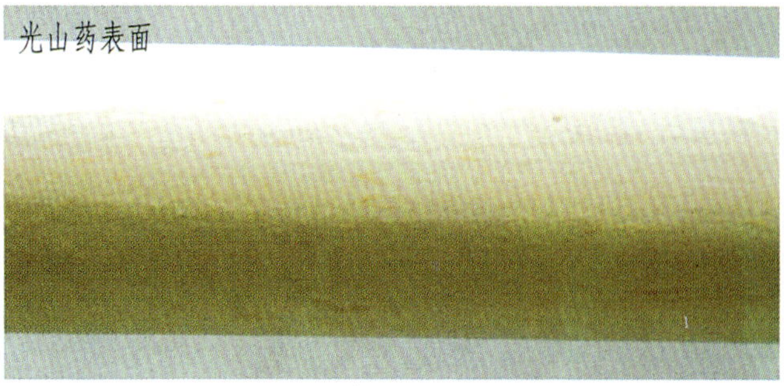

三、变质、污染 [有 无]

四、结论 [正品 假药 劣药 做其他检验]

五、清场

达标自测题：① 遮目识别山药片、粉葛片和天花粉。② 对比山药饮片和天花粉饮片，指出鉴别要点(最少 2 点)。

相关知识：

山药为薯蓣科植物薯蓣 *Dioscorea opposita* Thunb. 的干燥根茎。冬季茎叶枯萎后采挖，切去根头，洗净，除去外皮及须根，干燥（称“毛山药”）；也有选择肥大顺直的干燥山药，置清水中，浸至无干心，闷透，切齐两端，用木板搓成圆柱状，晒干，打光，习称“光山药”。

天花粉　　甘遂

一、准备

二、查验性状

1. 天花粉

[是 否] 呈不规则圆柱形、纺锤形或瓣块状。

[是 否] 长 8 ~ 16cm，**直径 1.5 ~ 5.5cm**。表面黄白色或淡棕黄色。

[是 否] 有纵皱纹、细根痕及略凹陷的横长皮孔。

[是 否] 有的有黄棕色外皮残留。

[是 否] 质坚实，**断面白色或淡黄色，富粉性。**

[是 否] **横切面可见黄色木质部，略呈放射状排列。**

[是 否] **纵切面可见黄色条纹状木质部。**

[是 否] 气微，**味微苦。**

2. 甘遂

[是 否] **呈椭圆形、长圆柱形或连珠形，**长 1 ~ 5cm，直径 0.5 ~ 2.5cm。

[是 否] **表面类白色或黄白色，凹陷处有棕色外皮残留。**

[是 否] 质脆，易折断，**断面粉性，白色。**

[是 否] 木部微显放射状纹理；长圆柱状者纤维性较强。

[是 否] 气微，味微甘而辣。

三、变质、污染 [有 无]

四、结论 [正品 假药 劣药 做其他检验]

五、清场

达标自测题：① 遮目识别天花粉片、粉葛片和山药片。②对比山药饮片和天花粉饮片，找出鉴别要点（最少 2 点）。

相关知识：

1. 天花粉为葫芦科植物栝楼 *Trichosanthes kirilowii* Maxim. 或双边栝楼 *Trichosanthes rosthornii* Herms 的干燥根。秋、冬二季采挖，洗净，除去外皮，切段或纵剖成瓣，干燥。

2. 甘遂为大戟科植物甘遂 *Euphorbia kansui* T.N.Liou ex T. P. Wang 的干燥块根。春季开花前或秋末茎叶枯萎后采挖，撞去外皮，晒干。

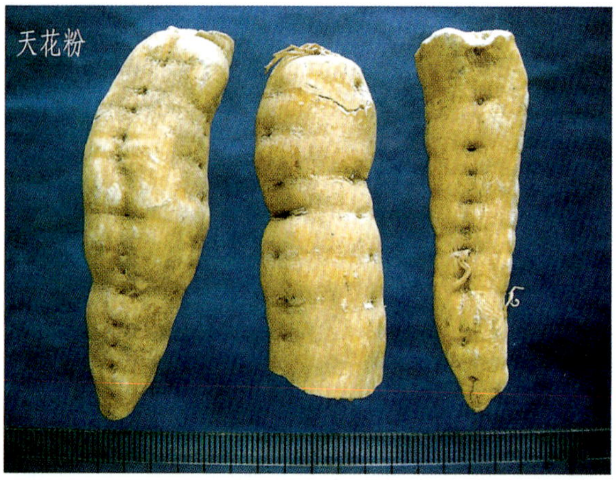

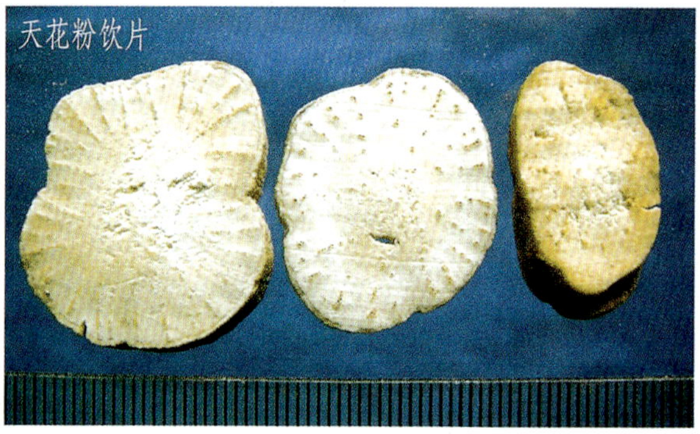

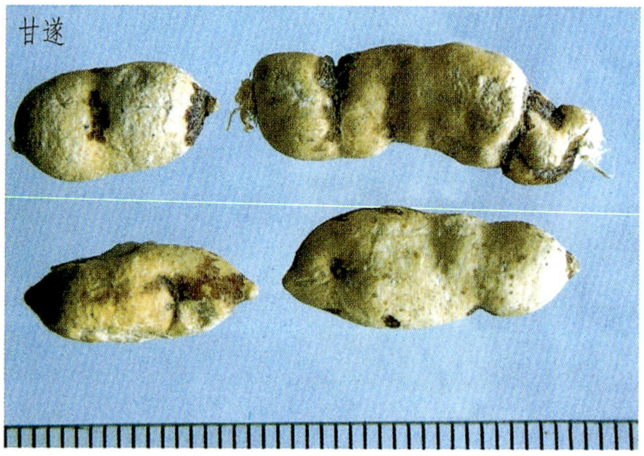

粉葛 葛根

一、准备

二、查验性状

1．粉葛

[是 否] 呈圆柱形、类纺锤形或半圆柱形。

[是 否] 长 12 ~ 15cm，直径 4 ~ 8cm。

[是 否] 有的为纵切或斜切的厚片，大小不一。

[是 否] 表面黄白色或淡棕色，未去外皮的呈灰棕色。

[是 否] 体重，质硬，富粉性。

[是 否] 横切面可见由纤维形成的浅棕色同心性环纹。

[是 否] 纵切面可见由纤维形成的数条纵纹。

[是 否] 气微，味微甜。

2．葛根

[是 否] 呈纵切的长方形厚片或小方块。

[是 否] 长 5 ~ 35cm，厚 0.5 ~ 1cm。

[是 否] 外皮淡棕色，有纵皱纹，粗糙。

[是 否] 切面黄白色，纹理不明显。

[是 否] 质韧，纤维性强。

[是 否] 气微，味微甜。

三、变质、污染 [有 无]

四、结论 [正品 假药 劣药 做其他检验]

五、清场

达标自测题：①遮目识别粉葛片、山药片和天花粉片。②对比山药片、粉葛片和天花粉片，找出鉴别要点（最少 2 点）。

相关知识：

1. 粉葛为豆科植物甘葛藤 *Pueraria thomsonii* Benth. 的干燥根。秋、冬二季采挖，除去外皮，稍干，截断或再纵切两半或斜切成厚片，干燥。

2. 葛根为豆科植物野葛 *Pueraria lobata* (Willd.)Ohwi 的干燥根。习称野葛。秋、冬二季采挖，趁鲜切成厚片或小块干燥。

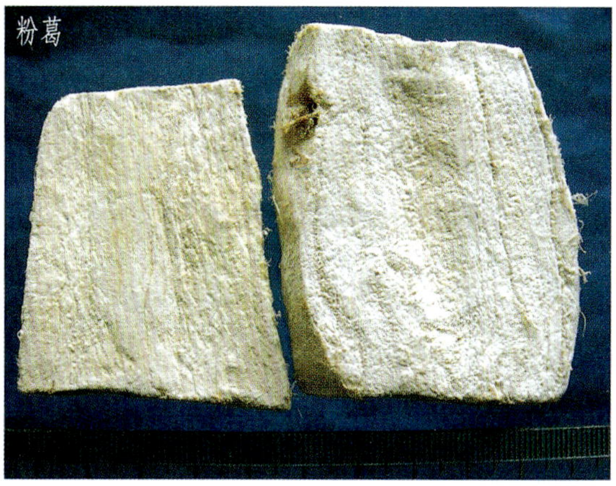
粉葛

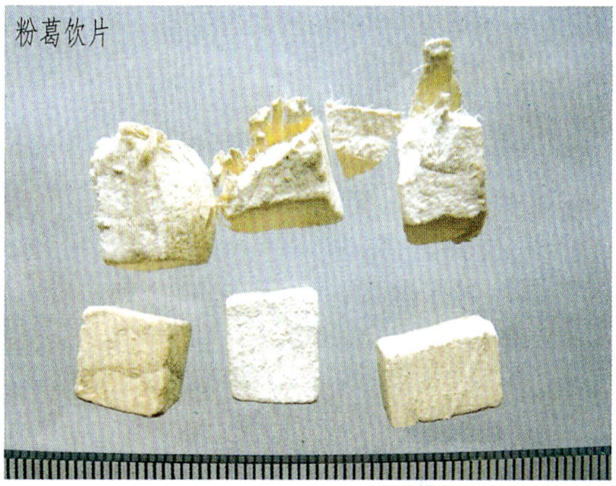
粉葛饮片

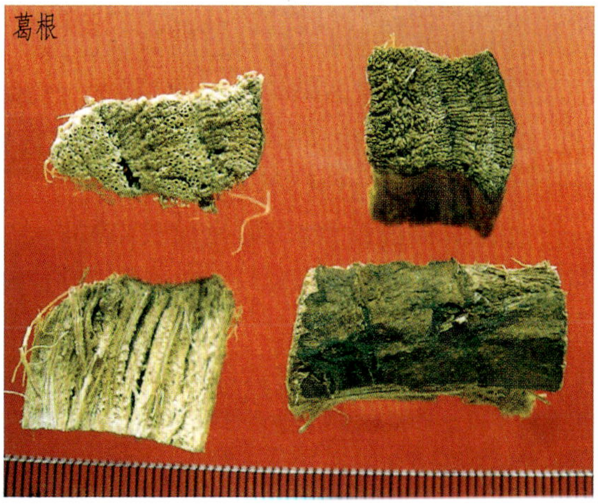
葛根

山柰　白蔹

一、准备

二、查验性状

1. 山柰

[是 否] 为圆形或近圆形的横切片，直径 1 ~ 2cm，厚 0.3 ~ 0.5cm。

[是 否] 外皮浅褐色或黄褐色，皱缩，有的有根痕或残存须根。

[是 否] 切面类白色，粉性，常鼓凸。

[是 否] 质脆，易折断。

[是 否] 气香特异，味辛、辣。

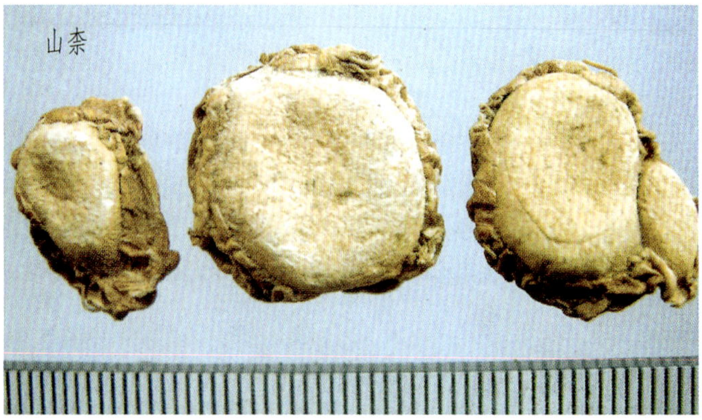

2. 白蔹

[是 否] 纵瓣呈长圆形或近纺锤形，长 4 ~ 10cm，直径 1 ~ 2cm；

[是 否] 切面周边常向内卷曲，中部有一凸起的棱线。

[是 否] 外皮红棕色或红褐色，有纵皱纹、细横纹及横长皮孔。

[是 否] 易层层脱落，脱落处呈淡红棕色。

[是 否] 斜片呈卵圆形，长 2.5 ~ 5cm，宽 2 ~ 3cm。

[是 否] 切面类白色或浅红棕色，可见放射状纹理。

[是 否] 周边较厚，微翘起或略弯曲。

[是 否] 体轻，质硬脆，易折断，折断时，有粉尘飞出。

[是 否] 气微，味甘。

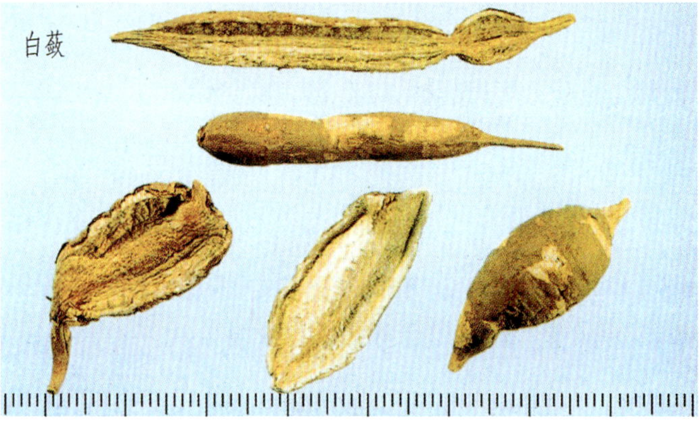

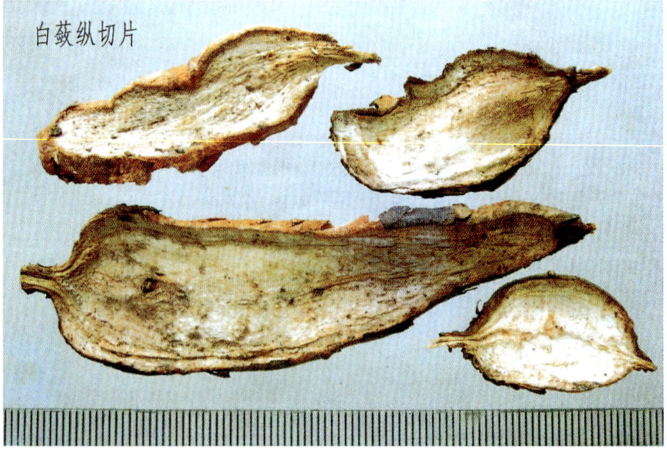

三、变质、污染 [有 无]

四、白蔹杂质不得过 3% [超 否]

五、结论 [正品 假药 劣药 做其他检验]

六、清场

达标自测题：①遮目识别山柰片和干姜片。②将混在一起的白蔹片、防己片分开。

相关知识：

1. 山柰为姜科植物山柰 *Kaempferia galanga* L. 的干燥根茎。冬季采挖，洗净，除去须根，切片，晒干。

2. 白蔹为葡萄科植物白蔹 *Ampelopsis japonica* (Thunb.) Makino 的干燥块根。春、秋二季采挖，除去泥沙及细根，切成纵瓣或斜片，晒干。

防己　　金果榄

一、准备

二、查验性状

1. 防己

［是 否］呈不规则圆柱形、半圆柱形或块状，多弯曲。

［是 否］长 5 ~ 10cm，直径 1 ~ 5cm。

［是 否］表面淡灰黄色。

［是 否］在弯曲处常有深陷横沟而成结节状的瘤块样。

［是 否］体重，质坚实，断面平坦，灰白色，富粉性。

［是 否］有排列较稀疏的放射状纹理。

［是 否］气微，味苦。

2. 金果榄

［是 否］呈不规则圆块状，长 5 ~ 10cm，直径 3 ~ 6cm。

［是 否］表面棕黄色或淡褐色，粗糙不平，有深皱纹。

［是 否］质坚硬，不易击碎及破开。

［是 否］横断面淡黄白色，导管束略呈放射状排列，色较深。

［是 否］气微，味苦。

三、变质、污染［有 无］

四、结论［正品 假药 劣药 做其他检验］

五、清场

达标自测题：①照样品画防己、金果榄饮片横切面图。 ②挑拣分开混在一起的防己片和山药片。

相关知识：

1. 防己为防己科植物粉防己 *Stephania tetrandra* S. Moore 的干燥根。秋季采挖，洗净，除去粗皮，晒至半干，切段，个大者再纵切，干燥。

2. 金果榄为防己科植物青牛胆 *Tinospora sagittata* (Oliv.)Gagnep. 或金果榄 *Tinospora capillipes* Gagnep. 的干燥块根。秋、冬二季采挖，除去须根，洗净，晒干。

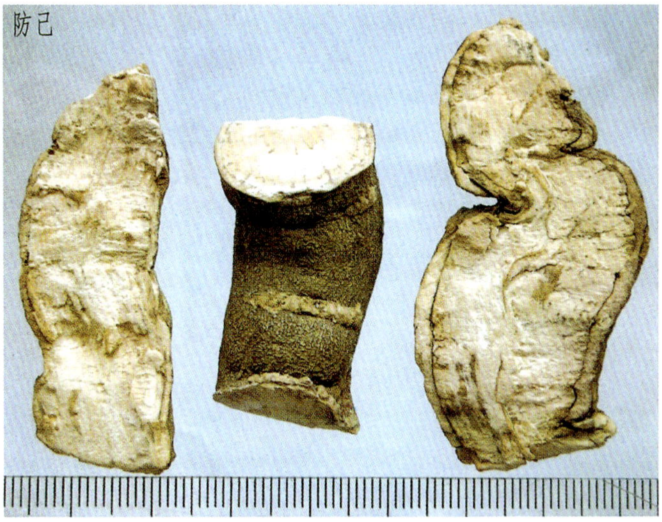

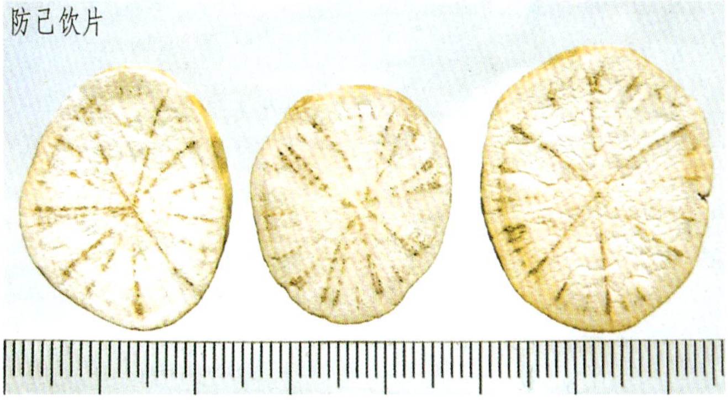

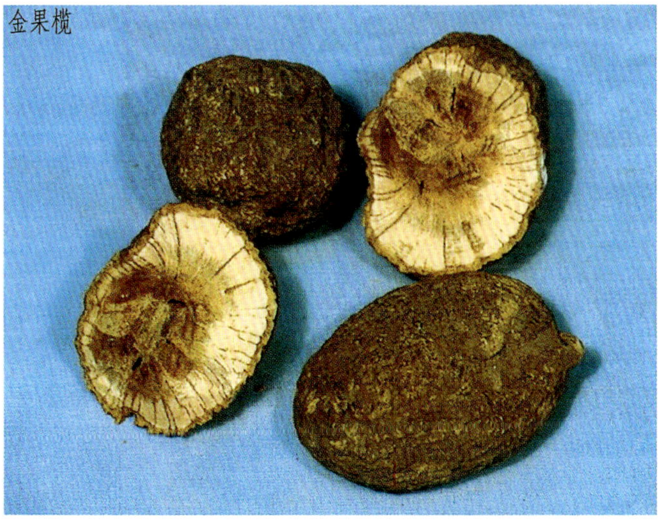

白 芷

一、准备

二、查验性状

[是 否] 呈长圆锥形，长 10 ~ 25cm，**直径 1.5 ~ 2.5cm**。

[是 否] 表面灰棕色或黄棕色，**根头部钝四棱形或近圆形**，顶端有凹陷的茎痕。

[是 否] 具纵皱纹、支根痕及**皮孔样的横向突起，有的排列成四纵行**。

[是 否] 质坚实，**断面白色或灰白色，粉性**。

[是 否] **形成层环棕色，近方形或近圆形**。

[是 否] **皮部散有多数棕色油点**。

[是 否] **气芳香，味辛，微苦**。

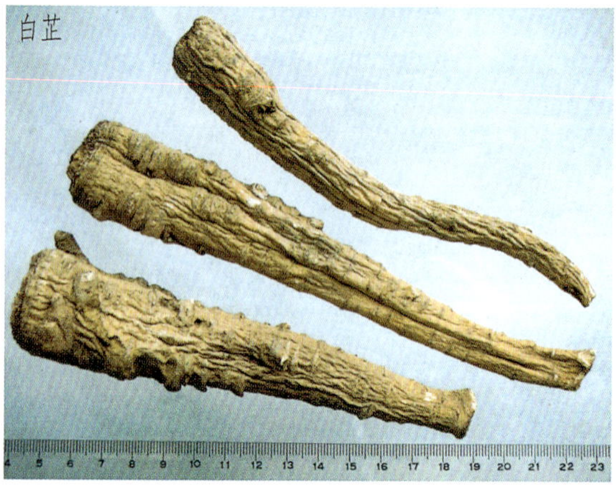

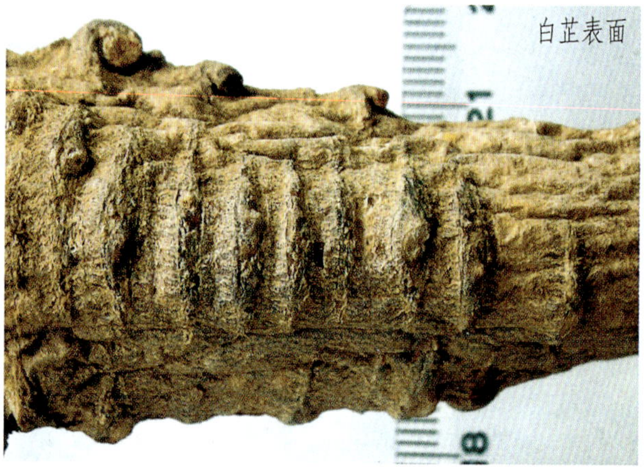

三、变质、污染 [有 无]

四、结论 [正品 假药 劣药 做其他检验]

五、清场

达标自测题：①照样品画白芷横切面图。②将混在一起的白芷片、防己片分开。③遮目识别白芷片、天花粉片和山药片。

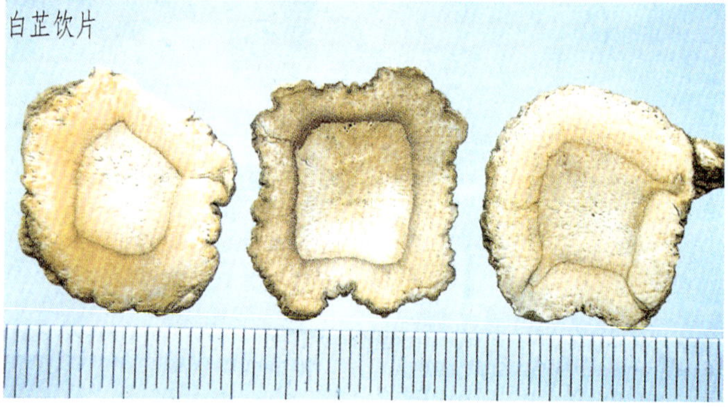

相关知识：

白芷为伞形科植物白芷 *Angelica dahurica (Fisch.ex Hoffm.)* Benth. et Hook.f. 或杭白芷 *Angelica dahurica(Fisch.ex Hoffm.)* Benth.et Hook.f.var. *formosana(Boiss.)Shanet* Yuan 的干燥根。夏、秋间叶黄时采挖，除去须根及泥沙，晒干或低温干燥。

芦根　白茅根

一、准备

二、查验性状

1．芦根

[是 否] 呈扁圆柱形。长短不一，**直径 1 ～ 2cm**。

[是 否] 表面黄白色，有光泽，外皮疏松可剥离。

[是 否] 节呈环状，有残根及芽痕。节间有纵皱纹。

[是 否] 体轻，质韧，不易折断。

[是 否] **切断面黄白色，中空，壁厚 1 ～ 2mm，有小孔排列成环。**

[是 否] 气微，**味甘**。

2. 白茅根

[是 否] 呈长圆柱形，长 30 ～ 60cm，**直径 0.2 ～ 0.4cm**。

[是 否] 表面黄白色或淡黄色，微有光泽，具纵皱纹，

[是 否] 节明显，稍突起，节间长短不等，通常长 1.5 ～ 3cm。

[是 否] 体轻，质略脆。

[是 否] **断面皮部白色，多有裂隙，放射状排列，**

[是 否] **中柱淡黄色，易与皮部剥离。**

[是 否] 气微，**味微甜**。

三、变质、污染 [有 无]

四、结论 [正品 假药 劣药 做其他检验]

五、清场

达标自测题：①遮目识别芦根和白茅根（最少 2 点）。②对比白茅根和白前，找出区别要点。

相关知识：

1. 芦根为禾本科植物芦苇 *Phragmites communis* Trin. 的新鲜或干燥根茎。全年均可采挖，除去芽、须根及膜状叶，鲜用或晒干。

2. 白茅根为禾本科植物白茅 *Imperata cylindrica Beauv.* var. major (Nees) C.E.Hubb. 的干燥根茎。春、秋二季采挖，洗净，晒干，除去须根及膜质叶鞘，捆成小把。

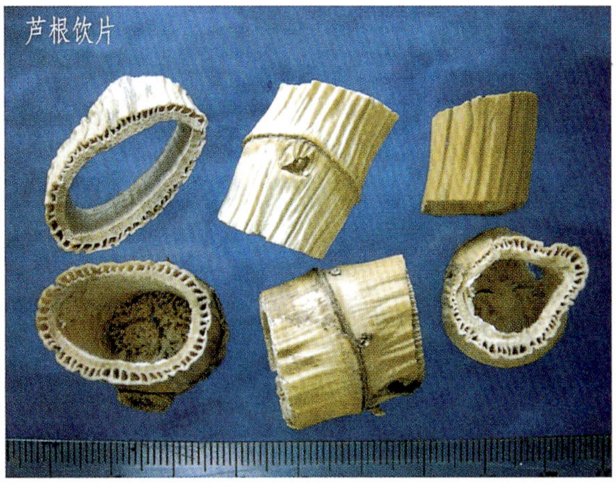

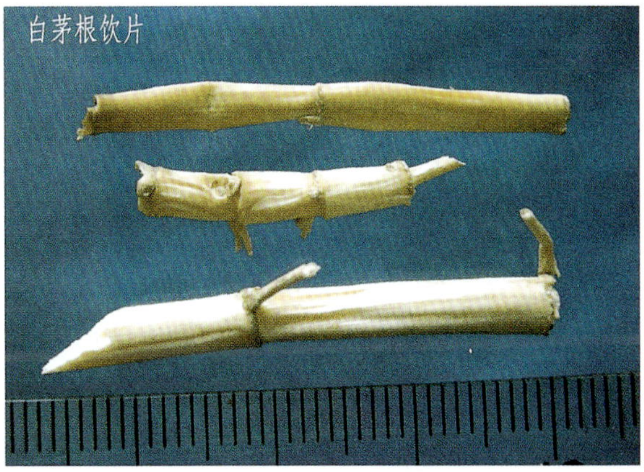

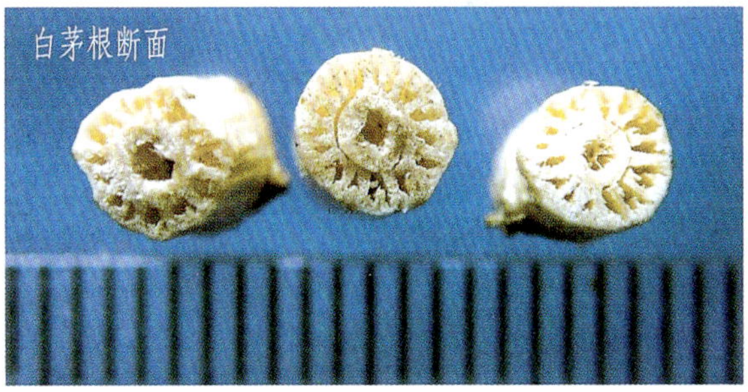

白 前

一、准备

二、查验性状

1. 柳叶白前根茎及根

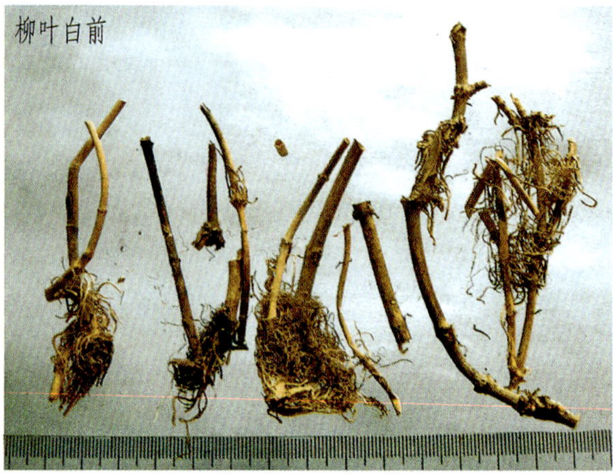

[是 否] 根茎呈细长圆柱形，有分枝，稍弯曲。

[是 否] 长 4 ~ 15cm，直径 1.5 ~ 4mm。

[是 否] 表面黄白色或黄棕色，节明显，节间长 1.5 ~ 4.5cm。

[是 否] 顶端有残茎。质脆，断面中空。

[是 否] 节处簇生纤细弯曲的根，长可达 10cm。

[是 否] 直径不及 1mm，有多次分枝呈毛须状，常盘曲成团。

[是 否] 气微味微甜。

2. 芫花叶白前根茎及根（与柳叶白前性状不同点）

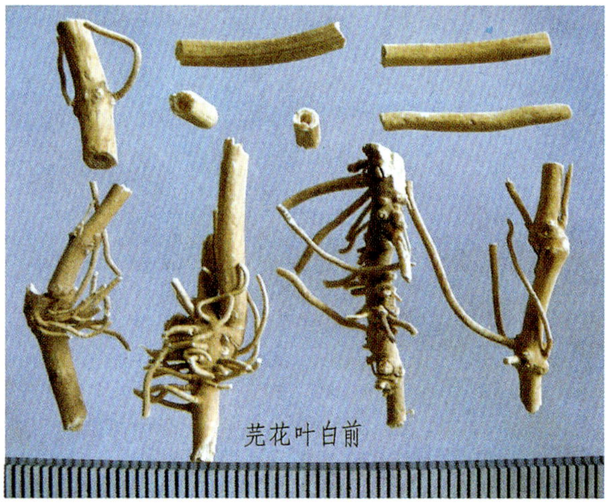

[是 否] 根茎较短小或略呈块状。

[是 否] 表面灰绿色或灰黄色，节间长 1 ~ 2cm。

[是 否] 质较硬，根稍弯曲，直径约 1mm，分枝少。

三、变质、污染 [有 无]

四、结论 [正品 假药 劣药 做其他检验]

五、清场

达标自测题：①对比白前和白茅根，找出区别要点（最少 2 点）。②遮目识别芦根和白茅根。

相关知识：

白前为萝藦科植物柳叶白前 *Cynanchum stauntonii* (Decne.) Schltr. ex Levl. 或芫花叶白前 *Cynanchum glaucescens* (Decne.) Hand. Mazz. 的干燥根茎及根。秋季采挖，洗净，晒干。

远 志

一、准备

二、查验性状

[是 否] 呈圆柱形，略弯曲，长 3 ~ 15cm，**直径 0.3 ~ 0.8cm**。

[是 否] 表面灰黄色至灰棕色。

[是 否] 有**较密并深陷的横皱纹**、纵皱纹及裂纹。

[是 否] 老根的横皱纹较密且更深陷，略呈结节状。

[是 否] 质硬而脆，易折断，断面皮部棕黄色。

[是 否] 木部黄白色，皮部易与木部剥离。

[是 否] 气微，**味苦、微辛，嚼之有刺喉感**。

三、变质、污染 [有 无]

四、结论 [正品 假药 劣药 做其他检验]

五、清场

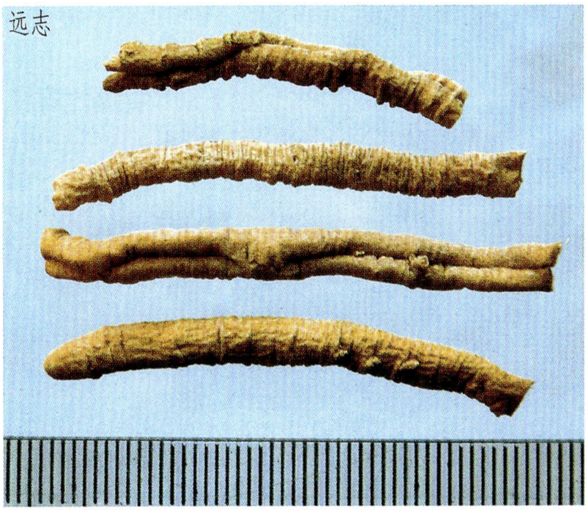

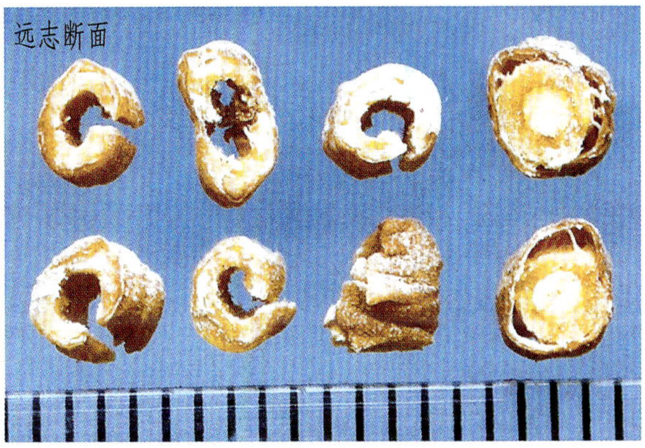

达标自测题：①挑拣分开混在一起的远志、巴戟天。②说出远志与巴戟天饮片的鉴别要点（最少 3 点）。

相关知识：

远志为远志科植物远志 *Polygala tenuifolia* Willd. 或卵叶远志 *Polygala sibirica* L. 的干燥根。春、秋二季采挖，除去须根及泥沙，晒干。

巴 戟 天

一、准备

二、查验性状

[是 否] 为扁圆柱形，略弯曲，长短不等，**直径 0.5 ～ 2cm**。

[是 否] 表面灰黄色或暗灰色，**具纵纹及横裂纹**（注：巴戟天趁鲜抽心后表面会出现密集的横环纹）。

[是 否] **有的皮部横向断离露出木部**。

[是 否] 质韧，**断面皮部厚，紫色或淡紫色，易与木部剥离**。

[是 否] **木部**坚硬，黄棕色或黄白色，**直径 1 ～ 5mm**。

[是 否] 气微，**味甘而微涩**。

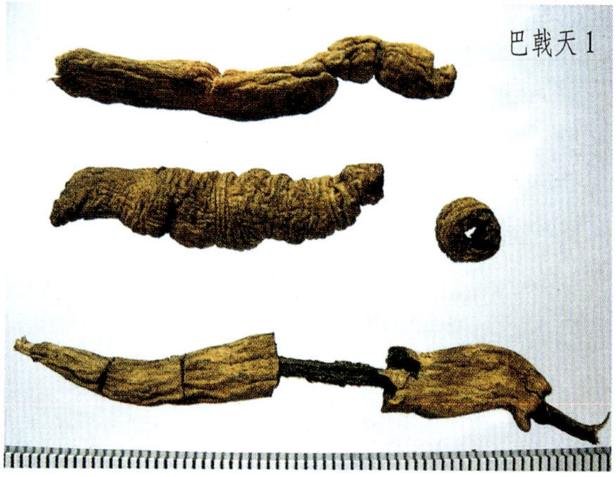

巴戟天 1

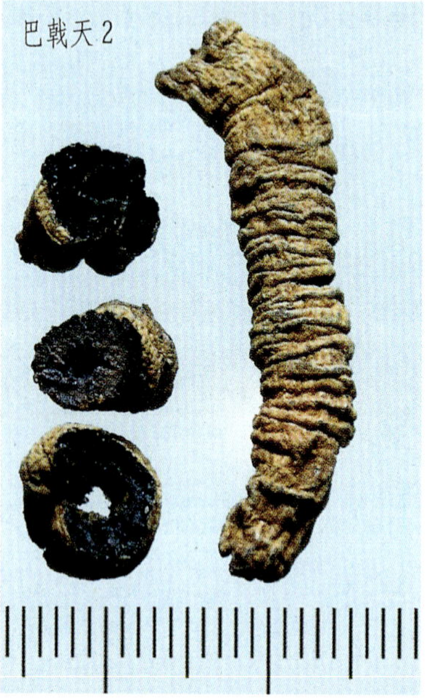

巴戟天 2

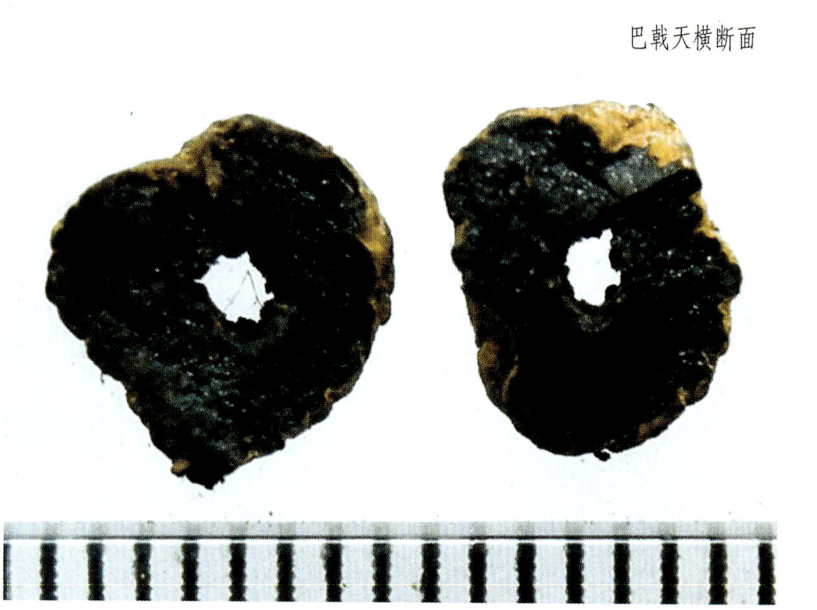

巴戟天横断面

三、变质、污染[有 无]

四、结论[正品 假药 劣药 做其他检验]

五、清场

达标自测题：①挑拣分开混在一起的巴戟天、远志。②说出巴戟天与远志饮片的鉴别要点(最少 3 点)。

相关知识：

巴戟天为茜草科植物巴戟天 *Morinda officinalis* How 的干燥根。全年均可采挖，洗净，除去须根，晒至六七成干，轻轻捶扁，晒干。

川 贝 母

一、准备

二、查验性状

1. 松贝

[是 否] 呈类圆锥形或近球形。

[是 否] 高 0.3 ~ 0.8cm，直径 0.3 ~ 0.9cm。表面类白色。

[是 否] 外层鳞叶 2 瓣，大小悬殊，大瓣紧抱小瓣，未抱部分呈新月形，习称“怀中抱月”。

[是 否] 顶部闭合，内有类圆柱形、顶端稍尖的心芽和小鳞叶 1 ~ 2 枚。

[是 否] 先端钝圆或稍尖，底部平，微凹入。

[是 否] 中心有一灰褐色的鳞茎盘，偶有残存须根。

[是 否] 质硬而脆，断面白色，富粉性。

[是 否] 气微，味微苦。

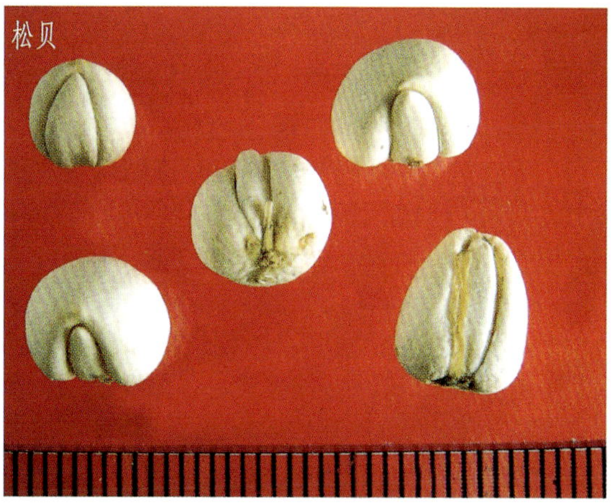

2. 青贝（与松贝性状不同点）

[是 否] 呈类扁球形，高 0.4 ~ 1.4cm，直径 0.4 ~ 1.6cm。

[是 否] 外层鳞叶 2 瓣，大小相近，相对抱合。

[是 否] 顶部开裂，内有心芽和小鳞叶 2 ~ 3 枚及细圆柱形的残茎。

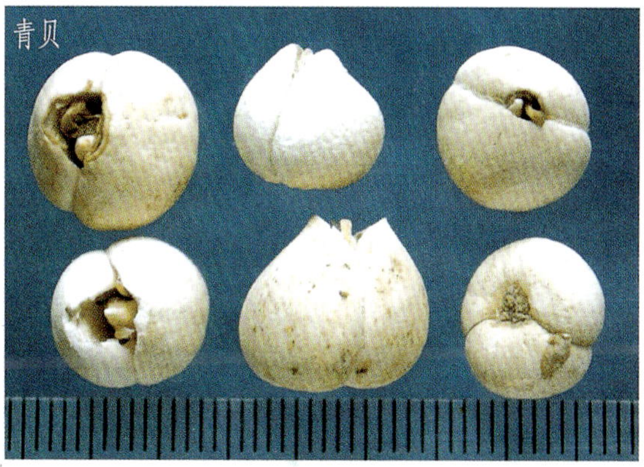

3. 炉贝（与松贝性状不同点）

[是 否] 呈长圆锥形，高 0.7 ~ 2.5cm，直径 0.5 ~ 2.5cm。

[是 否] 表面类白色或浅棕黄色，有的具棕色斑点。

[是 否] 外层鳞叶 2 瓣，大小相近，顶部开裂而略尖，基部稍尖或较钝。

三、变质、污染 [有 无]

四、结论 [正品 假药 劣药 做其他检验]

五、清场

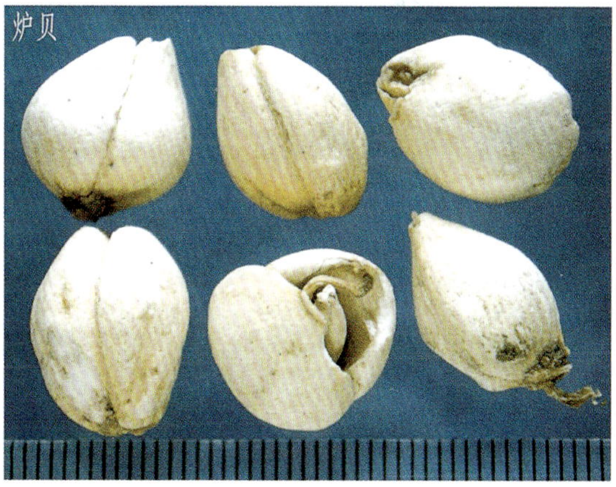

达标自测题：①说出松贝、青贝和炉贝的鉴别要点（最少 3 点）。②挑拣分开混在一起的松贝和平贝母。

相关知识：

川贝母为百合科植物川贝母 *Fritillaria cirrhosa* D.Don、暗紫贝母 *Fritillaria unibracteata* Hsiao et K.C.Hsia、甘肃贝母 *Fritillaria przewalskii* Maxim. 或梭砂贝母 *Fritillaria delavayi* Franch. 的干燥鳞茎。前三者按性状不同分别习称“松贝”和“青贝”，后者习称“炉贝”。夏、秋二季或积雪融化时采挖，除去须根、粗皮及泥沙，晒干或低温干燥。

伊贝母　平贝母

一、准备

二、查验性状

1. 伊贝母

(1) 新疆贝母鳞茎

[是 否] 呈扁球形，高 0.5 ~ 1.5cm。

[是 否] 表面类白色，光滑。

[是 否] 外层鳞叶两瓣，月牙形，肥厚，大小相近而紧靠。

[是 否] 顶端平展而开裂，基部圆钝。

[是 否] 内有较大的鳞片及残茎、心芽各 1 枚。

[是 否] 质硬而脆，断面白色，富粉性。

[是 否] 气微，味微苦。

(2) 伊犁贝母鳞茎（与新疆贝母鳞茎不同点）

[是 否] 呈圆锥形，较大。

[是 否] 表面稍粗糙，淡黄白色。

[是 否] 外层鳞叶两瓣，心脏形肥大，一片较大或近等大，抱合。

[是 否] 顶端稍尖，少有开裂，基部微凹陷。

2. 平贝母

[是 否] 呈扁球形，高 0.5 ~ 1cm，直径 0.6 ~ 2cm。

[是 否] 表面乳白色或淡黄白色，外层鳞叶两瓣肥厚，大小相近或一片稍大抱合。

[是 否] 顶端略平或微凹入，常稍开裂；中央鳞片小。

[是 否] 质坚实而脆，断面粉性。

[是 否] 气微，味苦。

三、变质、污染 [有 无]

四、结论 [正品 假药 劣药 做其他检验]

五、清场

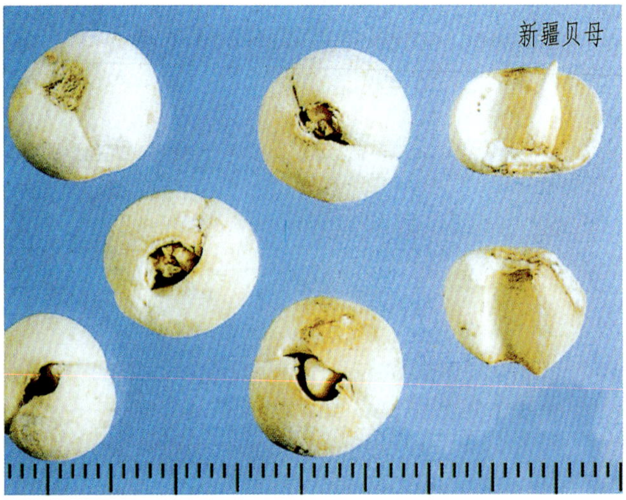

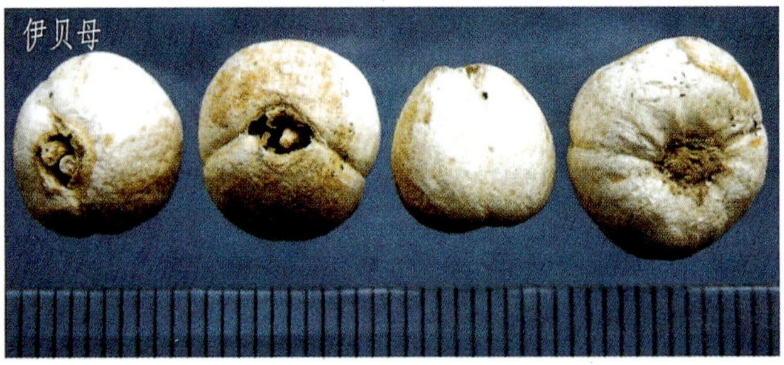

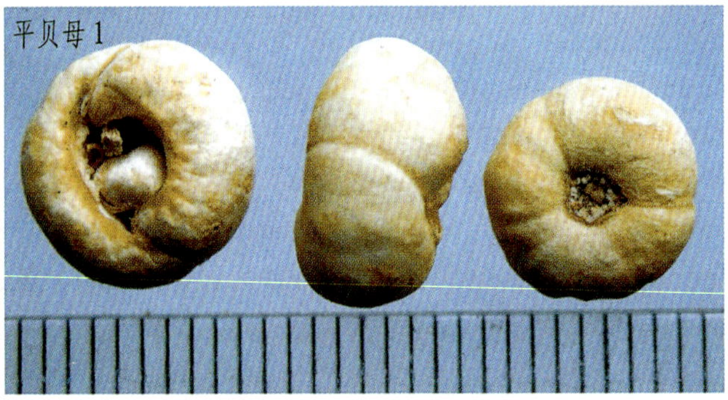

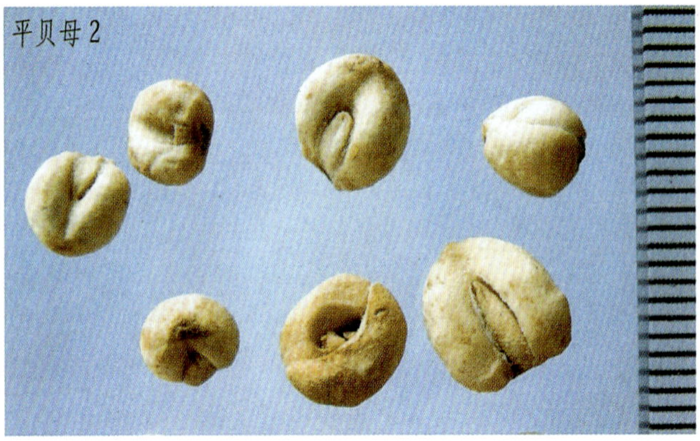

达标自测题：①画出伊贝母、平贝母的药材图。②挑拣分开混在一起的松贝和平贝母。

相关知识：

1. 伊贝母为百合科植物新疆贝母 *Fritillaria walujewii* Regel 或伊犁贝母 *Fritill aria pallidiflora* Schrenk 的干燥鳞茎。5 ~ 7 月间采挖，除去泥沙，晒干，再去须根及外皮。

2. 平贝母为百合科植物平贝母 *Fritillaria ussuriensis* Maxim. 的干燥鳞茎。春季采挖，除去外皮、须根及泥砂，晒干或低温干燥。

3. 小平贝形状酷似松贝，但松贝小瓣、大瓣的高度基本相等，而小平贝小瓣的高度仅为大瓣的 1/3 至 2/3。

浙 贝 母

一、准备

二、查验性状

1. 大贝

[是 否] 为鳞茎外层的单瓣鳞叶，略呈新月形。

[是 否] 高 1 ~ 2cm，直径 2 ~ 3.5cm。

[是 否] 外表面类白色至淡黄色，内表面白色或淡棕色，被有白色粉末。

[是 否] 质硬而脆，易折断，断面白色至黄白色，富粉性。

[是 否] 气微，味微苦。

2. 珠贝（与大贝性状不同点）

[是 否] 为完整的鳞茎，呈扁圆形，高 1 ~ 1.5cm，直径 1 ~ 2.5cm。

[是 否] 表面类白色，外层鳞叶 2 瓣，肥厚，略似肾形，互相抱合。

[是 否] 内有小鳞叶 2 ~ 3 枚及干缩的残茎。

3. 浙贝片

[是 否] 为鳞茎外层的单瓣鳞叶切成的片。

[是 否] 椭圆形或类圆形，直径 1 ~ 2cm，边缘表面淡黄色。

[是 否] 切面平坦，粉白色。

[是 否] 质脆，易折断，断面粉白色，富粉性。

三、变质、污染 [有 无]

四、结论 [正品 假药 劣药 做其他检验]

五、清场

达标自测题：①画出两种浙贝母和湖北贝母的药材图。②比较浙贝母和平贝母，说出其鉴别要点（最少 3 点）。

相关知识：

1. 浙贝母为百合科植物浙贝母 *Fritillaria thunbergii* Miq. 的干燥鳞茎。初夏植株枯萎时采挖，洗净。大小分开，大者除去芯芽，习称“大贝”；小者不去芯芽，习称“珠贝”。分别撞擦，除去外皮，拌以煅过的贝壳粉，吸去擦出的浆汁，干燥；或取鳞茎，大小分开，洗净，除去芯芽，趁鲜切成厚片，洗净，干燥，习称“浙贝片”。

2. 近年浙贝母产地多将采收后的鳞茎不分大小，洗净，晒干（见图）。故少见大贝、珠贝、浙贝片商品。不用贝壳粉吸湿，故表面不被白色粉末。

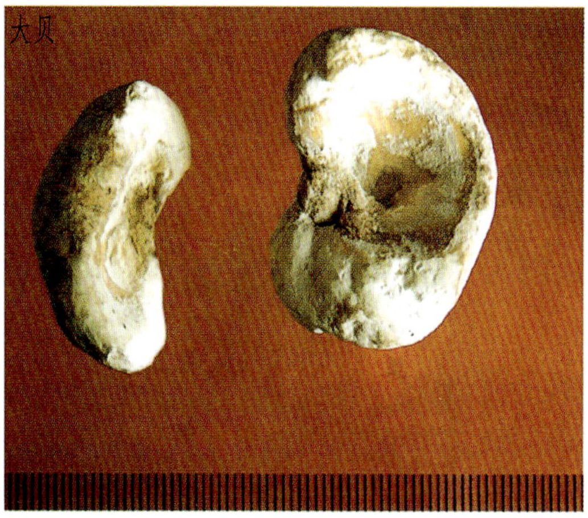

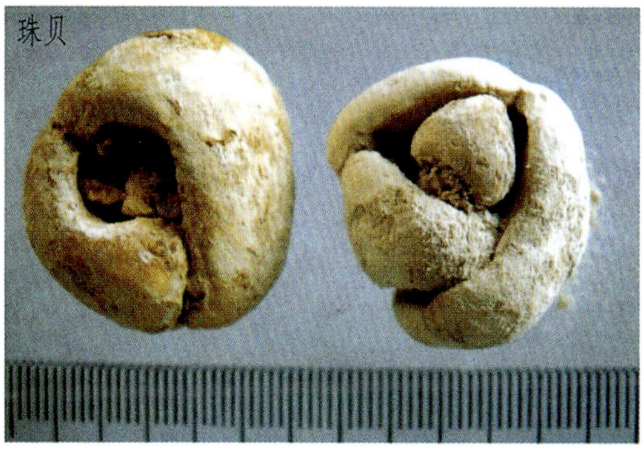

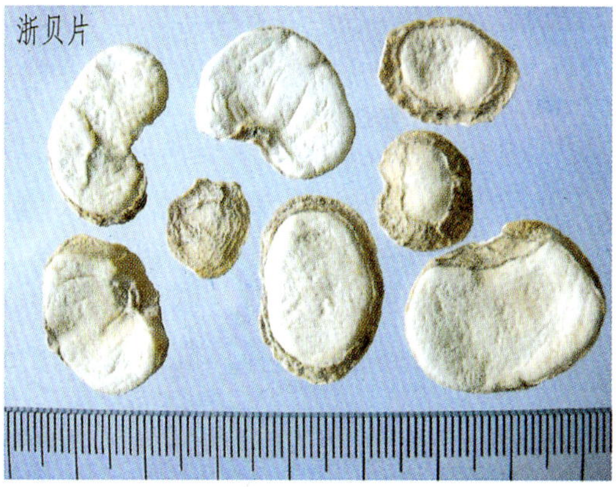

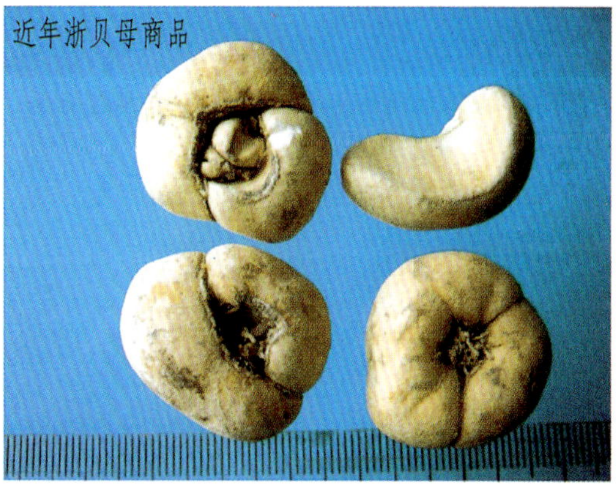

半夏　法半夏

一、准备

二、查验性状

1. 半夏

[是 否] **呈类球形，有的稍偏斜，直径1～1.5cm。**

[是 否] **表面白色或浅黄色，顶端有凹陷的茎痕。**

[是 否] **周围密布麻点状根痕；钝圆，较光滑。**

[是 否] 质坚实，断面洁白，富粉性。

[是 否] 气微，味辛辣、麻舌而刺喉。（注意：半夏生品有毒，口尝时勿咽下，应及时漱口）。

2. 法半夏

[是 否] **呈类球形或破碎成不规则颗粒状。**

[是 否] **表面淡黄白色、黄色或棕黄色。**

[是 否] 质较松脆或硬脆，颗粒者质稍硬脆。

[是 否] **断面黄色或淡黄色，**

[是 否] 气微，味淡略甘、微有麻舌感。

三、变质、污染[有 无]

四、结论[正品 假药 劣药 做其他检验]

五、清场

达标自测题：①挑拣分开混在一起的半夏和小白附子。②找出半夏、法半夏的鉴别要点（最少3点）。

相关知识：

1. 半夏是天南星科植物半夏 *Pinellia ternata* (Thunb.)Breit. 的干燥块茎。夏、秋二季采挖，洗净，除去外皮及须根，晒干。

2. 法半夏为半夏的炮制加工品，用复制法加工而成。

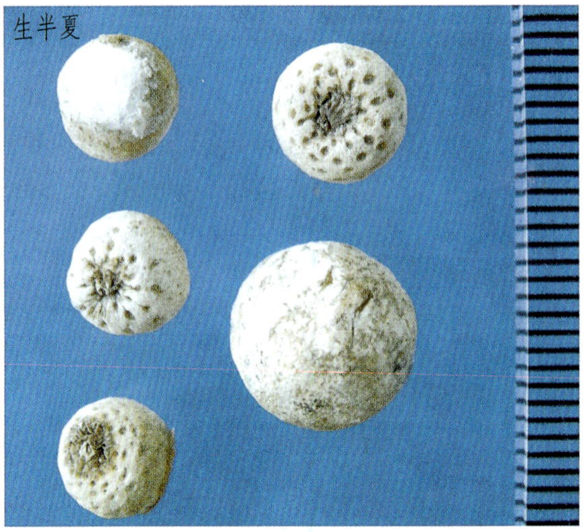

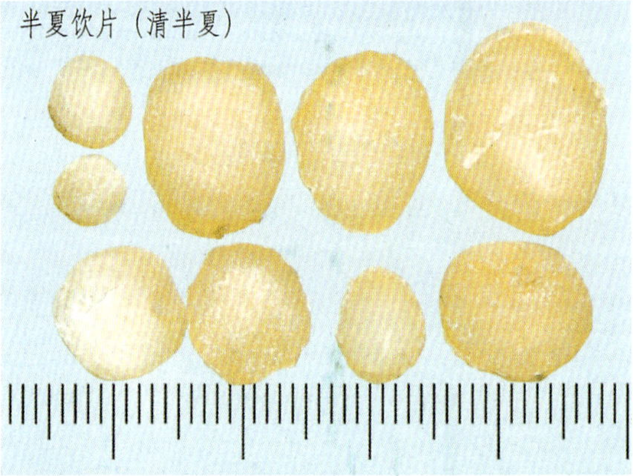

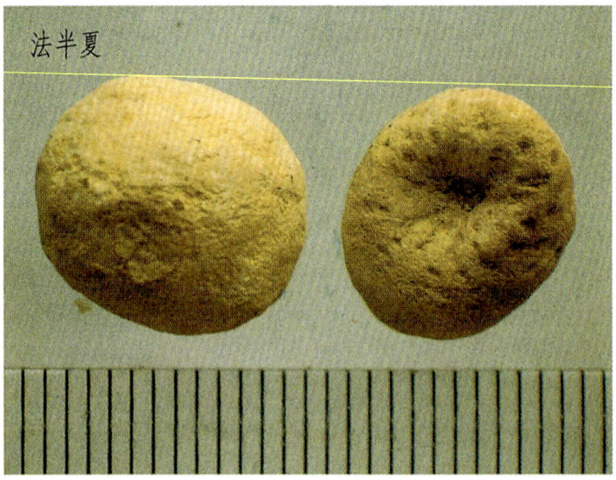

天南星 白附子

一、准备

二、查验性状

1．天南星

[是 否] **呈扁球形，高 1 ～ 2cm，直径 1.5 ～ 6.5cm。**

[是 否] 表面类白色或淡棕色，较光滑。

[是 否] **顶端有凹陷的茎痕，周围有麻点状根痕。**

[是 否] **有的块茎周边有小扁球状侧芽。**

[是 否] 质坚硬，不易破碎。

[是 否] 断面不平坦，白色，粉性。

[是 否] 气微辛，味麻辣。

2. 白附子

[是 否] **呈椭圆形或卵圆形，**长 2 ～ 5cm，直径 1 ～ 3cm。

[是 否] 表面白色至黄白色，略粗糙，**有环纹及须根痕。**

[是 否] 顶端有茎痕或芽痕。

[是 否] 质坚硬，断面白色，粉性。

[是 否] 气微，味淡、麻辣刺舌。

三、变质、污染 [有 无]

四、结论 [正品 假药 劣药 做其他检验]

五、清场

达标自测题：①挑拣分开混在一起的小白附子和半夏。②画出天南星、白附子、半夏饮片图。

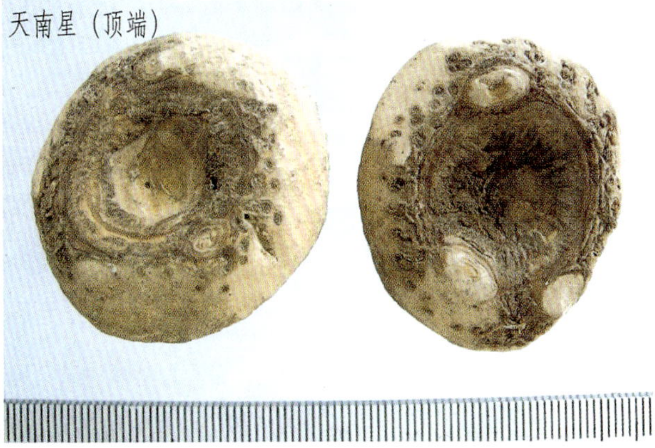
天南星（顶端）

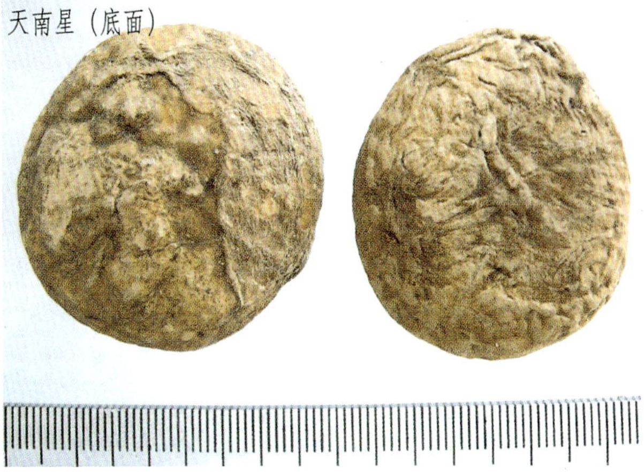
天南星（底面）

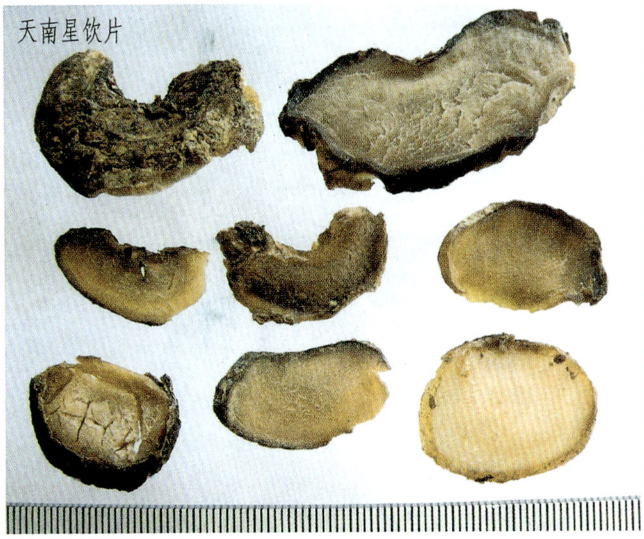
天南星饮片

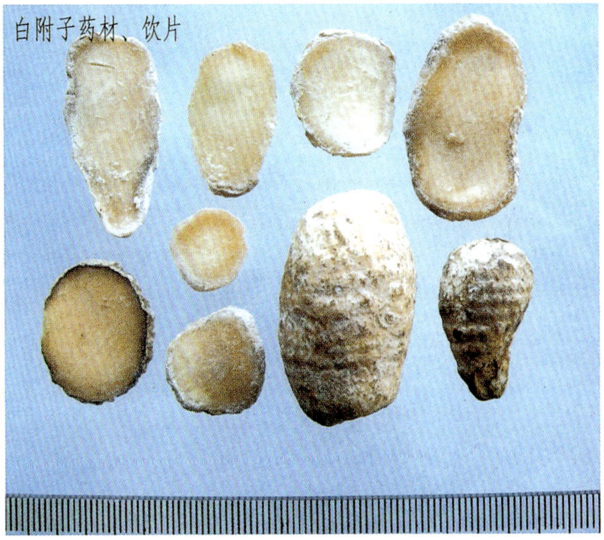
白附子药材、饮片

相关知识：

1. 天南星为天南星科植物天南星 *Arisaema erubescens* (Wall.) Schott.、异叶天南星 *Arisaema heterophyllum* BI. 或东北天南星 *Arisaema amurense* Maxim. 的干燥块茎。秋、冬二季茎叶枯萎时采挖，除去须根及外皮，干燥。

2. 白附子为天南星科植物独角莲 *Typhonium giganteum* Engl. 的干燥块茎。秋季采挖，除去须根及外皮，晒干。

秦 艽

一、准备

二、查验性状

1．秦艽

[是 否] 呈类圆柱形，上粗下细，扭曲不直。

[是 否] 长10～30cm，直径1～3cm。

[是 否] 表面黄棕色或灰黄色，有纵向或扭曲的纵皱纹。

[是 否] 顶端有残存茎基及纤维状叶鞘。

[是 否] 质硬而脆，易折断，断面略显油性。

[是 否] 皮部黄色或棕黄色，木部黄色。

[是 否] 气特异，味苦、微涩。

2. 麻花艽（与秦艽性状不同点）

[是 否] 呈类圆锥形，多由数个小根纠聚而膨大，直径可达7cm 。

[是 否] 表面棕褐色，粗糙，有裂隙呈网状孔纹。

[是 否] 质松脆，易折断，断面多呈枯朽状。

2. 小秦艽（与秦艽性状不同点）

[是 否] 呈类圆锥形或类圆柱形，长8～15cm ，直径0.2～1cm。

[是 否] 表面棕黄色。

[是 否] 根通常1个，残存的茎基有纤维状叶鞘，下部多分枝。

[是 否] 断面黄白色。

三、变质、污染[有 无]

四、结论[正品 假药 劣药 做其他检验]

五、清场

达标自测题：①对比小秦艽和龙胆，找出鉴别要点（最少2点）。②找出几种秦艽的鉴别要点（最少2点）。

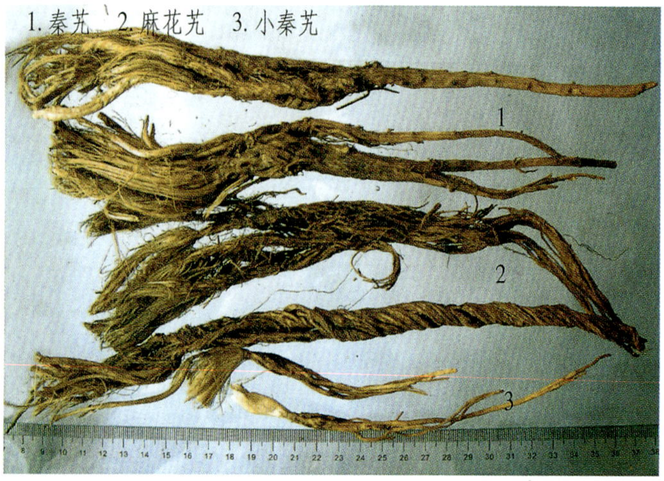

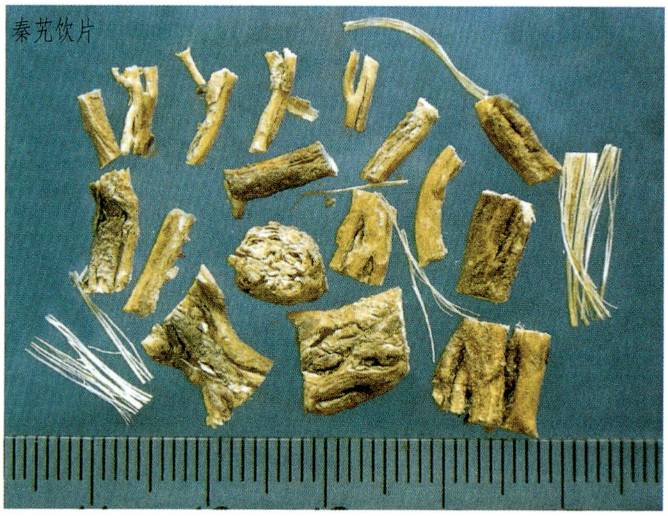

相关知识：

秦艽为龙胆科植物秦艽 *Gentiana macrophylla* Pall.、麻花秦艽 *Gentiana straminea* Maxim.、粗茎秦艽 *Gentiana crassicaulis* Duthie ex Burk. 或小秦艽 *Gentiana dahurica* Fisch. 的干燥根。前三种按性状不同分别习称“秦艽”和“麻花艽”，后一种习称“小秦艽”。春、秋二季采挖，除去泥沙；秦艽及麻花艽晒软，堆置“发汗”至表面呈红黄色或灰黄色时，摊开晒干，或不经“发汗”直接晒干；小秦艽趁鲜时搓去黑皮，晒干。

龙 胆

一、准备

二、查验性状

1. 龙胆

[是 否] 根茎呈不规则的块状，长 1 ~ 3cm，直径 0.3 ~ 1cm。

[是 否] 表面暗灰棕色或深棕色，上端有茎痕或残留茎基。

[是 否] 周围和下端着生多数细长的根。

[是 否] **根圆柱形，**略扭曲，长 10 ~ 20cm，**直径 0.2 ~ 0.5cm。**

[是 否] **表面淡黄色或黄棕色，上部多有显著的横皱纹。**

[是 否] 下部较细，有纵皱纹及支根痕。

[是 否] 质脆，易折断，断面略平坦。

[是 否] **皮部黄白色或淡黄棕色，木部色较浅，呈点状环列。**

[是 否] 气微，**味甚苦。**

2. 坚龙胆（与龙胆性状不同点）

[是 否] 表面无横皱纹，外皮膜质，易脱落。

[是 否] 木部黄白色，易与皮部分离。

三、变质、污染 [有 无]

四、结论 [正品 假药 劣药 做其他检验]

五、清场

达标自测题：①遮目识别龙胆、紫菀。②对比龙胆和小秦艽，找出鉴别要点。

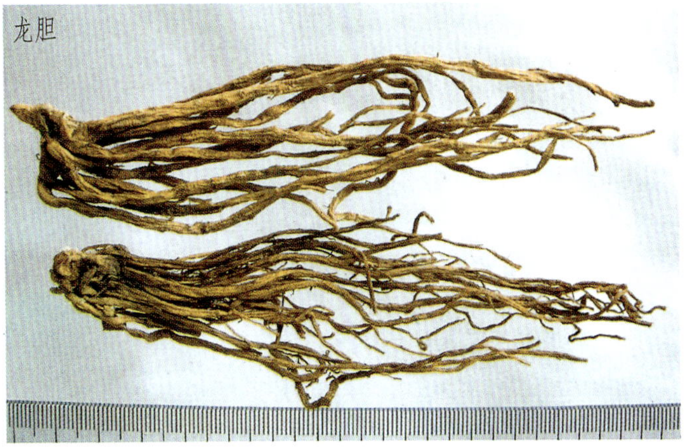
龙胆

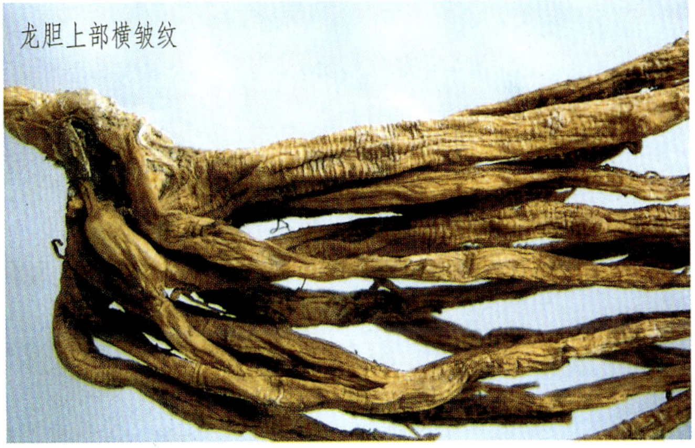
龙胆上部横皱纹

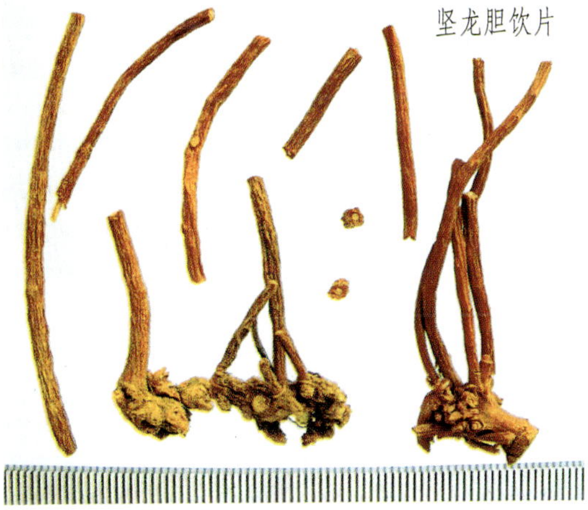
坚龙胆饮片

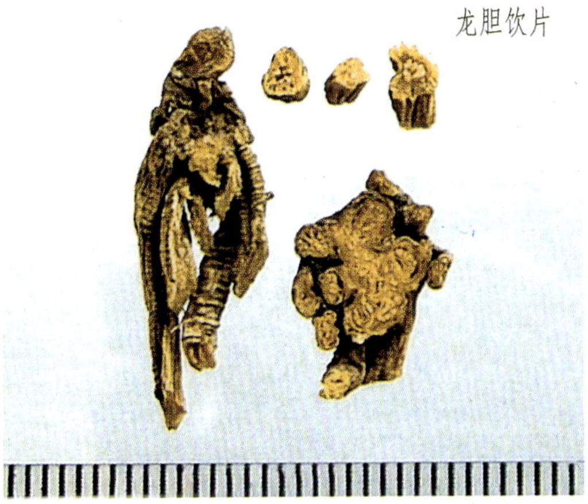
龙胆饮片

相关知识：

龙胆为龙胆科植物条叶龙胆 *Gentiana manshurica* Kitag.、龙胆 *Gentiana scabra* Bge、三花龙胆 *Gentiana triflora* Pall 或坚龙胆 *Gentiana rigescens* Franch. 的干燥根及根茎。前三种习称“龙胆”，后一种习称“坚龙胆”。春、秋二季采挖，洗净，干燥。

紫　菀

一、准备

二、查验性状

[是 否] 根茎呈不规则块状，大小不一。

[是 否] 顶端有茎、叶的残基，质稍硬。

[是 否] **根茎簇生多数细根**，长 3 ~ 15cm，直径 0.1 ~ 0.3cm，**多编成辫状**。

[是 否] **表面紫红色或灰红色**，有纵皱纹；**质较柔韧**。

[是 否] 气微香，**味甜、微苦**。

三、变质、污染 [有　无]

四、结论 [正品　假药　劣药　做其他检验]

五、清场

达标自测题：①遮目识别龙胆、紫菀。②对比龙胆和小秦艽，找出鉴别要点。

相关知识：

紫菀为菊科植物紫菀 *Aster tataricus* L. f. 的干燥根及根茎。春、秋二季采挖，除去有节的根茎（习称“母根”）和泥沙，编成辫状晒干，或直接晒干。

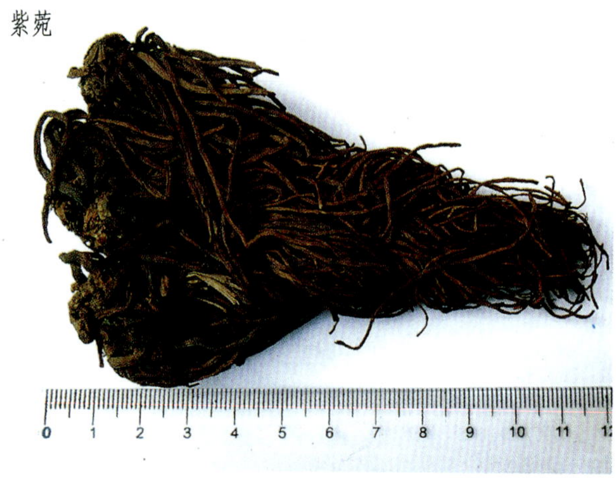

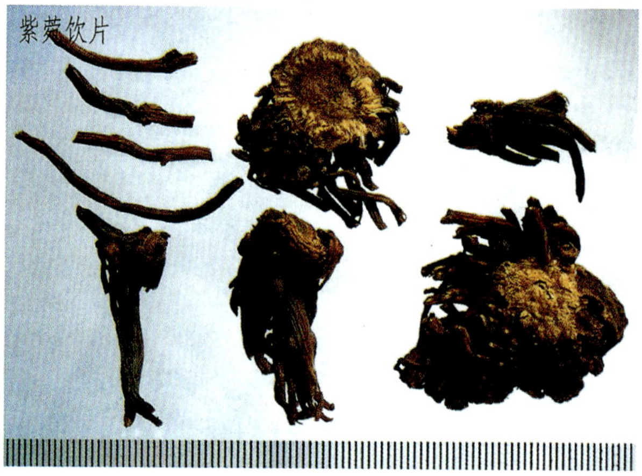

细 辛

一、准备

二、查验性状

1. 北细辛根及根茎

[是 否] 常卷缩成团。

[是 否] **根茎横生呈不规则圆柱状，具短分枝。**

[是 否] 长 1 ~ 10cm，直径 0.2 ~ 0.4cm。

[是 否] 表面灰棕色，粗糙，**有环形的节，节间长 0.2 ~ 0.3cm。**

[是 否] **分枝顶端有碗状的茎痕。**

[是 否] **根细长**，密生节上，长 10 ~ 20cm，**直径 0.1cm。**

[是 否] 表面灰黄色，平滑或具纵皱纹，有须根及须根痕。

[是 否] 质脆，易折断，断面平坦，黄白色或白色。

[是 否] **气辛香，味辛辣、麻舌。**

2. 汉城细辛根及根茎（与北细辛不同点）

[是 否] **根茎直径 0.1 ~ 0.5cm，节间长 0.1 ~ 1cm。**

3. 华细辛根及根茎（与北细辛不同点）

[是 否] **根茎长 5 ~ 20cm，直径 0.1 ~ 0.2cm，节间长 0.2 ~ 1cm。**

[是 否] **气味较弱。**

三、变质、污染 [有 无]

四、结论 [正品 假药 劣药 做其他检验]

五、清场

达标自测题：遮目识别细辛、紫菀。

相关知识：

细辛为马兜铃科植物北细辛 *Asarum heterotropoides* Fr. Schmidt var.*mandshuricum*(Maxim.) Kitag.、汉城细辛 *Asarum sieboldii* Miq. var. *seoulense* Nakai 或华细辛 *Asarum sieboldii* Miq. 的根及根茎。前二种习称“辽细辛”。夏季果熟期或初秋采挖，除净地上部分和泥沙，阴干。

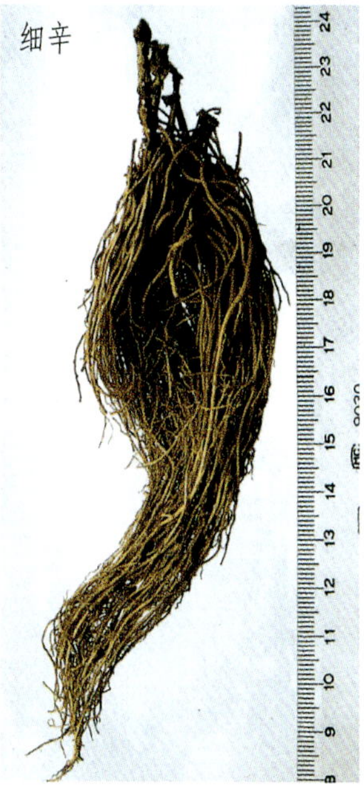
细辛

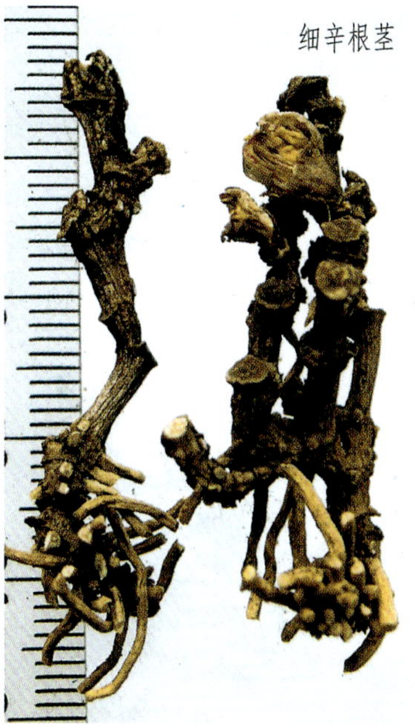
细辛根茎

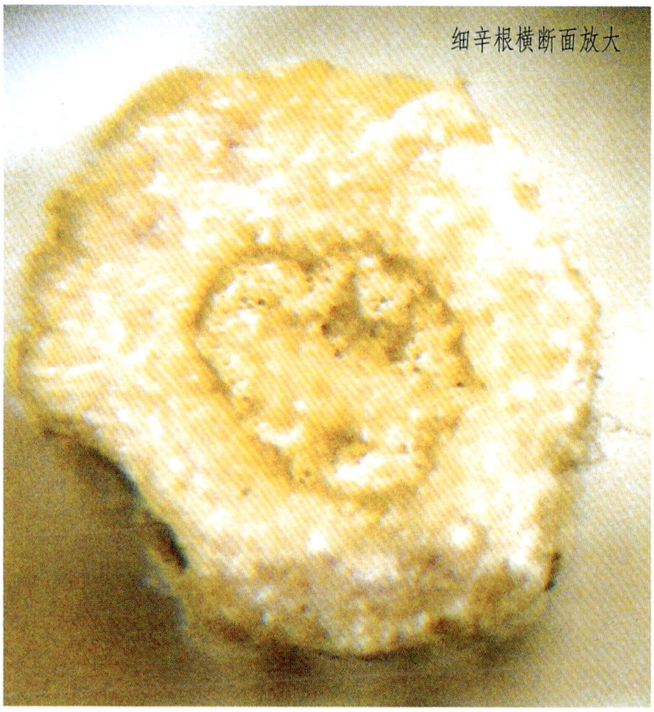
细辛根横断面放大

威　灵　仙

一、准备

二、查验性状

1. 威灵仙根及根茎

[是 否] 根茎呈柱状，长 1.5 ~ 10cm，直径 0.3 ~ 1.5cm；

[是 否] 表面淡棕黄色；顶端残留茎基；质较坚韧。

[是 否] 断面纤维性；下侧着生多数细根。

[是 否] **根呈细长圆柱形，稍弯曲。**

[是 否] 长 7 ~ 15cm，直径 0.1 ~ 0.3cm。

[是 否] **表面黑褐色，有细纵纹，有的皮部脱落，露出黄白色木部。**

[是 否] 质硬脆，易折断，**断面皮部较广。**

[是 否] **木部淡黄色，略呈方形，皮部与木部间常有裂隙。**

[是 否] 气微，**味淡。**

2. 棉团铁线莲根及根茎

[是 否] 根茎呈短柱状，长 1 ~ 4cm，直径 0.5 ~ 1cm。

[是 否] 根长 4 ~ 20cm，直径 0.1 ~ 0.2cm。

[是 否] 表面棕褐色至棕黑色；**断面木部圆形。**

[是 否] **味咸。**

3. 东北铁线莲根及根茎

[是 否] 根茎呈柱状，长 1 ~ 11cm，直径 0.5 ~ 2.5cm。

[是 否] 根较密集，长 5 ~ 23cm，直径 0.1 ~ 0.4cm。

[是 否] 表面棕黑色；**断面木部近圆形。**

[是 否] **味辛辣。**

三、变质、污染 [有 无]

四、结论 [正品 假药 劣药 做其他检验]

五、清场

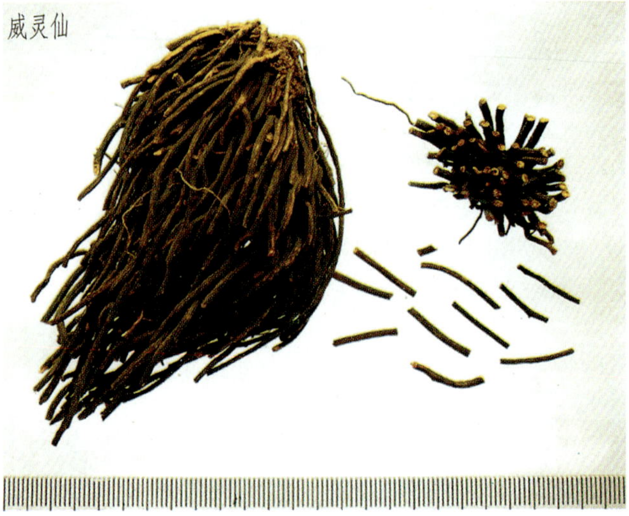

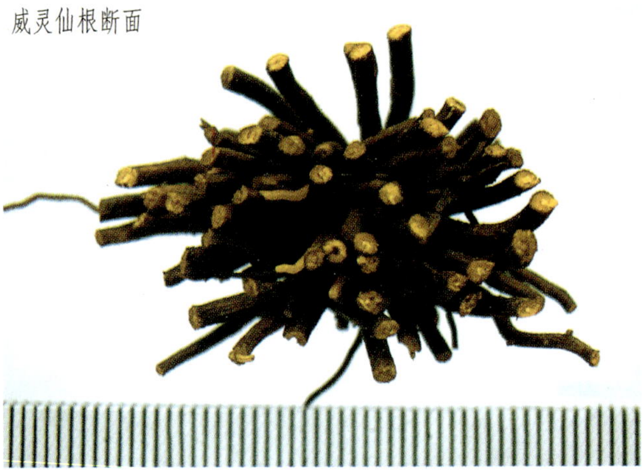

达标自测题：①挑拣分开混在一起的威灵仙和紫菀。②找出几种威灵仙的鉴别要点（最少 3 点）。

相关知识：

威灵仙为毛茛科植物威灵仙 Clematis chinensis Osbeck、棉团铁线莲 Clematis hexapetala Pall. 或东北铁线莲 *Clematis manshurica* Rupr. 的干燥根及根茎。秋季采挖，除去泥沙，晒干。

白 薇

一、准备

二、查验性状

［是 否］ **根茎粗短，有结节**，多弯曲。上面有圆形的茎痕。

［是 否］ 下面及两侧**簇生多数细长的根**，根长 10 ~ 25cm，**直径 0.1 ~ 0.2cm**。

［是 否］ **表面棕黄色**。质脆，易折断。

［是 否］ **断面皮部黄白色，木部黄色**。

［是 否］ **气微，味微苦**。

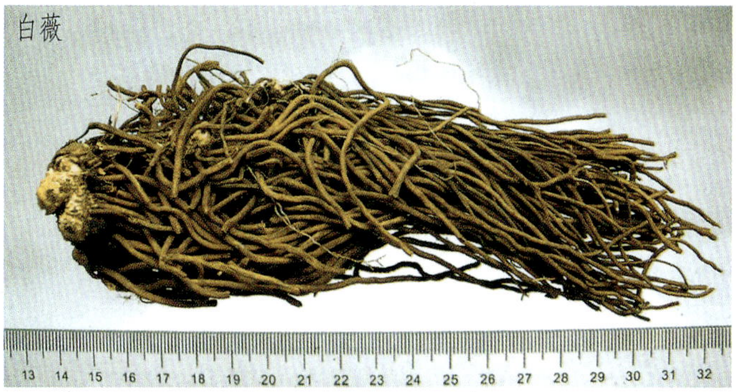
白薇

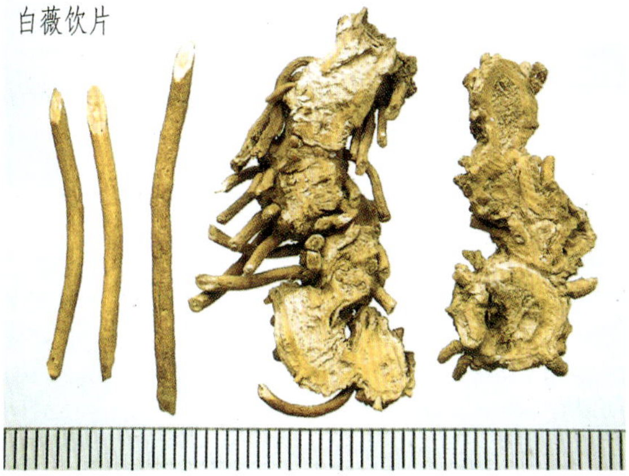
白薇饮片

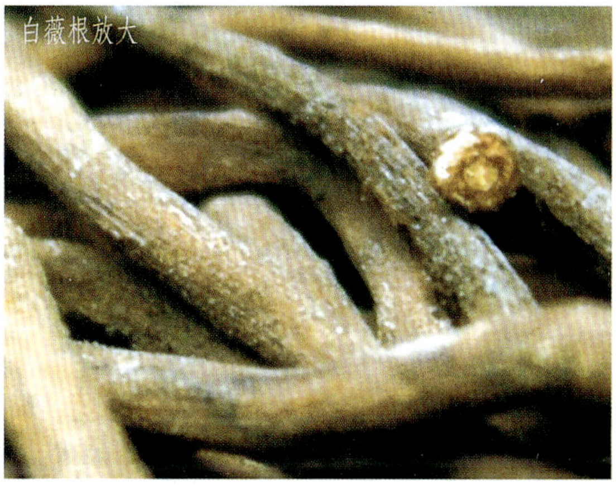
白薇根放大

三、变质、污染［有 无］

四、白薇杂质不得过 4%［超 否］

五、结论［正品 假药 劣药 做其他检验］

六、清场

达标自测题：①遮目识别细辛、白薇。②找出白薇与徐长卿的鉴别要点（最少 2 点）。

相关知识：

白薇为萝藦科植物白薇 *Cynanchum atratum* Bge. 或蔓生白薇 *Cynanchum versicolor* Bge. 的干燥根及根茎。春、秋二季采挖，洗净，干燥。

徐长卿

一、准备

二、查验性状

［是 否］ **根茎呈不规则柱状，有盘节**，长 0.5 ~ 3.5cm，直径 2 ~ 4mm。

［是 否］ 有的顶端带有残茎，细圆柱形，长约 2cm, 直径 1 ~ 2mm，**断面中空**。

［是 否］ 根茎节处周围着生多数根。

［是 否］ 根呈细长圆柱形，弯曲，长 10 ~ 16cm，直径 1 ~ 1.5mm。

［是 否］ 表面淡黄白色至淡棕黄色，或棕色。

［是 否］ 具微细的纵皱纹，并有纤细的须根。

［是 否］ 质脆，易折断，断面粉性。

［是 否］ **皮部类白色或黄白色，形成层环淡棕色，木部细小。**

［是 否］ **气香**（注：似牡丹皮），**味微辛凉**。

三、变质、污染［有 无］

四、白薇杂质不得过 4%［超 否］

五、结论［正品 假药 劣药 做其他检验］

六、清场

达标自测题：①遮目识别徐长卿、细辛。②找出徐长卿与白薇的鉴别要点（最少 3 点）。

相关知识：

徐长卿为萝藦科植物徐长卿 *Cynanchum paniculatum* (*Bge.*) Kitag. 的干燥根及根茎。秋季采挖，除去杂质，阴干。

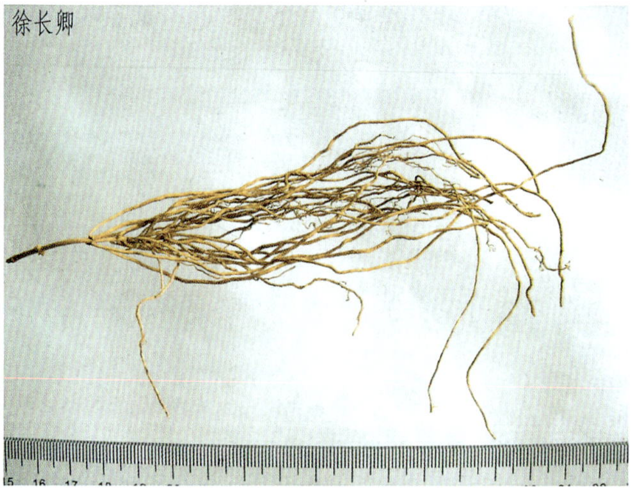
徐长卿

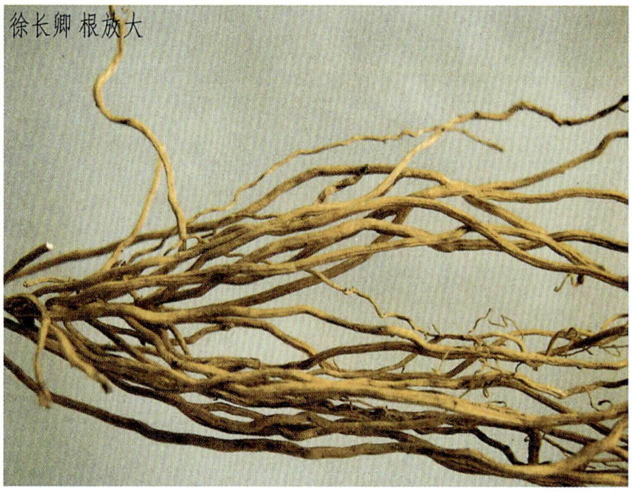
徐长卿 根放大

丹 参

一、准备

二、查验性状

[是 否] 根茎短粗，顶端有时残留茎基。

[是 否] 根数条，长圆柱形，略弯曲。有的分枝并具须状细根。

[是 否] 长 10 ~ 20cm，**直径 0.3 ~ 1cm。**

[是 否] **表面棕红色或暗棕红色，**粗糙，具纵皱纹。

[是 否] **老根外皮疏松，多显紫棕色。常呈鳞片状剥落。**

[是 否] 质硬而脆，断面疏松，有裂隙或略平整而致密，**皮部棕红色，**

[是 否] **木部灰黄色或紫褐色，导管束黄白色，呈放射状排列。**

[是 否] 气微，味微苦涩。

[是 否] **栽培品较粗壮，直径 0.5 ~ 1.5cm。**

[是 否] **表面红棕色，具纵皱，外皮紧贴不易剥落。**

[是 否] 质坚实，**断面较平整，略呈角质样。**

三、变质、污染[有 无]

四、结论[正品 假药 劣药 做其他检验]

五、清场

达标自测题：①如何区别野生丹参和栽培丹参。②找出丹参与茜草的鉴别要点(最少 3 点)。

相关知识：

丹参为唇形科植物丹参 *Salvia miltiorrhiza* Bge. 的干燥根及根茎。春、秋二季采挖，除去泥沙，干燥。

丹参

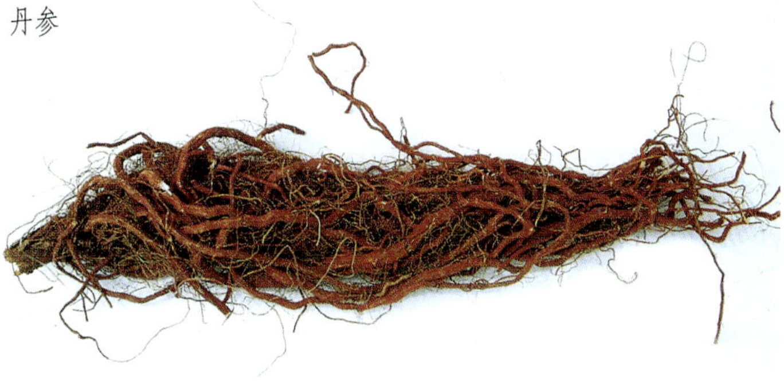

丹参局部放大

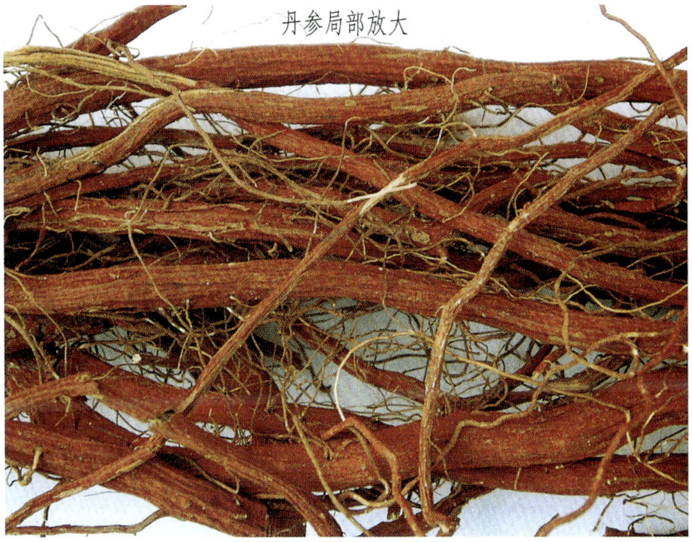

丹参饮片

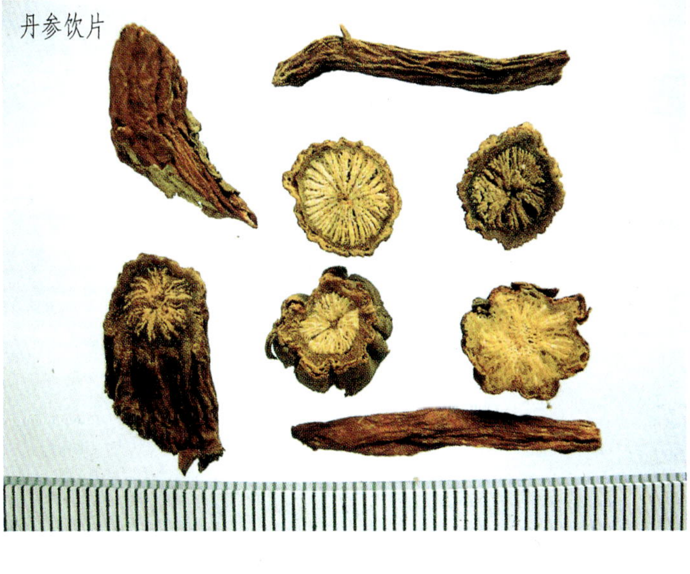

茜　草

一、准备

二、查验性状

［是　否］根茎呈结节状，丛生粗细不等的根。

［是　否］根呈圆柱形，略弯曲，长 10 ~ 25cm，直径 0.2 ~ 1cm。

［是　否］**表面红棕色或暗棕色**，具细纵皱纹及少数细根痕。

［是　否］**皮部脱落处呈黄红色**。

［是　否］质脆，易折断。

［是　否］**断面平坦，皮部狭，紫红色**。

［是　否］**木部宽广，浅黄红色，导管孔多数**。

［是　否］气微，**味微苦，久嚼刺舌**。

三、变质、污染［有　无］

四、结论［正品　假药　劣药　做其他检验］

五、清场

达标自测题：找出茜草与丹参的鉴别要点（最少 3 点）。

相关知识：

茜草为茜草科植物茜草 *Rubia cordifolia* L. 的干燥根及根茎。春、秋二季采挖，除去泥沙，干燥。

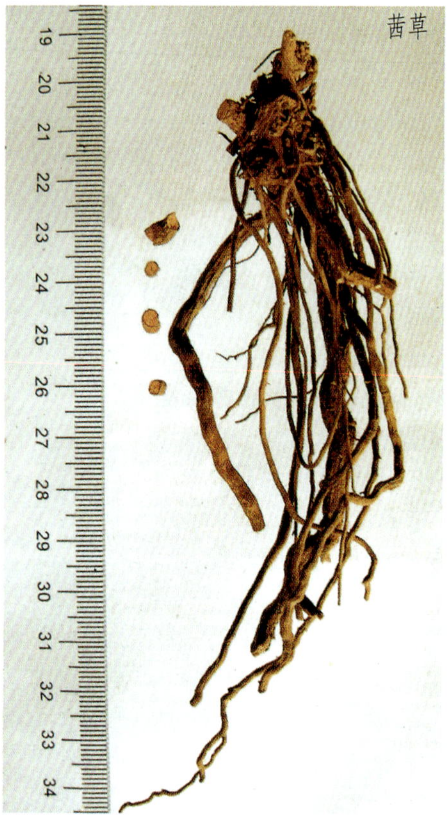

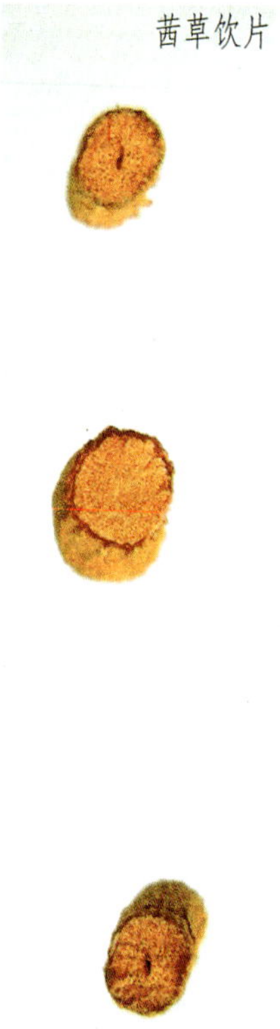

红大戟　　京大戟

一、准备

二、查验性状

1. 红大戟

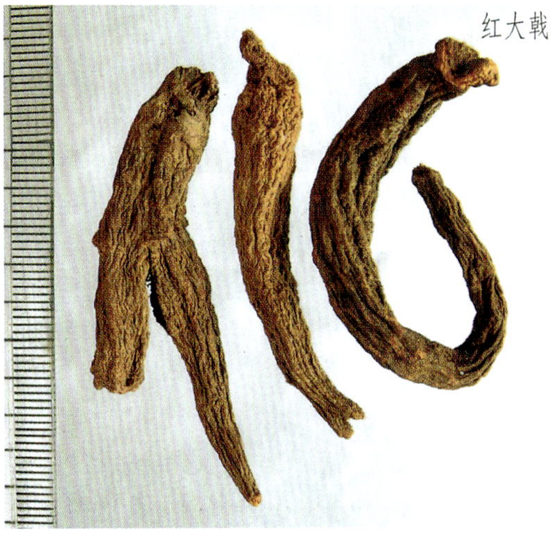

[是 否] **略呈纺锤形，偶有分枝**，稍弯曲。

[是 否] 长 3 ～ 10cm，直径 0.6 ～ 1.2cm。

[是 否] **表面红褐色或红棕色，粗糙，有扭曲的纵皱纹。**

[是 否] 上端常有细小的茎痕。

[是 否] 质坚实，**断面皮部红褐色，木部棕黄色。**

[是 否] 气微，**味甘、微辛。**

2. 京大戟

[是 否] **呈不整齐的长圆锥形**，略弯曲，**常有分枝。**

[是 否] 长 10 ～ 20cm，直径 1.5 ～ 4cm。

[是 否] **表面灰棕色或棕褐色。**

[是 否] 粗糙，有纵皱纹、横向皮孔样突起及支根痕。

[是 否] 顶端略膨大，有多数茎基及芽痕。

[是 否] 质坚硬，不易折断，**断面类白色或淡黄色，纤维性。**

[是 否] 气微，**味微苦涩**（注：有毒，勿多尝）。

三、变质、污染 [有 无]

四、结论 [正品 假药 劣药 做其他检验]

五、清场

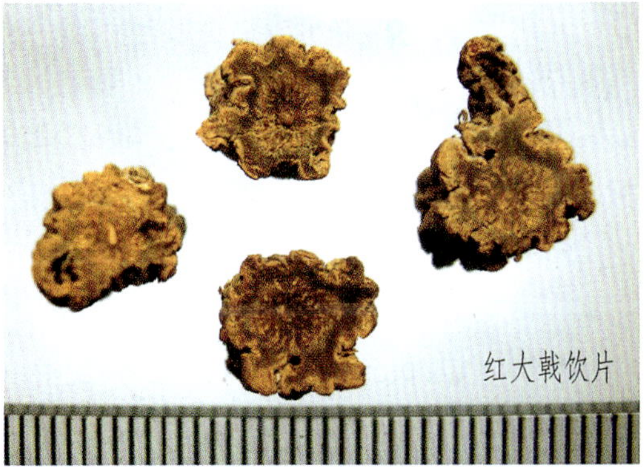

达标自测题：①挑拣分开混在一起的红大戟和丹参。②找出红大戟与京大戟的鉴别要点（最少 3 点）

相关知识：

1. 红大戟为茜草科植物红大戟 *Knoxia valerianoides* Thorel et Pitard 的干燥块根。秋、冬二季采挖，除去须根，洗净，置沸水中略烫，干燥。

2. 京大戟为大戟科植物大戟 *Euphorbia pekinensis* Rupr. 的干燥根。秋、冬二季采挖，洗净，晒干。

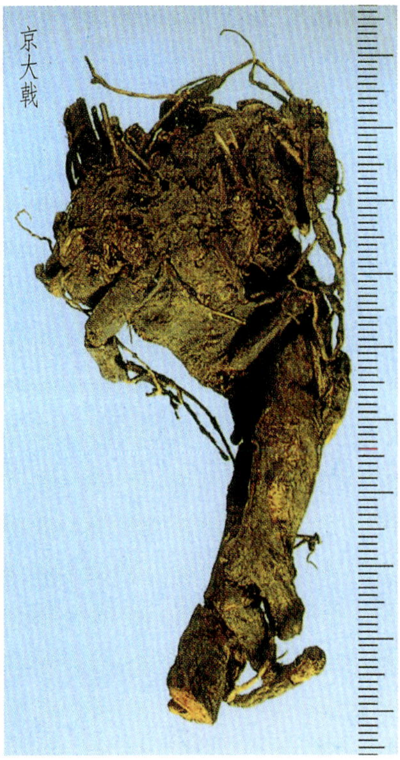

当 归

一、准备

二、查验性状

[是 否] 根略呈圆柱形，下部有支根 3 ～ 5 条或更多，长 15 ～ 25cm。

[是 否] **表面黄棕色至棕褐色**，具纵皱纹及横长皮孔。

[是 否] 根头（**归头**）直径 1.5 ～ 4cm，具环纹。

[是 否] 上端圆钝，有紫色或黄绿色的茎及叶鞘的残基。

[是 否] 主根（**归身**）表面凹凸不平。

[是 否] 支根（**归尾**）直径 0.3 ～ 1cm。

[是 否] 上粗下细，多扭曲，有少数须根痕。

[是 否] 质柔韧，**断面黄白色或淡黄棕色**。

[是 否] **皮部厚，有裂隙及多数棕色点状分泌腔**。

[是 否] **木部色较淡，形成层环黄棕色**。

[是 否] **有浓郁的香气，味甘、辛、微苦**。

三、变质、污染 [有 无]

四、结论 [正品 假药 劣药 做其他检验]

五、清场

达标自测题：①遮目识别当归、独活。②找出当归与独活的鉴别要点（最少 3 点）

相关知识：

当归为伞形科植物当归 *Angelica sinensis (Oliv.)*Diels 的干燥根。秋末采挖，除去须根及泥沙，待水分稍蒸发后，捆成小把，上棚，用烟火慢慢熏干。

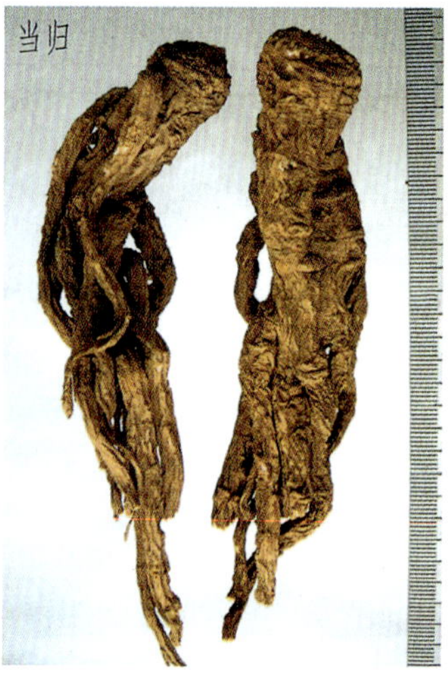

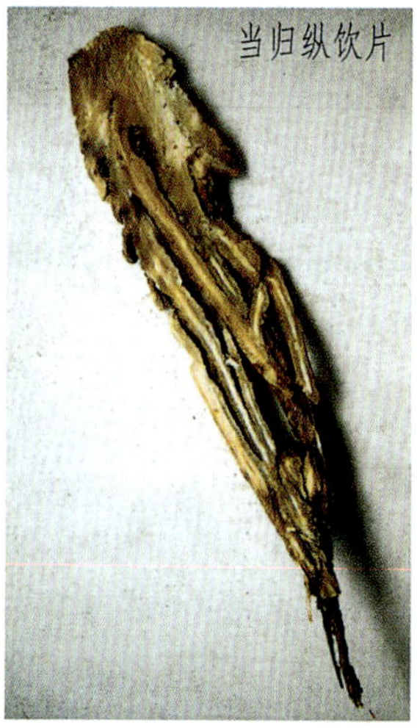

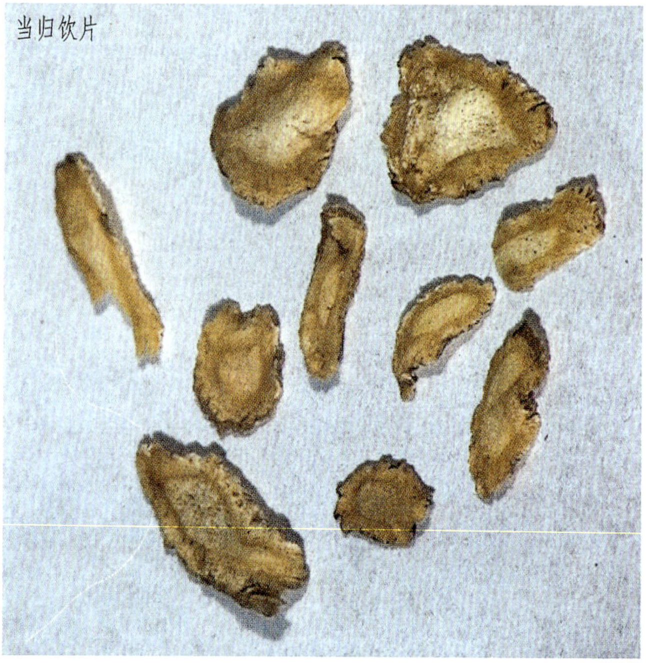

独 活

一、准备

二、查验性状

[是 否] 根略呈圆柱形，下部 2 ～ 3 分枝或更多，长 10 ～ 30cm。

[是 否] 根头部膨大，圆锥状，多横皱纹。

[是 否] 直径 1.5 ～ 3cm，顶端有茎、叶的残基或凹陷。

[是 否] 表面灰褐色或棕褐色，具纵皱纹，有横长皮孔样突起及稍突起的细根痕。

[是 否] 质较硬，受潮则变软，**断面皮部灰白色，有多数散在的棕色油室。**

[是 否] **木部灰黄色至黄棕色，形成层环棕色。**

[是 否] **特异香气，味苦辛、微麻舌。**

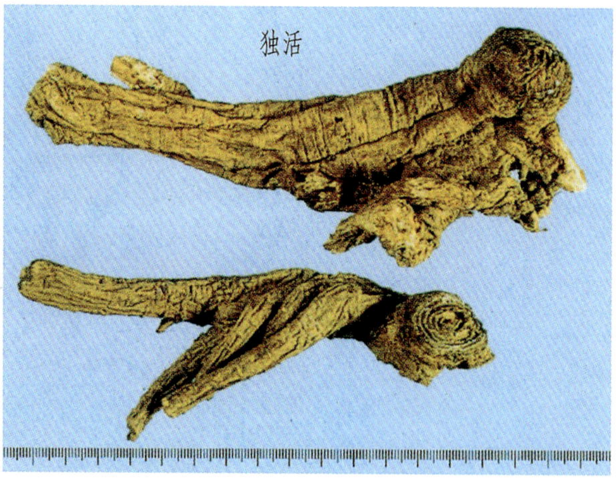

独活

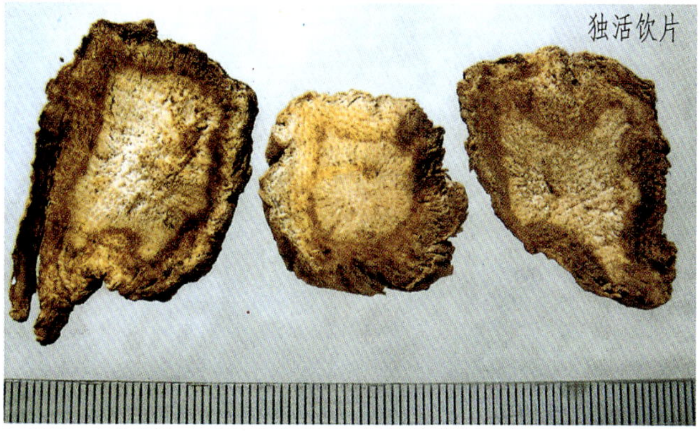

独活饮片

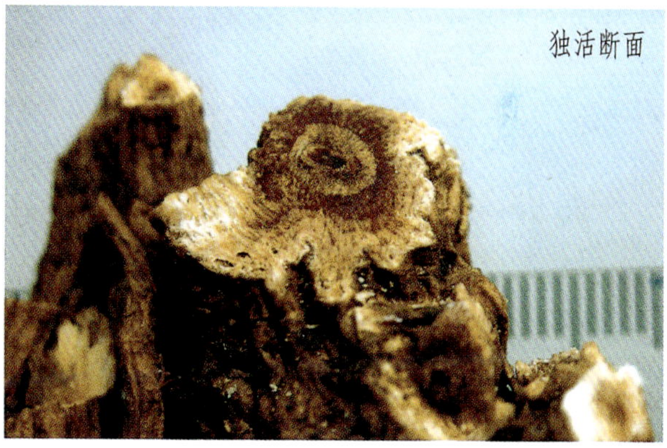

独活断面

三、变质、污染 [有 无]

四、结论 [正品 假药 劣药 做其他检验]

五、清场

达标自测题：①遮目识别当归、独活。②找出当归与独活的鉴别要点（最少 3 点）。

相关知识：

独活为伞形科植物重齿毛当归 *Angelica pubescens* Maxim.f. *biserrata* Shan et Yuan 的干燥根。春初苗刚发芽或秋末茎叶枯萎时采挖，除去须根及泥沙，烘至半干，堆置 2 ～ 3 天，发软后再烘至全干。

藁 本

一、准备

二、查验性状

1．藁本根茎及根

[是 否] **根茎呈不规则结节状圆柱形，稍扭曲，有分枝。**

[是 否] 长 3 ~ 10cm，直径 1 ~ 2cm。

[是 否] 表面棕褐色或暗棕色，粗糙，有纵皱纹；

[是 否] **上侧残留数个凹陷的圆形茎基；**

[是 否] 下侧有多数点状突起的根痕及残根。

[是 否] 体轻，质较硬，易折断，断面黄色或黄白色，纤维状。

[是 否] 气浓香，味辛、苦、微麻。

2. 辽藁本根茎及根（与藁本不同点）

[是 否] 较小，根茎呈不规则的团块状或柱状。

[是 否] 有多数细长弯曲的根。

三、变质、污染 [有 无]

四、结论 [正品 假药 劣药 做其他检验]

五、清场

达标自测题：找出藁本与川芎的鉴别要点（最少 3 点）。

相关知识：

藁本为伞形科植物藁本 *Ligusticum sinense* Oliv. 或辽藁本 *Ligusticum jeholense* Nakai et Kitag. 的干燥根茎及根。秋季茎叶枯萎或次春出苗时采挖，除去泥沙，晒干或烘干。

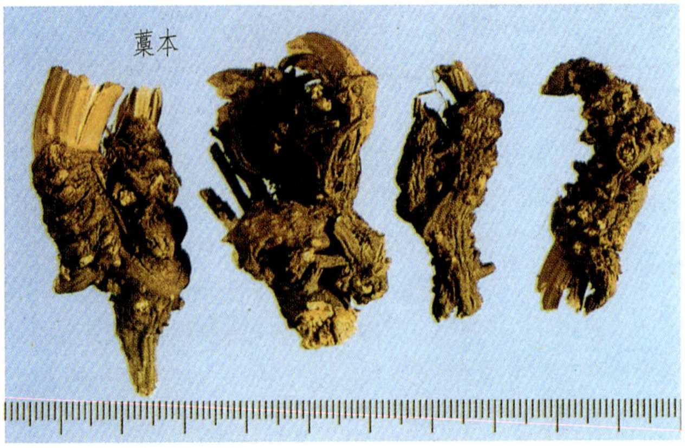

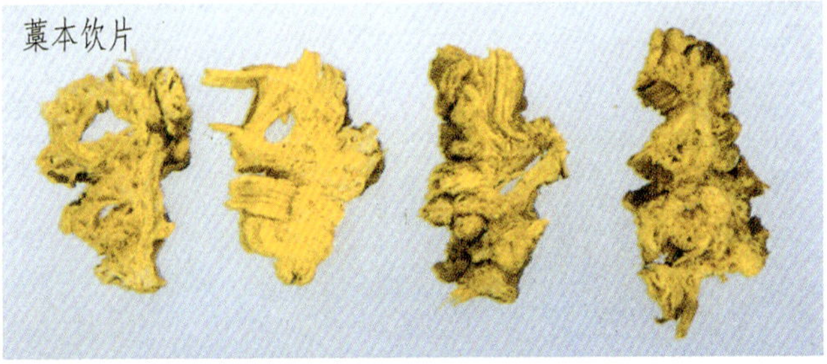

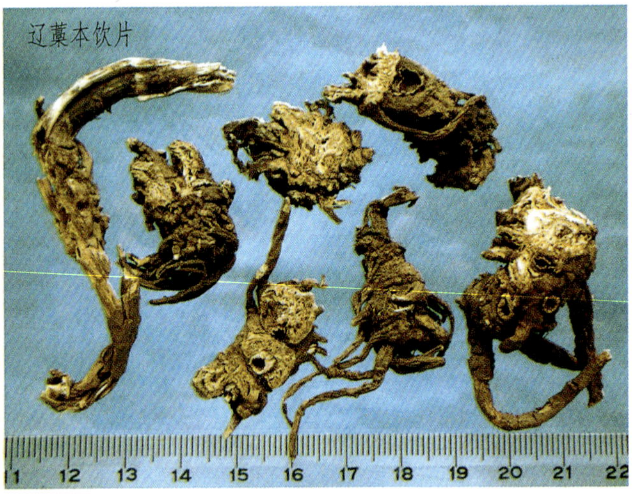

川 芎

一、准备

二、查验性状

[是 否] 为不规则结节状拳形团块，直径 2 ~ 7cm。

[是 否] 表面黄褐色，粗糙皱缩，有多数平行隆起的轮节。

[是 否] 顶端有凹陷的类圆形茎痕。

[是 否] 下侧及轮节上有多数小瘤状根痕。

[是 否] 质坚实，不易折断。

[是 否] 断面黄白色或灰黄色，散有黄棕色的油室，形成层环呈波状。

[是 否] 气浓香，味苦、辛，稍有麻舌感，微回甜。

三、变质、污染 [有 无]

四、结论 [正品 假药 劣药 做其他检验]

五、清场

达标自测题：①遮目识别川芎、羌活。②找出川芎与藁本的鉴别要点（最少 3 点）。

相关知识：

川芎为伞形科植物川芎 *Ligusticum chuanxiong* Hort. 的干燥根茎。夏季当茎上的节盘显著突出，并略带紫色时采挖，除去泥沙，晒后炕干，再去须根。

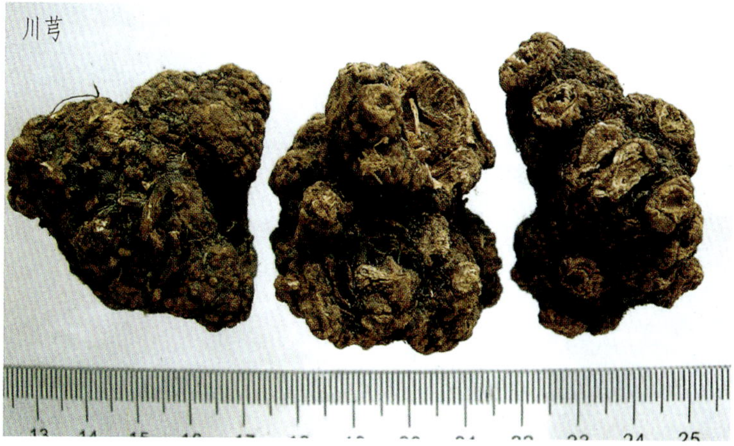

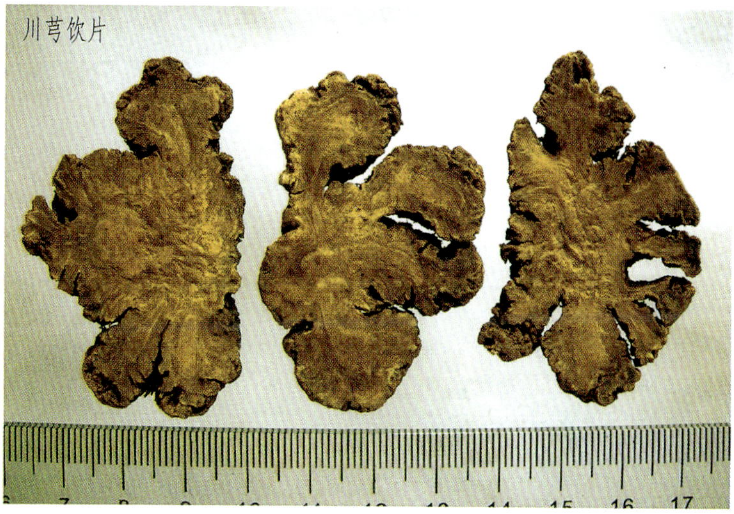

前　胡

一、准备

二、查验性状

［是 否］呈不规则的圆柱形、圆锥形或纺锤形，稍扭曲。

［是 否］下部常有分枝，长 3 ～ 15cm，直径 1 ～ 2cm。

［是 否］表面黑褐色或灰黄色，**根头部多有茎痕及纤维状叶鞘残基**；

［是 否］**上端有密集的细环纹**，下部有纵沟、纵皱纹及横向皮孔。

［是 否］质较柔软，干者质硬，可折断。

［是 否］断面不整齐，淡黄白色，**皮部散有多数棕黄色油点**。

［是 否］**形成层环纹棕色，射线放射状**。

［是 否］气芳香，**味微苦、辛**。

三、变质、污染［有　无］

四、结论［正品　假药　劣药　做其他检验］

五、清场

达标自测题：①挑拣分开混在一起的前胡和防风。②找出前胡与防风的鉴别要点（最少 3 点）。

相关知识：

前胡为伞形科植物白花前胡 *Peucedanum praeruptorum* Dunn 的干燥根。冬季至次春茎叶枯萎或未抽花茎时采挖，除去须根，洗净，晒干或低温干燥。

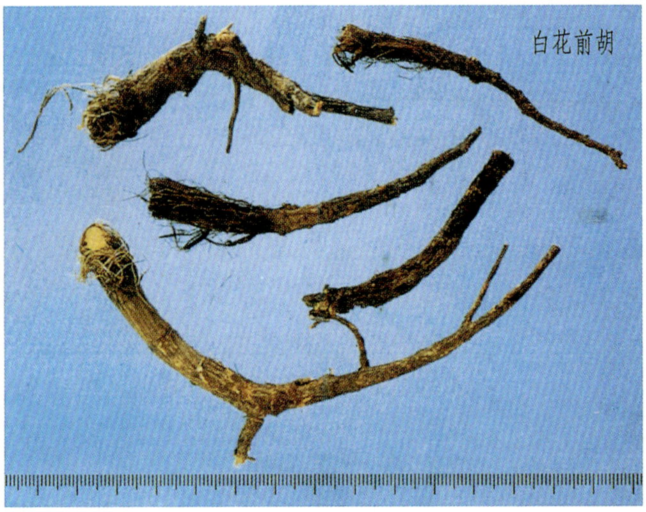

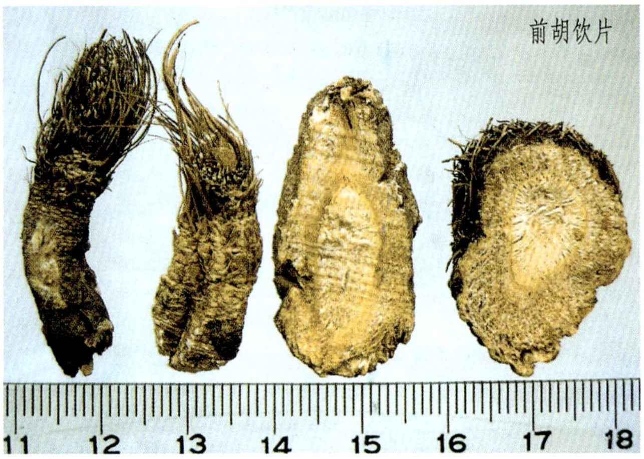

防 风

一、准备

二、查验性状

[是 否] 呈长圆锥形或长圆柱形，下部渐细，有的略弯曲。

[是 否] 长 15 ~ 30cm，直径 0.5 ~ 2cm。

[是 否] 表面灰棕色，粗糙。

[是 否] 有纵皱纹、多数横长皮孔样突起及点状的细根痕。

[是 否] **根头部有明显密集的环纹。**

[是 否] **有的环纹上残存棕褐色毛状叶基。**

[是 否] 体轻，质松，易折断。

[是 否] 断面不平坦，**皮部浅棕色，有裂隙，木部浅黄色。**

[是 否] 气特异，味微甘。

三、变质、污染 [有 无]

四、结论 [正品 假药 劣药 做其他检验]

五、清场

达标自测题：① 挑拣分开混在一起的防风和党参。②找出防风与前胡的鉴别要点（最少 3 点）。

相关知识：

防风为伞形科植物防风 *Saposhnikovia divaricata* (Turcz.) Schischk. 的干燥根。春、秋二季采挖未抽花茎植株的根，除去须根及泥沙，晒干。

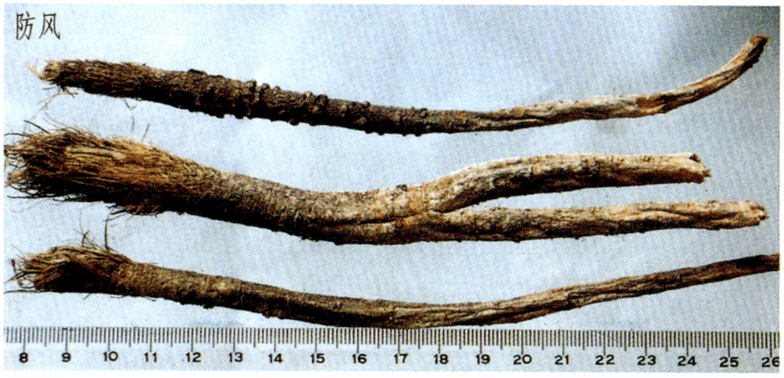

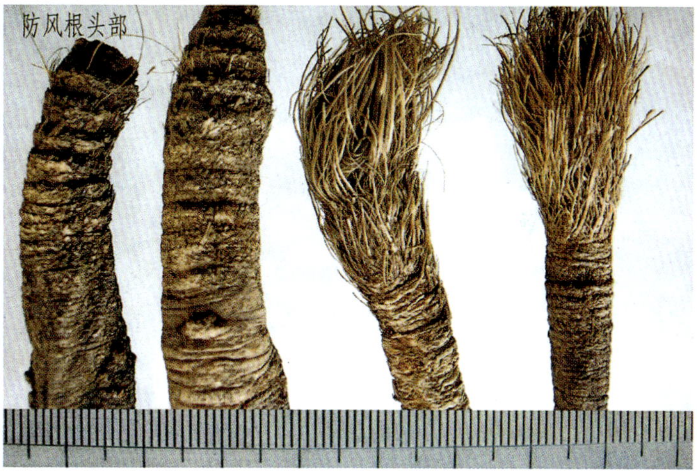

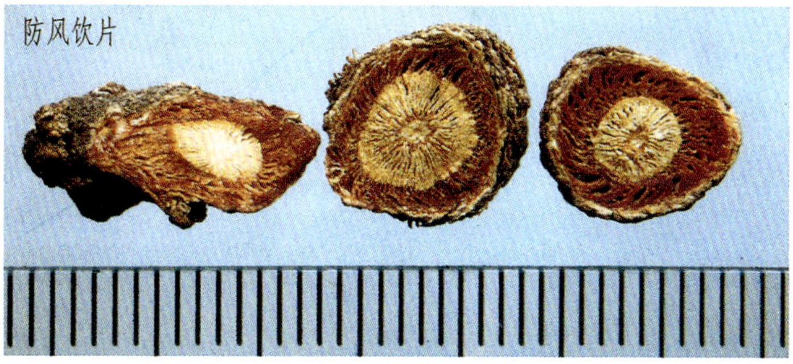

羌　活

一、准备

二、查验性状

1．羌活根茎

［是　否］为圆柱状略弯曲的根茎，长 4 ～ 13cm，直径 0.6 ～ 2.5cm。

［是　否］顶端具茎痕。**表面棕褐色至黑褐色**，外皮脱落处呈黄色。

［是　否］**节间缩短，呈紧密隆起的环状，形似蚕，习称“蚕羌”。**

［是　否］**节间延长，形如竹节状，习称“竹节羌”。**

［是　否］节上有多数点状或瘤状突起的根痕及棕色破碎鳞片。

［是　否］体轻，质脆，易折断。

［是　否］**断面不平整，有多数裂隙。**

［是　否］**皮部黄棕色至暗棕色**，油润，**有棕色油点。**

［是　否］**木部黄白色，射线明显，髓部黄色至黄棕色。**

［是　否］**气香，味微苦而辛。**

2. 宽叶羌活根茎及根

［是　否］为根茎及根。根茎类圆柱形，顶端具茎及叶鞘残基，

［是　否］**根类圆锥形**，有纵皱纹及皮孔。

［是　否］表面棕褐色，**近根茎处有较密的环纹。**

［是　否］长 8 ～ 15cm，直径 1 ～ 3cm，**习称“条羌”。**

［是　否］**有的根茎粗大，不规则结节状，顶部具数个茎基。根较细，习称“大头羌”。**

［是　否］质松脆，易折断。

［是　否］断面略平坦，皮部浅棕色，木部黄白色。

［是　否］**气味较淡。**

三、变质、污染［有　无］

四、结论［正品　假药　劣药　做其他检验］

五、清场

达标自测题：①遮目识别羌活、川芎。②遮目识别羌活、独活。

相关知识：

羌活为伞形科植物羌活 *Notopterygium incisum* Ting ex H. T. Chang 或宽叶羌活 Notopterygium forbesii Boiss. 的干燥根茎及根。春、秋二季采挖，除去须根及泥沙，晒干。

羌活 1. 蚕羌 2. 竹节羌

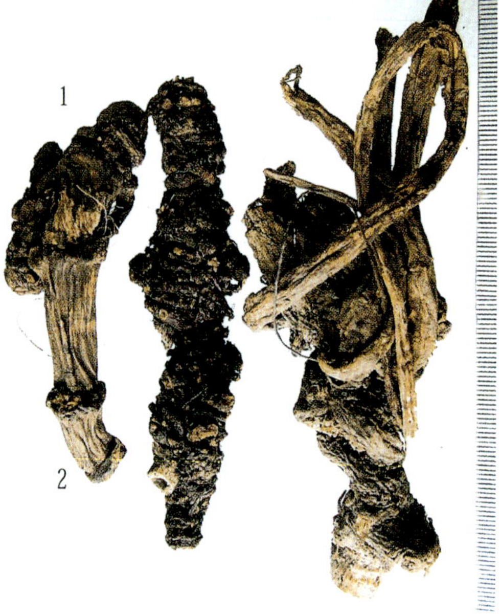

羌活表面

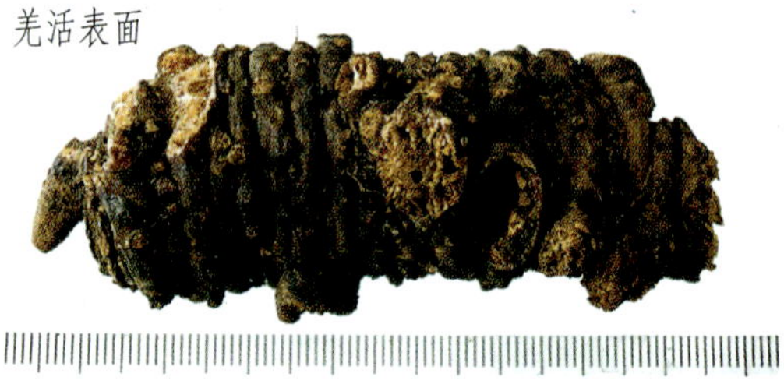

羌活饮片

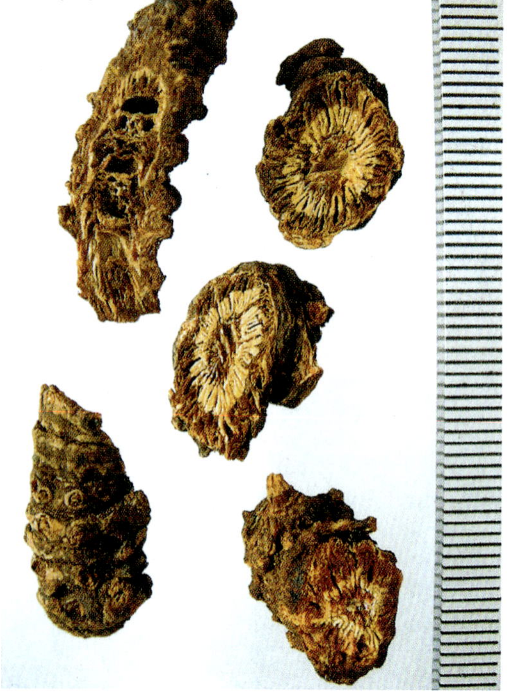

柴 胡

一、准备

二、查验性状

1. 北柴胡

[是 否] 呈圆柱形或长圆锥形，长6～15cm，直径0.3～0.8cm。

[是 否] 根头膨大，顶端残留3～15个茎基或短纤维状叶基。

[是 否] 下部分枝。

[是 否] 表面黑褐色或浅棕色，具纵皱纹、支根痕及皮孔。

[是 否] 质硬而韧，不易折断。

[是 否] 断面显纤维性，皮部浅棕色，木部黄白色。

[是 否] 气微香，味微苦。

2. 南柴胡（与北柴胡不同点）

[是 否] 根较细，圆锥形，顶端有多数细毛状枯叶纤维。

[是 否] 下部多不分枝或稍分枝。

[是 否] 表面红棕色或黑棕色，靠近根头处多具细密环纹。

[是 否] 质稍软，易折断。

[是 否] 断面略平坦，不显纤维性。具败油气。

三、变质、污染[有 无]

四、结论[正品 假药 劣药 做其他检验]

五、清场

达标自测题：遮目识别柴胡、前胡。

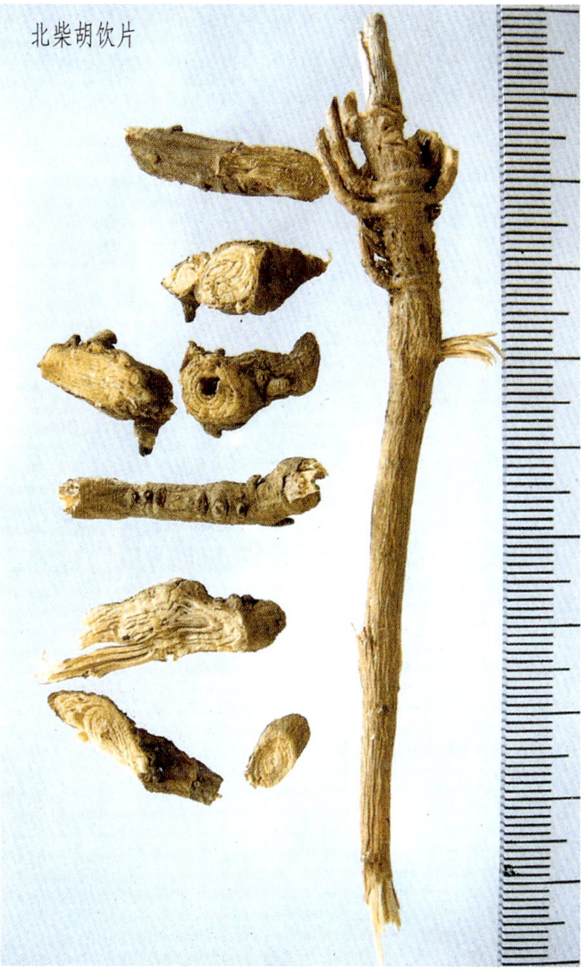

相关知识：

柴胡为伞形科植物柴胡 *Bupleurum chinense* DC. 或狭叶柴胡 *Bupleurum scorzoneri folium* Willd. 的干燥根。按性状不同，分别习称“北柴胡”及“南柴胡”。春、秋二季采挖，除去茎叶及泥沙，干燥。

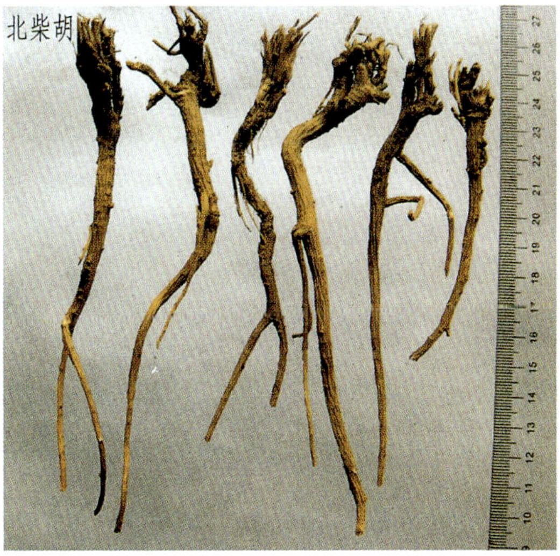

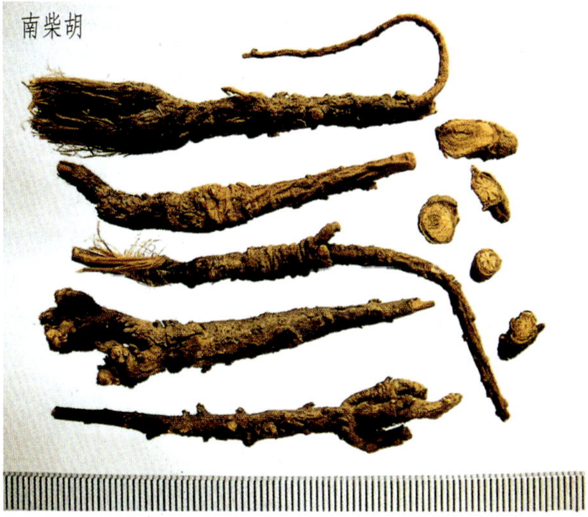

太 子 参

一、准备

二、查验性状

[是 否] **呈细长纺锤形或细长条形，稍弯曲。**

[是 否] 长 3 ~ 10cm, 直径 0.2 ~ 0.6cm。

[是 否] **表面黄白色，较光滑，微有纵皱纹；**

[是 否] **凹陷处有须根痕。**顶端有茎痕。

[是 否] 质硬而脆，断面平坦，淡黄白色，角质样；或类白色，有粉性。

[是 否] 气微，味微甘。

三、变质、污染[有 无]

四、结论[正品 假药 劣药 做其他检验]

五、清场

达标自测题：挑拣分开混在一起的太子参和麦冬。

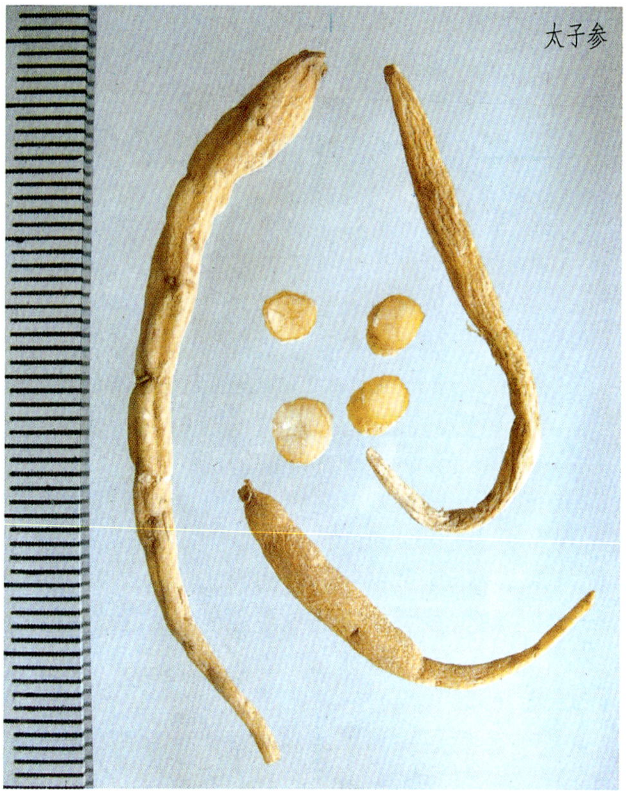

相关知识：

太子参为石竹科植物孩儿参 *Pseudostellaria heterophylla* (Miq.) Pax ex Pax et Hoffm. 的干燥块根。夏季茎叶大部分枯萎时采挖，洗净，除去须根，置沸水中略烫后晒干或直接晒干。

莪 术

一、准备

二、查验性状

1. 蓬莪术

［是 否］ **呈卵圆形、长卵形、圆锥形或长纺锤形，** 1.5 ~ 4cm。

［是 否］ 表面灰黄色至灰棕色。

［是 否］ **上部环节突起，**有圆形微凹的须根痕或有残留的须根。

［是 否］ 有的两侧各有 1 列下陷的芽痕和类圆形的侧生根茎痕。

［是 否］ 有的可见刀削痕。

［是 否］ 体重，质坚实。

［是 否］ **断面灰褐色至蓝褐色，蜡样，常附有灰棕色粉末。**

［是 否］ **皮层与中柱易分离，内皮层环纹棕褐色。**

［是 否］ 气微香，**味微苦而辛。**

2. 广西莪术

［是 否］ 环节稍突起，**断面黄棕色至棕色，常附有淡黄色粉末。**

［是 否］ **内皮层环纹黄白色。**

3. 温莪术

［是 否］ **断面黄棕色至棕褐色，常附有淡黄色至黄棕色粉末。**

［是 否］ 气香或微香。

三、变质、污染［有 无］

四、结论［正品 假药 劣药 做其他检验］

五、清场

达标自测题：①画出莪术药材饮片图。②挑拣分开混在一起的莪术和三棱。

相关知识：

莪术为姜科植物蓬莪术 *Curcuma phaeocaulis* Val.、广西莪术 *Curcuma Kwangsiensis* S. G.Lee et C. F. Liang 或温郁金 *Curcuma wenyujin* Y.H. Chen et C. Ling 的干燥根茎。后者习称"温莪术"。冬季茎叶枯萎后采挖，洗净，蒸或煮至透心，晒干或低温干燥后除去须根及杂质。

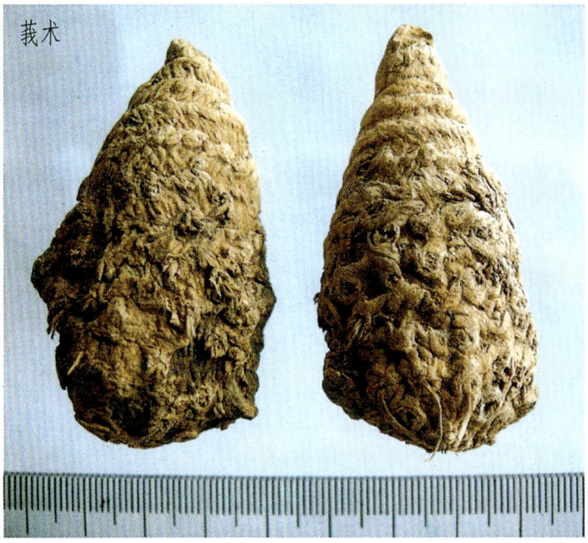

莪术

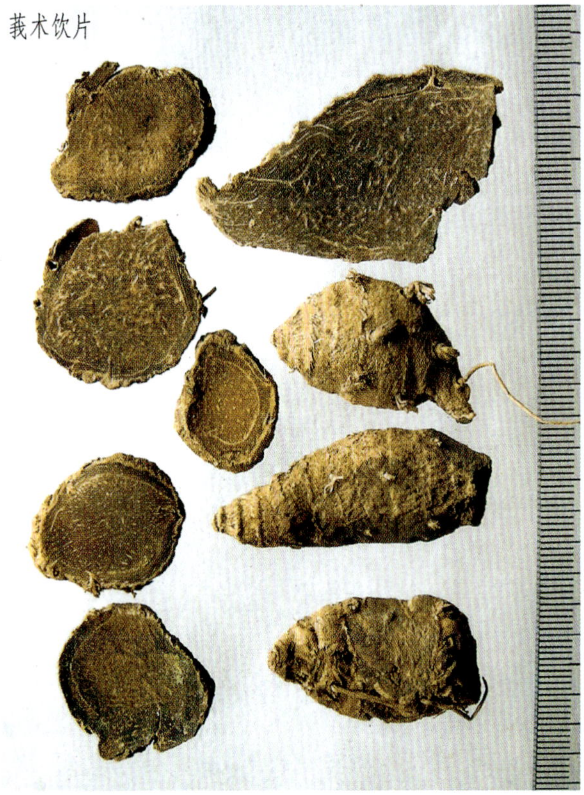

莪术饮片

姜黄　片姜黄

一、准备

二、查验性状

1. 姜黄

[是 否] 呈不规则卵圆形、圆柱形或纺锤形，常弯曲。

[是 否] 有的具短叉状分枝，长 2 ~ 5cm，直径 1 ~ 3cm。

[是 否] **表面深黄色，粗糙，有皱缩纹理和明显环节。**

[是 否] 并有圆形分枝痕及须根痕。

[是 否] 质坚实，不易折断。

[是 否] **断面棕黄色至金黄色，角质样，有蜡样光泽。**

[是 否] 内皮层环纹明显，维管束呈点状散在。

[是 否] **气香特异，味苦辛。**

2. 片姜黄

[是 否] **呈长圆形或不规则的片状，**大小不一。

[是 否] 长 3 ~ 6cm，宽 1 ~ 3cm，厚 0.1 ~ 0.4cm。

[是 否] 外皮灰黄色，粗糙皱缩，有时可见环节及须根痕。

[是 否] **切面黄白色至棕黄色，有一圈环纹及多数筋脉小点。**

[是 否] 质脆而坚实。**断面灰白色至棕黄色，略粉质。**

[是 否] **气香特异，味微苦而辛凉。**

三、变质、污染 [有 无]

四、结论 [正品 假药 劣药 做其他检验]

五、清场

达标自测题：①遮目识别片姜黄和干姜片。②挑拣分开混在一起的片姜黄和绵萆薢。

相关知识：

1. 姜黄为姜科植物姜黄 *Curcuma longa* L. 的干燥根茎。冬季茎叶枯萎时采挖，洗净，煮或蒸至透心，晒干，除去须根。

2. 片姜黄为姜科植物温郁金 *Curcuma wenyujin* Y. H. Chen et C. Ling 的干燥根茎。冬季茎叶枯萎后采挖，洗净，除去须根，趁鲜纵切厚片，晒干。

姜黄

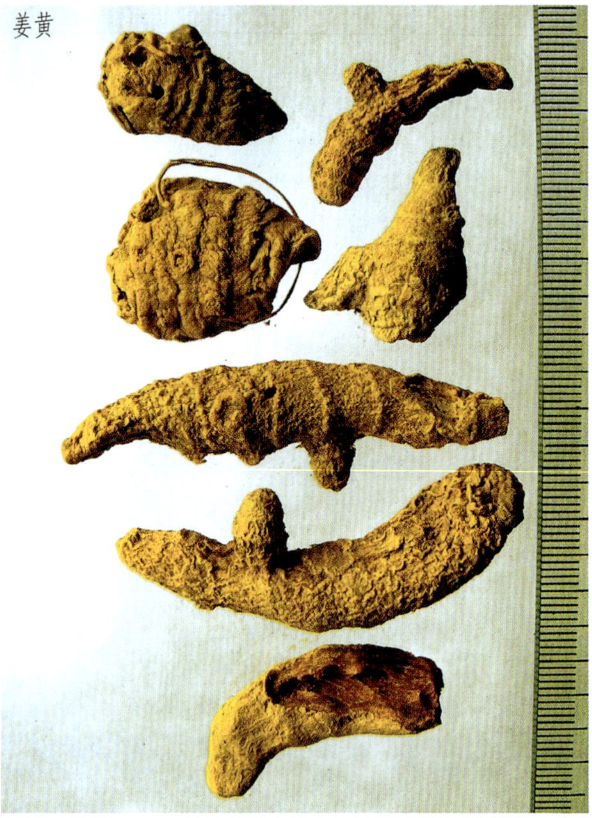

片姜黄

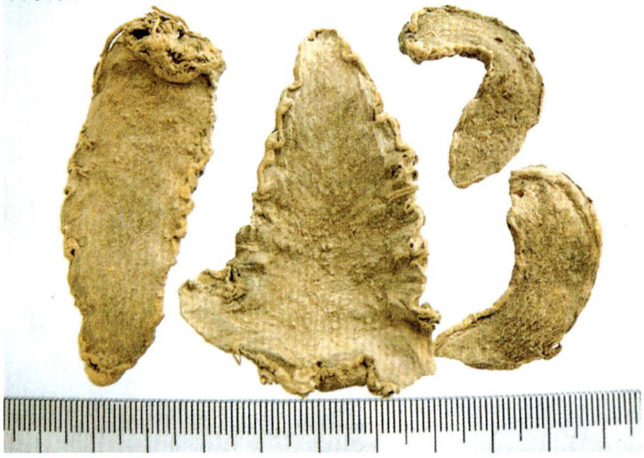

三棱 泽泻

一、准备

二、查验性状

1. 三棱

[是 否] **呈圆锥形，略扁，长 2 ～ 6cm，直径 2 ～ 4cm。**

[是 否] 表面黄白色或灰黄色，有刀削痕。

[是 否] **须根痕小点状，略呈横向环状排列。**

[是 否] 体重，质坚实。

[是 否] 气微，**味淡，嚼之微有麻辣感。**

2. 泽泻

[是 否] 呈类球形、椭圆形或卵圆形，长 2 ～ 7cm，直径 2 ～ 6cm。

[是 否] 表面黄白色或淡黄棕色。

[是 否] 有不规则的横向环状浅沟纹及多数细小突起的须根痕。

[是 否] 底部有的有瘤状芽痕。

[是 否] 质坚实，断面黄白色，粉性，有多数细孔。

[是 否] 气微，**味微苦。**

三、变质、污染 [有 无]

四、结论 [正品 假药 劣药 做其他检验]

五、清场

达标自测题：①挑拣分开混在一起的三棱和莪术。②找出三棱与泽泻的鉴别要点（最少3点）。

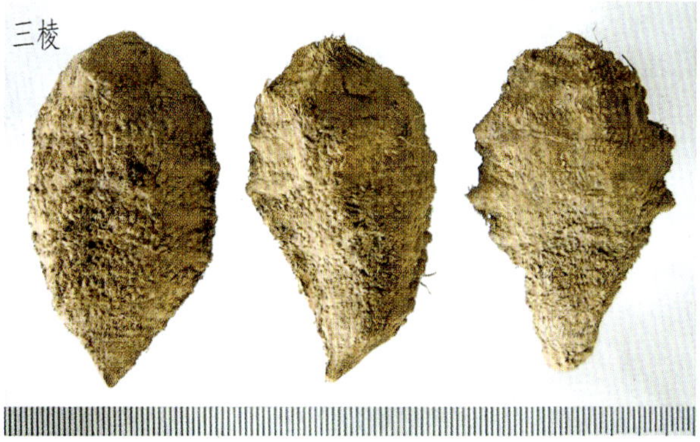
三棱

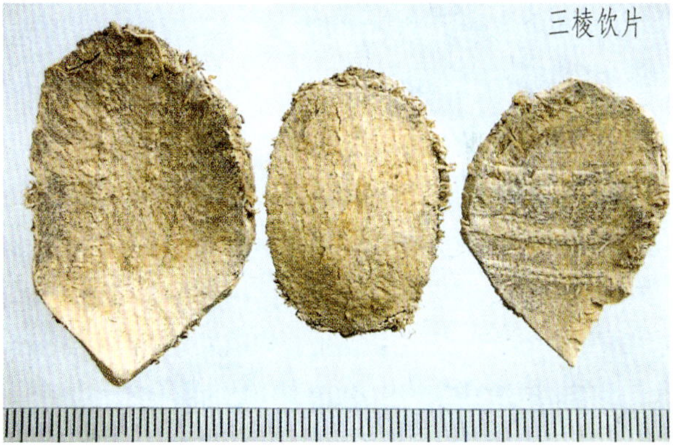
三棱饮片

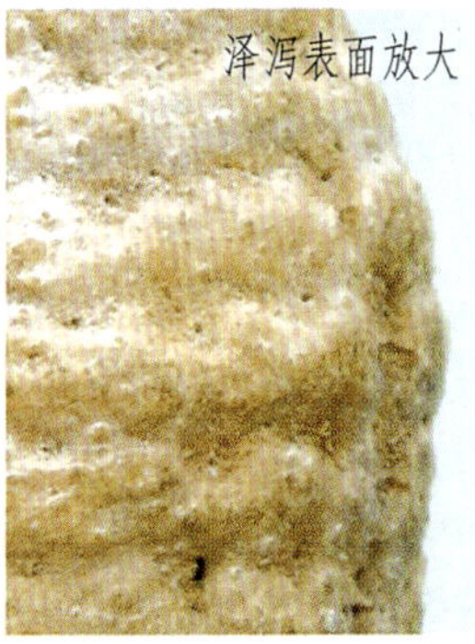
泽泻表面放大

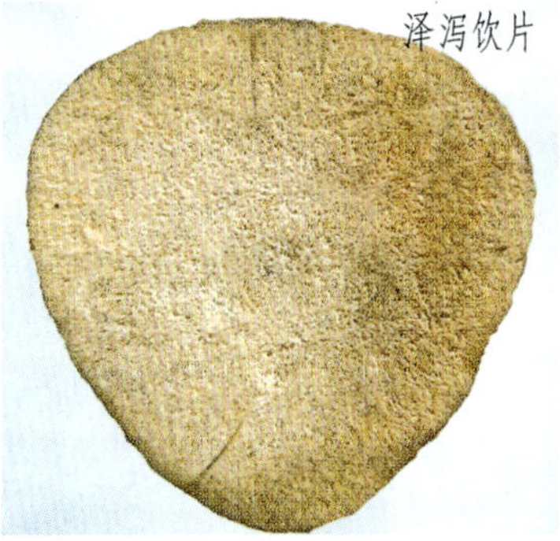
泽泻饮片

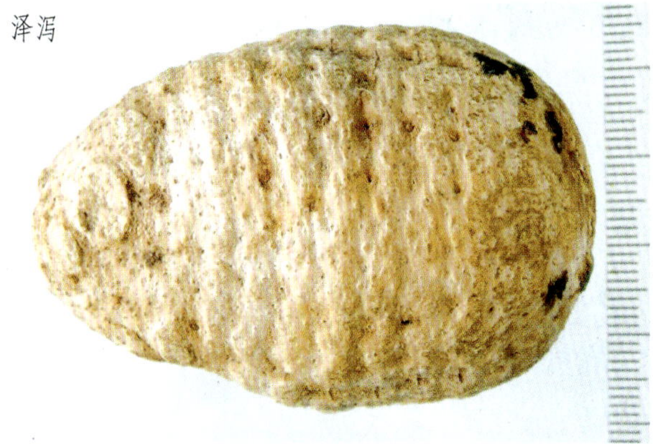
泽泻

相关知识：

1. 三棱为黑三棱科植物黑三棱 *Sparganium stoloniferum* Buch.Ham. 的干燥块茎。冬季至次年春采挖，洗净，削去外皮，晒干。

2. 泽泻为泽泻科植物泽泻 *Alisma orientalis* (Sam.) Juzep. 的干燥块茎。冬季茎叶开始枯萎时采挖，洗净，干燥，除去须根及粗皮。

延胡索　薤白

一、准备

二、查验性状

1. 延胡索

[是 否] 呈不规则的扁球形，直径 0.5 ～ 1.5cm。

[是 否] 表面黄色或黄褐色，有不规则网状皱纹。

[是 否] 顶端有略凹陷的茎痕，底部常有疙瘩状凸起。

[是 否] 质硬而脆，断面黄色，角质样，有蜡样光泽。

[是 否] 气微，味苦。

2. 薤白

(1) 小根蒜鳞茎

[是 否] 呈不规则卵圆形，高 0.5 ～ 1.5cm，直径 0.5 ～ 1.8cm。

[是 否] 表面黄白色或淡黄棕色，皱缩，半透明。

[是 否] 有类白色膜质鳞片包被，底部有突起的鳞茎盘。

[是 否] 质硬，角质样。

[是 否] 有蒜臭，味微辣。

(2) 薤鳞茎（与小根蒜鳞茎性状不同点）

[是 否] 呈略扁的长卵形，高 1 ～ 3cm，直径 0.3 ～ 1.2cm。

[是 否] 表面淡黄棕色或棕褐色，具浅纵皱纹。

[是 否] 质较软，断面可见鳞叶 2 ～ 3 层，嚼之粘牙。

三、变质、污染 [有 无]

四、结论 [正品 假药 劣药 做其他检验]

五、清场

达标自测题：①遮目识别延胡索、薤白。②找出薤白与白及的鉴别要点（最少 3 点）。

相关知识：

1. 延胡索为罂粟科植物延胡索 *Corydalis yanhusuo* W. T. Wang 的干燥块茎。夏初茎叶枯萎时采挖，除去须根，洗净，置沸水中煮至恰无白心时，取出，晒干。

2. 薤白为百合科植物小根蒜 *Allium macrostemon* Bge. 或薤 *Allium chinensis* G. Don 的干燥鳞茎。夏、秋二季采挖，洗净，除去须根，蒸透或置沸水中烫透，晒干。

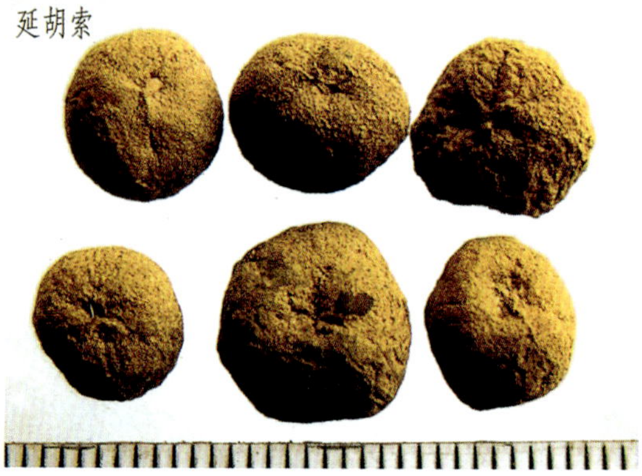
延胡索

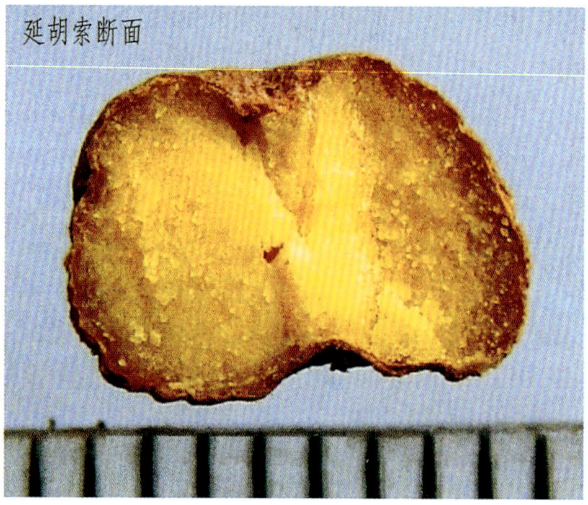
延胡索断面

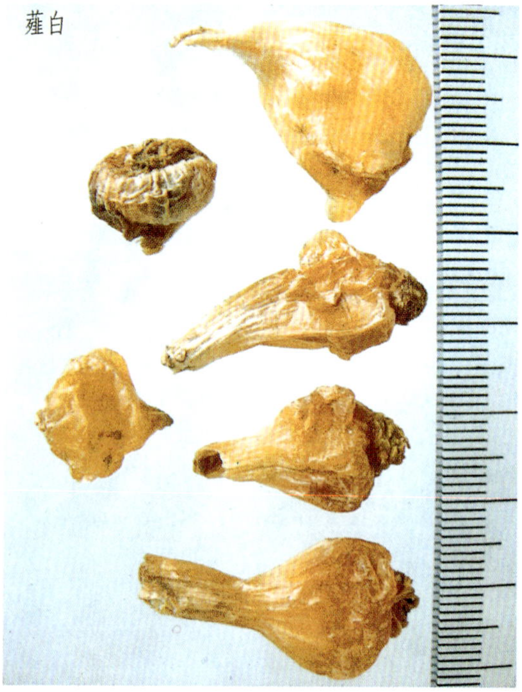
薤白

郁 金

一、准备

二、查验性状

1．温郁金

[是 否] 呈长圆形或卵圆形，稍扁，有的微弯曲，两端渐尖。

[是 否] 长 3.5 ~ 7cm，直径 1.2 ~ 2.5cm。

[是 否] 表面灰褐色或灰棕色，具不规则的纵皱纹，纵纹隆起处色较浅。

[是 否] 质坚实，断面灰棕色，角质样；内皮层环明显。

[是 否] 气微香，味微苦。

2. 黄丝郁金

[是 否] 呈纺锤形，有的一端细长，长 2.5 ~ 4.5cm，直径 1 ~ 1.5cm。

[是 否] 表面棕灰色或灰黄色，具细皱纹。

[是 否] 断面橙黄色，外周棕黄色至棕红色。

[是 否] 气芳香，味辛辣。

3. 桂郁金

[是 否] 呈长圆锥形或长圆形，长 2 ~ 6.5cm，直径 1 ~ 1.8cm。

[是 否] 表面具疏浅纵纹或较粗糙网状皱纹。

[是 否] 气微，味微辛苦。

4. 绿丝郁金

[是 否] 呈长椭圆形，较粗壮，长 1.5 ~ 3.5cm，直径 1 ~ 1.2cm。

[是 否] 气微，味淡。

三、变质、污染 [有 无]

四、结论 [正品 假药 劣药 做其他检验]

五、清场

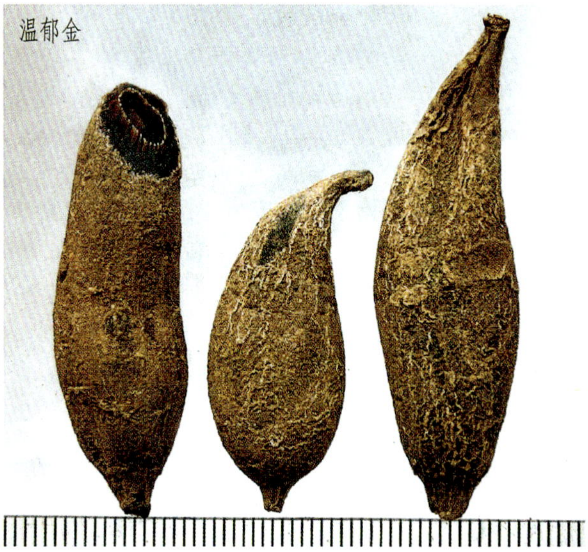
温郁金

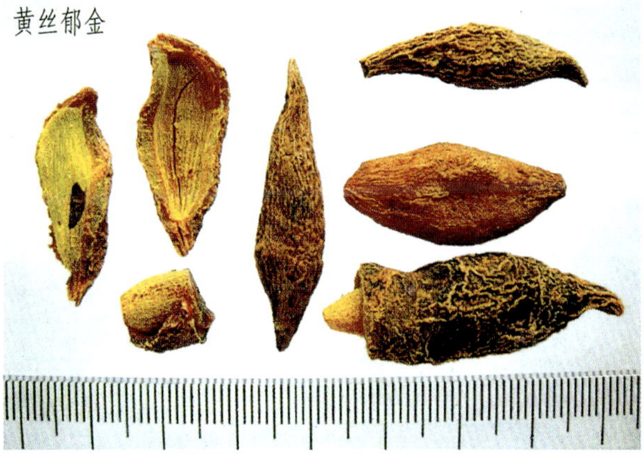
黄丝郁金

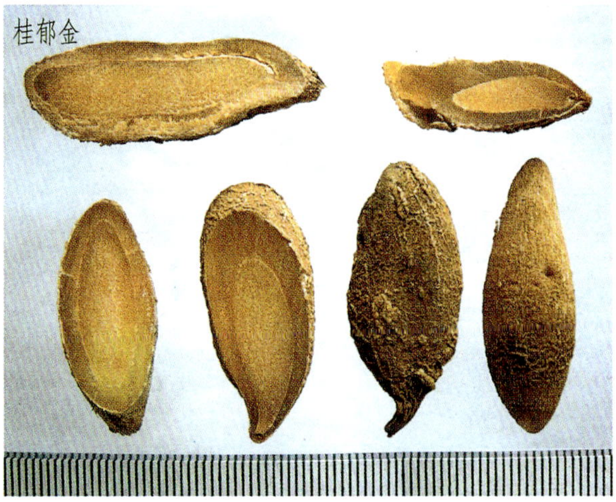
桂郁金

达标自测题：①区别郁金、莪术，说出鉴别要点。②找出郁金和附子的鉴别要点（最少 3 点）。

相关知识：

郁金为姜科植物温郁金 *Curcuma wenyujin* Y. H. Chen et C. Ling、姜黄 *Curcuma longa* L.、广西莪术 *Curcuma kwangsiensis* S. G. Lee et C.F. Liang 或蓬莪术 *Curcuma phaeocaulis* Val. 的干燥块根。前两者分别习称“温郁金”和“黄丝郁金”，其余按性状不同习称“桂郁金”或“绿丝郁金”。冬季茎叶枯萎后采挖，除去泥沙及细根，蒸或煮至透心，干燥。

香附　天葵子

一、准备

二、查验性状

1. 香附

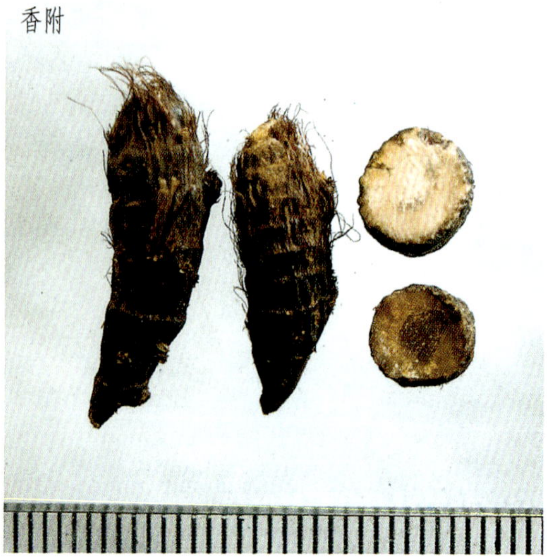

[是 否] 多呈纺锤形，有的略弯曲，长 2 ~ 3.5cm，直径 0.5 ~ 1cm。

[是 否] 表面棕褐色或黑褐色，有纵皱纹；

[是 否] 并有 6 ~ 10 个略隆起的环节；

[是 否] 节上有未除净的棕色毛须及须根断痕。

[是 否] 去净毛须者较光滑，环节不明显。

[是 否] 质硬，经蒸煮者断面黄棕色或红棕色，角质样。

[是 否] 生晒者断面色白而显粉性。

[是 否] 内皮层环纹明显，中柱色较深，点状维管束散在。

[是 否] 气香，味微苦。

2. 天葵子

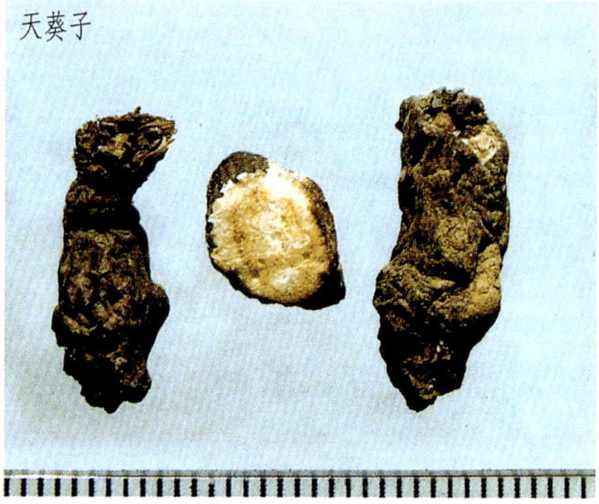

[是 否] 呈不规则短柱状、纺锤形或块状，略弯曲。

[是 否] 长 1 ~ 3cm，直径 0.5 ~ 1cm。

[是 否] 表面暗褐色至灰黑色，具不规则的皱纹及须根或须根痕。

[是 否] 顶端常有茎叶残基，外被数层黄褐色鞘状鳞片。

[是 否] 质较软，易折断。

[是 否] 断面皮部类白色，木部黄白色或黄棕色，略呈放射状。

[是 否] 气微，味甘、微苦辛。

三、变质、污染 [有　无]

四、结论 [正品　假药　劣药　做其他检验]

五、清场

达标自测题：①遮目识别香附、天葵子。②找出香附与天葵子的鉴别要点（最少 3 点）。

相关知识：

1. 香附为莎草科植物莎草 *Cyperus rotundus* L. 的干燥根茎。秋季采挖，燎去毛须，置沸水中略煮或蒸透后晒干，或燎后直接晒干。

2. 天葵子为毛茛科植物天葵 *Semiaquilegia adoxoides* (DC.)Makino 的干燥块根。初夏采挖，洗净，干燥，除去须根。

麦冬　山麦冬

一、准备

二、查验性状

1. 麦冬

[是 否] 呈纺锤形，两端略尖，长 1.5 ~ 3cm，直径 0.3 ~ 0.6cm。

[是 否] 表面黄白色或淡黄色，有细纵纹。

[是 否] 质柔韧，断面黄白色，半透明。中柱细小。

[是 否] 气微香，味甘、微苦。

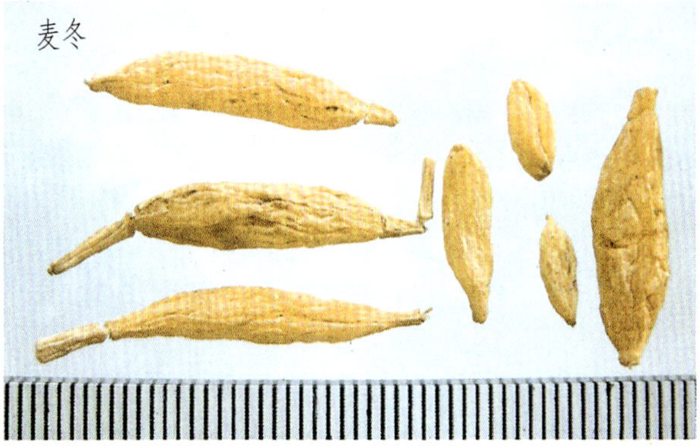

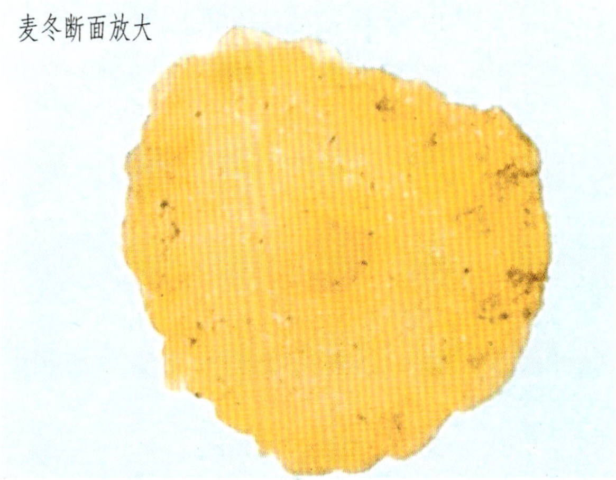

2. 山麦冬

(1) 湖北麦冬块根

[是 否] 呈纺锤形，两端略尖，长 1.2 ~ 3cm，直径 0.4 ~ 0.7cm。

[是 否] 表面淡黄色至棕黄色，具不规则纵皱纹。

[是 否] 质柔韧，干后质硬脆，易折断。

[是 否] 断面淡黄色至棕黄色，角质样，中柱细小。

[是 否] 气微，味甜，嚼之发黏。

(2)短葶山麦冬块根(与湖北麦冬块根性状不同点)

[是 否] 稍扁，长 2 ~ 5cm，直径 0.3 ~ 0.8cm，具粗纵纹。

[是 否] 味甘、微苦。

三、变质、污染 [有 无]

四、结论 [正品 假药 劣药 做其他检验]

五、清场

达标自测题：①挑拣分开混在一起的麦冬和太子参。②找出麦冬与山麦冬的鉴别要点。

相关知识：

1. 麦冬为百合科植物麦冬 *Ophiopogon japonicus* (Thunb.) KerGawl. 的干块根。夏季采挖，洗净，反复暴晒、堆置，至七八成干，除去须根，干燥。

2. 山麦冬为百合科植物湖北麦冬 *Liriope spicata* (Thunb.) Lour. var. *prolifera* Y.T.Ma 或短葶山麦冬 *Liriope muscari* (Decne.) Baily 的干燥块根。夏初采挖，洗净，反复暴晒、堆置，至近干，除去须根，干燥。

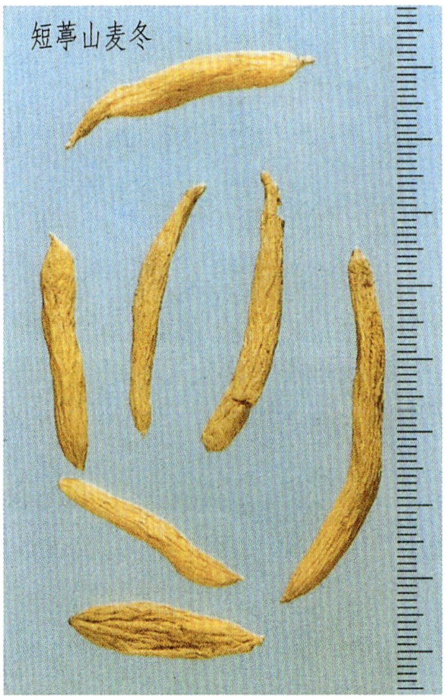

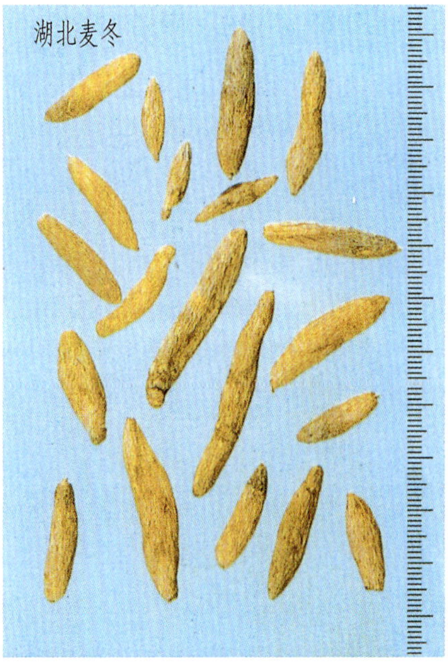

土茯苓　　粉萆薢

一、准备

二、查验性状

1．土茯苓

[是 否] 略呈圆柱形，稍扁或呈不规则条块。

[是 否] 有结节状隆起，具短分枝，长 5 ~ 22cm，直径 2 ~ 5cm。

[是 否] 表面黄棕色或灰褐色，凹凸不平，有坚硬的须根残基。

[是 否] 分枝顶端有圆形芽痕，有的外皮出现不规则裂纹，并有残留的鳞叶。

[是 否] 质坚硬。切片呈长圆形或不规则形，厚 1 ~ 5mm，边缘不整齐。

[是 否] **切面类白色至淡红棕色，粉性，可见点状维管束及多数小亮点。**

[是 否] **质略韧，折断时有粉尘飞扬，以水湿润后有黏滑感。**

[是 否] 气微，**味微甘、涩。**

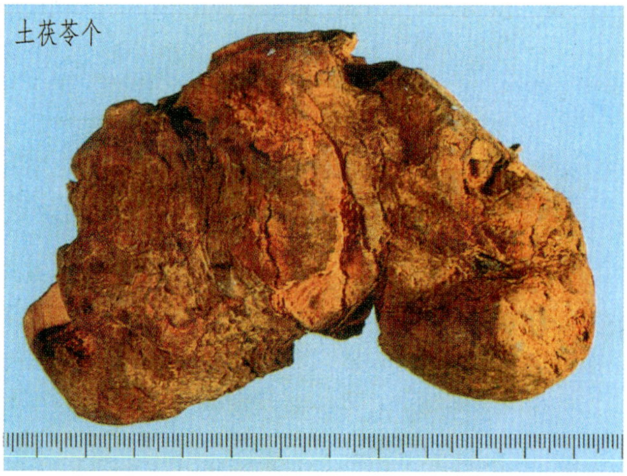

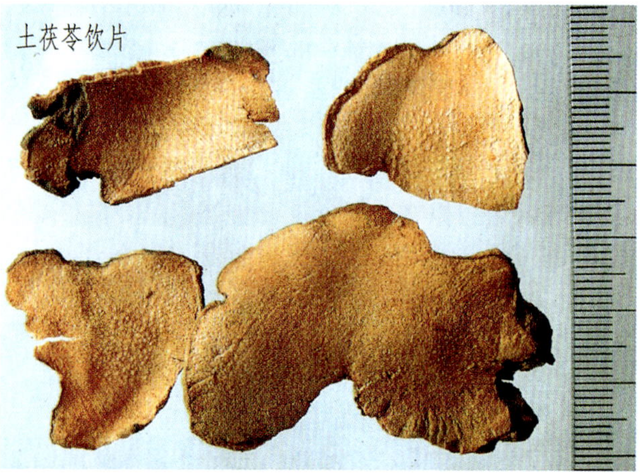

2．粉萆薢

[是 否] 为不规则的薄片，边缘不整齐，大小不一，厚约 0.5mm

[是 否] 有的有棕黑色或灰棕色的外皮。

[是 否] **切面黄白色或浅灰棕色，维管束呈小点状散在。**

[是 否] 质松，略有弹性。

[是 否] **新断面接近外皮处显淡黄色。**

[是 否] 气微，**味辛、微苦。**

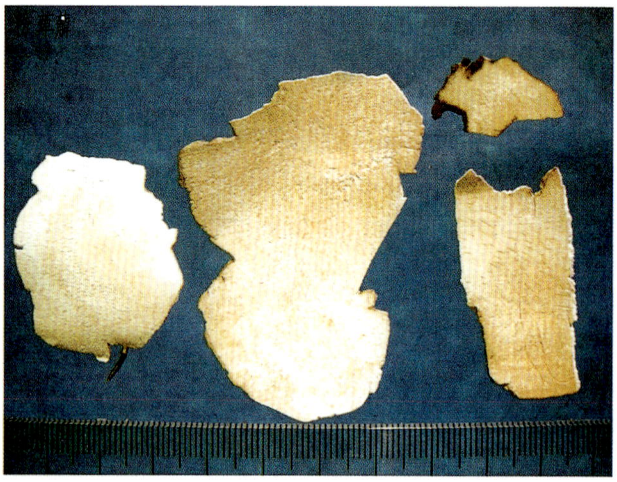

三、变质、污染 [有 无]

四、结论 [正品 假药 劣药 做其他检验]

五、清场

达标自测题：对比土茯苓饮片和粉萆薢饮片，找出鉴别要点（最少 2 点）。

相关知识：

1．土茯苓为百合科植物光叶菝葜 *Smilax glabra* Roxb. 的干燥根茎。夏、秋二季采挖，除去须根，洗净，干燥；或趁鲜切成薄片，干燥。

2．粉萆薢为薯蓣科植物粉背薯蓣 *Dioscorea hypoglauca* Palibin 的干燥根茎。秋、冬二季采挖，除去须根，洗净，切片，晒干。

绵萆薢 商陆

一、准备

二、查验性状

1．绵萆薢

[是 否] 为不规则的斜切片，边缘不整齐，大小不一，厚 2 ~ 5mm。

[是 否] 外皮黄棕色至黄褐色，**有稀疏的须根残基，呈圆锥状突起。**

[是 否] **质疏松，略呈海绵状。**

[是 否] **切面灰白色至浅灰棕色，黄棕色点状维管束散在。**

[是 否] 气微，**味微苦。**

2．商陆

[是 否] 为横切或纵切的不规则块片，厚薄不等。

[是 否] 外皮灰黄色或灰棕色。

[是 否] 横切片弯曲不平，边缘皱缩，直径 2 ~ 8cm。

[是 否] **切面浅黄棕色或黄白色，木部隆起，形成数个突起的同心性环轮。**

[是 否] **纵切片弯曲或卷曲，长 5 ~ 8cm，宽 1 ~ 2cm，木部呈平行条状突起。**

[是 否] **质硬。**

[是 否] 气微，味稍甜，久嚼麻舌。

三、变质、污染 [有 无]

四、商陆杂质不得过 2% [超 否]

五、结论 [正品 假药 劣药 做其他检验]

六、清场

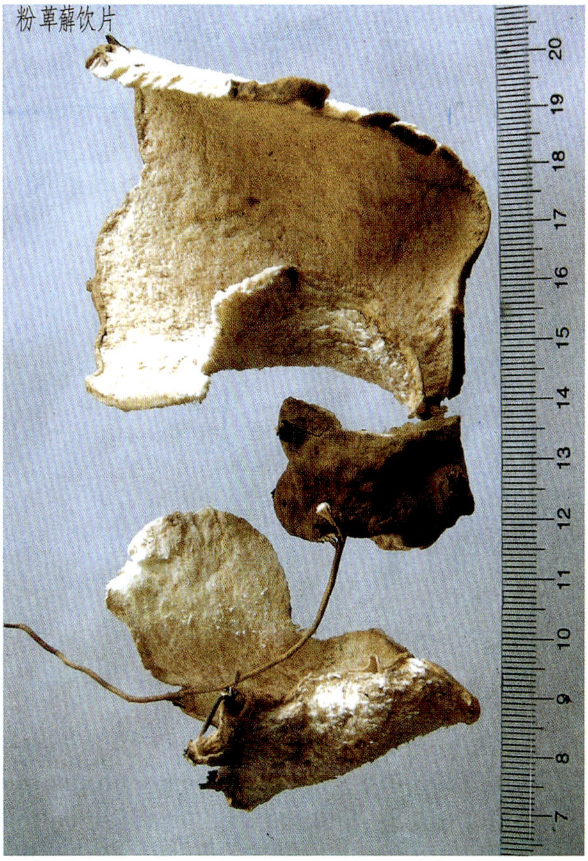

粉萆薢饮片

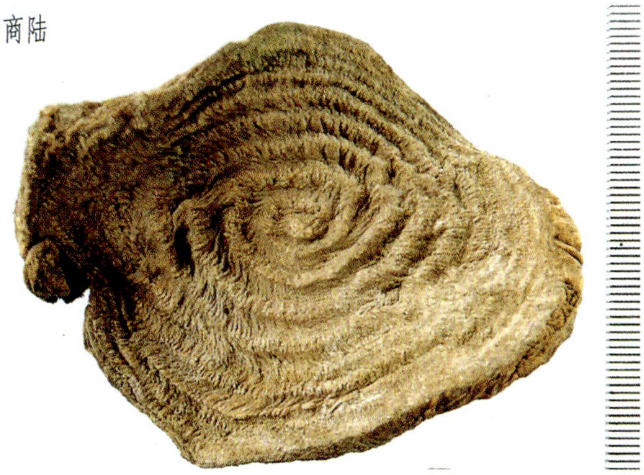
商陆

达标自测题：①找出绵萆薢饮片和商陆饮片的鉴别要点（最少 3 点）。②挑拣分开混在一起的绵萆薢和粉萆薢。

相关知识：

1．绵萆薢为薯蓣科植物绵萆薢 *Dioscorea septemloba* Thunb. 或福州薯蓣 *Dioscorea futschauensis* Uline ex R.kunth 的干燥根茎。秋、冬二季采挖，除去须根，洗净，切片，晒干。

2．商陆为商陆科植物商陆 *Phytolacca acinosa* Roxb. 或垂序商陆 *Phytolacca americana* L. 的干燥根。秋季至次春采挖，除去须根及泥沙，切成块或片，晒干或阴干。

乌 药

一、准备

二、查验性状

[是 否] 多呈纺锤形，略弯曲，有的中部收缩成连珠状。

[是 否] 长6～15cm，直径1～3cm。

[是 否] 表面黄棕色或黄褐色，有纵皱纹及稀疏的细根痕。

[是 否] 质坚硬。切片厚0.2～2mm。

[是 否] 切面黄白色或淡黄棕色，射线放射状。

[是 否] 可见年轮环纹，中心颜色较深。

[是 否] 气香，味微苦、辛，有清凉感。

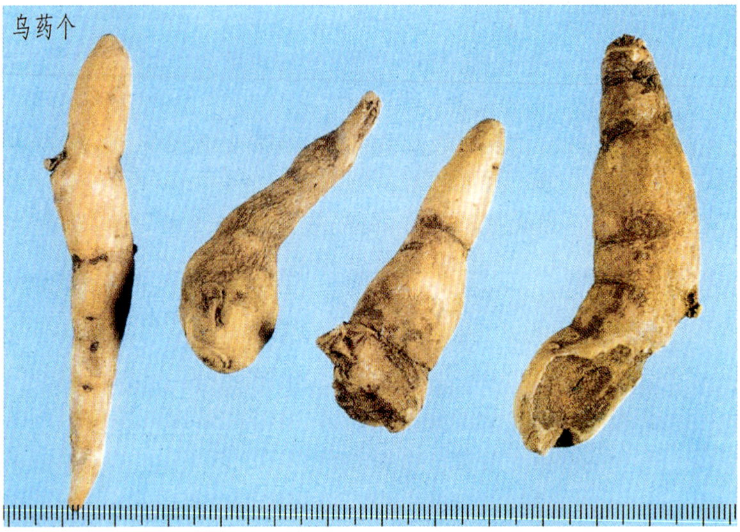

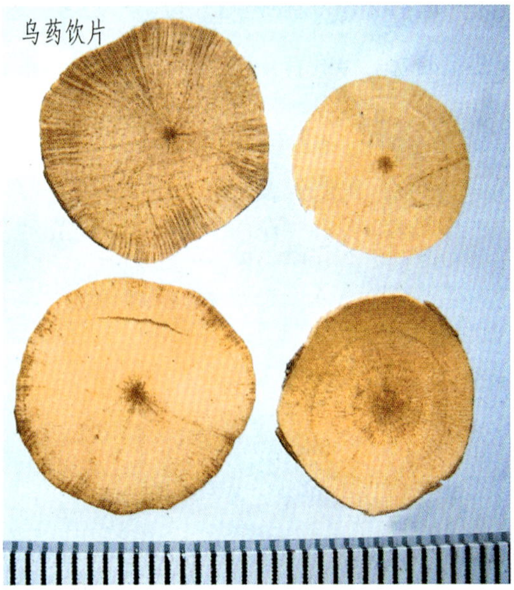

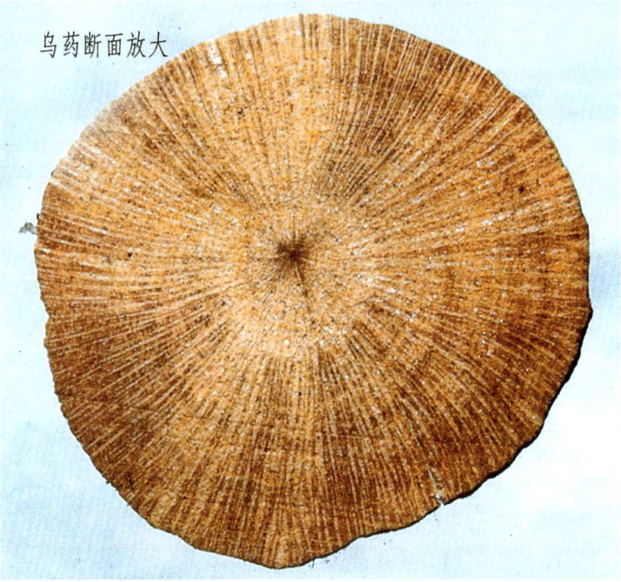

三、变质、污染[有 无]

四、结论[正品 假药 劣药 做其他 检验]

五、清场

达标自测题：① 区别乌药、常山、穿山龙饮片，总结性状不同点。②照样品画乌药、常山、穿山龙饮片切面图。

相关知识：

1. 乌药为樟科植物乌药 *Lindera aggregata* (Sims) Kosterm. 的干燥块根。全年均可采挖，除去细根，洗净，趁鲜切片，晒干，或直接晒干。

2. 质老、不呈纺锤状的直根不可供药用。

常山　穿山龙

一、准备

二、查验性状

1. 常山

[是 否] 呈圆柱形，常弯曲扭转，或有分枝。

[是 否] 长 9 ~ 15cm，直径 0.5 ~ 2cm。

[是 否] 表面棕黄色，具细纵纹。

[是 否] 外皮易剥落，剥落处露出淡黄色木部。

[是 否] 质坚硬，不易折断，折断时有粉尘飞扬。

[是 否] 横切面黄白色，射线类白色，呈放射状。

[是 否] 气微，味苦。

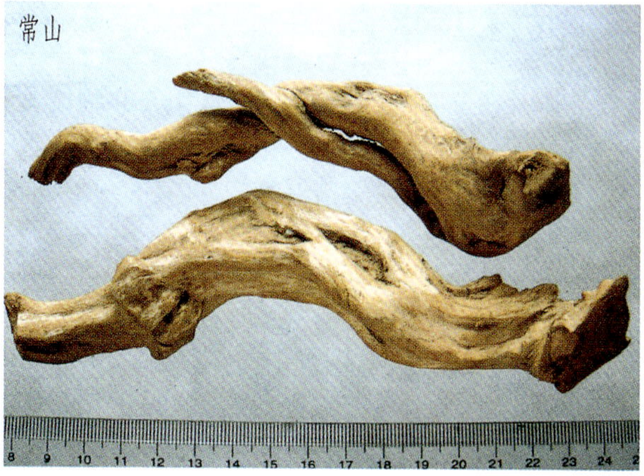

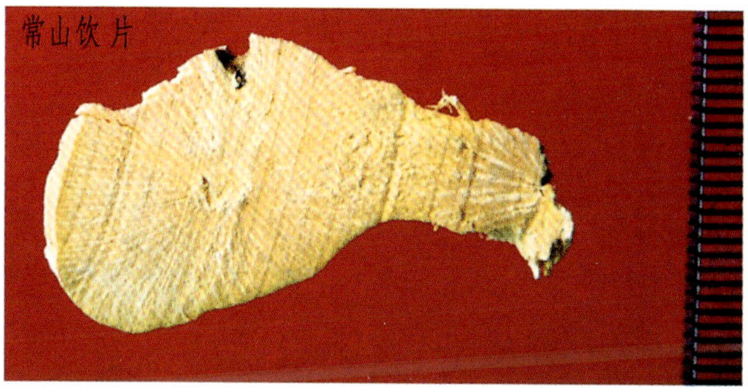

2. 穿山龙

[是 否] 呈类圆柱形，稍弯曲。

[是 否] 长 15 ~ 20cm，呈放射状排列，直径 1.0 ~ 1.5cm 。

[是 否] 表面黄白色或棕黄色。

[是 否] 有不规则的纵皱沟、刺状残根及偏于一侧的突起茎痕。

[是 否] 质坚硬。

[是 否] 断面平坦，白色或黄白色，散有淡棕色维管束小点。

[是 否] 气微，味苦涩。

三、变质、污染 [有 无]

四、结论 [正品 假药 劣药 做其他检验]

五、清场

达标自测题：① 区别常山、穿山龙、乌药饮片，总结性状不同点。②照样品画常山、穿山龙、乌药饮片切面图。

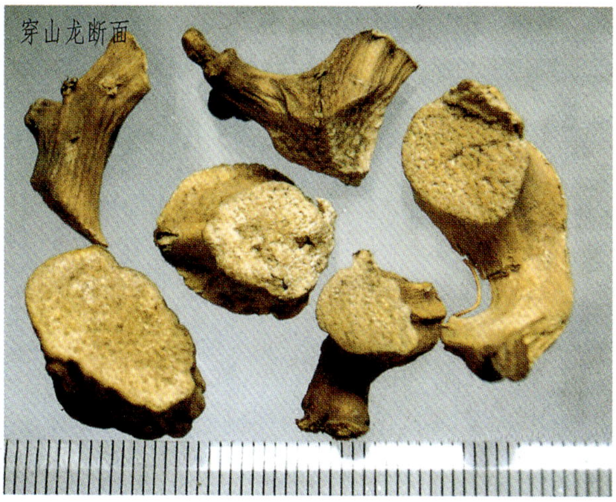

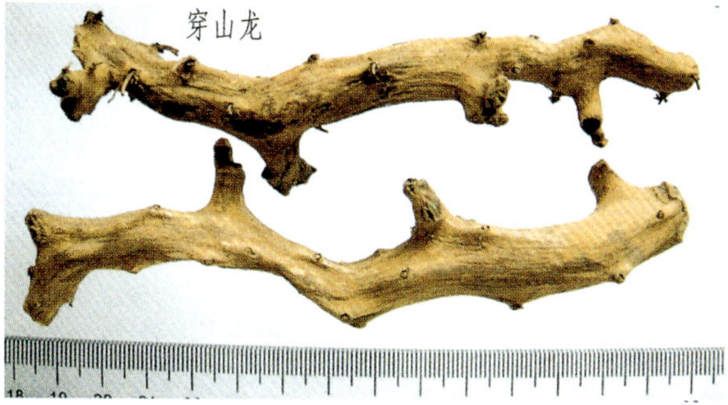

相关知识：

1. 常山为虎耳草科植物常山 *Dichroa febrifuga* Lour. 的干燥根。秋季采挖，除去须根，洗净，晒干。

2. 穿山龙为薯蓣科植物穿龙薯蓣 *Dioscorea nipponica* Makino 的干燥根茎。春、秋两季采挖，洗净，除去须根及外皮。晒干。

白 术

一、准备

二、查验性状

[是 否] 为不规则的肥厚团块，长 3 ~ 13cm，直径 1.5 ~ 7cm 。

[是 否] 表面灰黄色或灰棕色。

[是 否] 有瘤状突起及断续的纵皱和沟纹，并有须根痕。

[是 否] 顶端有残留茎基和芽痕。

[是 否] 质坚硬，不易折断。

[是 否] 断面不平坦，黄白色至淡棕色，有棕黄色的点状油室散在。

[是 否] 烘干者断面角质样，色较深或有裂隙。

[是 否] 气清香，味甘、微辛，嚼之略带黏性。

三、变质、污染 [有 无]

四、结论 [正品 假药 劣药 做其他检验]

五、清场

达标自测题：①照样品画白术、苍术饮片切面图。②遮目识别白术饮片和苍术饮片。

相关知识：

白术为菊科植物白术 *Atractylodes macrocephala* Koidz. 的干燥根茎。冬季下部叶枯黄、上部叶变脆时采挖，除去泥沙，烘干或晒干，再除去须根。

白术

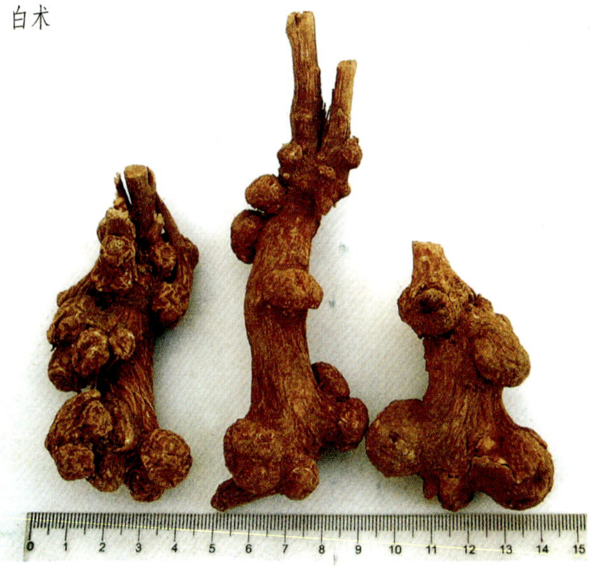

白术饮片

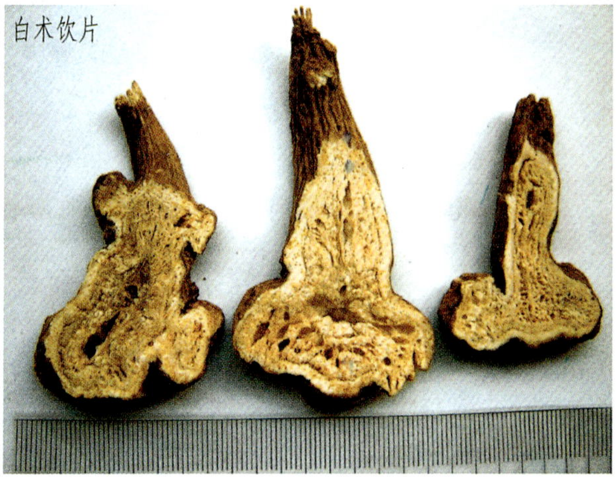

苍 术

一、准备

二、查验性状

1．茅苍术根茎

[是 否] 呈不规则连珠状或结节状圆柱形。

[是 否] 略弯曲，偶有分枝，长 3 ～ 10cm，直径 1 ～ 2cm。

[是 否] 表面灰棕色，有皱纹、横曲纹及残留须根。

[是 否] 顶端具茎痕或残留茎基。

[是 否] **质坚实，断面黄白色或灰白色。**

[是 否] **散有多数橙黄色或棕红色油室。**

[是 否] **暴露稍久，可析出白色细针状结晶。**

[是 否] **气香特异，味微甘、辛、苦。**

2. 北苍术根茎

[是 否] 呈疙瘩块状或结节状圆柱形，长 4 ～ 9cm，直径 1 ～ 4cm。

[是 否] 表面黑棕色，除去外皮者黄棕色。

[是 否] **质较疏松，断面散有黄棕色油室。**

[是 否] **香气较淡，味辛、苦。**

三、变质、污染 [有 无]

四、结论 [正品 假药 劣药 做其他检验]

五、清场

达标自测题：①照样品画苍术、白术饮片切面图。②遮目识别苍术饮片和白术饮片。

相关知识：

苍术为菊科植物茅苍术 *Atractylodes lancea* (Thunb.) DC. 或北苍术 *Atractylodes chinensis* (DC.) Koidz. 的干燥根茎。春、秋二季采挖，除去泥沙，晒干，撞去须根。

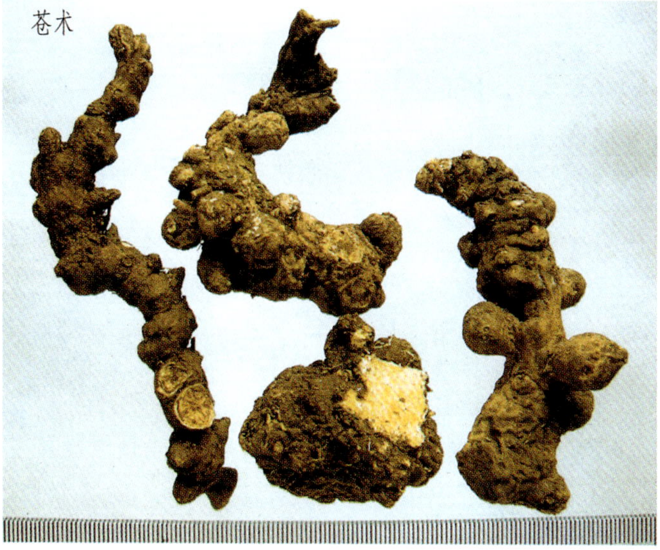

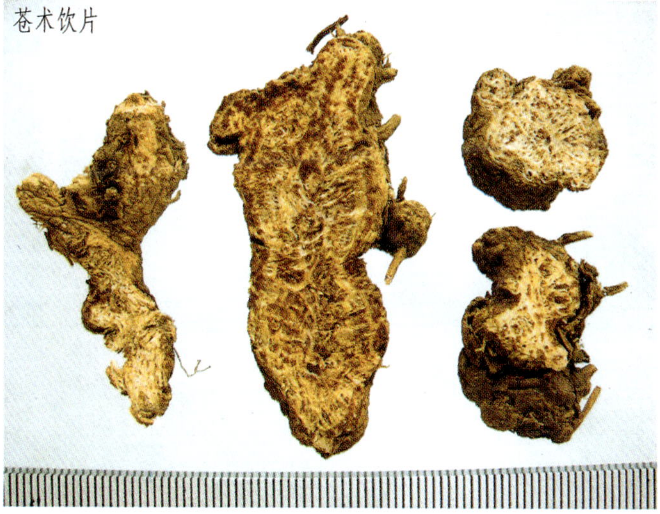

天　麻

一、准备

二、查验性状

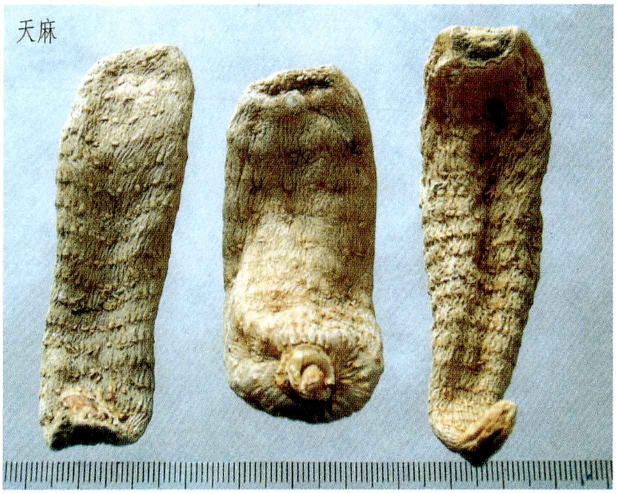

[是　否] 呈椭圆形或长条形，略扁，皱缩而稍弯曲。

[是　否] 长 3 ~ 15cm，宽 1.5 ~ 6cm，厚 0.5 ~ 2cm。

[是　否] 表面黄白色至淡黄棕色。

[是　否] **有纵皱纹及由潜伏芽排列而成的横环纹多轮。**

[是　否] 有时可见棕褐色菌索。

[是　否] **顶端有红棕色至深棕色鹦嘴状的芽或残留茎基。**

[是　否] **另端有圆脐形疤痕。**

[是　否] 质坚硬，不易折断。

[是　否] **断面较平坦，黄白色至淡棕色，角质样。**

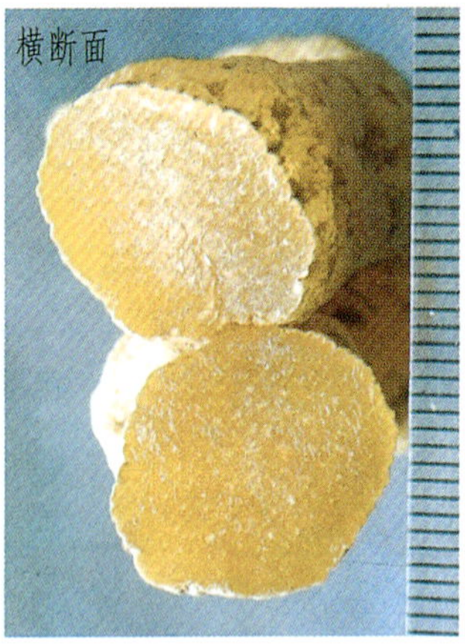

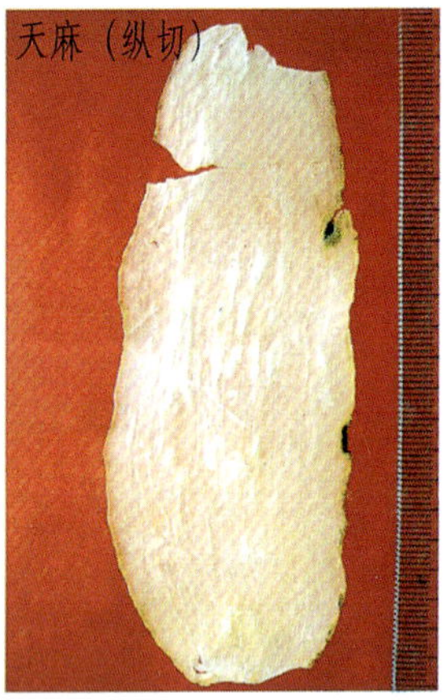

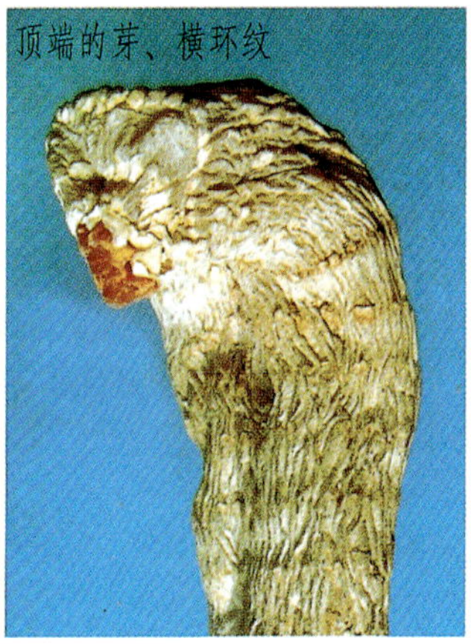

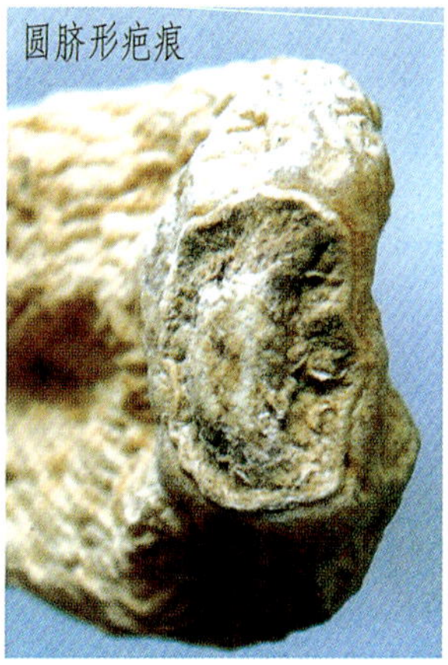

[是　否] 气微，**味甘。**

三、变质、污染 [有　无]

四、结论 [正品　假药　劣药　做其他检验]

五、清场

达标自测题：照样品画天麻药材图，找出鉴别要点（最少 4 点）。

相关知识：

天麻为兰科植物天麻 *Gastrodia elata* Bl. 的干燥块茎。立冬后至次年清明前采挖，立即洗净，蒸透，敞开低温干燥。

白及　百合

一、准备

二、查验性状

1. 白及

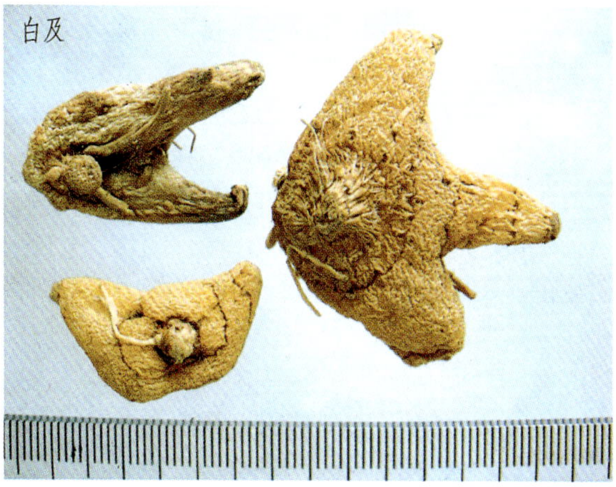

[是 否] **呈不规则扁圆形，多有2～3个爪状分枝。**

[是 否] 长1.5～5cm，厚0.5～1.5cm。

[是 否] **表面灰白色或黄白色，有数圈同心环节和棕色点状须根痕。**

[是 否] **上面有凸起的茎痕，下面有连接另一块茎的痕迹。**

[是 否] 质坚硬，不易折断，断面类白色，角质样。

[是 否] 气微，**味苦，嚼之有黏性。**

2. 百合

[是 否] 呈长椭圆形，长2～5cm，宽1～2cm，中部厚1.3～4mm。

[是 否] **表面类白色、淡棕黄色或微带紫色。**

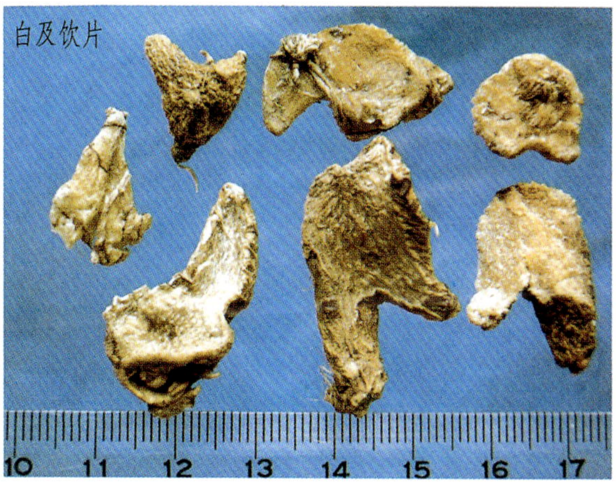

[是 否] **有数条纵直平行的白色维管束。**

[是 否] 顶端稍尖，**基部较宽，边缘薄，微波状，略向内弯曲。**

[是 否] 质硬而脆，断面较平坦，角质样。

[是 否] 气微，**味微苦。**

三、变质、污染 [有 无]

四、结论 [正品 假药 劣药 做其他检验]

五、清场

达标自测题：①挑拣分开混在一起的白及和山慈菇。②挑拣分开混在一起的百合片和白及片。

相关知识：

1. 白及为兰科植物白及 *Bletilla striata* (Thunb.) Reichb.f. 的干燥块茎。夏、秋两季采挖，除去须根，洗净，置沸水中煮或蒸至无白心，晒至半干，除去外皮，晒干。

2. 百合为百合科植物卷丹 *Lilium lancifolium* Thunb.、百合 *Lilium brownii* F.E.Brown var. *viridulum* Baker 或细叶百合 Lilium pumilum DC. 的干燥肉质鳞叶。秋季采挖，洗净，剥取鳞叶，置沸水中略烫，干燥。

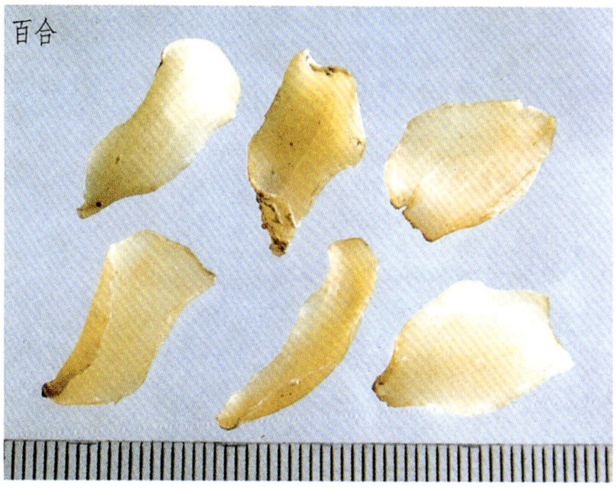

人 参

一、准备

二、查验性状

1. 园参

[是 否] 主根呈纺锤形或圆柱形，长 3 ~ 15cm，直径 1 ~ 2cm。

[是 否] 表面灰黄色，上部或全体有疏浅断续的粗横纹及明显的纵皱纹。

[是 否] 下部有支根 2 ~ 3 条，并着生多数细长的须根。

[是 否] 须根上常有不明显的细小疣状突起。

[是 否] 根茎（芦头）长 1 ~ 4cm，直径 0.3 ~ 1.5cm。

[是 否] 多拘挛而弯曲，具不定根（艼）和稀疏的凹窝状茎痕（芦碗）。

[是 否] 质较硬，断面淡黄白色，显粉性。

[是 否] 形成层环纹棕黄色，皮部有黄棕色的点状树脂道及放射状裂隙。

[是 否] 香气特异，味微苦、甘。

2. 林下参

[是 否] 主根多与根茎近等长或较短。

[是 否] 呈圆柱形、菱角形或人字形，长 1 ~ 6cm。

[是 否] 表面灰黄色，具纵皱纹，上部或中下部有环纹。

[是 否] 支根多为 2 ~ 3 条，须根少而细长，清晰不乱。

[是 否] 有较明显的疣状突起。

[是 否] 根茎细长，少数粗短，中上部具稀疏或密集而深陷的茎痕。

[是 否] 不定根较粗，多下垂。

三、变质、污染 [有 无]

四、结论 [正品 假药 劣药 做其他检验]

五、清场

达标自测题：①照样品画园参药材图，并分别指出主根、芦头、芦碗、珍珠疙瘩。②对比园参和桔梗，找出鉴别要点（最少 2 点）。

相关知识：

人参为五加科植物人参 Panax ginseng C. A. Mey. 的干燥根及根茎。多于秋季采挖，洗净后晒干或烘干。栽培的又称“园参”；播种在山林野生状态下自然生长的又称“林下参”，习称“籽海”。

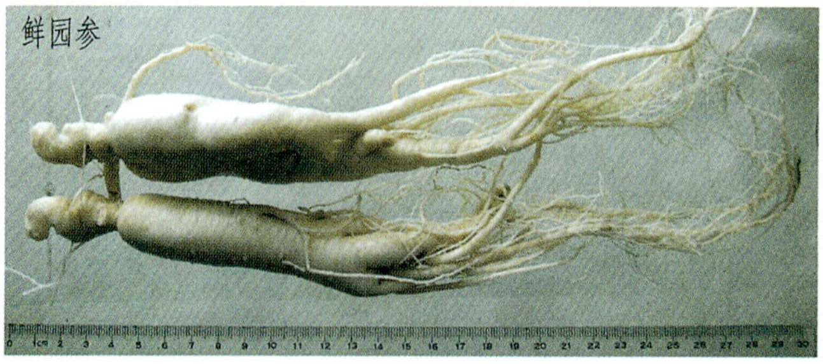

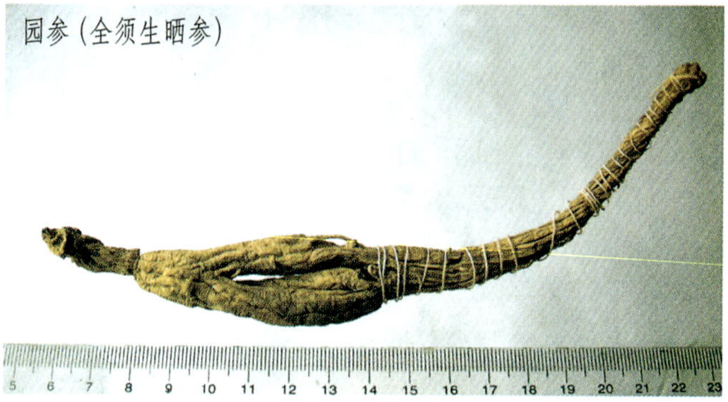

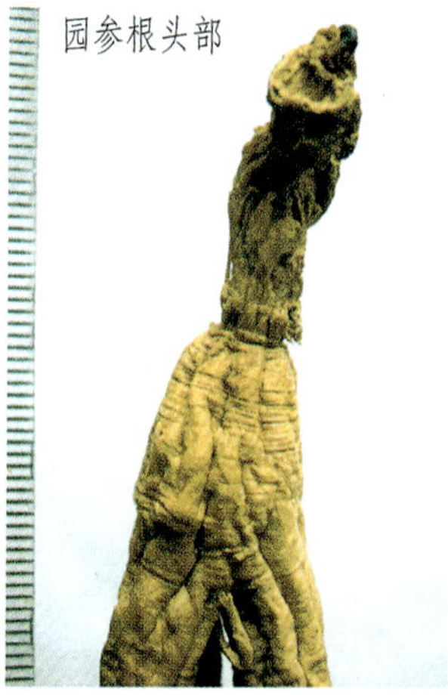

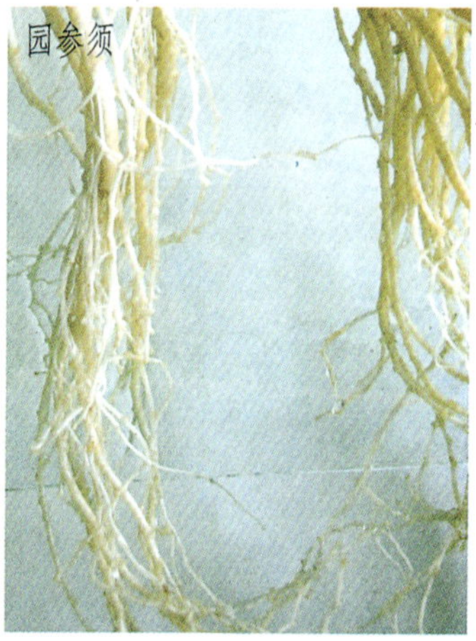

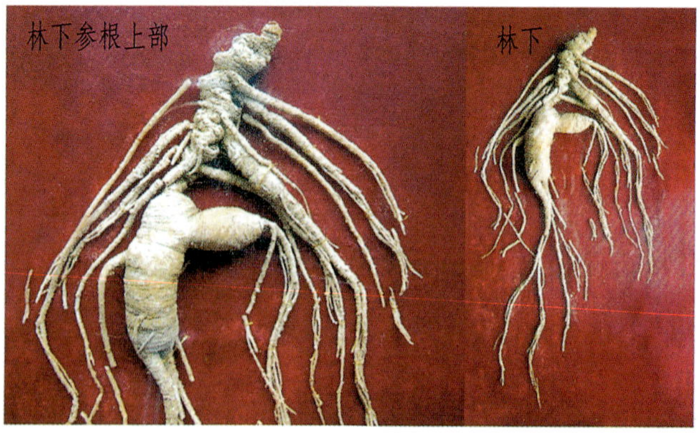

红 参

一、准备

二、查验性状

[是 否] 主根呈纺锤形、圆柱形或扁方柱形，长 3 ～ 10cm，直径 1 ～ 2cm。

[是 否] **表面半透明，红棕色，偶有不透明的暗黄褐色斑块。**

[是 否] 具纵沟、皱纹及细根痕；

[是 否] 上部有时具断续的不明显环纹；

[是 否] 下部有 2 ～ 3 条扭曲交叉的支根，并带弯曲的须根或仅具须根残迹。

[是 否] **根茎（芦头）长 1 ～ 2cm，上有数个凹窝状茎痕（芦碗）。**

[是 否] 有的带有 1 ～ 2 条完整或折断的不定根。

[是 否] 质硬而脆，**断面平坦，角质样。**

[是 否] 气微香而特异，**味甘、微苦。**

三、变质、污染 [有 无]

四、结论 [正品 假药 劣药 做其他检验]

五、清场

达标自测题：对比红参和生晒园参，找出鉴别要点（最少 2 点）。

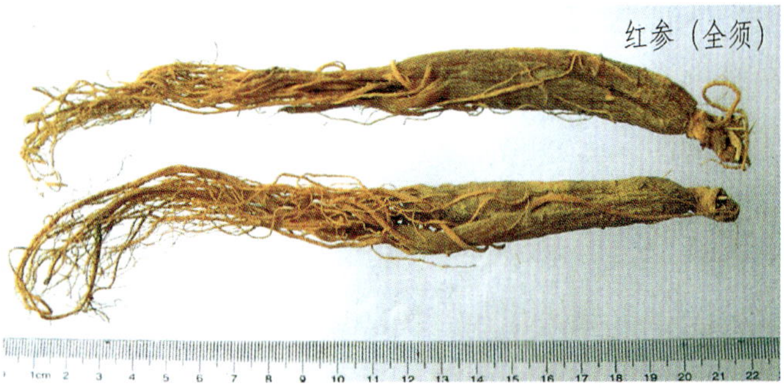
红参（全须）

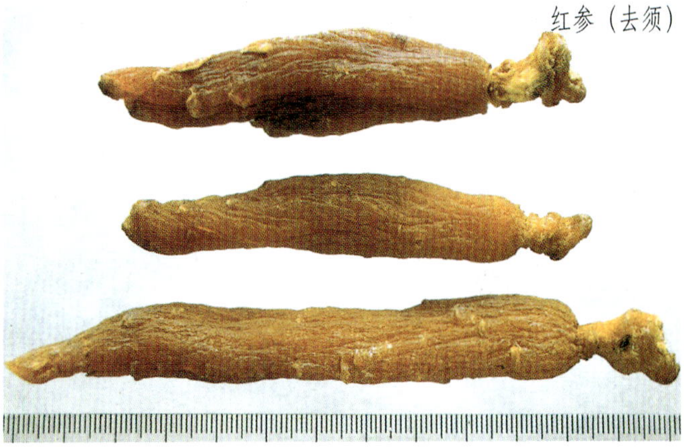
红参（去须）

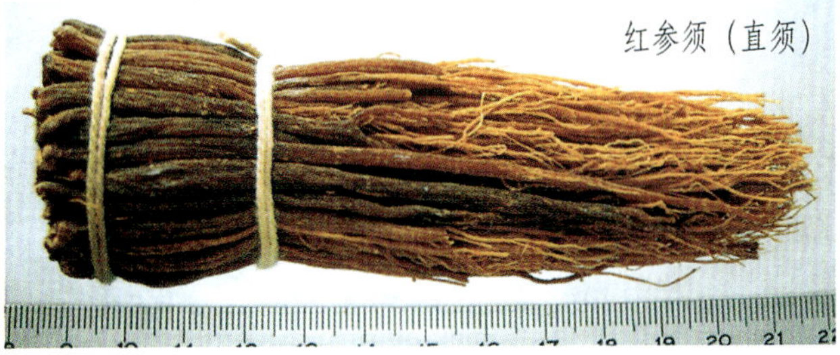
红参须（直须）

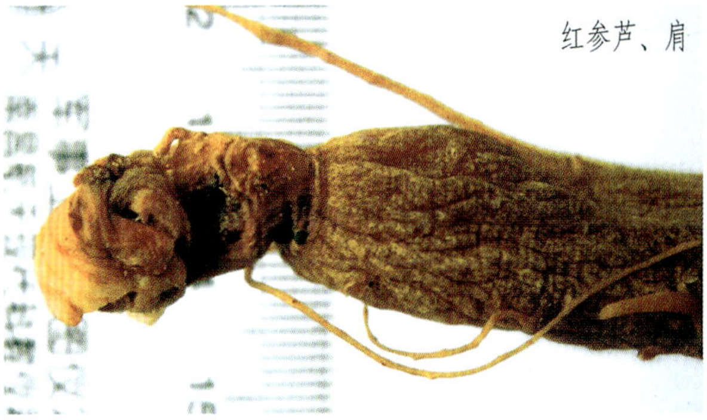
红参芦、肩

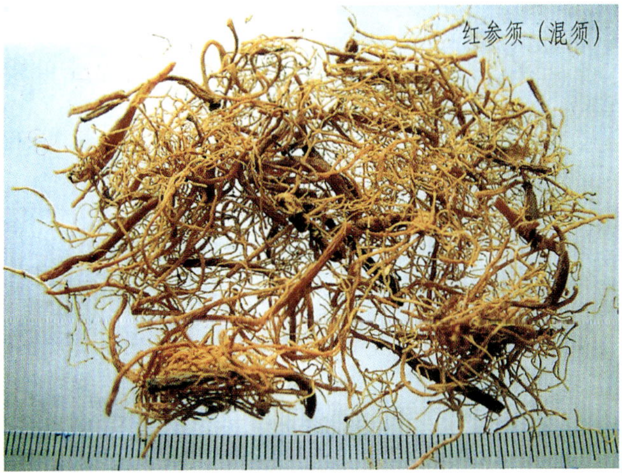
红参须（混须）

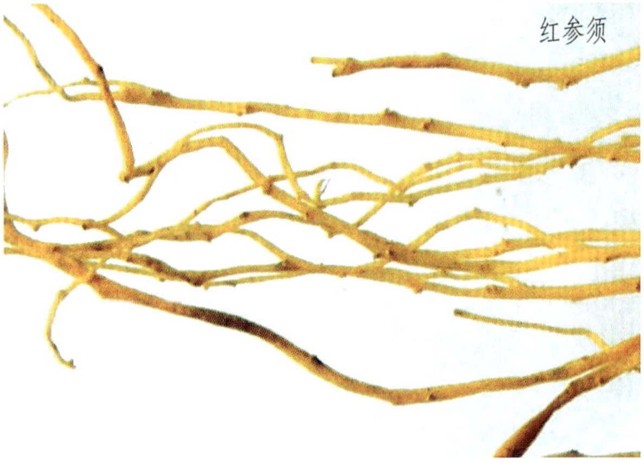
红参须

相关知识：

1. 红参为五加科植物人参 Panax ginseng C.A.Mey. 的栽培品经蒸制后的干燥根及根茎。秋季采挖，洗净，蒸制后干燥。

2. 红参的须根商品称“红参须”，粗而顺直者称“直须”，细而弯曲者称“弯须”，碎断而粗细混合者称“混须”。

西 洋 参

一、准备

二、查验性状

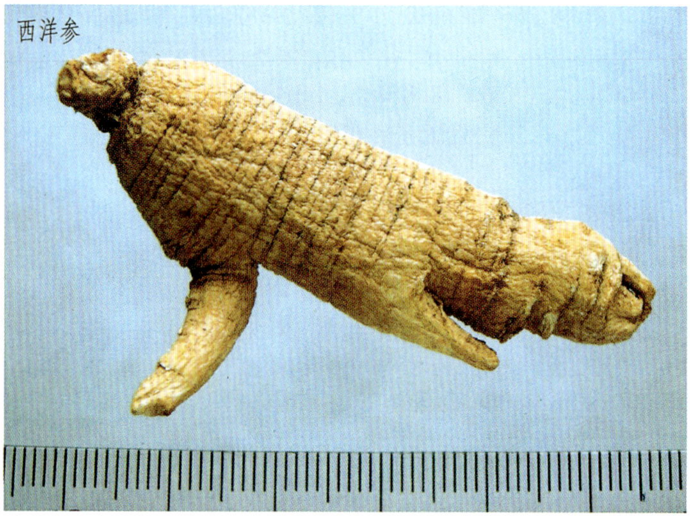

[是 否] **呈纺锤形、圆柱形或圆锥形**，长 3 ~ 12cm，**直径 0.8 ~ 2cm**。

[是 否] **表面浅黄褐色或黄白色，可见横向环纹及线形皮孔状突起**，并有细密浅纵皱纹及须根痕。

[是 否] **主根中下部有一至数条侧根，多已折断**。

[是 否] 有的上端有根茎（芦头），环节明显；

[是 否] 茎痕（芦碗）圆形或半圆形，具不定根（艼）或已折断。

[是 否] 体重，**质坚实**，不易折断。

[是 否] 断面平坦，浅黄白色，略显粉性。

[是 否] **皮部可见黄棕色点状树脂道，形成层环纹棕黄色**。

[是 否] 木部略呈放射状纹理。

[是 否] 气微而特异，**味微苦、甘**。

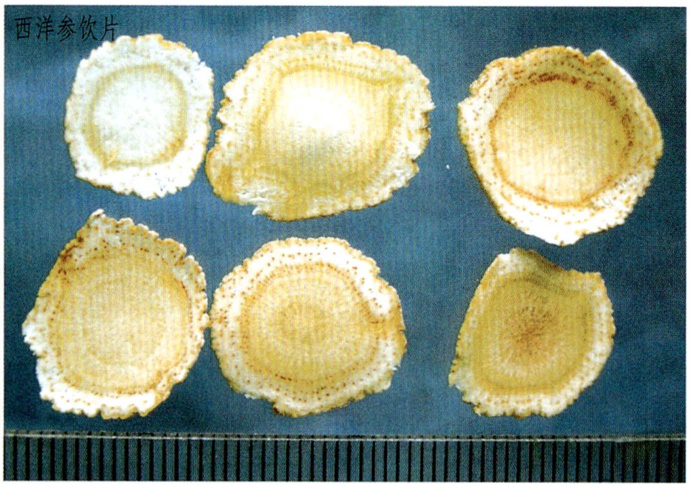

三、变质、污染 [有 无]

四、结论 [正品 假药 劣药 做其他检验]

五、清场

达标自测题：对比西洋参饮片和生晒园参饮片，找出鉴别要点（最少 3 点）。

相关知识：

西洋参为五加科植物西洋参 *Panax quinquefolium* L. 的干燥根。均系栽培品，秋季采挖，洗净，晒干或低温干燥。

三 七

一、准备

二、查验性状

1. 主根

[是 否] 呈类圆锥形或圆柱形，长 1 ~ 6cm，直径 1 ~ 4cm。

[是 否] 表面灰褐色或灰黄色，有断续的纵皱纹及支根痕。

[是 否] 顶端有茎痕，周围有瘤状突起。

[是 否] 体重，质坚实。

[是 否] 断面灰绿色、黄绿色或灰白色，木部微呈放射状排列。

[是 否] 气微，味苦回甜。

2. 筋条（与主根性状不同点）

[是 否] 呈圆柱形，长 2 ~ 6cm。

[是 否] 上端直径约0.8cm，下端直径约0.3cm。

3. 剪口（与主根性状不同点）

[是 否] 呈不规则的皱缩块状及条状。

[是 否] 表面有数个明显的茎痕及环纹。

[是 否] 断面中心灰白色，边缘灰色。

三、变质、污染 [有 无]

四、结论 [正品 假药 劣药 做其他检验]

五、清场

达标自测题：① 找出三七主根和剪口的鉴别要点（最少 2 点）。② 挑拣分开混在一起的三七和莪术。

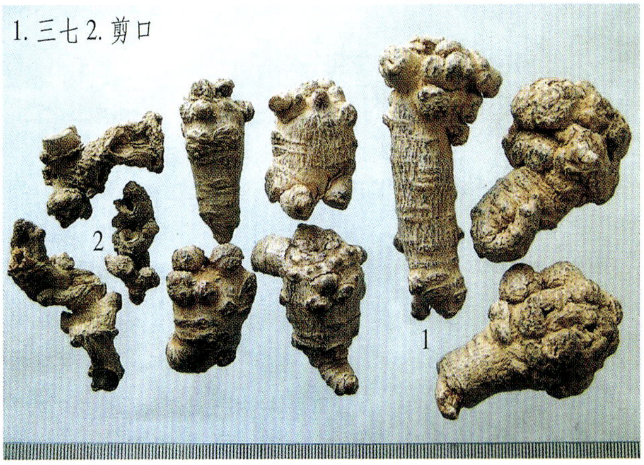

1. 三七 2. 剪口

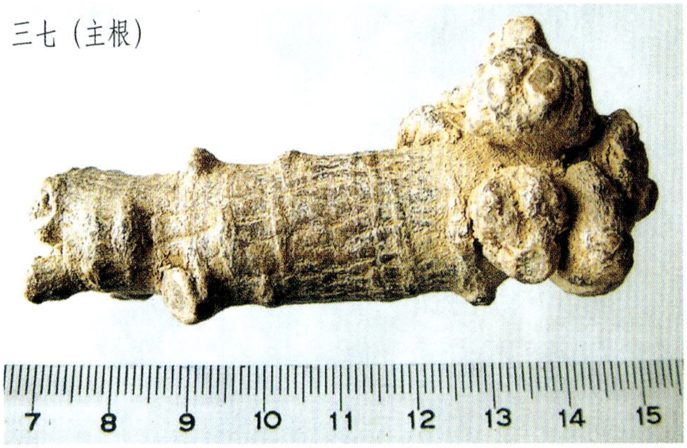

三七（主根）

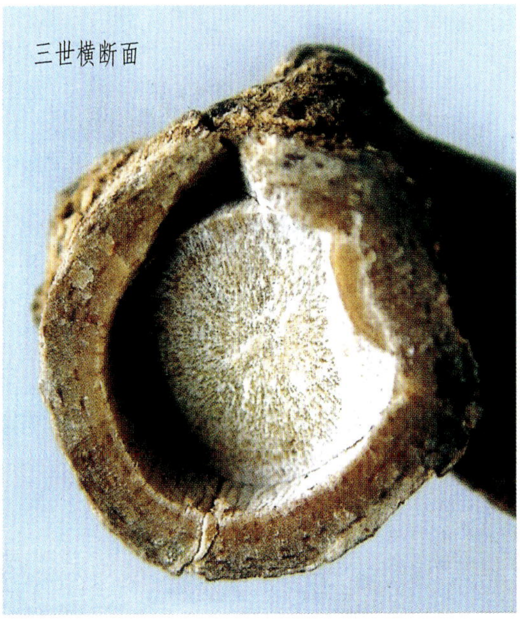
三世横断面

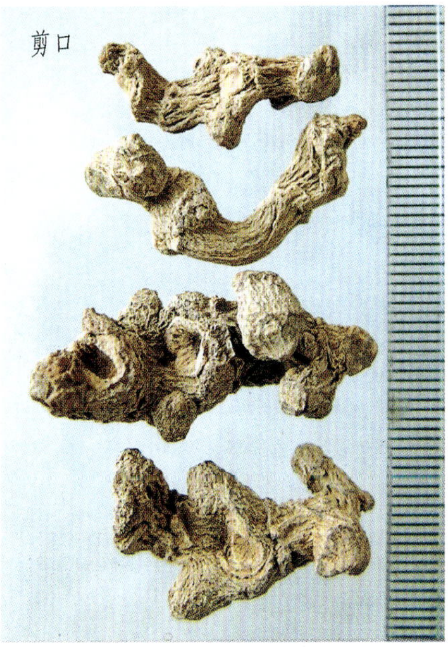
剪口

相关知识：

三七为五加科植物三七 *Panax notoginseng* (Burk.) F. H. Chen 的干燥根及根茎。秋季花开前采挖，洗净，分开主根、支根及茎基，干燥。支根习称“筋条”，茎基习称“剪口”。

黄　连

一、准备

二、查验性状

1．味连

［是　否］ 多集聚成簇，常弯曲，形如鸡爪。

［是　否］ 单枝根茎长 3 ～ 6cm，直径 0.3 ～ 0.8cm。

［是　否］ 表面灰黄色或黄褐色，粗糙。

［是　否］ 有不规则结节状隆起、须根及须根残基。

［是　否］ 有的节间表面平滑如茎杆，习称“过桥”。

［是　否］ 上部多残留褐色鳞叶，顶端常留有残余的茎或叶柄。

［是　否］ 质硬，断面不整齐，皮部橙红色或暗棕色。

［是　否］ 木部鲜黄色或橙黄色，呈放射状排列，髓部有的中空。

［是　否］ 气微，味极苦。

［是　否］ 折断面在紫外光灯下观察显金黄色荧光，木质部尤为显著。

2．雅连（与味连性状不同点）

［是　否］ 多为单枝，略呈圆柱形，微弯曲。

［是　否］ 长 4 ～ 8cm，直径 0.5 ～ 1cm。

［是　否］ “过桥”较长。顶端有少许残茎。

3. 云连（与味连性状不同点）

［是　否］ 弯曲呈钩状，多为单枝，较细小。

三、变质、污染［有　无］

四、结论［正品　假药　劣药　做其他检验］

五、清场

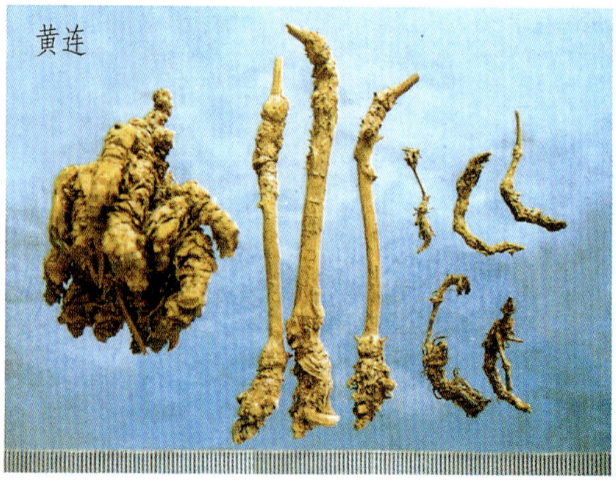

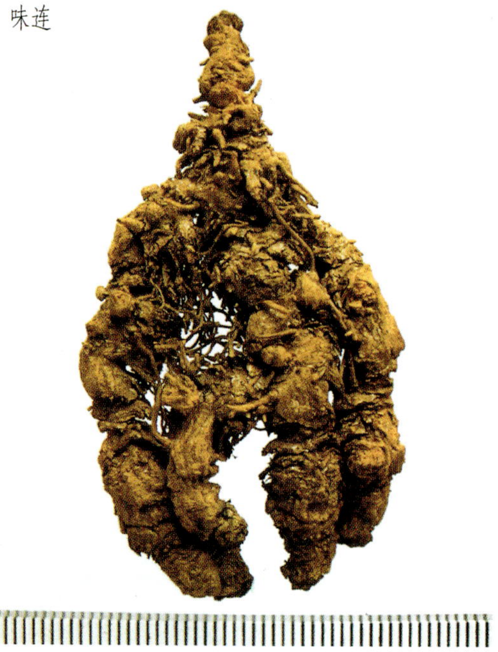

达标自测题：①对比药材标本，找出三种黄连的性状鉴别要点（最少 3 点）。②挑拣分开混在一起的黄连和胡黄连。

相关知识：

黄连为毛茛科植物黄连 Coptis chinensis Franch.、三角叶黄连 Coptis deltoidea C. Y. Cheng et Hsiao 或云连 Coptis teeta Wall. 的干燥根茎。以上三种分别习称“味连”、“雅连”、“云连”。秋季采挖，除去须根及泥沙，干燥，撞去残留须根。

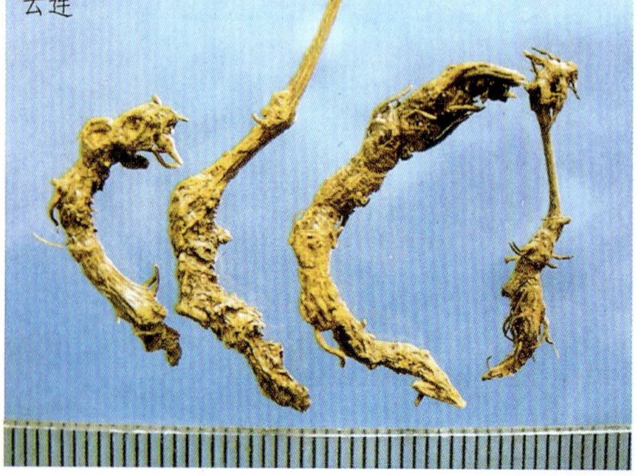

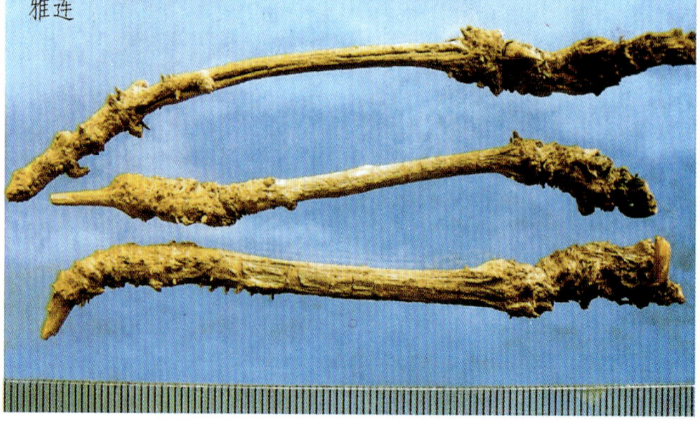

黄 芩

一、准备

二、查验性状

[是 否] 呈圆锥形，扭曲，长 8 ~ 25cm，直径 1 ~ 3cm。

[是 否] **表面棕黄色或深黄色**，有稀疏的疣状细根痕。

[是 否] 上部较粗糙，有扭曲的纵皱纹或不规则的网纹；

[是 否] 下部有顺纹和细皱纹。

[是 否] 质硬而脆，易折断，**断面黄色，中间红棕色。**

[是 否] **根中心枯朽状或中空，呈暗棕色或棕黑色。**

[是 否] **气微，味苦。**

三、变质、污染 [有 无]

四、结论 [正品 假药 劣药 做其他检验]

五、清场

达标自测题：对比黄芩饮片和桔梗饮片，找出鉴别要点（最少 3 点）。

相关知识：

黄芩为唇形科植物黄芩 *Scutellaria baicalensis* Georgi 的干燥根。春、秋两季采挖，除去须根及泥沙，晒后撞去粗皮，晒干。

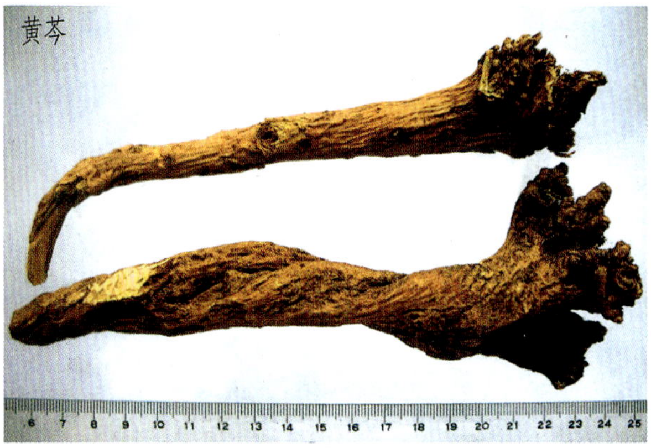

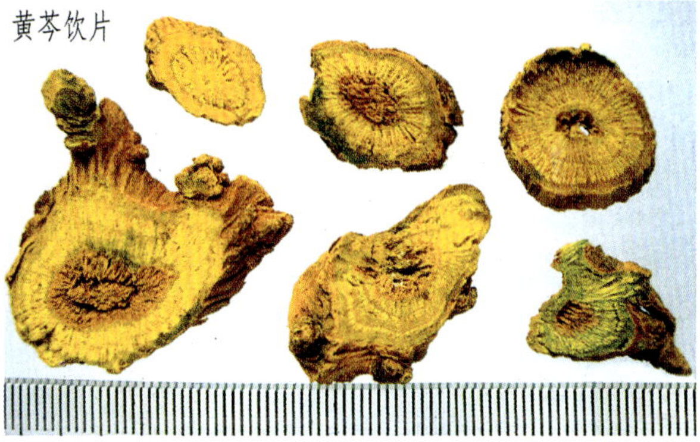

桔　梗

一、准备

二、查验性状

［是　否］呈圆柱形或略呈纺锤形，下部渐细。

［是　否］有的有分枝，略扭曲，长 7 ~ 20cm，直径 0.7 ~ 2cm。

［是　否］表面白色或淡黄白色，不去外皮者表面黄棕色至灰棕色。

［是　否］具纵扭皱沟，并有横长的皮孔样斑痕及支根痕。上部有横纹。

［是　否］有的顶端有较短的根茎或不明显，其上有数个半月形茎痕。

［是　否］质脆，断面不平坦，形成层环棕色。

［是　否］皮部类白色，有裂隙，木部淡黄白色。

［是　否］气微，味微甜后苦。

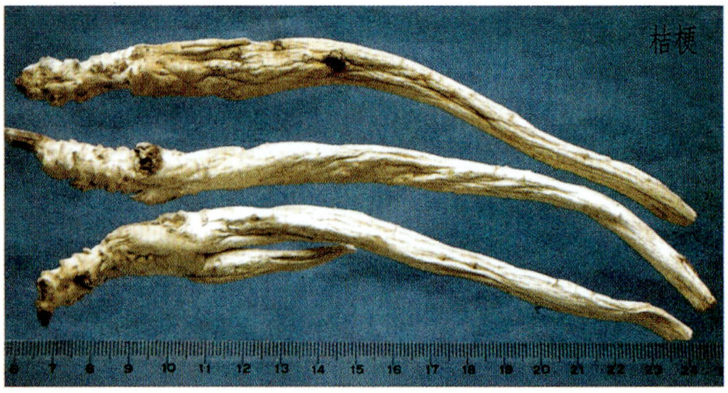

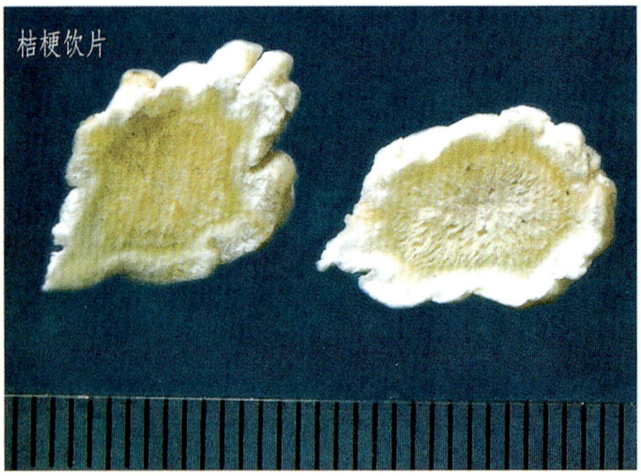

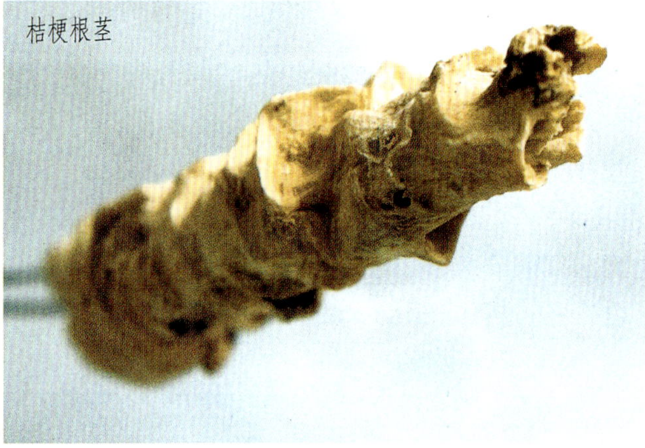

三、变质、污染［有　无］

四、结论［正品　假药　劣药　做其他检验］

五、清场

达标自测题：①遮目识别桔梗、黄精。②找出桔梗饮片和黄芩饮片的鉴别要点（3 点）。

相关知识：

桔梗为桔梗科植物桔梗 *Platycodon grandiflorum(Jacq.)* A.DC. 的干燥根。春、秋二季采挖，洗净，除去须根，趁鲜剥去外皮或不去外皮，干燥。

干姜 炮姜

一、准备

二、查验性状

1. 干姜

(1) 干姜个

[是 否] 呈扁平块状，具指状分枝，长 3 ~ 7cm，厚 1 ~ 2cm。

[是 否] 表面灰黄色或浅灰棕色，粗糙，具纵皱纹及明显的环节。

[是 否] 分枝处常有鳞叶残存，分枝顶端有茎痕或芽。

[是 否] 质坚实，断面黄白色或灰白色，粉性或颗粒性。

[是 否] 内皮层环纹明显，维管束及黄色油点散在。

[是 否] 气香、特异，味辛辣。

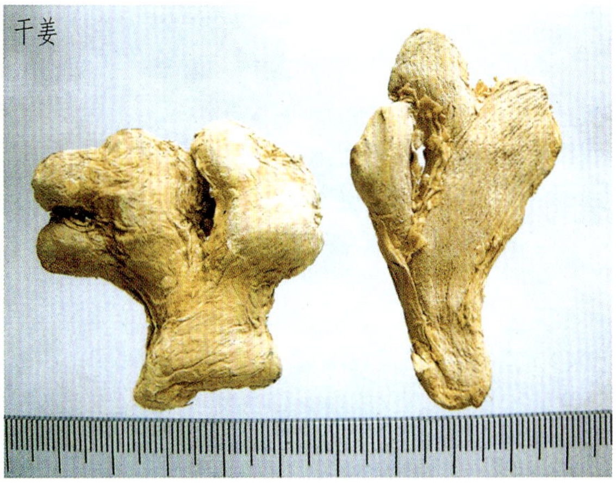

(2) 干姜片

[是 否] 为不规则纵切或斜切片，具指状分枝。

[是 否] 长 1 ~ 6cm，宽 1 ~ 2cm，厚 0.2 ~ 0.4cm。

[是 否] 外皮灰黄色或浅黄棕色，粗糙，具纵皱纹及明显的环节。

[是 否] 切面灰黄色或灰白色，略显粉性，可见较多的纵向纤维，有的呈毛状。

[是 否] 质坚实，断面纤维性。

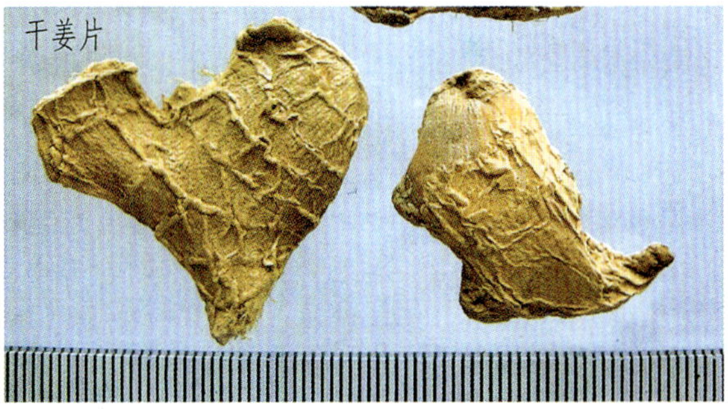

2. 炮姜

[是 否] 呈不规则膨胀的块状，具指状分枝。

[是 否] 表面棕黑色或棕褐色。质轻泡。

[是 否] 断面边缘处显棕黑色，中心棕黄色，细颗粒性，维管束散在。

[是 否] 气香、特异，味微辛、辣。

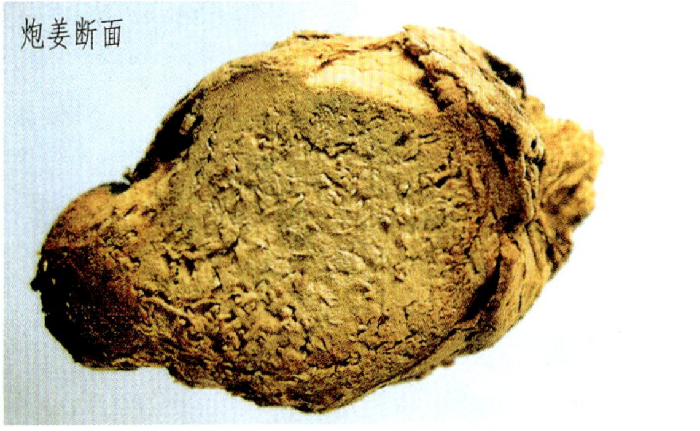

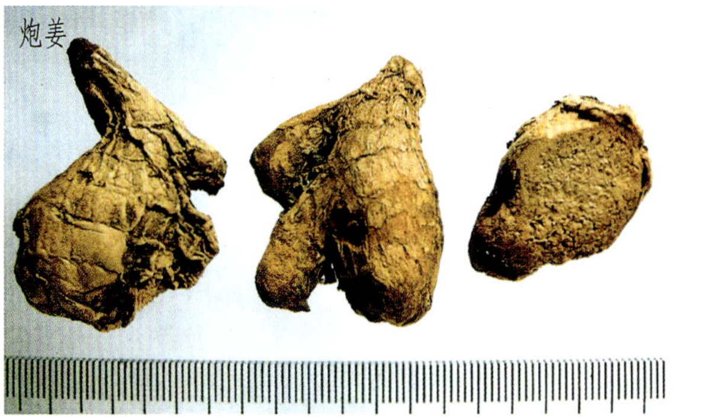

三、变质、污染 [有 无]

四、结论 [正品 假药 劣药 做其他检验]

五、清场

达标自测题：①遮目识别干姜、炮姜、高良姜。②遮目识别干姜片和山柰片。

相关知识：

1. 干姜为姜科植物姜 *Zingiber officinale* Rosc. 的干燥根茎。冬季采挖，除去须根及泥沙，晒干或低温干燥。趁鲜切片晒干或低温干燥者称为“干姜片”。

2. 炮姜为干姜的炮制加工品，用沙烫法加工而成。

高 良 姜

一、准备

二、查验性状

［是 否］呈圆柱形，多弯曲，有分枝，长5～9cm，直径1～1.5cm。

［是 否］表面棕红色至暗褐色，有细密的纵皱纹及灰棕色的波状环节，节间长0.2～1cm。

［是 否］一面有圆形的根痕。

［是 否］质坚韧，不易折断。

［是 否］断面灰棕色或红棕色，纤维性，中柱约占1/3。

［是 否］气香，味辛辣。

三、变质、污染［有 无］

四、结论［正品 假药 劣药 做其他检验］

五、清场

达标自测题：①遮目识别高良姜、干姜、炮姜。②写出高良姜、干姜、炮姜的性状鉴别点。

相关知识：

高良姜为姜科植物高良姜 *Alpinia officinarum* Hance 的干燥根茎。夏末秋初采挖，除去须根及残留的鳞片，洗净，切段，晒干。

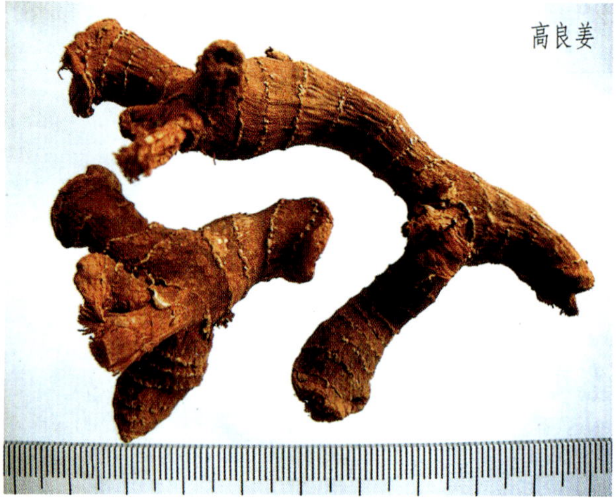

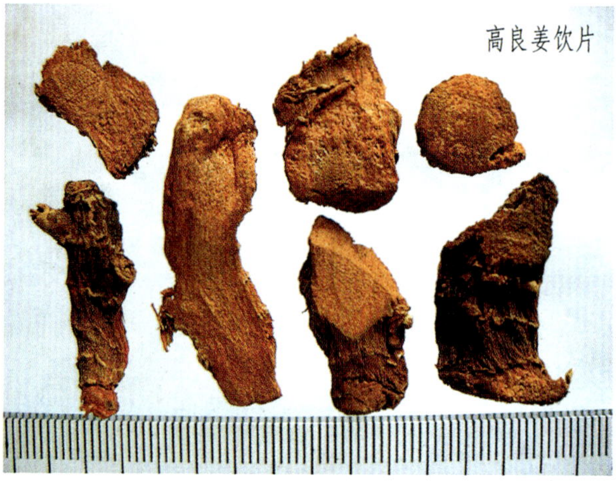

狗 脊

一、准备

二、查验性状

［是 否］ 呈不规则的长块状，长 10 ～ 30cm，直径 2 ～ 10cm。

［是 否］ **表面深棕色，残留金黄色绒毛；**

［是 否］ 上面有数个红棕色的木质叶柄，下面残存黑色细根。

［是 否］ 质坚硬，不易折断。

［是 否］ 无臭，味淡、微涩。

［是 否］ 生狗脊片呈不规则长条形或圆形。

［是 否］ 长 5 ～ 20cm，直径 2 ～ 10cm，厚 1.5 ～ 5mm。

［是 否］ **切面浅棕色**，较平滑，

［是 否］ **近边缘 1 ～ 4mm 处有 1 条棕黄色隆起的木质部环纹或条纹。**

［是 否］ 边缘不整齐，偶有金黄色绒毛残留。

［是 否］ 质脆，易折断，有粉性。

［是 否］ **熟狗脊片呈黑棕色**，质坚硬。

三、变质、污染［有 无］

四、结论［正品 假药 劣药 做其他检验］

五、清场

达标自测题：①照样品画狗脊饮片切面简图。②对比狗脊片和片姜黄片，找出鉴别要点（最少 3 点）。

相关知识：

狗脊为蚌壳蕨科植物金毛狗脊 *Cibotium barometz* (L.)J. Sm. 的干燥根茎。秋、冬二季采挖，除去泥沙，干燥；或去硬根、叶柄及金黄色绒毛，切厚片，干燥，为“生狗脊片”；蒸后晒至六七成干，切厚片，干燥，为“熟狗脊片”。

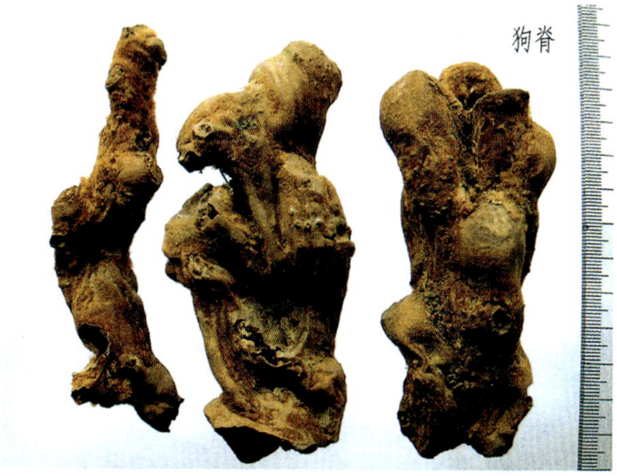

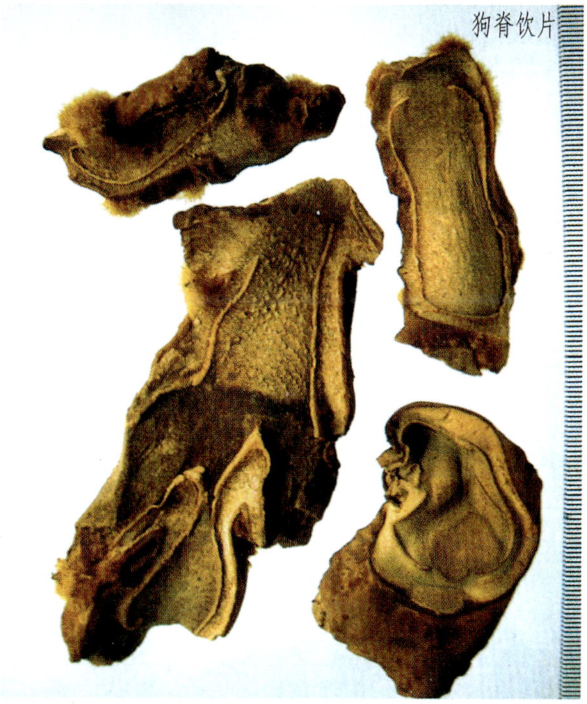

骨 碎 补

一、准备

二、查验性状

[是 否] 呈扁平长条状，多弯曲，有分枝。

[是 否] 长5～15cm，宽1～1.5cm，厚0.2～0.5cm。

[是 否] 表面密被深棕色至暗棕色的小鳞片，柔软如毛；

[是 否] 经火燎者呈棕褐色或暗褐色。

[是 否] 两侧及上表面均具凸起或凹下的圆形叶痕。

[是 否] 少数有叶柄残基及须根残留。

[是 否] 体轻，质脆，易折断。

[是 否] 断面红棕色，维管束呈黄色点状，排列成环。

[是 否] 气微，味淡，微涩。

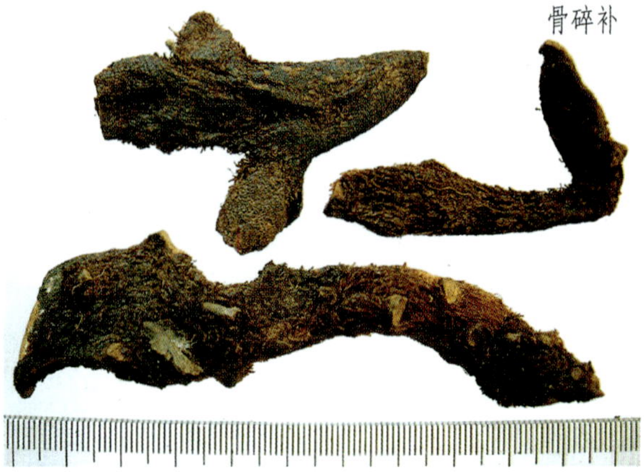

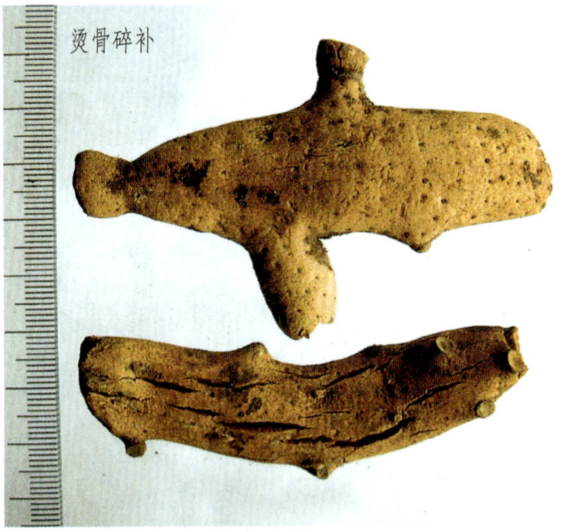

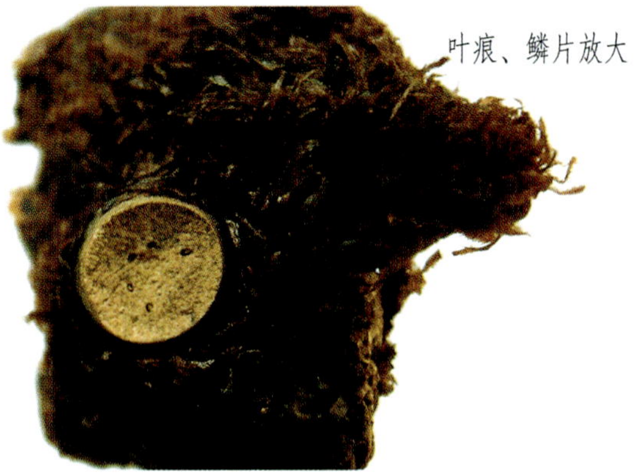

三、变质、污染[有 无]

四、结论[正品 假药 劣药 做其他检验]

五、清场

达标自测题：①遮目识别干姜、炮姜、高良姜。②遮目识别干姜片和山柰片。

相关知识：

1. 骨碎补为水龙骨科植物槲蕨 *Drynaria fortunei* (Kunze) J. Sm. 的干燥根茎。全年均可采挖，除去泥沙，干燥，或再燎去茸毛（鳞片）。

2. 将骨碎补或片用砂烫至鼓起，撞去毛，称"烫骨碎补"。它体形膨大，质地疏松，表面基本无鳞片，可见多数小凹点，但仍可凭借叶痕、维管束鉴定。

绵 马 贯 众

一、准备

二、查验性状

［是 否］ **呈长倒卵形，略弯曲，上端钝圆或截形，下端较尖。**

［是 否］ 有的纵剖为两半，长 7 ～ 20cm，直径 4 ～ 8cm。

［是 否］ 表面黄棕色至黑褐色，**密被排列整齐的叶柄残基及鳞片**，并有弯曲的须根。

［是 否］ **叶柄残基呈扁圆形**，长 3 ～ 5cm，直径 0.5 ～ 1.0cm。

［是 否］ 表面有纵棱线，质硬而脆。

［是 否］ **断面略平坦，棕色，有黄白色维管束 5 ～ 13 个，环列。**

［是 否］ **每个叶柄残基的外侧常有 3 条须根。**

［是 否］ **鳞片条状披针形，全缘，常脱落。**

［是 否］ 质坚硬。

［是 否］ 断面略平坦，深绿色至棕色。

［是 否］ **有黄白色维管束 5 ～ 13 个，环列，其外散有较多的叶迹维管束。**

［是 否］ 气特异，**味初淡而微涩，后渐苦、辛。**

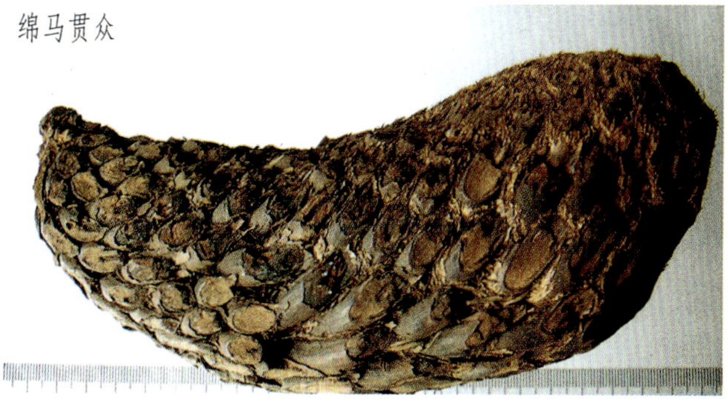
绵马贯众

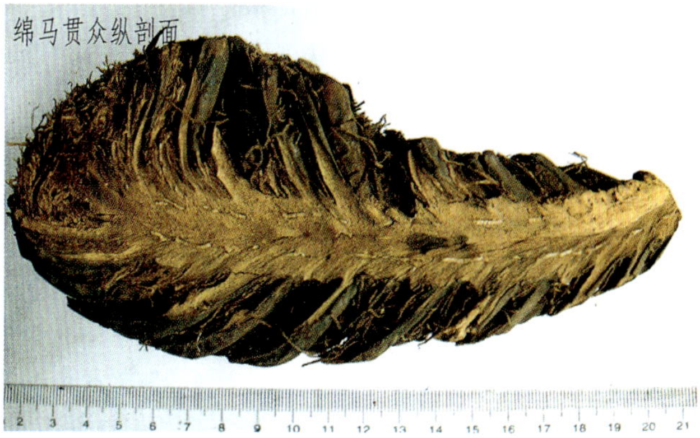
绵马贯众纵剖面

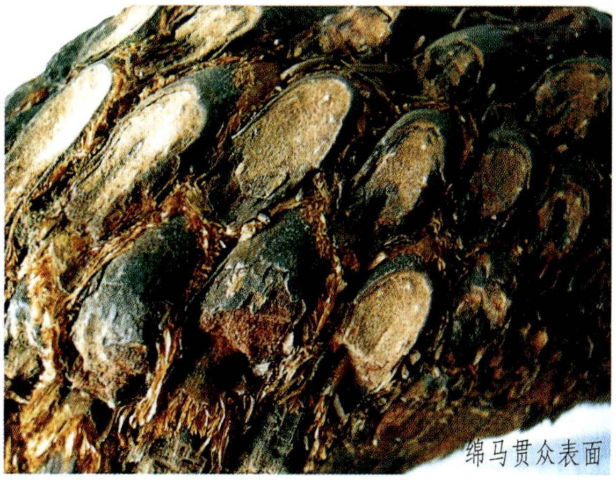
绵马贯众表面

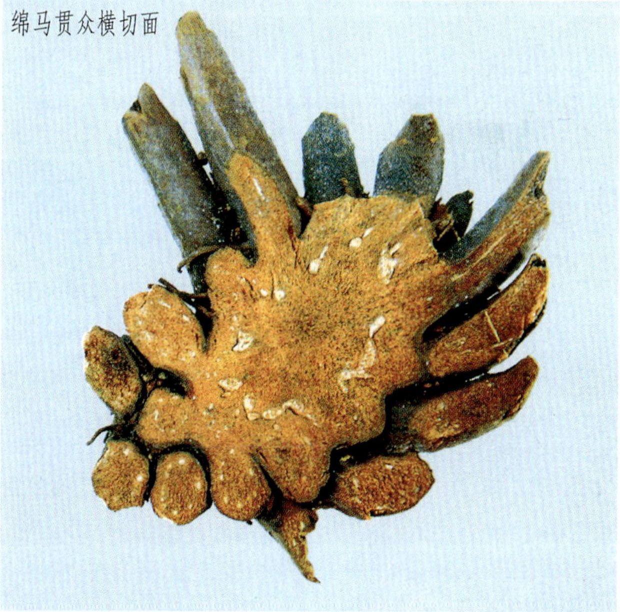
绵马贯众横切面

三、变质、污染［有 无］

四、结论［正品 假药 劣药 做其他检验］

五、清场

达标自测题：①在绵马贯众饮片中找出叶基、根及鳞片。 ②绘出绵马贯众叶基断面简图。

相关知识：

绵马贯众为鳞毛蕨科植物粗茎鳞毛蕨 *Dryopteris crassirhizoma* Nakai 的干燥根茎及叶柄残基。秋季采挖，削去叶柄，须根，除去泥沙，晒干。

山 慈 菇

一、准备

二、查验性状

1. 毛慈菇

[是 否] **呈不规则扁球形或圆锥形，顶端渐突起，基部有须根痕。**

[是 否] 长1.8～3cm，**膨大部直径1～2cm。**

[是 否] 表面黄棕色或棕褐色，有纵皱纹或纵沟。

[是 否] **中部有2～3条微突起的环节，节上有鳞片叶干枯腐烂后留下的丝状纤维。**

[是 否] 质坚硬，难折断。

[是 否] **断面灰白色或黄白色，略呈角质。**

[是 否] 气微，**味淡，带黏性。**

2. 冰球子（与毛慈菇性状不同点）

[是 否] **呈圆锥形、瓶颈状或不规则团块。**

[是 否] **直径1～2cm，高1.5～2.5cm。**

[是 否] **顶端渐尖，尖端断头处呈盘状。**

[是 否] **基部膨大且圆平，中央凹入，有1～2条环节，多偏向一侧。**

[是 否] 撞去外皮者表面黄白色，带表皮者浅棕色，光滑，有不规则皱纹。

[是 否] 断面浅黄色，角质半透明。

三、变质、污染[有 无]

四、结论[正品 假药 劣药 做其他检验]

五、清场

达标自测题：①对比毛慈菇和冰球子药材，找出鉴别要点（最少2点）②挑拣分开混在一起的山慈菇和白及。

相关知识：

山慈菇为兰科植物杜鹃兰 *Cremastra appendiculata* (D.Don) Makino、独蒜兰 *Pleione bulbocodioides* (Franch.) Rolfe 或云南独蒜兰 *Pleione yunnanensis* Rolfe 的干燥假鳞茎。前者习称“毛慈菇”，后二者习称“冰球子”。夏、秋二季采挖，除去地上部分及泥沙，分开大小置沸水锅中蒸煮至透心，干燥。

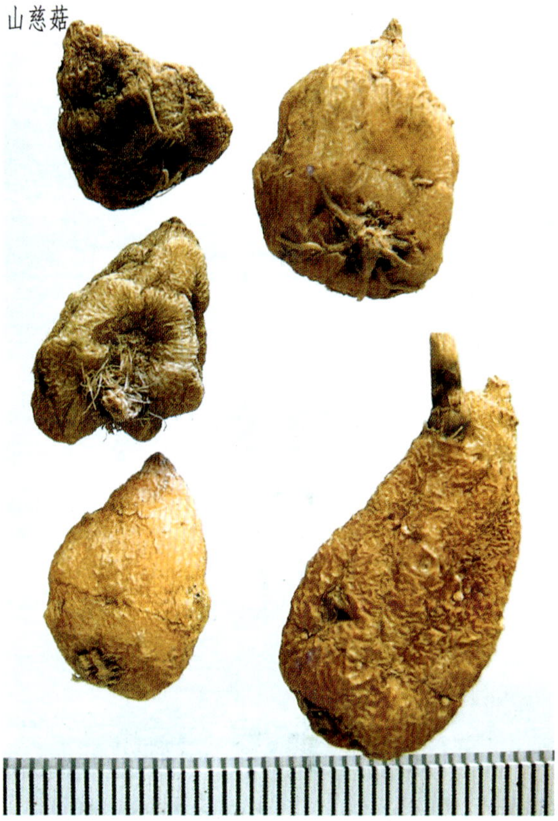

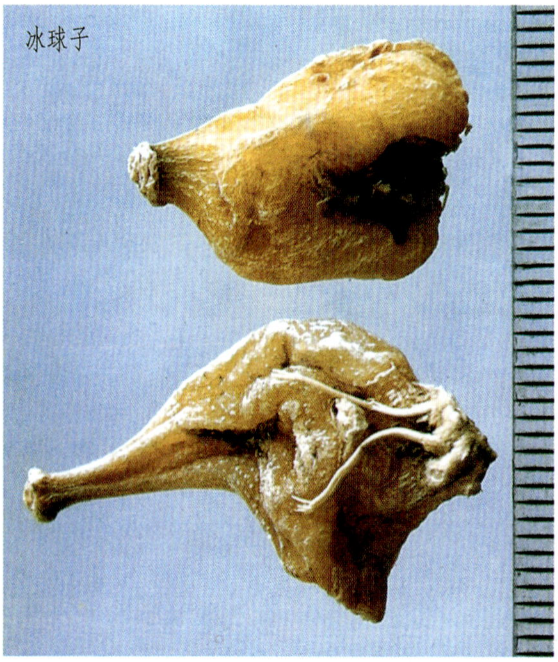

紫 草

一、准备

二、查验性状

1．新疆紫草（软紫草）

[是 否] **呈不规则的长圆柱形，多扭曲。**

[是 否] 长 7 ~ 20cm，直径 1 ~ 2.5cm。

[是 否] **表面紫红色或紫褐色。**

[是 否] **皮部疏松，呈条形片状，常 10 余层重叠，易剥落。**

[是 否] 顶端有的可见分歧的茎残基。

[是 否] 体轻，质松软，易折断。

[是 否] **断面不整齐，木部较小，黄白色或黄色。**

[是 否] 气特异，**味微苦、涩。**

[是 否] 取粉末 0.5g，置试管中，将试管底部加热，生成红色气体，并于试管壁凝结成红褐色油滴。

2. 内蒙紫草

[是 否] **呈圆锥形或圆柱形，扭曲。**

[是 否] 长 6 ~ 20cm，直径 0.5 ~ 4cm。

[是 否] **根头部略粗大，顶端有残茎 1 或多个，被短硬毛。**

[是 否] **表面紫红色或暗紫色，皮部略薄，常数层相叠，易剥离。**

[是 否] 质硬而脆，易折断。

[是 否] **断面较整齐，皮部紫红色，木部较小，黄白色。**

[是 否] 气特异，**味涩。**

三、变质、污染 [有 无]

四、结论 [正品 假药 劣药 做其他检验]

五、清场

达标自测题：①对比新疆紫草和内蒙紫草，找出鉴别要点（最少 2 点）。②对比紫草和茜草，找出鉴别要点（最少 2 点）。

相关知识：

紫草为紫草科植物新疆紫草 *Arnebia euchroma* (Royle) Johnst. 或内蒙紫草 *Arnebia guttata* Bunge 的干燥根。春、秋二季采挖，除去泥沙，干燥。

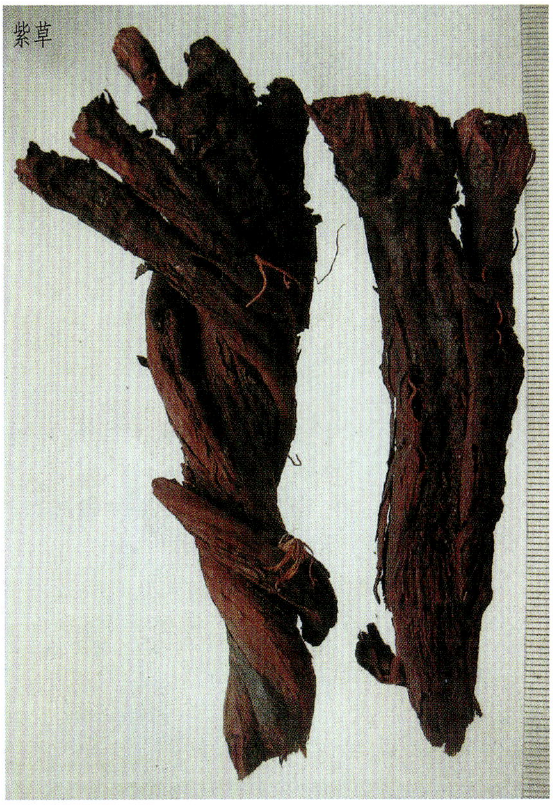

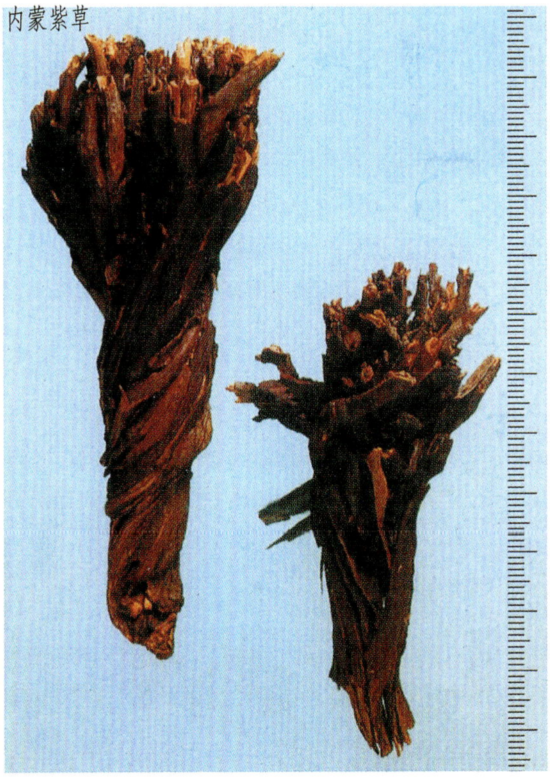

藕节　千年健

一、准备

二、查验性状

1. 藕节

[是 否] 呈短圆柱形，中部稍膨大，长 2 ~ 4cm，直径约 2cm。

[是 否] 表面灰黄色至灰棕色，有残存的须根及须根痕；

[是 否] 偶见暗红棕色的鳞叶残基。

[是 否] 两端有残留的藕，表面皱缩有纵纹。

[是 否] 质硬，**断面有多数类圆形的孔**。

[是 否] 气微，味微甘、涩。

2. 千年健

[是 否] 呈圆柱形，稍弯曲，有的略扁。

[是 否] 长 15 ~ 40cm，直径 0.8 ~ 1.5cm。

[是 否] 表面黄棕色至红棕色，粗糙，**可见多数扭曲的纵沟纹、圆形根痕及黄色针状纤维束**。

[是 否] 质硬而脆。

[是 否] **断面红褐色，黄色针状纤维束多而明显；**

[是 否] **相对另一断面呈多数针眼状小孔及少数黄色针状纤维束。**

[是 否] 可见深褐色具光泽的油点。

[是 否] **气香**，味辛、微苦。

三、变质、污染 [有 无]

四、结论 [正品 假药 劣药 做其他检验]

五、清场

达标自测题：对比千年健片和川牛膝片，找出鉴别要点（最少 2 点）。

相关知识：

1. 藕节为睡莲科植物莲 *Nelumbo nucifera* Gaertn. 的干燥根茎节部。秋、冬二季采挖根茎（藕），切取节部，洗净，晒干，除去须根。

2. 千年健为天南星科植物千年健 *Homalomena occulta* (Lour.) Schott 的干燥根茎。春、秋二季采挖，洗净，除去外皮，晒干。

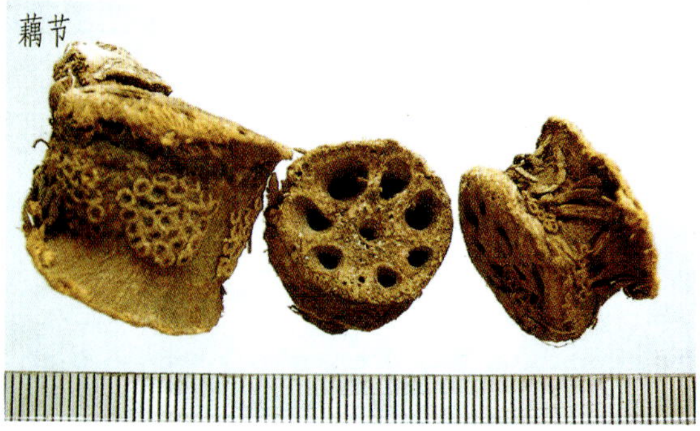

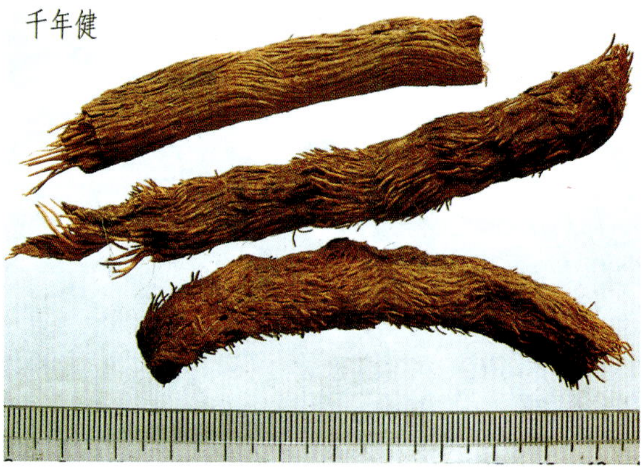

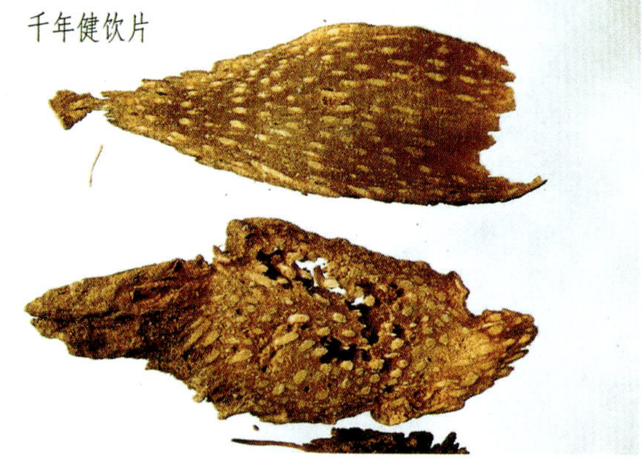

第二章 藤木树脂类中药

槲寄生

一、准备

二、查验性状

[是 否] **茎枝呈圆柱形，2～5叉状分枝，**长约30cm，直径0.3～1cm。

[是 否] **表面黄绿色、金黄色或黄棕色，有纵皱纹。**

[是 否] 节膨大，节上有分枝或枝痕。

[是 否] 体轻，质脆，易折断。

[是 否] 断面不平坦，皮部黄色。

[是 否] 木部色较浅，射线放射状，**髓部常偏向一边。**

[是 否] 叶对生于枝梢，易脱落，**无柄。**

[是 否] 叶片呈长椭圆状披针形，长2～7cm，宽0.5～1.5cm。

[是 否] 先端钝圆，基部楔形，**全缘；**

[是 否] **表面黄绿色，有细皱纹，主脉5出，中间3条明显。革质。**

[是 否] 浆果球形，皱缩。

[是 否] 气微，味微苦，嚼之有黏性。

三、变质、污染[有 无]

四、槲寄生杂质不得过2%[超 否]

五、结论[正品 假药 劣药 做其他检验]

六、清场

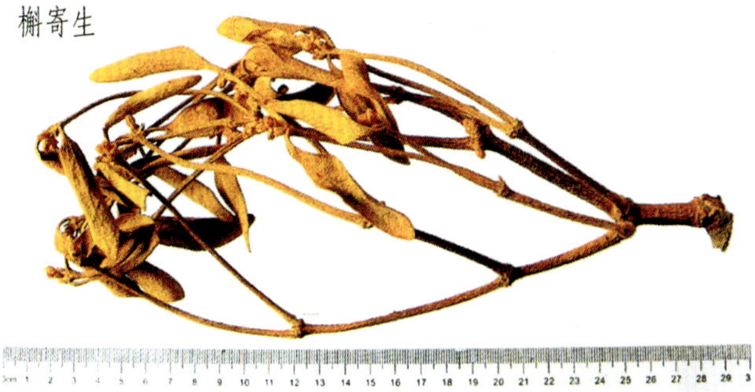
槲寄生

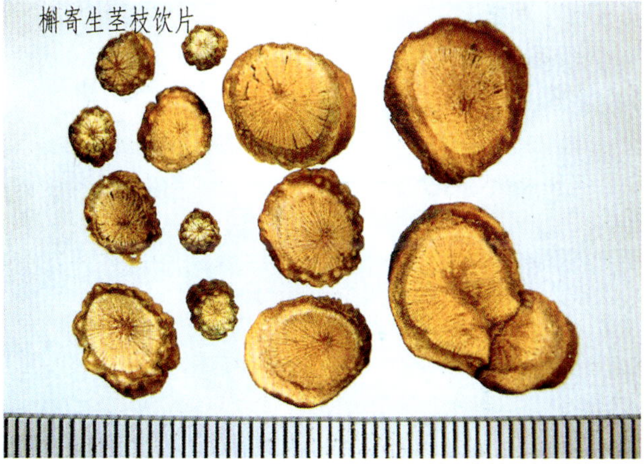
槲寄生茎枝饮片

达标自测题：比较槲寄生和桑寄生，找出鉴别要点（最少3点）。

相关知识：

槲寄生为桑寄生科植物槲寄生 *Viscum coloratum* (Komar.) Nakai 的干燥带叶茎枝。冬季至次春采割，除去粗茎，切段，干燥，或蒸后干燥。

桑寄生

一、准备

二、查验性状

[是 否] 茎枝呈圆柱形，长 3 ~ 4cm，直径 0.2 ~ 1cm；

[是 否] 表面红褐色或灰褐色，具细纵纹，并有多数细小凸起的棕色皮孔。

[是 否] 嫩枝有的可见棕褐色茸毛。

[是 否] 质坚硬，断面不整齐，皮部红棕色，木部色较浅。

[是 否] 叶多卷曲，具短柄。

[是 否] 叶片展平后呈卵形或椭圆形，长 3 ~ 8cm，宽 2 ~ 5cm；

[是 否] 表面黄褐色，幼叶被细茸毛。

[是 否] 先端钝圆，基部圆形或宽楔形，全缘；革质。

[是 否] 气微，味涩。

三、变质、污染 [有 无]

四、结论 [正品 假药 劣药 做其他检验]

五、清场

达标自测题：① 比较桑寄生和槲寄生，找出鉴别要点（最少 3 点）。② 比较桑寄生和桂枝，找出鉴别要点（最少 3 点）。

相关知识：

桑寄生为桑寄生科植物桑寄生 *Taxillus chinensis* (DC.) Danser 的干燥带叶茎枝。冬季至次春采割，除去粗茎，切段，干燥，或蒸后干燥。

桑寄生

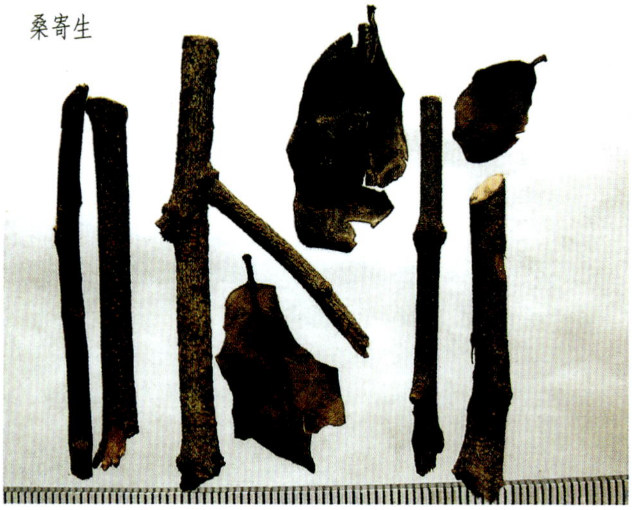

桑寄生茎枝横切面放大

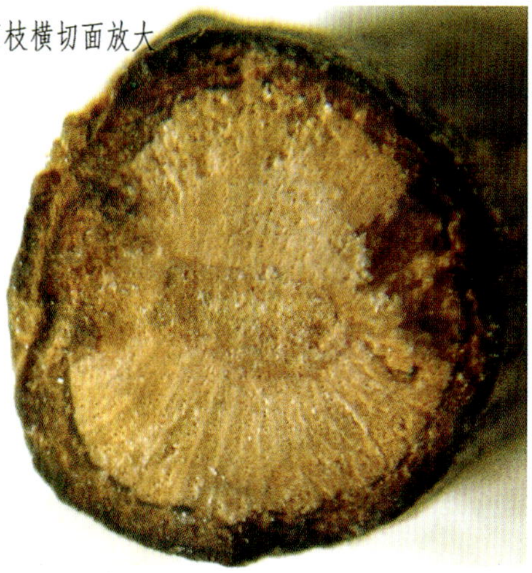

桂 枝

一、准备

二、查验性状

[是 否] **呈长圆柱形**，多分枝，长 30 ~ 75cm，**粗端直径 0.3 ~ 1cm**。

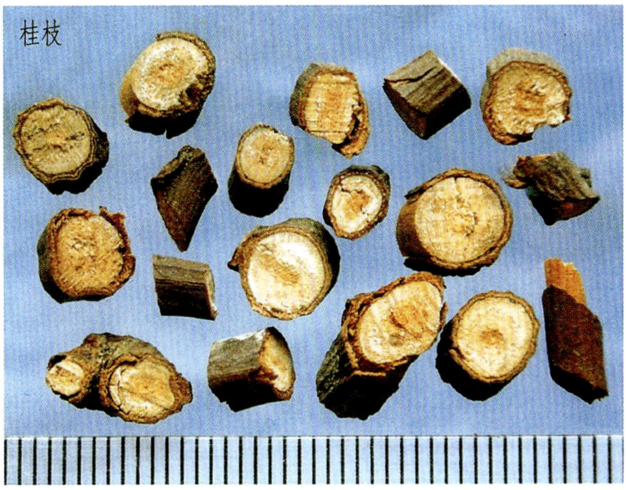

[是 否] 表面红棕色至棕色，有纵棱线、细皱纹及小疙瘩状的叶痕、枝痕和芽痕；

[是 否] 皮孔点状。

[是 否] 质硬而脆，易折断。

[是 否] 切片厚 2 ~ 4mm，断面皮部红棕色，木部黄白色至浅黄棕色，髓部略呈方形。

[是 否] **有特异香气，味甜、微辛，皮部味较浓。**

三、变质、污染 [有 无]

四、结论 [正品 假药 劣药 做其他检验]

五、清场

达标自测题：① 比较桂枝和桑寄生，找出鉴别要点（最少 3 点）。②遮目识别桂枝和桑枝。

相关知识：

桂枝为樟科植物肉桂 *Cinnamomum cassia* Presl 的干燥嫩枝。春、夏二季采收，除去叶，晒干，或切片晒干。

桑 枝

一、准备

二、查验性状

[是 否] 呈长圆柱形，少有分枝，长短不一，直径 0.5 ~ 1.5cm。

[是 否] **表面灰黄色或黄褐色，有多数黄褐色点状皮孔及细纵纹；**

[是 否] 并有灰白色略呈半圆形的叶痕和黄棕色的腋芽。

[是 否] 质坚韧，不易折断，断面纤维性。

[是 否] 切片厚 0.2 ~ 0.5cm，**皮部较薄，木部黄白色，射线放射状，髓部白色或黄白色。**

[是 否] **气微，味淡。**

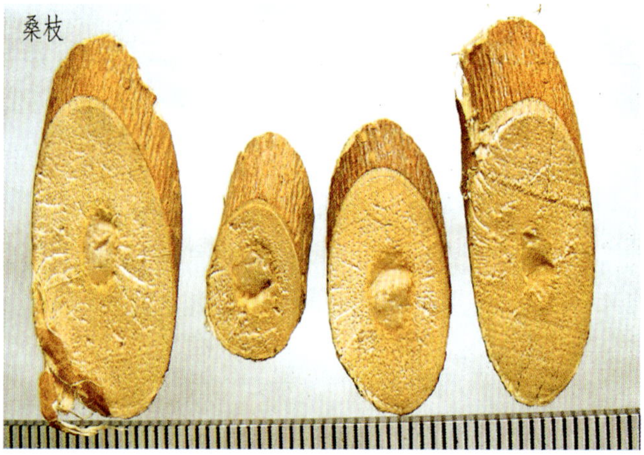

三、变质、污染 [有 无]

四、结论 [正品 假药 劣药 做其他检验]

五、清场

达标自测题：遮目识别桑枝饮片和桂枝饮片。

相关知识：

桑枝为桑科植物桑 *Morus alba* L. 的干燥嫩枝。春末夏初采收，去叶，晒干，或趁鲜切片，晒干。

竹茹 西河柳

一、准备

二、查验性状

1. 竹茹

[是 否] 为卷曲成团的不规则丝条或呈长条形薄片状。

[是 否] 宽窄厚薄不等，浅绿色或黄绿色。

[是 否] 体轻松，质柔韧，有弹性。

[是 否] 气微，味淡。

2. 西河柳

[是 否] 茎枝呈细圆柱形，直径 0.5 ~ 1.5mm。

[是 否] 表面灰绿色，有多数互生的鳞片状小叶。

[是 否] 质脆，易折断。

[是 否] 稍粗的枝表面红褐色。

[是 否] 叶片常脱落而残留突起的叶基。

[是 否] 断面黄白色，中心有髓。

[是 否] 气微，味淡。

三、变质、污染 [有 无]

四、结论 [正品 假药 劣药 做其他检验]

五、清场

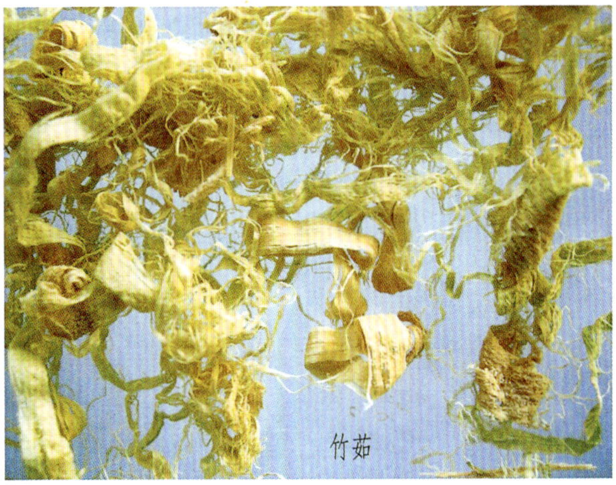

竹茹

西河柳

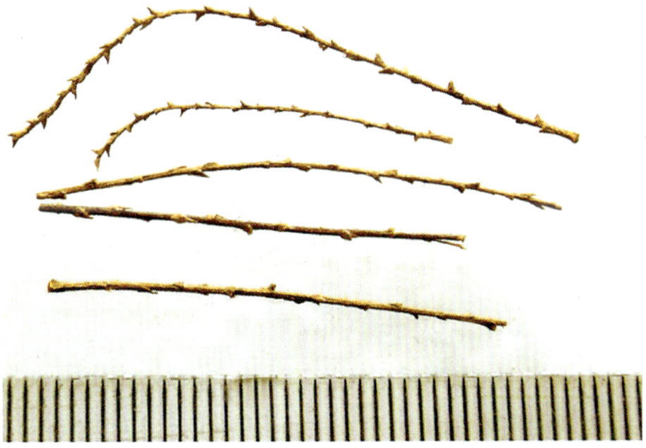

达标自测题：对比西河柳饮片和忍冬藤饮片，找出鉴别要点（最少 3 点）。

相关知识：

1. 竹茹为禾本科植物青秆竹 *Bambusa tuldoides* Munro、大头典竹 *Sinocalamus beecheyanus* (Munro) *Mc-Clure var. pubescens* P.F.Li 或淡竹 *Phyllostachys nigra* (Lodd.) Munro var. *henonis* (Mitf.)-Stapf ex Rendle 的茎秆的干燥中间层。全年均可采制，取新鲜茎，除去外皮，将稍带绿色的中间层刮成丝条，或削成薄片，捆扎成束，阴干。前者称“散竹茹”，后者称“齐竹茹”。

2. 西河柳为柽柳科植物柽柳 *Tamarix chinensis* Lour. 的干燥细嫩枝叶。夏季花未开时采收，阴干。

海 风 藤

一、准备

二、查验性状

[是 否] 呈扁圆柱形，微弯曲，长15～60cm，直径0.3～2cm。

[是 否] 表面灰褐色或褐色，粗糙，有纵向棱状纹理及明显的节。

[是 否] 节间长3～12cm，节部膨大，上生不定根。

[是 否] 体轻，质脆，易折断，断面不整齐。

[是 否] 皮部窄，木部宽广，灰黄色，导管孔多数。

[是 否] 射线灰白色，放射状排列。

[是 否] 皮部与木部交界处常有裂隙，中心有灰褐色髓。

[是 否] 气香，味微苦、辛。

三、变质、污染[有 无]

四、结论[正品 假药 劣药 做其他检验]

五、清场

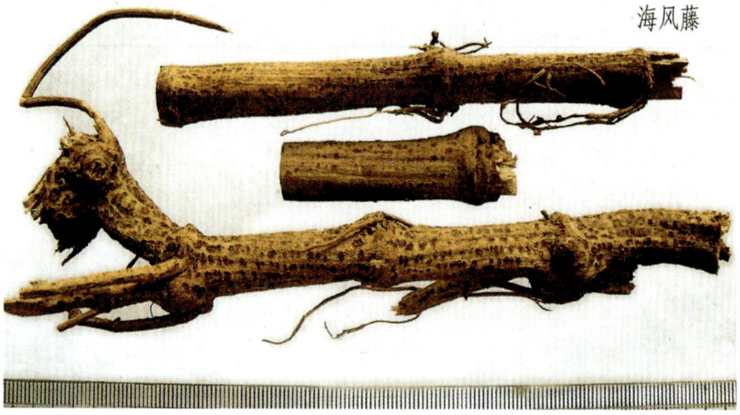
海风藤

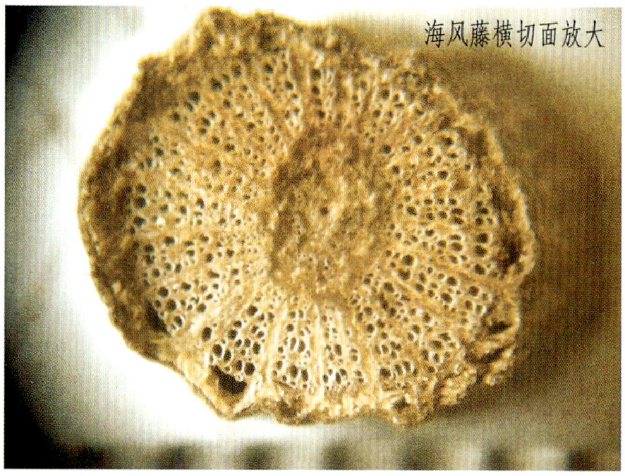
海风藤横切面放大

达标自测题：① 照样品画海风藤横切面图。②对比海风藤和青风藤，找出鉴别要点（最少3点）。

相关知识：

海风藤为胡椒科植物风藤 *Piper kadsura* (Choisy) Ohwi 的干燥藤茎。夏、秋二季采割，除去根、叶，晒干。

青 风 藤

一、准备

二、查验性状

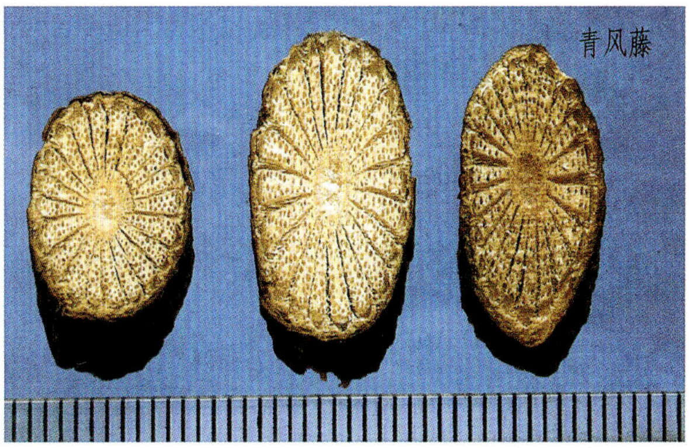

[是 否] 呈长圆柱形，常微弯曲，长 20 ~ 70cm 或更长，**直径 0.5 ~ 2cm**。

[是 否] **表面绿褐色至棕褐色**，有的灰褐色，有细纵纹及皮孔。

[是 否] **节部稍膨大，有分枝**。

[是 否] 体轻，质硬而脆，易折断。

[是 否] **断面不平坦，灰黄色或淡灰棕色，皮部窄**。

[是 否] **木部射线呈放射状排列，髓部淡黄白色或黄棕色**。

[是 否] **气微，味苦**。

三、变质、污染[有 无]

四、结论[正品 假药 劣药 做其他检验]

五、清场

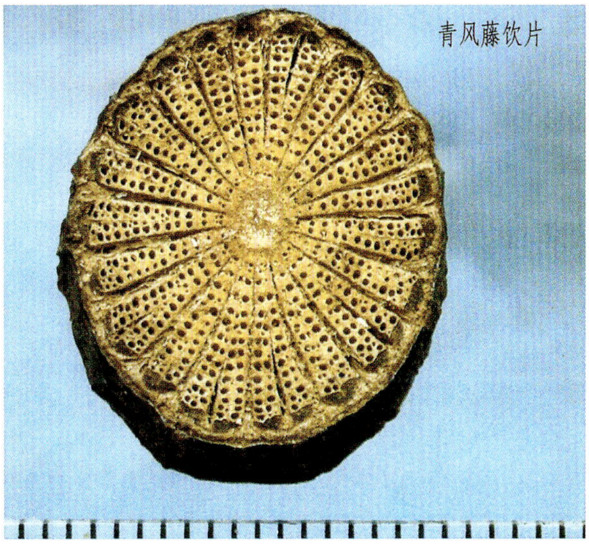

达标自测题：①照样品画青风藤横切面图。②对比青风藤和海风藤，找出鉴别要点（最少 3 点）。

相关知识：

青风藤为防己科植物青藤 *Sinomenium acutum* (Thunb.) Rehd et Wils. 及毛青藤 *Sinomenium acutum* (Thunb.) Rehd. et Wils. var. *cinereum* Rehd. et Wils. 的干燥藤茎。秋末冬初采割，扎把或切长段，晒干。

忍冬藤　首乌藤

一、准备

二、查验性状

1. 忍冬藤

[是 否] **呈长圆柱形**，多分枝，常缠绕成束，**直径 1.5 ~ 6mm**。

[是 否] **表面棕红色至暗棕色**，**有的灰绿色**，**光滑或被茸毛**；**外皮易剥落**。

[是 否] 枝上多节，节间长 6 ~ 9cm，有残叶及叶痕。

[是 否] 质脆，易折断，**断面黄白色**，**中空**。

[是 否] **气微**，**老枝味微苦**，**嫩枝味淡**。

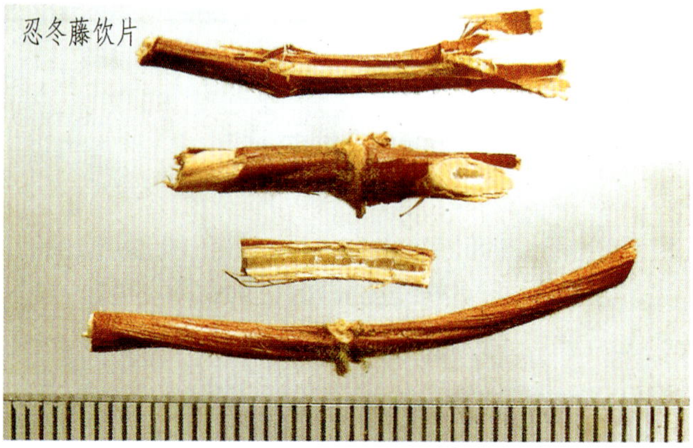
忍冬藤饮片

2. 首乌藤

[是 否] 呈长圆柱形，稍扭曲，具分枝，长短不一，**直径 4 ~ 7mm**。

[是 否] **表面紫红色至紫褐色**，粗糙，具扭曲的纵皱纹。

[是 否] 节部略膨大，有侧枝痕，**外皮菲薄**，**可剥离**。

[是 否] 质脆，易折断。

[是 否] **断面皮部紫红色**，**木部黄白色或淡棕色**，**导管孔明显**，**髓部疏松**，**类白色**。

[是 否] 气微，味微苦涩。

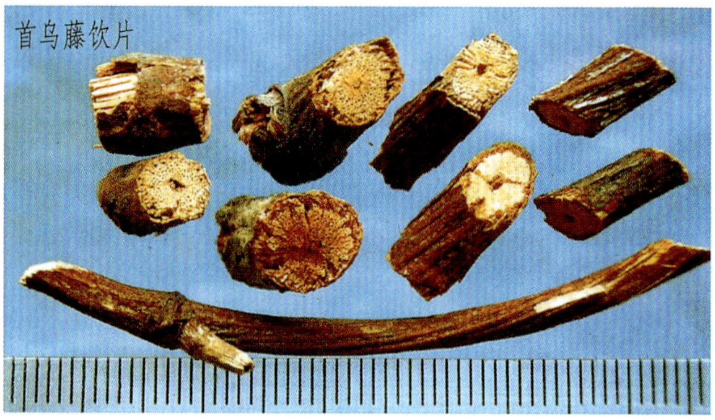
首乌藤饮片

三、变质、污染 [有 无]

四、结论 [正品 假药 劣药 做其他检验]

五、清场

达标自测题：①比较忍冬藤和西河柳，找出鉴别要点（最少 3 点）。②挑拣分开混在一起的首乌藤和川木通。

相关知识：

1. 忍冬藤为忍冬科植物忍冬 *Lonicera japonica* Thunb. 的干燥茎枝。秋、冬二季采割，晒干。

2. 首乌藤为蓼科植物何首乌 *Polygonum multiflorum* Thunb. 的干燥藤茎。秋、冬二季采割，除去残叶，捆成把，干燥。

络 石 藤

一、准备

二、查验性状

[是 否] 茎呈圆柱形，弯曲，多分枝，长短不一，直径 1 ～ 5mm。

[是 否] 表面红褐色，有点状皮孔及不定根。

[是 否] 质硬，断面淡黄白色，常中空。

[是 否] 叶对生，有短柄。

[是 否] 展平后叶片呈椭圆形或卵状披针形，长 1 ～ 8cm，宽 0.7 ～ 3.5cm。

[是 否] 全缘，略反卷，上表面暗绿色或棕绿色，下表面色较淡，革质。

[是 否] 气微，味微苦。

三、变质、污染 [有 无]

四、结论 [正品 假药 劣药 做其他检验]

五、清场

达标自测题：① 比较络石藤和忍冬藤，找出鉴别要点（最少 3 点）。②比较络石藤和桑寄生，找出鉴别要点（最少 3 点）。

相关知识：

络石藤为夹竹桃科植物络石 *Trachelospermum jasminoides* (Lindl.) Lem. 的干燥带叶藤茎。冬季至次春采割，除去杂质，晒干。

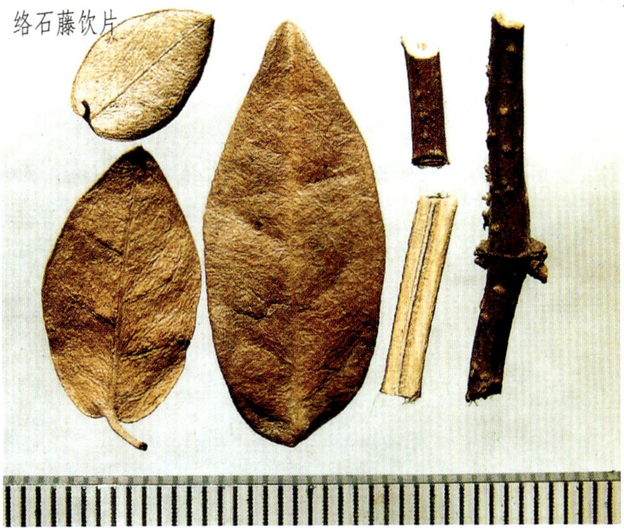

络石藤饮片

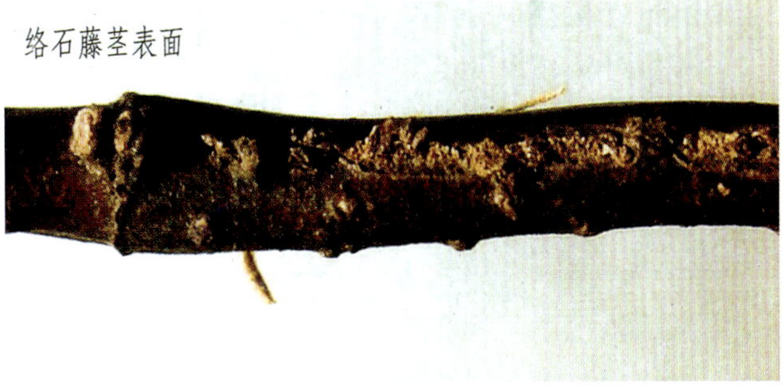

络石藤茎表面

鸡 血 藤

一、准备

二、查验性状

[是 否] **为椭圆形、长矩圆形或不规则的斜切片，**厚 0.3 ~ 1cm。

[是 否] 栓皮灰棕色，有的可见灰白色斑，栓皮脱落处显红棕色。

[是 否] 质坚硬。**切面木部红棕色或棕色，导管孔多数；**

[是 否] **韧皮部有树脂状分泌物，呈红棕色至黑棕色，与木部相间排列呈 3 ~ 8 个偏心性半圆形。**

[是 否] **髓部偏向一侧。**

[是 否] 气微，味涩。

三、变质、污染 [有 无]

四、结论 [正品 假药 劣药 做其他检验]

五、清场

达标自测题：①照样品画鸡血藤横切面图，并指出其木质部、韧皮部、髓部。②找出鸡血藤饮片和大血藤饮片的鉴别要点（最少 2 点）。

相关知识：

鸡血藤为豆科植物密花豆 *Spatholobus suberectus* Dunn 的干燥藤茎。秋、冬二季采收，除去枝叶，切片，晒干。

鸡血藤

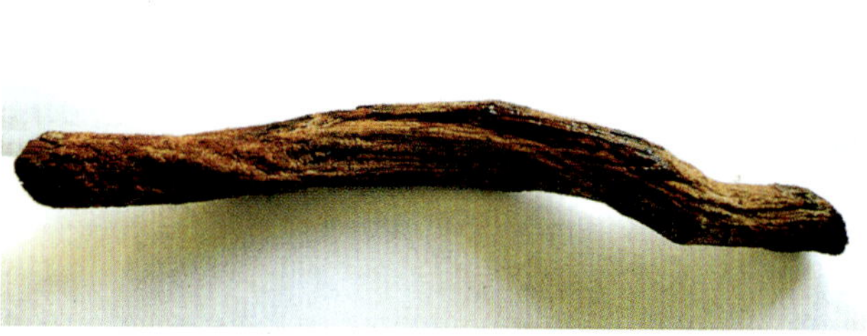

鸡血藤饮片

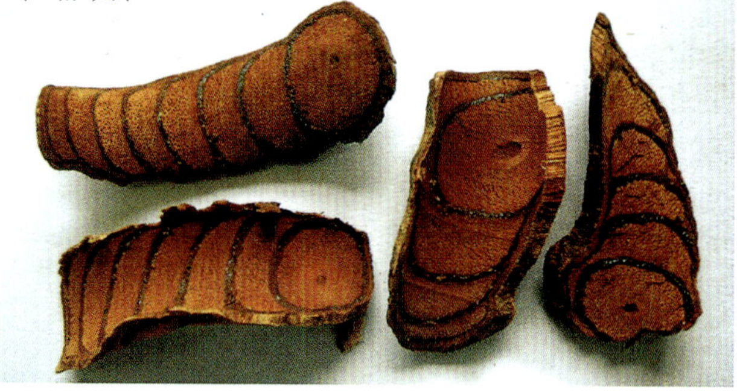

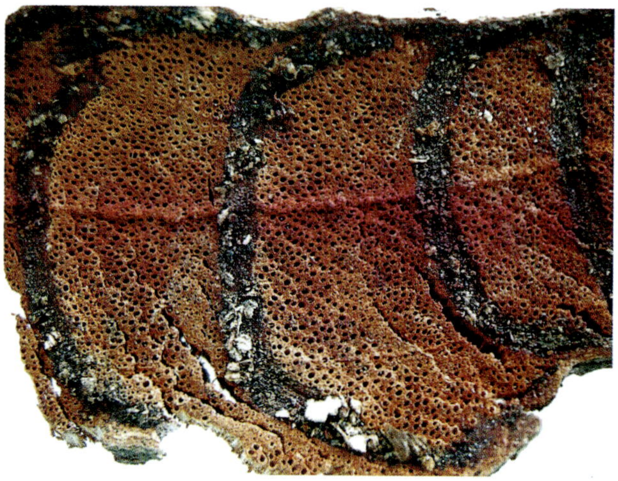

鸡血藤局部

大 血 藤

一、准备

二、查验性状

[是 否] 呈圆柱形，略弯曲，长 30 ~ 60cm，直径 1 ~ 3cm。

[是 否] **表面灰棕色，粗糙，外皮常呈鳞片状剥落，剥落处显暗红棕色。**

[是 否] 有的可见膨大的节及略凹陷的枝痕或叶痕。

[是 否] 质硬。

[是 否] **断面皮部红棕色，有数处向内嵌入木部。**

[是 否] **木部黄白色，有多数细孔状导管，射线呈放射状排列。**

[是 否] 气微，味微涩。

三、变质、污染 [有 无]

四、结论 [正品 假药 劣药 做其他检验]

五、清场

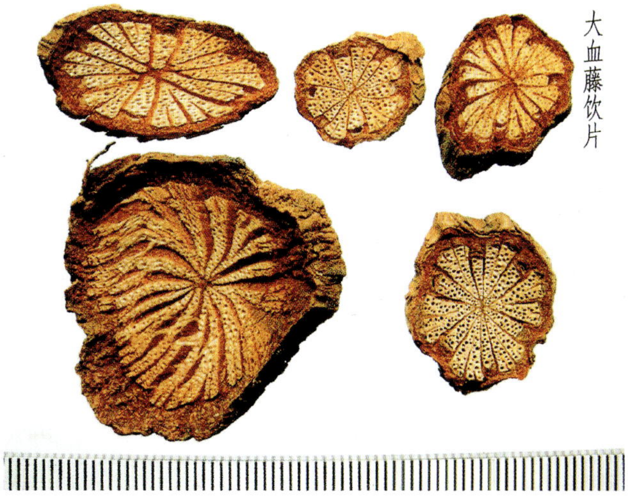

大血藤饮片

达标自测题：①照样品画大血藤横切面图，并指出其木质部、皮部、髓部。②对比大血藤饮片和鸡血藤饮片，找出鉴别要点（最少 2 点）

相关知识：

大血藤为木通科植物大血藤 *Sargentodoxa cuneata* (Oliv.) Rehd.et Wils. 的干燥藤茎。秋、冬二季采收，除去侧枝，截段，干燥。

木 通

一、准备

二、查验性状

[是 否] 呈圆柱形，常稍扭曲，长30～70cm，直径0.5～2cm。

[是 否] 表面灰棕色至灰褐色，外皮粗糙而有许多不规则的裂纹或纵沟纹。

[是 否] 具突起的皮孔。节部膨大或不明显，具侧枝断痕。

[是 否] 体轻，质坚实，不易折断。

[是 否] 断面不整齐，皮部较薄，黄棕色，可见淡黄色颗粒状小点。

[是 否] 木部黄白色，射线呈放射状排列。

[是 否] 髓小或有时中空，黄白色或黄棕色。

[是 否] 气微，味微苦而涩。

三、变质、污染 [有 无]

四、结论 [正品 假药 劣药 做其他检验]

五、清场

达标自测题：①照样品画木通横切面图。②对比木通饮片和川木通饮片，找出鉴别要点（最少2点）。

相关知识：

木通为木通科植物木通 *Akebia quinata* (Thumb.)Decne.、三叶木通 *Akebia trifoliata* (Thumb.)Koidz. 或白木通 *Akebia trifoliata* (Thumb.)Koidz.var. *Australis* (Diels) Rehd. 的干燥藤茎。秋季采收，截取茎部，除去细枝，阴干。

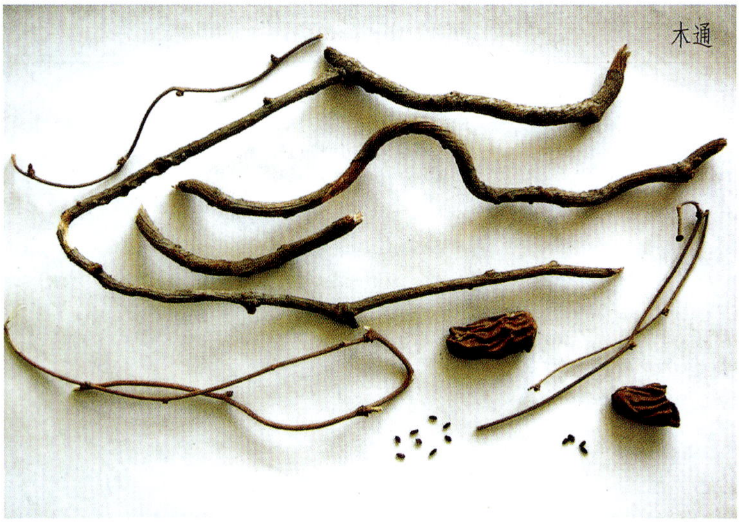

木通

木通细枝表面

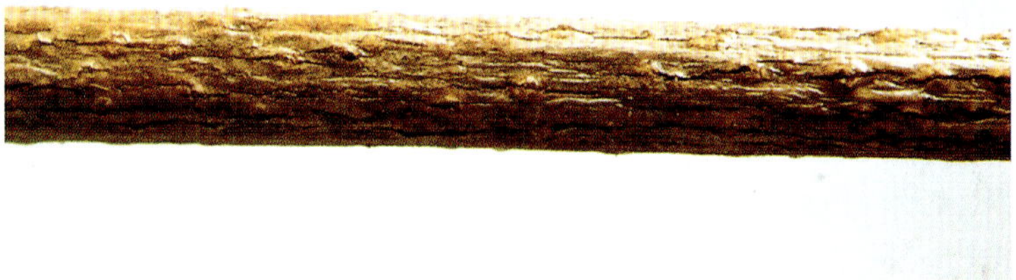

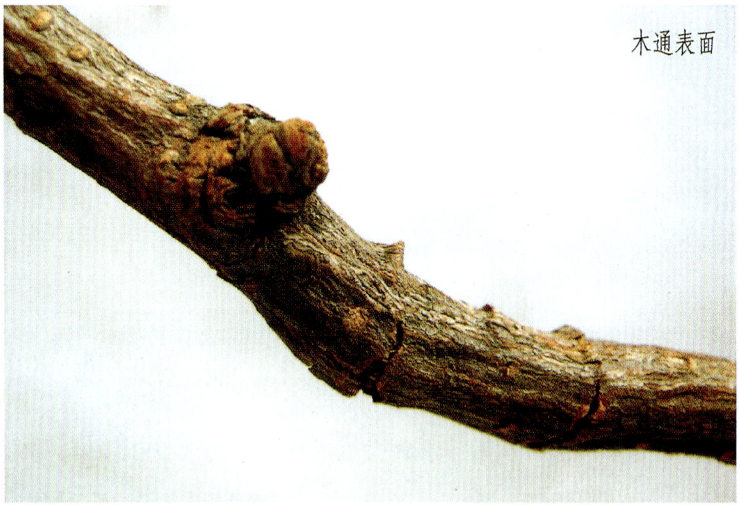

木通表面

川 木 通

一、准备

二、查验性状

[是 否] 呈长圆柱形，略扭曲，长 50 ~ 100cm，直径 2 ~ 3.5cm。

[是 否] **表面黄棕色或黄褐色，有纵向凹沟及棱线；**

[是 否] 节处多膨大，有叶痕及侧枝痕。**残存皮部易撕裂。**

[是 否] 质坚硬，不易折断。

[是 否] 切片厚 0.2 ~ 0.4cm，**边缘不整齐，**残存皮部黄棕色，

[是 否] **木部浅黄棕色或浅黄色，有黄白色放射状纹理及裂隙；**

[是 否] **其间布满导管孔，髓部较小，类白色或黄棕色，偶有空腔。**

[是 否] 气微，**味淡。**

三、变质、污染 [有 无]

四、结论 [正品 假药 劣药 做其他检验]

五、清场

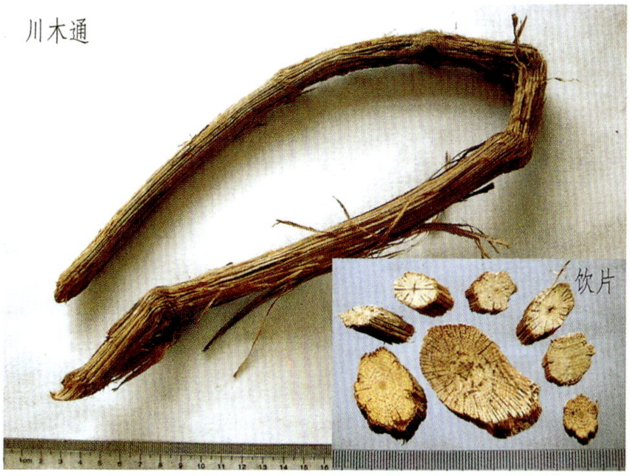

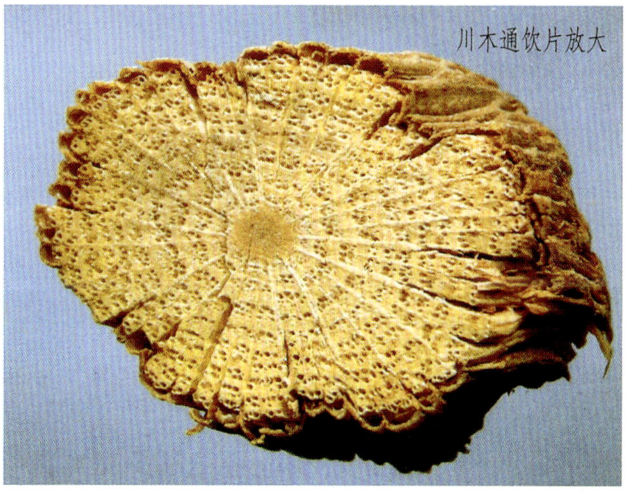

达标自测题：①照样品画川木通横切面图。②对比川木通饮片和木通饮片，找出鉴别要点（最少 2 点）。③挑拣分开混在一起的川木通和首乌藤。

相关知识：

川木通为毛茛科植物小木通 *Clematis armandii* Franch. 或绣球藤 *Clematis montana* Buch.-Ham. 的干燥藤茎。春、秋二季采收，除去粗皮，晒干，或趁鲜切薄片，晒干。

降香　　檀香

一、准备

二、查验性状

1．降香

[是　否] 呈类圆柱形或不规则块状。

[是　否] 表面紫红色或红褐色。

[是　否] 切面有致密的纹理。

[是　否] 质硬，有油性。

[是　否] 气微香，味微苦。

2．檀香

[是　否] 为长短不一的圆柱形木段，有的略弯曲。

[是　否] 一般长约 1m，直径 10 ~ 30cm。

[是　否] 外表面灰黄色或黄褐色，光滑细腻，有的具疤节或纵裂。

[是　否] 横截面呈棕黄色，显油迹，棕色年轮明显或不明显。

[是　否] 纵向劈开纹理顺直。

[是　否] 质坚实，不易折断。

[是　否] 气清香，燃烧时香气更浓；味淡，嚼之微有辛辣感。

三、变质、污染[有　无]

四、结论[正品　假药　劣药　做其他检验]

五、清场

达标自测题：遮目识别降香、檀香。

降香

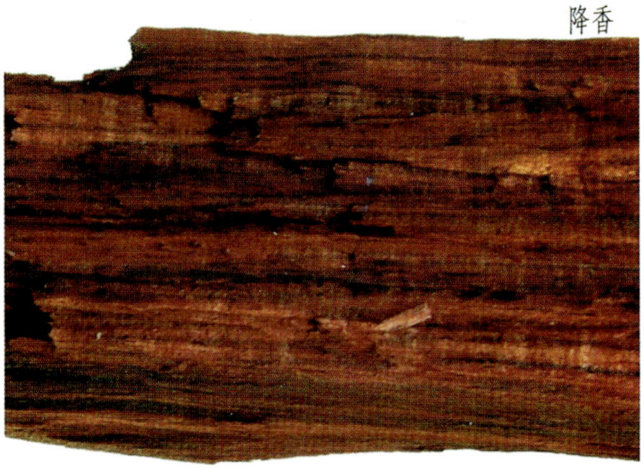

降香

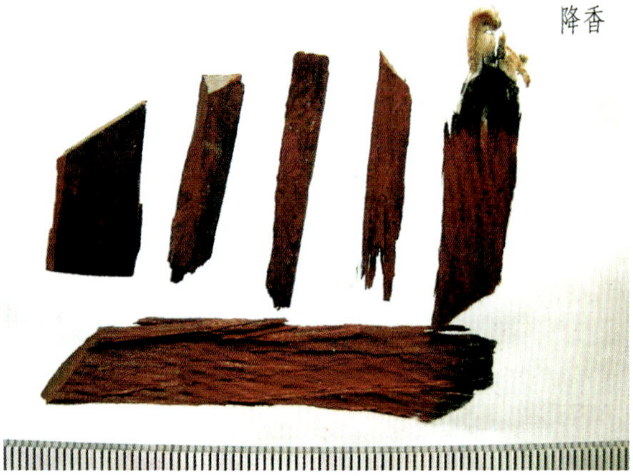

檀香 1

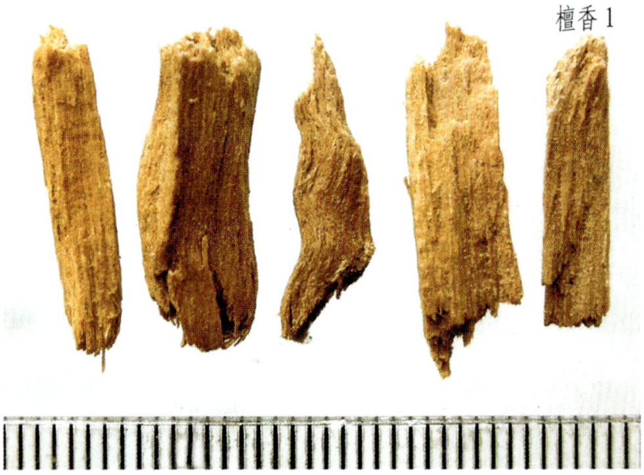

檀香 2

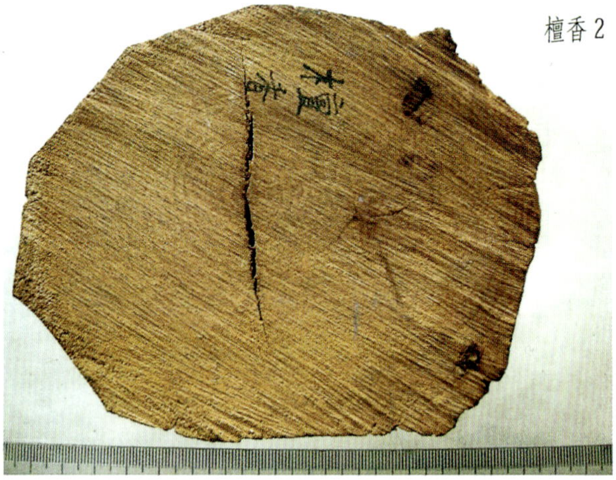

相关知识：

1．降香为豆科植物降香檀 *Dalbergia odorifera* T. Chen 树干和根的干燥心材。全年均可采收，除去边材，阴干。

2．檀香为檀香科植物檀香 *Santalum album* L. 树干的心材。

3．檀香药材中不得带有边材、朽木及非药用部分。

苏 木

一、准备

二、查验性状

[是 否] 呈长圆柱形或对剖半圆柱形，长10~100cm，直径3 ~ 12cm。

[是 否] **表面黄红色至棕红色**，具刀削痕，常见纵向裂缝。

[是 否] 质坚硬。横断面略具光泽，年轮明显。

[是 否] **有的可见暗棕色、质松、带亮星的髓部。**

[是 否] 气微，味微涩。

[是 否] 取碎片投入热水，水染成红色，加酸变成黄色，再加碱，仍变成红色。

三、变质、污染 [有 无]

四、结论 [正品 假药 劣药 做其他检验]

五、清场

达标自测题：取苏木水浸液先加酸，后加碱，观察颜色的变化。

相关知识：

苏木为豆科植物苏木 *Caesalpinia sappan* L. 的干燥心材。多于秋季采伐，除去白色边材，干燥。

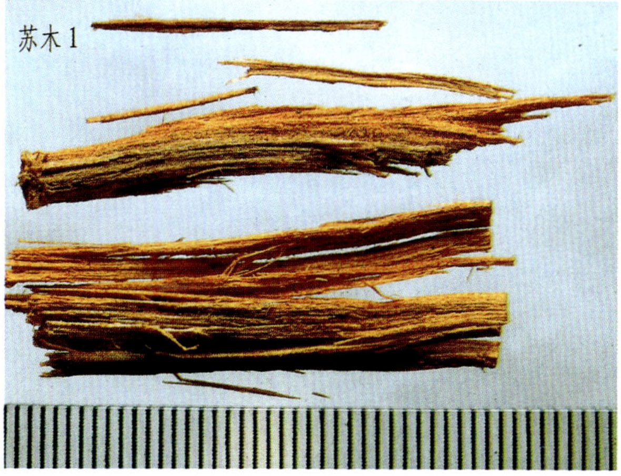
苏木 1

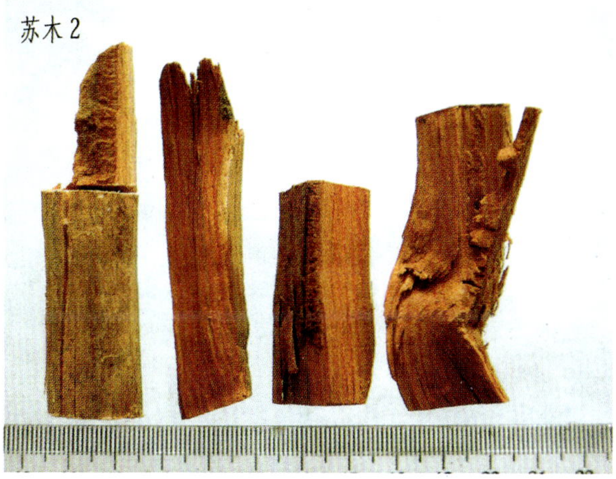
苏木 2

沉　香

一、准备

二、查验性状

1．国产沉香性状

[是 否] 呈不规则块、片状或盔帽状，有的为小碎块。

[是 否] 表面凹凸不平，有刀痕，偶有孔洞。

[是 否] 可见黑褐色树脂与黄白色木部相间的斑纹。

[是 否] 孔洞及凹窝表面多呈朽木状。

[是 否] 质较坚实，断面刺状。

[是 否] 气芳香，味苦。

[是 否] 本品燃烧时有浓烟及强烈香气，并有黑色油状物渗出。

2．进口沉香性状（与国产沉香不同点）

[是 否] 为不规则块片状，有的呈圆柱状。

[是 否] 表面可见黄褐色与棕褐色相间的斑纹。

[是 否] 含树脂部分多呈黑褐色，略具光泽，木理粗糙，纵纹明显。

[是 否] 质较坚实，断面纤维状。

[是 否] 能沉水或半沉半浮。

[是 否] 燃烧时香气更浓。

三、变质、污染 [有 无]

四、结论 [正品 假药 劣药 做其他检验]

五、清场

达标自测题：对比国产沉香和进口沉香，找出鉴别要点（最少3点）。

相关知识：

1. 国产沉香为瑞香科植物白木香 *Aquilaria sinensis* (Lour.) Gilg 含有树脂的木材。全年均可采收，割取含树脂的木材，除去不含树脂的部分，阴干。

2. 进口沉香为瑞香科植物沉香 *Aquilarla agallocha* Roxb. 含有树脂的木材。

3. 沉香商品中不应有染色、涂蜡及不含树脂的沉香木材。

4. 药典规定：沉香乙醇浸出物（热浸法）不得少于10.0%。

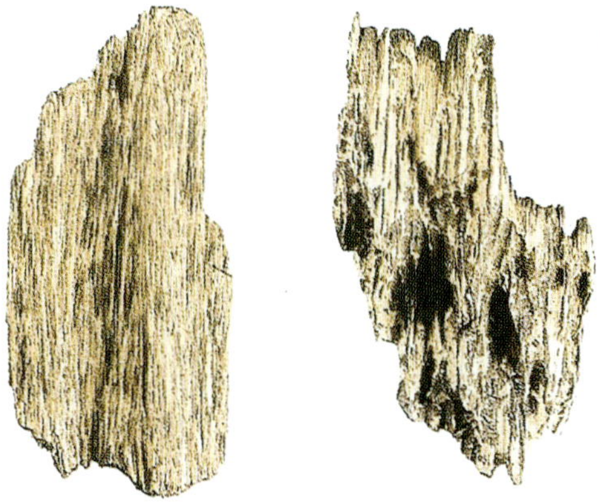

国产沉香

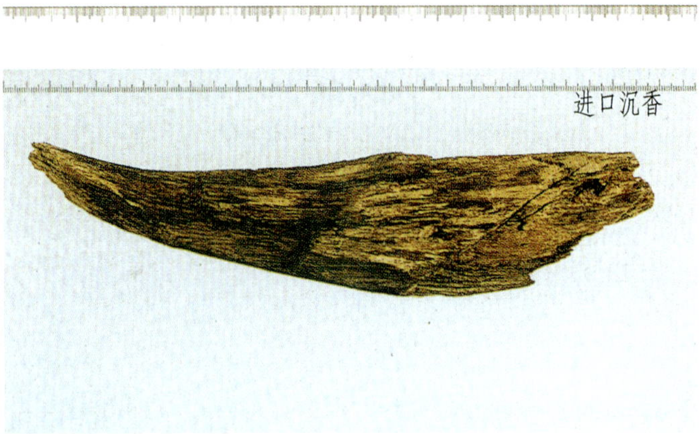

进口沉香

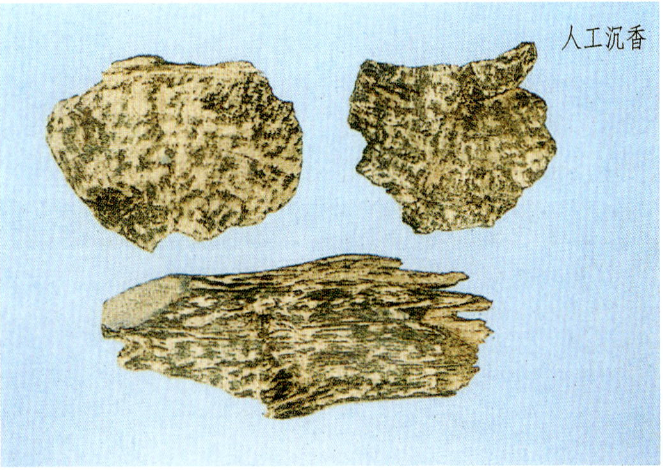

人工沉香

钩藤　　皂角刺

一、准备

二、查验性状

1．钩藤

[是 否] 茎枝呈圆柱形或类方柱形，长 2 ~ 3cm，直径 0.2 ~ 0.5cm。

[是 否] **表面红棕色至紫红色者具细纵纹，光滑无毛。**

[是 否] 表面黄绿色至灰褐色者有的可见白色点状皮孔，被黄褐色柔毛。

[是 否] **多数枝节上对生两个向下弯曲的钩（不育花序梗），或仅一侧有钩，另一侧为突起的疤痕；**

[是 否] 钩略扁或稍圆，先端细尖，基部较阔。

[是 否] 钩基部的枝上可见叶柄脱落后的窝点状痕迹和环状的托叶痕。

[是 否] 质坚韧，断面黄棕色，皮部纤维性，髓部黄白色或中空。

[是 否] 气微，味淡。

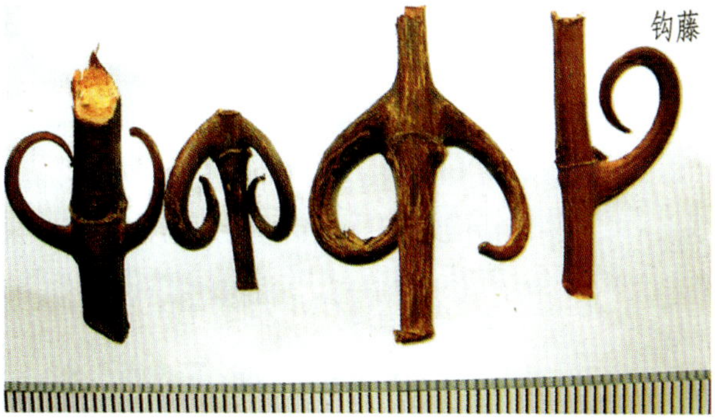

2．皂角刺

[是 否] **为主刺及 1 ~ 2 次分枝的棘刺。**

[是 否] **主刺长圆锥形，3 ~ 15cm 或更长，直径 0.3 ~ 1cm；**

[是 否] **分枝刺长 1 ~ 6cm，刺端锐尖。**

[是 否] **表面紫棕色或棕褐色。**

[是 否] 体轻，质坚硬，不易折断。

[是 否] 切片厚 0.1 ~ 0.3cm，常带有尖细的刺端。

[是 否] **木部黄白色，髓部疏松，淡红棕色。**

[是 否] 质脆，易折断。

[是 否] 气微，味淡。

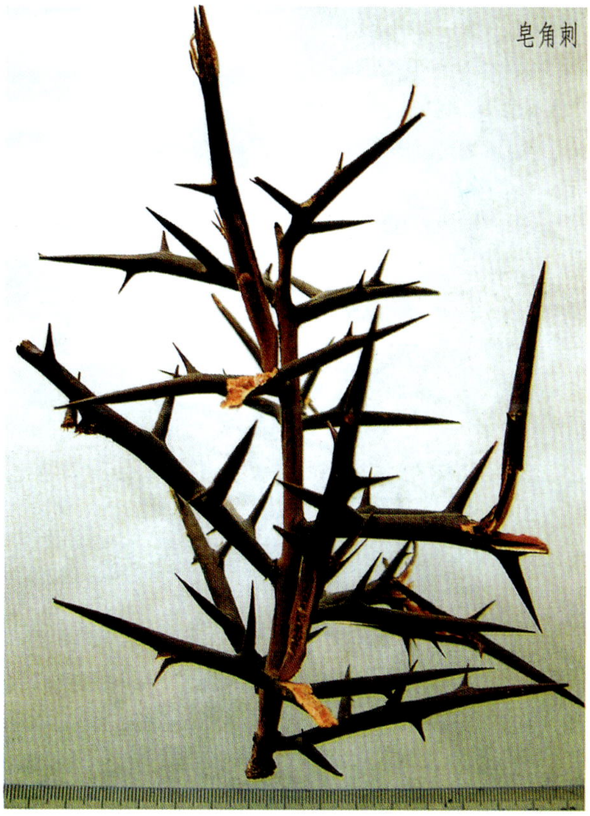

三、变质、污染［有 无］

四、结论［正品 假药 劣药 做其他检验］

五、清场

达标自测题：①比较皂角刺饮片和桑寄生饮片，找出鉴别要点（最少 3 点）。②如何判定皂角刺饮片真假。

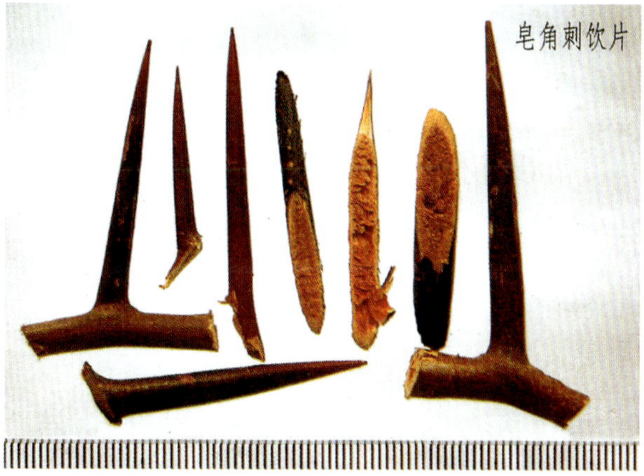

相关知识：

1．钩藤为茜草科植物钩藤 *Uncaria rhynchOphylla* (Miq.) Jacks.、大叶钩藤 *Uncaria macrophylla* Wall.、毛钩藤 *Uncaria hirsuta* Havil.、华钩藤 *Uncaria sinensis* (Oliv.) Havil. 或无柄果钩藤 *Uncaria sessilifructus* Roxb. 的干燥带钩茎枝。秋、冬二季采收，去叶，切段，晒干。

2．皂角刺为豆科植物皂荚 *Gleditsia sinensis* Lam. 的干燥棘刺。全年均可采收，干燥，或趁鲜切片，干燥。

通草　小通草

一、准备

二、查验性状

1. 通草

［是 否］呈圆柱形，长 20 ～ 40cm，**直径 1 ～ 2.5cm。**

［是 否］表面白色或淡黄色，有浅纵沟纹。

［是 否］体轻，质松软，稍有弹性，易折断。

［是 否］断面平坦，显银白色光泽。

［是 否］**中部有直径 0.3 ～ 1.5cm 的空心或半透明薄膜。**

［是 否］**纵剖面呈梯状排列，实心者少见。**

［是 否］气微，味淡。

2. 小通草

（1）旌节花茎髓

［是 否］呈圆柱形，长 30 ～ 50cm，**直径0.5 ～ 1cm。**

［是 否］**表面白色或淡黄色，无纹理。**

［是 否］体轻，**质松软，捏之能变形，有弹性，**易折断。

［是 否］断面平坦，无空心，显银白色光泽。

［是 否］**水浸后有黏滑感。**

［是 否］气微，无味。

（2）青荚叶茎髓（与旌节花茎髓性状不同点）

［是 否］**表面有浅纵条纹。质较硬，捏之不易变形。**

［是 否］**水浸后无黏滑感。**

三、变质、污染［有　无］

四、结论［正品　假药　劣药　做其他检验］

五、清场

达标自测题：①挑拣分开混在一起的通草和小通草。②遮目识别通草、小通草、灯心草。

相关知识：

1. 通草为五加科植物通脱木 *Tetrapanax papyriferus* (Hook.) K. Koch 的干燥茎髓。秋季割取茎，截成段，趁鲜取出髓部，理直，晒干。

2. 小通草为旌节花科植物喜马山旌节花 *Stachyurus himalaicus* Hook. f. et Thoms.、中国旌节花 *Stachyurus chinensis* Franch. 或山茱萸科植物青荚叶 *Helwingia japonica* (Thunb.) Dietr. 的干燥茎髓。秋季割取茎，截成段，趁鲜取出髓部，理直，晒干。

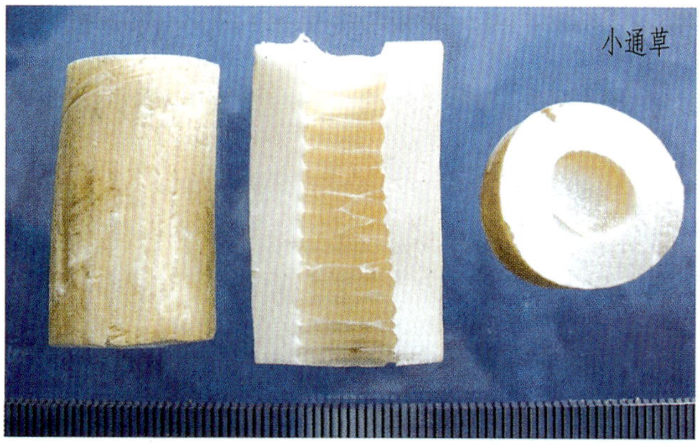

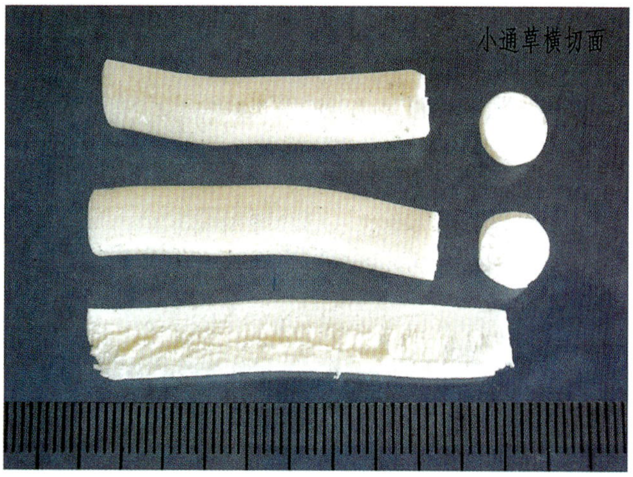

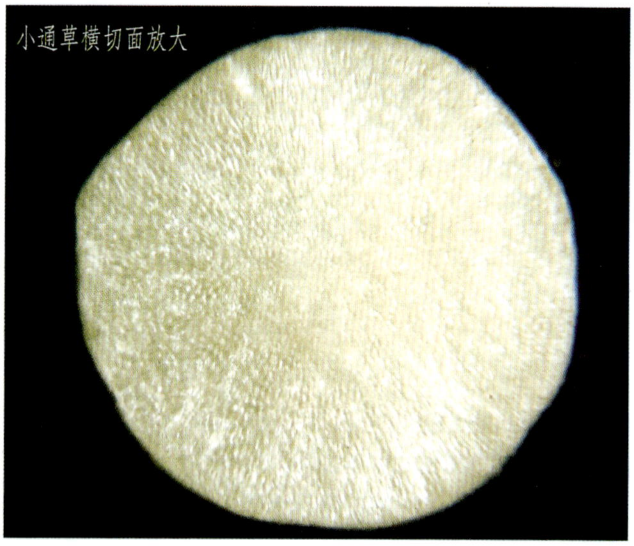

灯 心 草

一、准备

二、查验性状

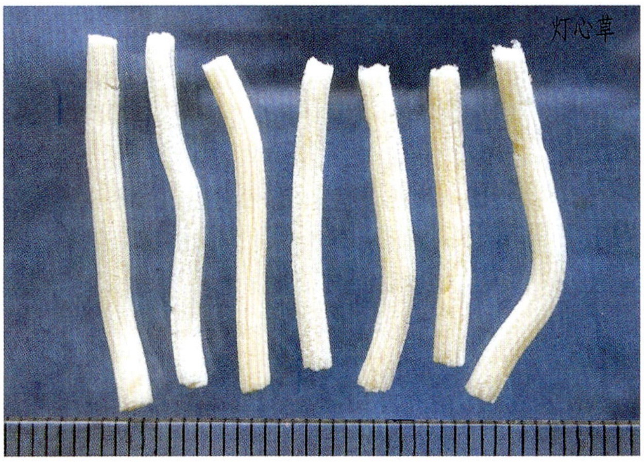

[是 否] 呈细圆柱形，长达 90cm，直径 0.1 ~ 0.3cm。

[是 否] 表面白色或淡黄白色，有细纵纹。

[是 否] 体轻，质软，略有弹性，易拉断。

[是 否] 断面白色。

[是 否] 气微，无味。

三、变质、污染 [有 无]

四、结论 [正品 假药 劣药 做其他检验]

五、清场

达标自测题：①挑拣分开混在一起的灯心草和小通草。②遮目识别灯心草、通草、小通草。

相关知识：

灯心草为灯心草科植物灯心草 *Juncus effusus* L. 的干燥茎髓。夏末至秋季割取茎，晒干，取出茎髓，理直，扎成小把。

乳香　没药

一、准备

二、查验性状

1. 乳香

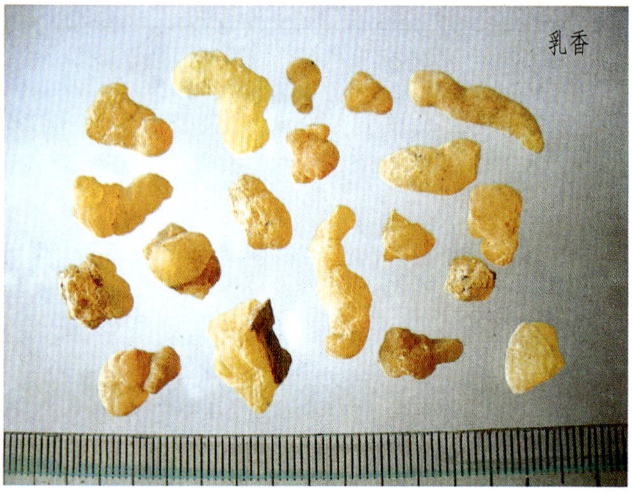

[是　否] 呈小形乳头状、泪滴样或不规则小块，长 0.5 ~ 2cm（乳香珠）。

[是　否] 有时粘连成团块（原乳香）。

[是　否] 表面淡黄色，有时微带绿色或棕红色，半透明而有光泽，但有的常因贮藏日久，互相摩擦而使表面带有一层类白色粉尘或外表呈棕黄色而无光泽。

[是　否] 质坚脆，断面蜡样，无光泽，亦有少数呈玻璃样光泽。

[是　否] 气微芳香，味微苦，嚼之粘牙，唾液呈乳白色，微有香辣感。

[是　否] 取本品与水共研能形成白色乳状液。

[是　否] 遇热变软，易燃烧，烧之微有香气（但不应有松香气），显油性，冒黑烟，并有黑色残渣。

2. 没药

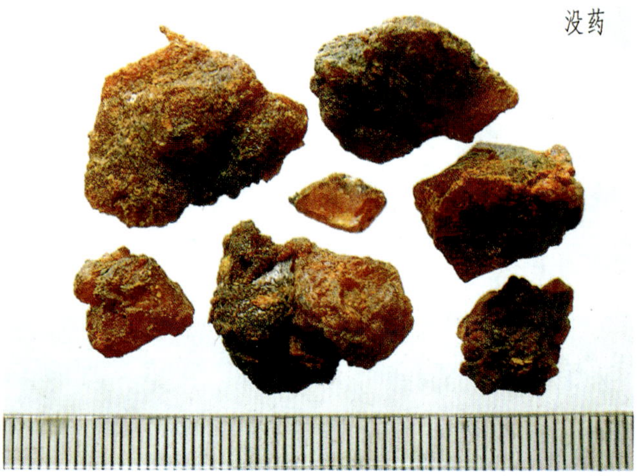

[是　否] 呈不规则颗粒状或粘连成团块，大小不等。

[是　否] 一般直径约 2.5cm，有的可达 10cm。

[是　否] 表面粗糙，呈黄棕色或红棕色，凹凸不平，被有粉尘。

[是　否] 质坚脆，破碎面呈不规则颗粒状。

[是　否] 带棕色油样光泽，并常伴有白色斑点或纹理。

[是　否] 薄片半透明或近透明，有的明亮似琥珀。

[是　否] 气香而特异，味苦而微辛。

[是　否] 取本品与水共研形成黄棕色乳状液。

三、变质、污染 [有　无]

四、乳香珠杂质不得过 2%，原乳香杂质不得过 10% [超　否]

五、结论 [正品　假药　劣药　做其他检验]

六、清场

达标自测题：①遮目识别乳香、没药。②用水试法判定乳香、没药真假。

相关知识：

1. 乳香为橄榄科植物卡氏乳香树 *Boswellia carterii Birdwood* 及同属其他数种植物树干皮部切伤后渗出的油胶树脂。春、秋两季均可采收，采收时将树皮自下而上切伤，并开狭沟，使树脂自伤口渗出流入沟中，数天后凝成硬块，即可采集。亦有落于地面者，可以捡起药用，但易粘附泥土杂质，品质较劣。

2. 没药为橄榄科植物没药树 *Commiphora myrrha Engler* (C. molmol Engler) 及同属多种植物树干皮部渗出的油胶树脂。于 11 月至次年 2 月间将树刺伤，树脂自然地由树皮裂缝处或伤口渗出。树脂流出时初为淡白色，在空气中渐变为红棕色硬块，采收后除去杂质。

血竭 阿魏

一、准备

二、查验性状

1．血竭

[是 否] **略呈类圆四方形或方砖形。**

[是 否] **表面暗红，有光泽，附有因摩擦而成的红粉。**

[是 否] 质硬而脆，破碎面红色，**研粉为砖红色。**

[是 否] 气微，**味淡。**

[是 否] 本品在水中不溶，在热水中软化。

[是 否] **取血竭粉末，置白纸上，用火隔纸烘烤即熔化，但无扩散的油迹，对光照视呈鲜艳的红色。**

[是 否] **以火燃烧则产生呛鼻的烟气。**

2．阿魏

[是 否] **呈不规则块状和脂膏状。**

[是 否] 颜色深浅不一，**表面蜡黄色至棕黄色。**

[是 否] 块状者体轻，质地似蜡，断面稍有孔隙。

[是 否] 新鲜切面颜色较浅，放置后色渐深。

[是 否] 脂膏状者黏稠，灰白色 。

[是 否] **具有强烈而持久的蒜样特异臭气。**

[是 否] **味辛辣，嚼之有灼烧感。**

三、变质、污染 [有 无]

四、结论 [正品 假药 劣药 做其他检验]

五、清场

达标自测题：①遮目识别阿魏。②如何判定血竭真假。

相关知识：

1．血竭为棕榈科植物麒麟竭 *Daemonorops draco* Bl. 果实渗出的树脂经加工制成。

2．阿魏为伞形科植物新疆阿魏 *Ferula sinkiangensis* K.M. Shen 或阜康阿魏 F. fukanensis K. M. Shen 的树脂。春末夏初盛花期至初果期，分次由茎上部往下斜割，收集渗出的乳状树脂，阴干。

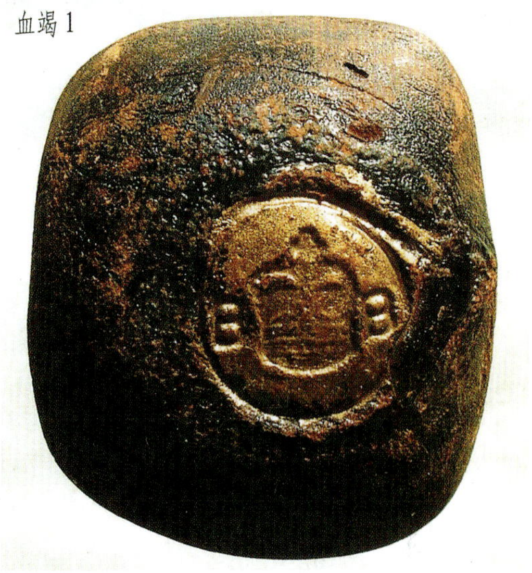

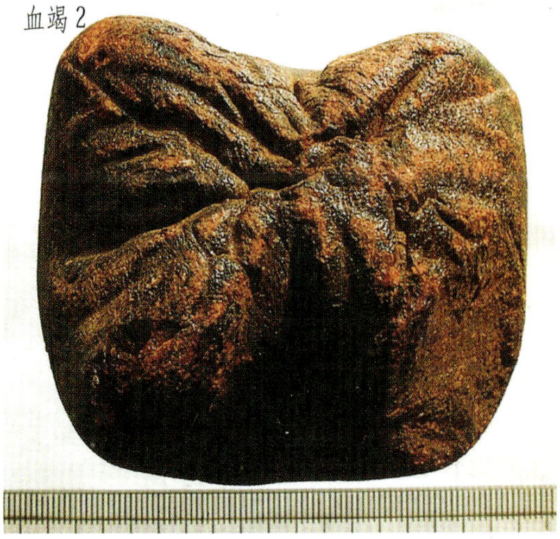

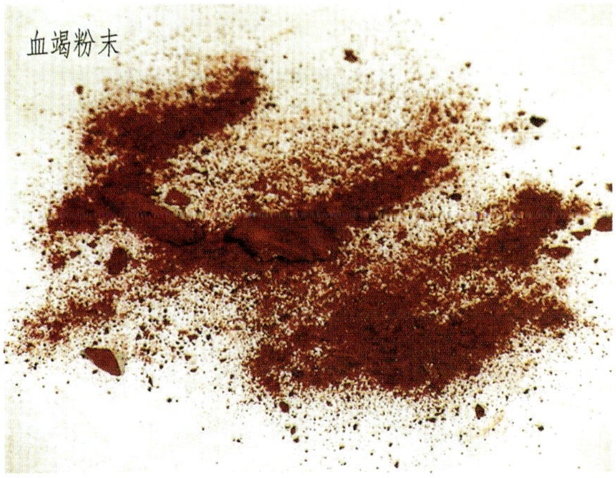

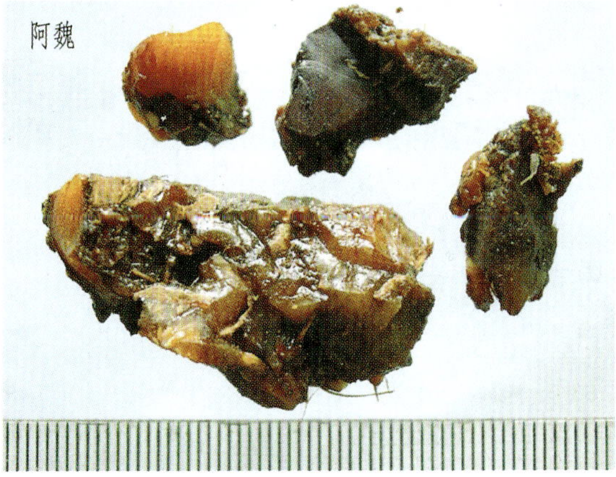

第三章　皮类中药

桑白皮　　牡丹皮

一、准备

二、查验性状

1. 桑白皮

[是　否] **呈扭曲的卷筒状、槽状或板片状。**

[是　否] 长短宽窄不一，厚 1 ~ 4mm。

[是　否] 外表面白色或淡黄白色，较平坦。

[是　否] **有的残留橙黄色或棕黄色鳞片状粗皮。**

[是　否] 内表面黄白色或灰黄色，有细纵纹。

[是　否] 体轻，质韧，纤维性强。

[是　否] **难折断，易纵向撕裂，撕裂时有粉尘飞扬。**

[是　否] 气微，**味微甘**。

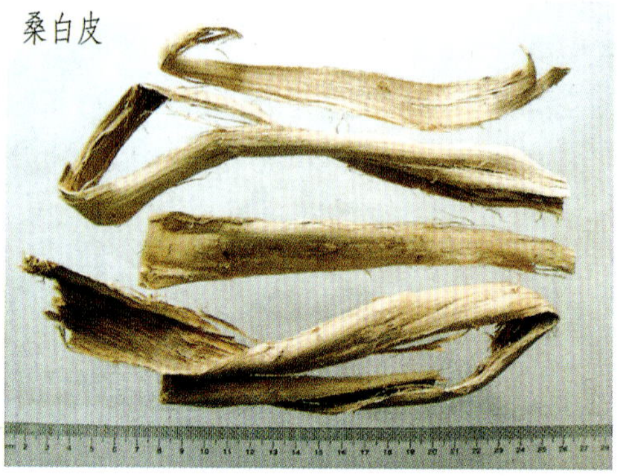

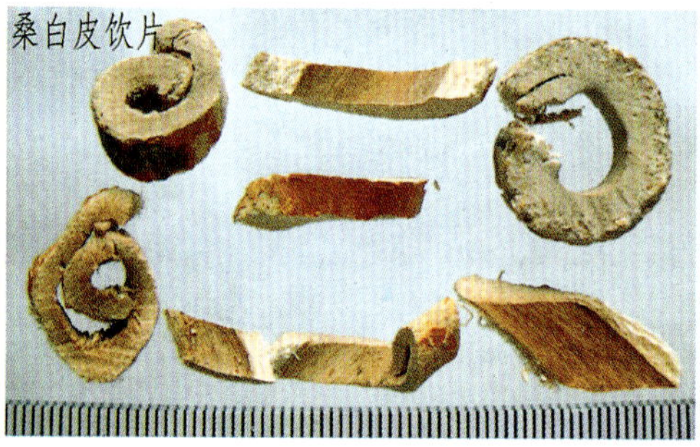

2. 牡丹皮

[是　否] 呈筒状或半筒状，有纵剖开的裂缝，略向内卷曲或张开。

[是　否] 长 5 ~ 20cm，直径 0.5 ~ 1.2cm，厚 0.1 ~ 0.4cm。

[是　否] **外表面灰褐色或黄褐色**，有多数横长皮孔样突起及细根痕。

[是　否] **栓皮脱落处粉红色。**

[是　否] **内表面淡灰黄色或浅棕色。**

[是　否] 有明显的细纵纹，**常见发亮的结晶。**

[是　否] 质硬而脆，易折断。

[是　否] **断面较平坦，淡粉红色，粉性。**

[是　否] **气芳香**，味微苦而涩。

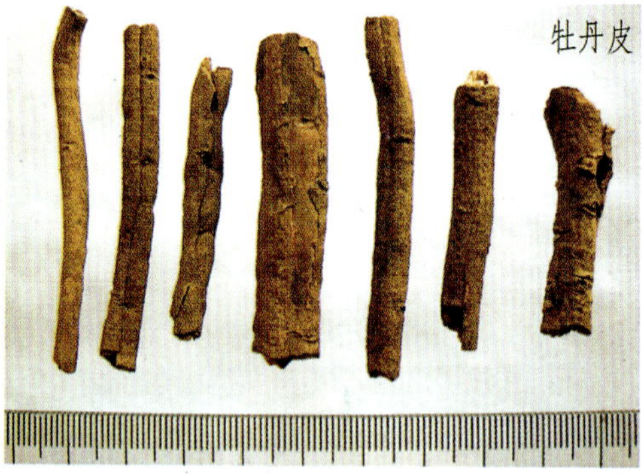

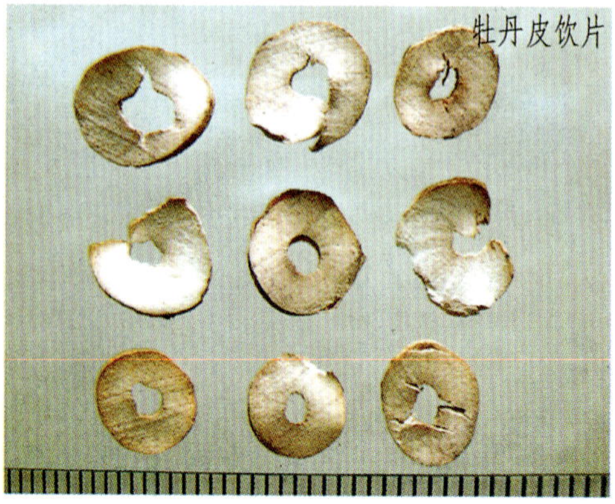

三、变质、污染 [有　无]

四、结论 [正品　假药　劣药　做其他检验]

五、清场

达标自测题：①遮目识别桑白皮和牡丹皮。②区别桑白皮和白鲜皮，总结性状不同点。

相关知识：

1. 桑白皮为桑科植物桑 *Morus alba* L. 的干燥根皮。秋末叶落时至次春发芽前采挖根部，刮去黄棕色粗皮，纵向剖开，剥取根皮，晒干。

2. 牡丹皮为毛茛科植物牡丹 *Paeonia suffruticosa* Andr. 的干燥根皮。秋季采挖根部，除去细根和泥沙，剥取根皮，晒干。

黄柏 关黄柏

一、准备

二、查验性状

1. 黄柏

[是 否] 呈板片状或浅槽状，长宽不一，厚1～6mm。

[是 否] 外表面黄褐色或黄棕色，平坦或具纵沟纹；

[是 否] 有的可见皮孔痕及残存的灰褐色粗皮。

[是 否] 内表面暗黄色或淡棕色，具细密的纵棱纹。

[是 否] 体轻，质硬，断面纤维性，呈裂片状分层，深黄色。

[是 否] 气微，味极苦，嚼之有黏性。

2. 关黄柏

[是 否] 呈板片状或浅槽状，长宽不一，厚2～4mm。

[是 否] 外表面黄绿色或淡棕黄色，较平坦，有不规则的纵裂纹。

[是 否] 皮孔痕小而少见，偶有灰白色的粗皮残留。

[是 否] 内表面黄色或黄棕色。

[是 否] 体轻，质较硬，断面纤维性。

[是 否] 有的呈裂片状分层，鲜黄色或黄绿色。

[是 否] 气微，味极苦，嚼之有黏性。

三、变质、污染[有 无]

四、结论[正品 假药 劣药 做其他检验]

五、清场

达标自测题：①挑拣分开混在一起的黄柏丝和厚朴丝。②遮目识别关黄柏和桑白皮。

相关知识：

1. 黄柏为芸香科植物黄皮树 *Phellodendron chinense* Schneid. 的干燥树皮，习称“川黄柏”，剥取树皮后，除去粗皮，晒干。

2. 关黄柏为芸香科植物黄檗 *Phellodendron amurense* Rupr. 的干燥树皮，习称“关黄柏”。剥取树皮，除去粗皮，晒干。

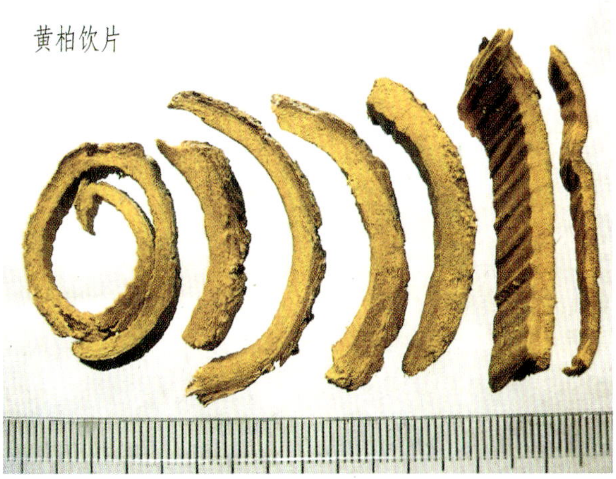

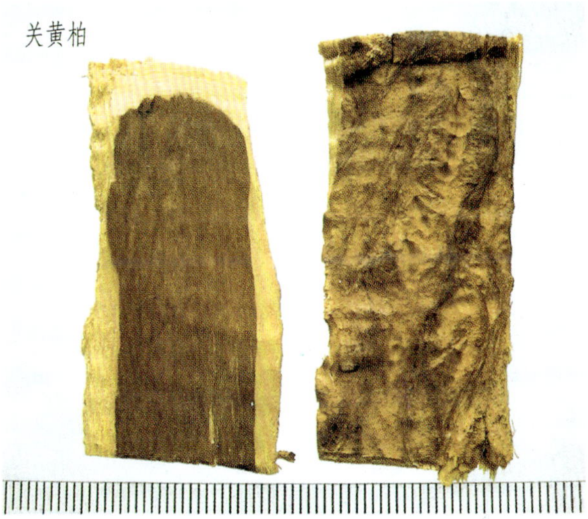

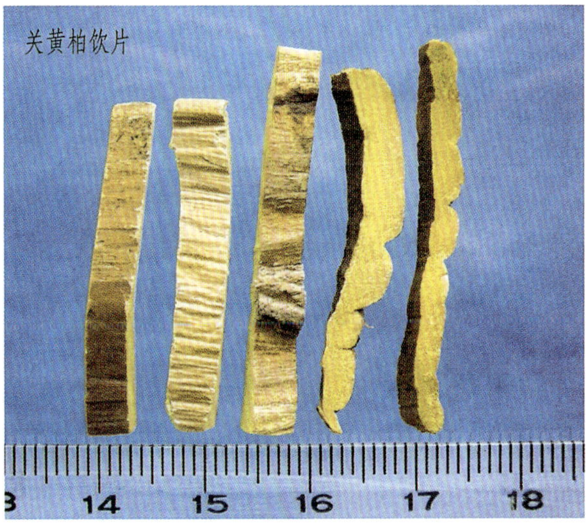

肉 桂

一、准备

二、查验性状

[是 否] 呈槽状或卷筒状。

[是 否] 长 30 ~ 40cm，宽或直径 3 ~ 10cm，厚 0.2 ~ 0.8cm。

[是 否] 外表面灰棕色，稍粗糙。

[是 否] 有不规则的细皱纹及横向突起的皮孔。

[是 否] 有的可见灰白色的斑纹。

[是 否] 内表面红棕色，略平坦，有细纵纹，划之显油痕。

[是 否] 质硬而脆，易折断，断面不平坦。

[是 否] 外层棕色而较粗糙，内层红棕色而油润。

[是 否] 两层间有 1 条黄棕色的线纹。

[是 否] 气香浓烈，味甜、辣。

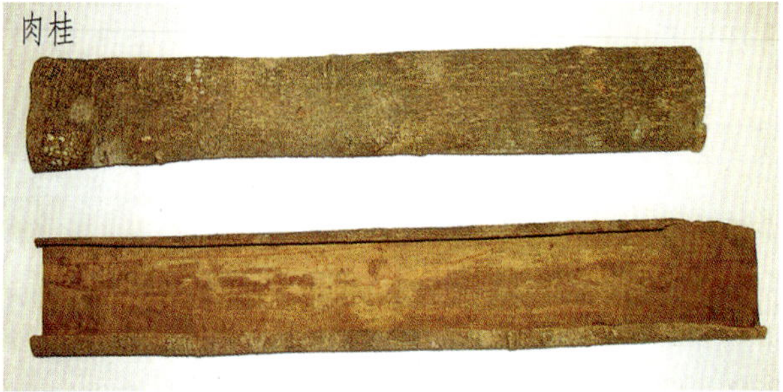

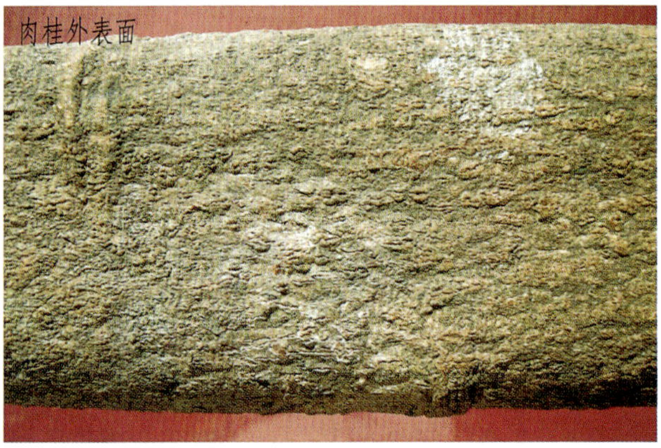

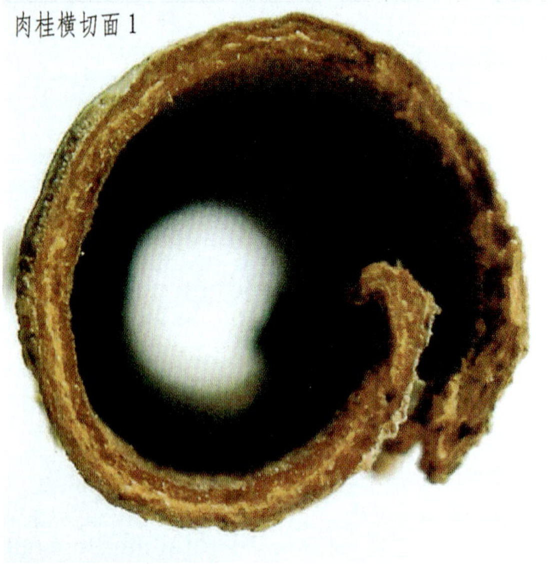

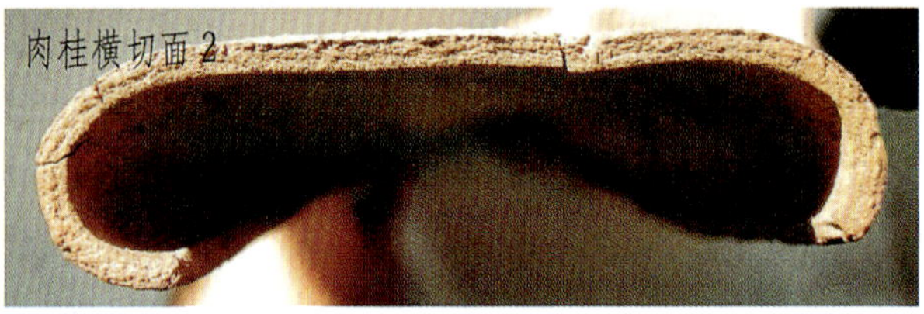

三、变质、污染 [有 无]

四、结论 [正品 假药 劣药 做其他检验]

五、清场

达标自测题：①区别肉桂、厚朴、合欢皮饮片，总结性状不同点。②挑拣分开混在一起的肉桂和杜仲。

相关知识：

肉桂为樟科植物肉桂 *Cinnamomum cassia* Presl 的干燥树皮。多于秋季剥取，阴干。

杜 仲

一、准备

二、查验性状

[是 否] 呈板片状或两边稍向内卷，大小不一，厚 3 ~ 7mm。

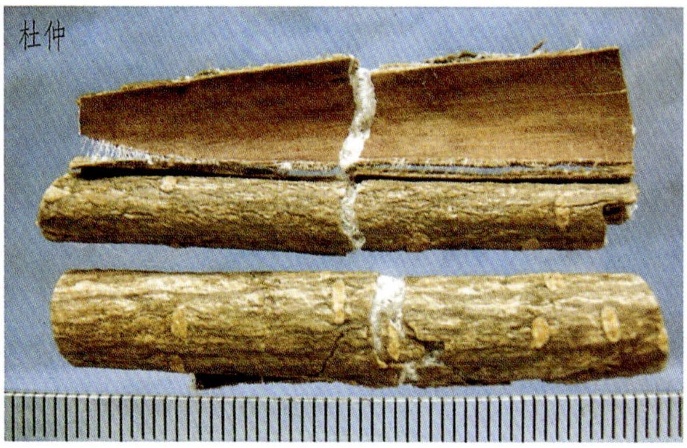

[是 否] **外表面淡棕色或灰褐色**，有明显的皱纹或纵裂槽纹。

[是 否] 有的树皮较薄，未去粗皮，可见明显的皮孔。

[是 否] **内表面暗紫色，光滑。**

[是 否] 质脆，易折断。

[是 否] **断面有细密、银白色、富弹性的橡胶丝相连。**

[是 否] 气微，味稍苦。

三、变质、污染 [有 无]

四、结论 [正品 假药 劣药 做其他检验]

五、清场

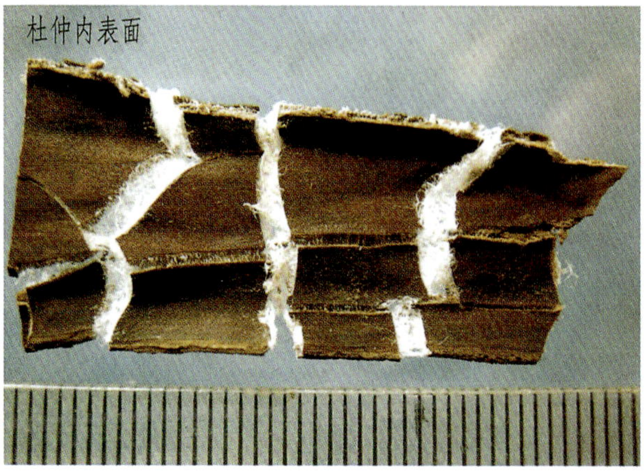

达标自测题：挑拣分开混在一起的杜仲和肉桂。

相关知识：

杜仲为杜仲科植物杜仲 *Eucommia ulmoides* Oliv. 的干燥树皮。4 ~ 6 月剥取，刮去粗皮，堆置“发汗”至内皮呈紫褐色，晒干。

厚　朴

一、准备

二、查验性状

1. 厚朴干皮（筒朴）（靴筒朴）

［是　否］ **呈卷筒状或双卷筒状。**

［是　否］ 长 30 ~ 35cm，厚 0.2 ~ 0.7cm，习称“筒朴”。

［是　否］ 近根部的干皮一端展开如喇叭口。

［是　否］ 长 13 ~ 25cm，厚 0.3 ~ 0.8cm，习称“靴筒朴”。

［是　否］ 外表面灰棕色或灰褐色，粗糙。

［是　否］ 有时呈鳞片状，较易剥落。

［是　否］ **有明显的椭圆形皮孔**和纵皱纹，刮去粗皮者显黄棕色。

［是　否］ **内表面紫棕色或深紫褐色**，较平滑。

［是　否］ 具细密纵纹，**划之显油痕**。

［是　否］ 质坚硬，不易折断。

［是　否］ **断面颗粒性，外层灰棕色，内层紫褐色或棕色，有油性。**

［是　否］ **有的可见多数小亮星。**

［是　否］ **气香，味辛辣、微苦。**

2. 厚朴根皮（根朴）（与干皮性状不同点）

［是　否］ **呈单筒状或不规则块片；**

［是　否］ 有的弯曲似鸡肠，习称“鸡肠朴”。

［是　否］ 质硬，较易折断，断面纤维性。

3. 厚朴枝皮（枝朴）（与干皮性状不同点）

［是　否］ 呈单筒状，长 10 ~ 20cm，**厚 0.1 ~ 0.2cm**。

［是　否］ 质脆，易折断，断面纤维性。

三、变质、污染［有　无］

四、结论［正品　假药　劣药　做其他检验］

五、清场

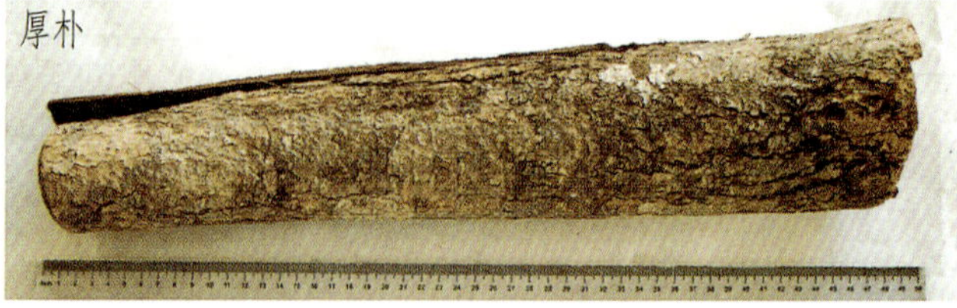
厚朴

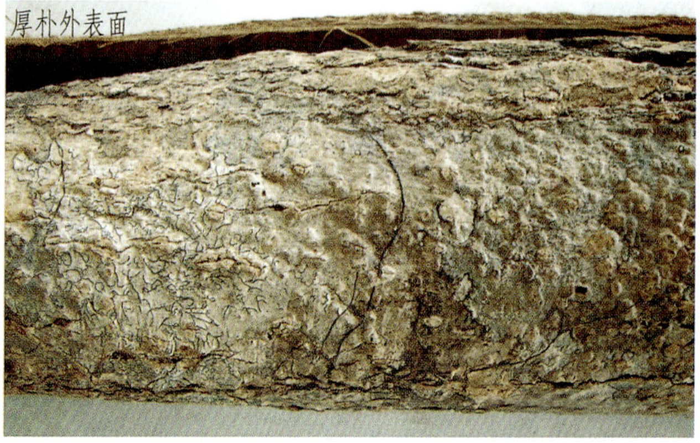
厚朴外表面

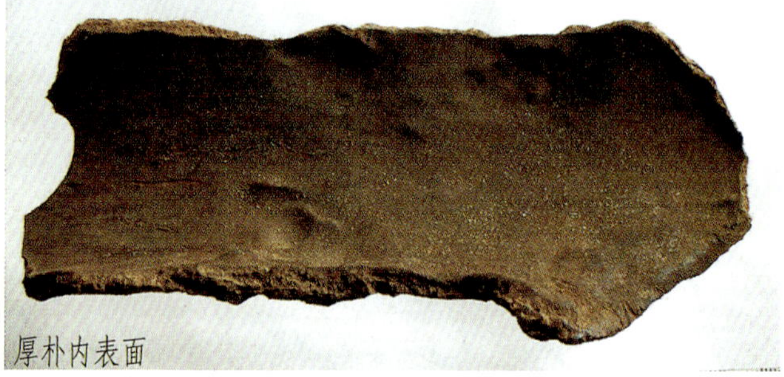
厚朴内表面

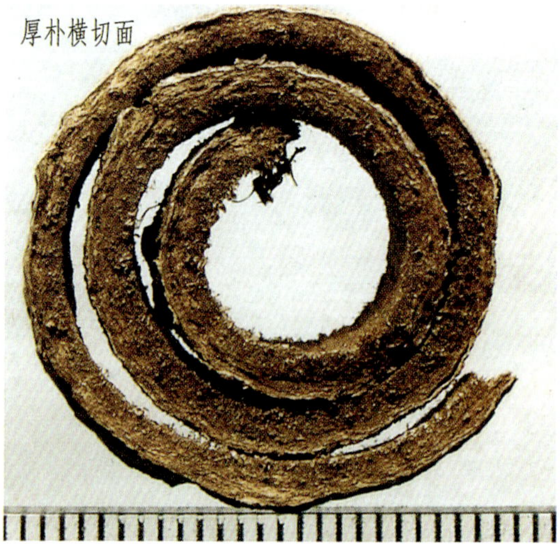
厚朴横切面

达标自测题：①区别厚朴、肉桂、合欢皮饮片，总结性状不同点。②挑拣分开混在一起的厚朴丝和黄柏丝。

相关知识：

厚朴为木兰科植物厚朴 *Magnolia officinalis* Rehd.et Wils. 或凹叶厚朴 *Magnolia officinalis* Rehd. et Wils. var. *biloba Rehd.* et Wils. 的干燥干皮、根皮及枝皮。4 ~ 6 月剥取根皮及枝皮直接阴干；干皮置沸水中微煮后，堆置阴湿处，“发汗”至内表面变紫褐色或棕褐色时，蒸软，取出，卷成筒状，干燥。

白鲜皮　　地骨皮

一、准备

二、查验性状

1. 白鲜皮

[是 否] 呈卷筒状。

[是 否] 长 5 ~ 15cm，直径 1 ~ 2cm，厚 0.2 ~ 0. 5cm。

[是 否] **外表面灰白色或淡灰黄色。**

[是 否] 具细纵皱纹及细根痕，**常有突起的颗粒状小点。**

[是 否] **内表面类白色**，有细纵纹。

[是 否] 质脆，**折断时有粉尘飞扬。**

[是 否] 断面不平坦，略呈层片状。

[是 否] **剥去外层，迎光可见闪烁的小亮点。**

[是 否] **有羊膻气**，味微苦。

2. 地骨皮

[是 否] 呈筒状或槽状。

[是 否] 长 3 ~ 10cm，宽 0.5 ~ 1.5cm，厚 0.1 ~ 0.3cm。

[是 否] **外表面灰黄色至棕黄色。**

[是 否] 粗糙，有不规则纵裂纹，**易呈鳞片状剥落。**

[是 否] 内表面黄白色至灰黄色，较平坦，有细纵纹。

[是 否] 体轻，质脆，易折断。

[是 否] 断面不平坦，外层黄棕色，内层灰白色。

[是 否] 气微，味微甘而后苦。

三、变质、污染 [有 无]

四、结论 [正品 假药 劣药 做其他检验]

五、清场

达标自测题：①区别地骨皮和香加皮药材，总结性状不同点。②遮目识别地骨皮和香加皮。

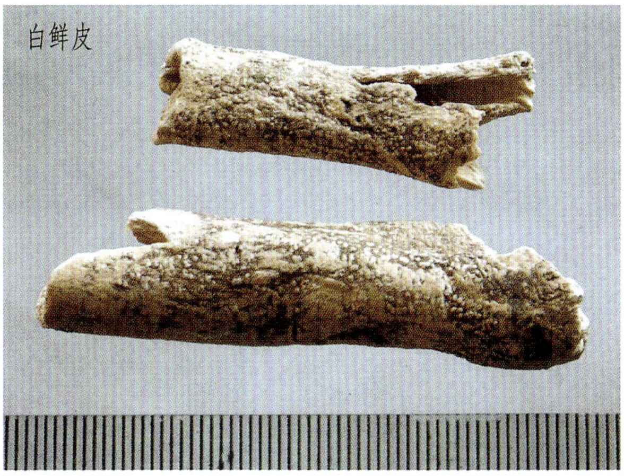
白鲜皮

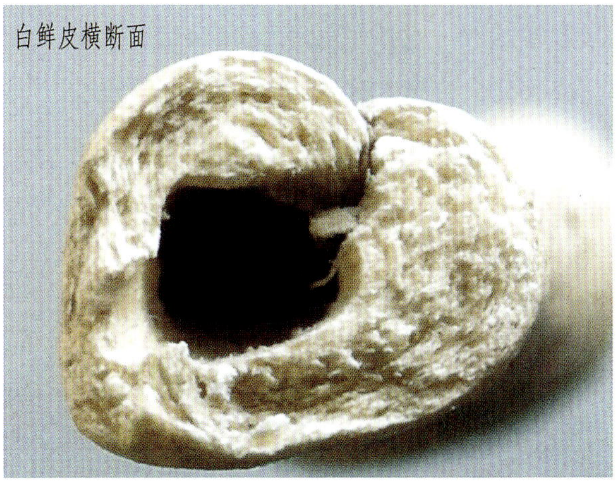
白鲜皮横断面

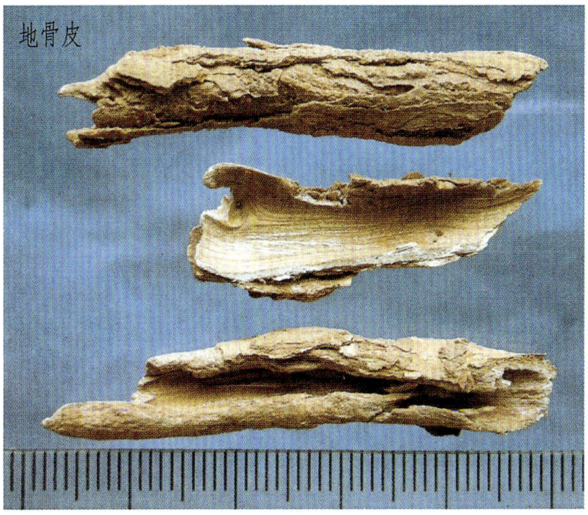
地骨皮

相关知识：

1. 白鲜皮为芸香科植物白鲜 *Dictamnus dasycarpus* Turcz. 的干燥根皮。春、秋二季采挖根部，除去泥沙及粗皮，剥取根皮，干燥。

2. 地骨皮为茄科植物枸杞 *Lycium chinense* Mill. 或宁夏枸杞 *Lycium barbarum* L. 的干燥根皮。春初或秋后采挖根部，洗净，剥取根皮，晒干。

五加皮　香加皮

一、准备

二、查验性状

1. 五加皮

[是 否] 呈不规则卷筒状。

[是 否] 长 5 ~ 15cm，直径 0.4 ~ 1.4cm，厚约 0.2cm。

[是 否] **外表面灰褐色**，有稍扭曲的纵皱纹及**横长皮孔样斑痕**。

[是 否] **内表面淡黄色或灰黄色**，有细纵纹。

[是 否] 体轻，质脆，易折断。

[是 否] 断面不整齐，**灰白色**。

[是 否] **气微香，味微辣而苦**。

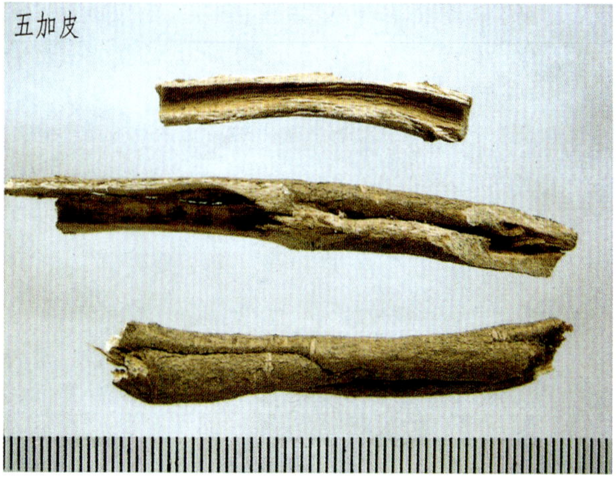

2. 香加皮

[是 否] 呈卷筒状或槽状，少数呈不规则的块片状。

[是 否] 长 3 ~ 10cm，直径 1 ~ 2cm，厚 0.2 ~ 0.4cm。

[是 否] **外表面灰棕色或黄棕色，栓皮松软，常呈鳞片状**，易剥落。

[是 否] **内表面淡黄色或淡黄棕色**，较平滑，有细纵纹。

[是 否] 体轻，质脆，易折断。

[是 否] 断面不整齐，**黄白色**。

[是 否] **有特异香气，味苦**。

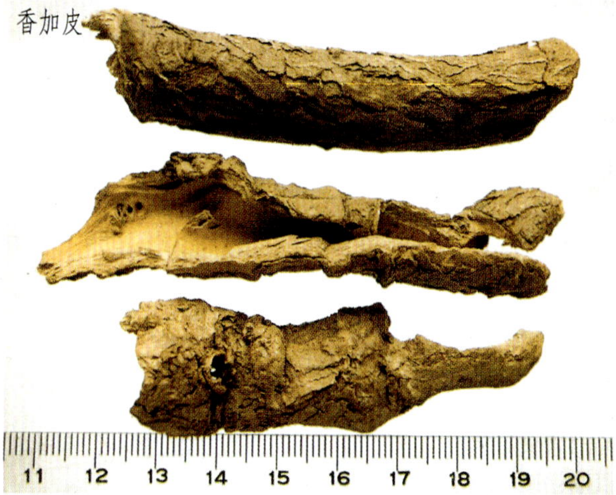

三、变质、污染 [有 无]

四、结论 [正品 假药 劣药 做其他检验]

五、清场

达标自测题：①区别五加皮和香加皮药材，总结性状不同点。②遮目识别香加皮和地骨皮。

相关知识：

1. 五加皮为五加科植物细柱五加 *Acanthopanax gracilistylus* W.W.Smith 的干燥根皮。夏、秋二季采挖根部，洗净，剥取根皮，晒干。

2. 香加皮为萝藦科植物杠柳 *Periploca sepium* Bge. 的干燥根皮。春、秋二季采挖，剥取根皮，晒干。

合 欢 皮

一、准备

二、查验性状

[是 否] 呈卷曲筒状或半筒状。

[是 否] 长 40 ~ 80cm，厚 0.1 ~ 0.3cm。

[是 否] 外表面灰棕色至灰褐色，稍有纵皱纹，有的呈浅裂纹。

[是 否] 密生明显的椭圆形横向皮孔，棕色或棕红色。

[是 否] 偶有突起的横棱或较大的圆形枝痕，常附有地衣斑。

[是 否] 内表面淡黄棕色或黄白色，平滑，有细密纵纹。

[是 否] 质硬而脆，易折断。

[是 否] 断面呈纤维性片状，淡黄棕色或黄白色。

[是 否] 气微香，味淡、微涩、稍刺舌，而后喉头有不适感。

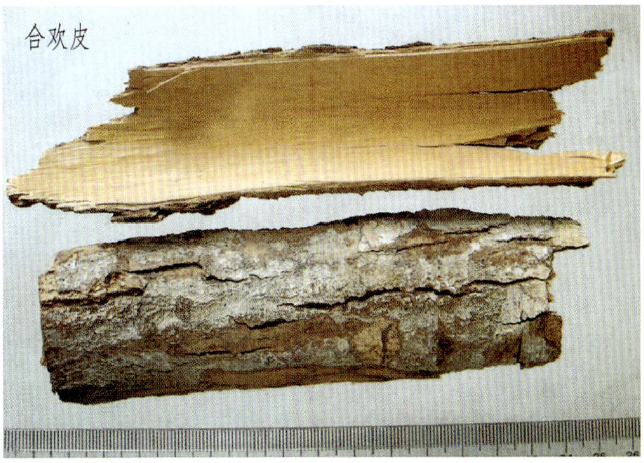
合欢皮

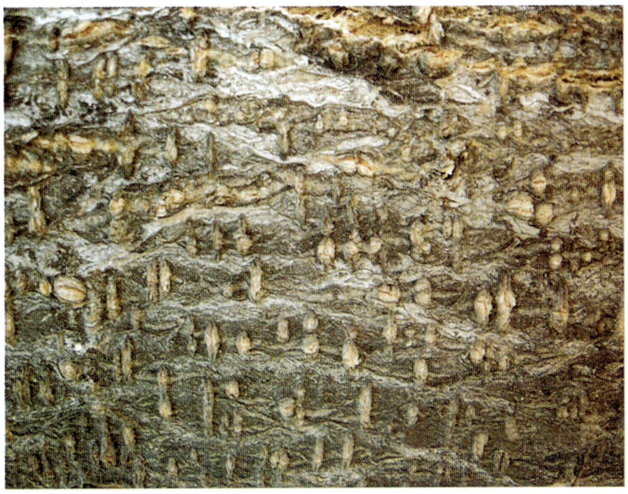
合欢皮外表面

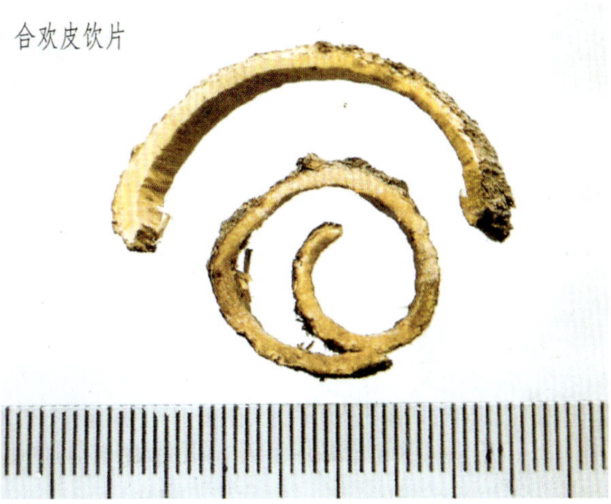
合欢皮饮片

三、变质、污染 [有 无]

四、结论 [正品 假药 劣药 做其他检验]

五、清场

达标自测题：①区别合欢皮、厚朴、肉桂饮片，总结性状不同点。②遮目识别合欢皮和苦楝皮。

相关知识：

合欢皮为豆科植物合欢 *Albizia julibrissin* Durazz. 的干燥树皮。夏、秋二季剥取，晒干。

苦　楝　皮

一、准备

二、查验性状

[是　否] 呈不规则板片状、槽状或半卷筒状。

[是　否] 长宽不一，厚 2 ~ 6mm。

[是　否] 外表面灰棕色或灰褐色，粗糙；

[是　否] 有交织的纵皱纹及**点状灰棕色皮孔**，除**去粗皮者淡黄色**。

[是　否] **内表面类白色或淡黄色**。

[是　否] 质韧，不易折断。

[是　否] **断面纤维性，呈层片状，易剥离**。

[是　否] 气微，**味苦**。

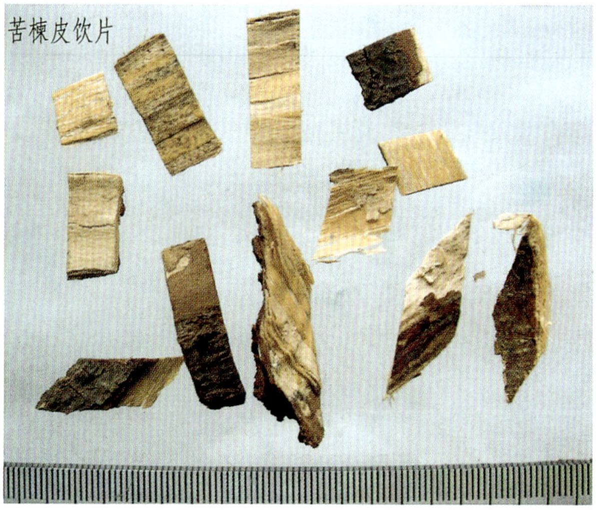
苦楝皮饮片

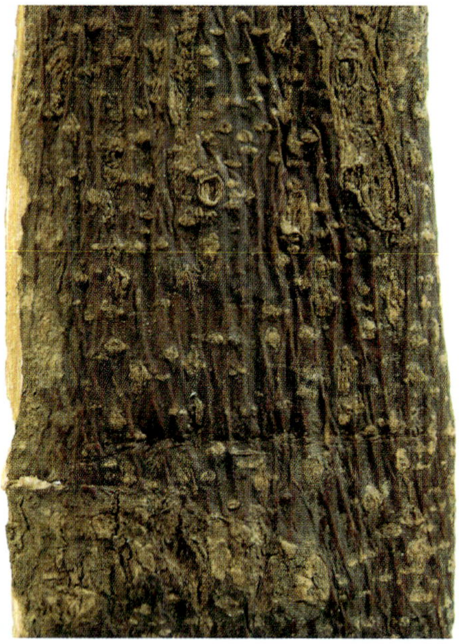
苦楝皮外表面

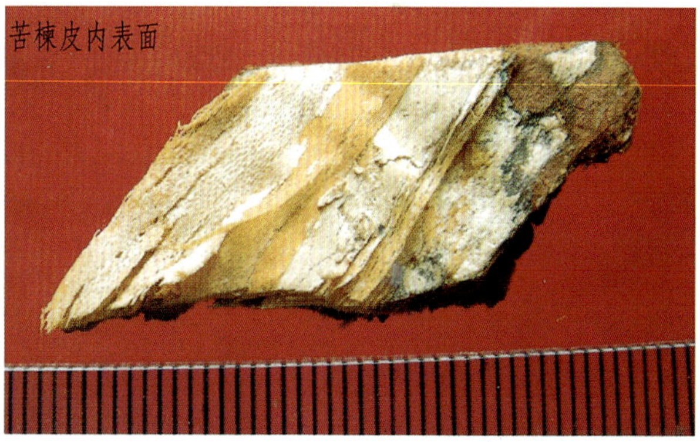
苦楝皮内表面

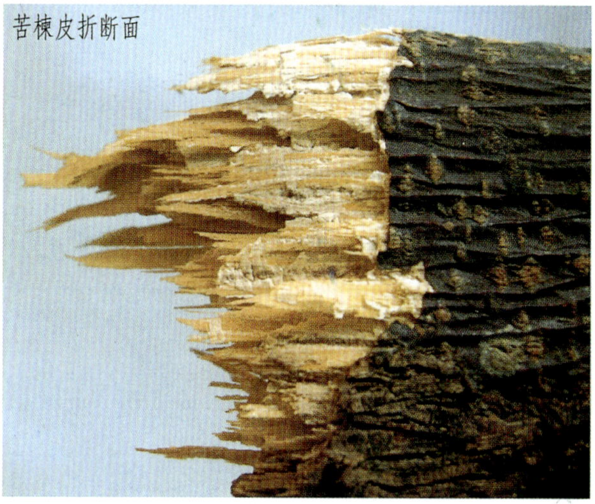
苦楝皮折断面

三、变质、污染 [有　无]

四、结论 [正品　假药　劣药　做其他检验]

五、清场

达标自测题：①挑拣分开混在一起的苦楝皮和椿皮。②遮目识别苦楝皮和合欢皮。

相关知识：

苦楝皮为楝科植物川楝 *Melia toosendan* sieb .et Zucc. 或楝 *Melia azedarach* L. 的干燥树皮及根皮。春、秋二季剥取，晒干，或除去粗皮，晒干。

秦 皮

一、准备

二、查验性状

1. 枝皮

[是 否] 呈卷筒状或槽状，长10～60cm，厚1.5～3mm。

[是 否] 外表面灰白色、灰棕色至黑棕色或相间呈斑状。

[是 否] 平坦或稍粗糙，并有**灰白色圆点状皮孔**及细斜皱纹。

[是 否] 有的具分枝痕。

[是 否] **内表面黄白色或棕色**，平滑。

[是 否] 质硬而脆。断面纤维性，黄白色。

[是 否] 气微，**味苦**。

2. 干皮（与枝皮性状不同点）

[是 否] 为长条状块片，厚3～6mm。

[是 否] 外表面灰棕色。

[是 否] 具龟裂状沟纹及**红棕色圆形或横长的皮孔**。

[是 否] 质坚硬，断面纤维性较强。

[是 否] 取本品，加热水浸泡，**浸出液在日光下可见碧蓝色荧光**。

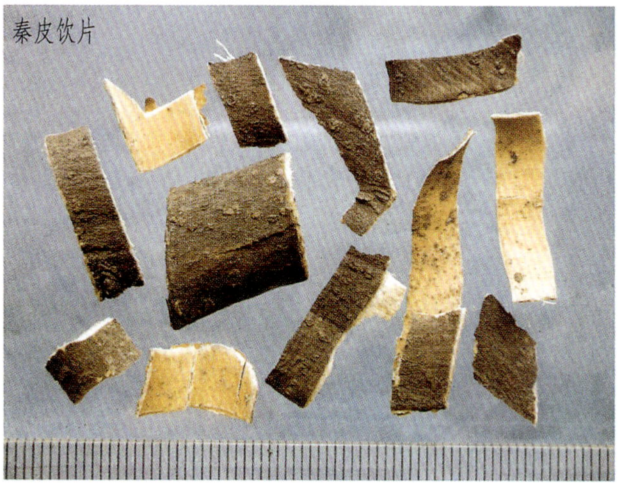

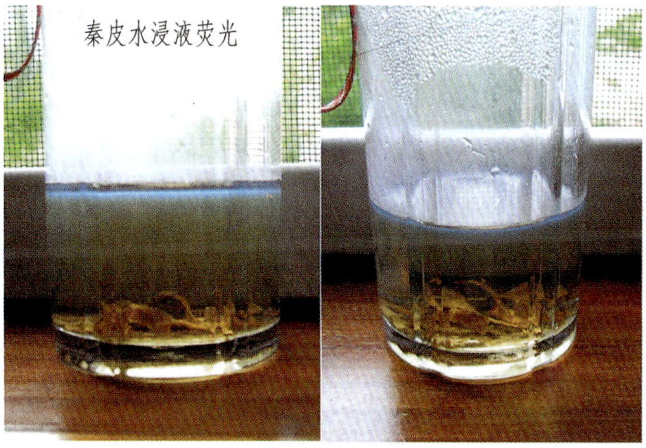

三、变质、污染[有 无]

四、结论[正品 假药 劣药 做其他检验]

五、清场

达标自测题：①挑拣分开混在一起的秦皮和椿皮。②用水试方法鉴别秦皮标本真假。

相关知识：

秦皮为木犀科植物苦枥白蜡树 *Fraxinus rhynchophylla* Hance、白蜡树 *Fraxinus chinensis* Roxb.、尖叶白蜡树 *Fraxinus szaboana* Lingelsh. 或宿柱白蜡树 *Fraxinus stylosa* Lingelsh. 的干燥枝皮或干皮。春、秋二季剥取，晒干。

椿　皮

一、准备

二、查验性状

1. 根皮

[是 否] 呈不整齐的片状或卷片状，大小不一，厚 0.3 ~ 1cm。

[是 否] 外表面灰黄色或黄褐色，粗糙。

[是 否] 有多数纵向皮孔样突起及不规则纵、横裂纹。

[是 否] 除去粗皮者显黄白色。

[是 否] **内表面淡黄色，较平坦，密布梭形小孔或小点。**

[是 否] 质硬而脆，**断面外层颗粒性，内层纤维性。**

[是 否] **气微，味苦。**

2. 干皮（与根皮性状不同点）

[是 否] 呈不规则板片状，大小不一，厚 0.5 ~ 2cm。

[是 否] 外表面灰黑色，极粗糙，有深裂。

三、变质、污染 [有 无]

四、结论 [正品 假药 劣药 做其他检验]

五、清场

达标自测题：①挑拣分开混在一起的椿皮和苦楝皮。②遮目识别椿皮和厚朴。

相关知识：

椿皮为苦木科植物臭椿 *Ailanthus altissima* (Mill.)Swingle 的干燥根皮或干皮。全年均可剥取，晒干；或刮去粗皮晒干。

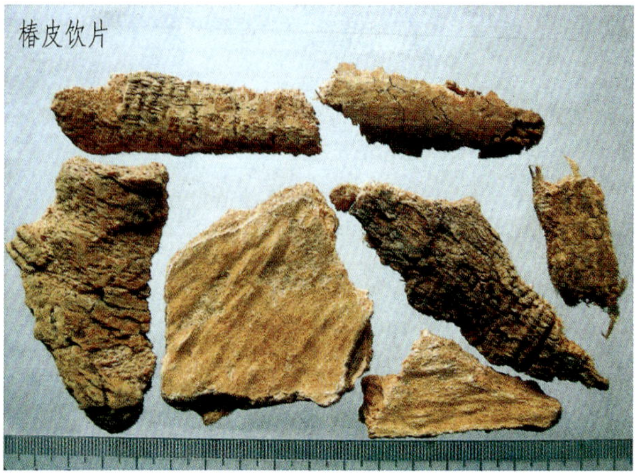
椿皮饮片

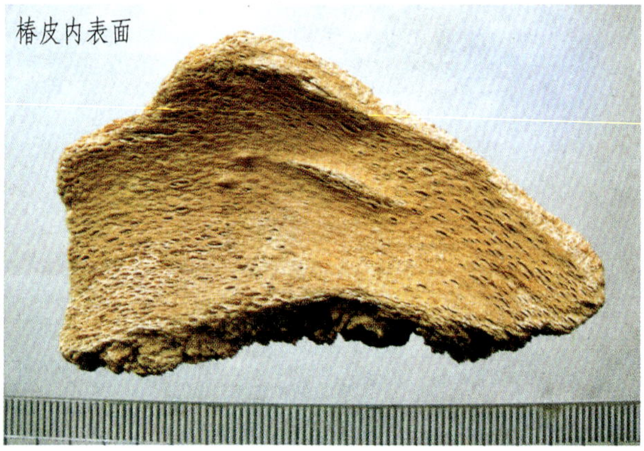
椿皮内表面

第四章 花叶类中药

金 银 花

一、准备

二、查验性状

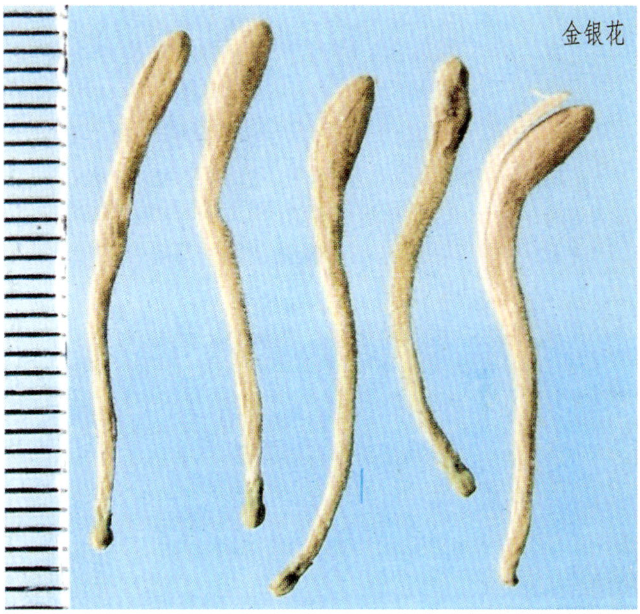

[是 否] **呈棒状，上粗下细**，略弯曲。

[是 否] 长 2 ~ 3cm，上部直径约 3mm，下部直径约 1.5mm。

[是 否] **表面黄白色或绿白色**（贮久色渐深），**密被短柔毛**。

[是 否] 偶见叶状苞片。

[是 否] 花萼绿色，先端 5 裂，裂片有毛，长约 2mm。

[是 否] 开放者花冠筒状，先端二唇形。

[是 否] 雄蕊 5 个，附于筒壁，黄色。

[是 否] 雌蕊 1 个，子房无毛。

[是 否] **气清香，味淡、微苦**。

三、变质、污染 [有 无]

四、结论 [正品 假药 劣药 做其他检验]

五、清场

达标自测题：①如何区别金银花和山银花？②挑拣分开金银花的花蕾和开放花。

相关知识：

金银花为忍冬科植物忍冬 *Lonicera japonica* Thunb. 的干燥花蕾或带初开的花。夏初花开放前采收，干燥。

山 银 花

一、准备

二、查验性状

1. 灰毡毛忍冬花蕾

[是 否] **呈棒状而稍弯曲，**长 3 ~ 4.5cm，上部直径约 2mm，下部直径约 1mm。

[是 否] **表面绿棕色至黄白色，总花梗集结成簇。**

[是 否] 开放者花冠裂片不及全长之半。

[是 否] **质稍硬，手捏之有弹性。**气清香，味微苦甘。

2. 红腺忍冬花蕾（与灰毡毛忍冬花蕾性状不同点）

[是 否] 长 2.5 ~ 4.5cm，直径 0.8 ~ 2mm。

[是 否] **表面黄白至黄棕色，无毛或疏被毛，**

[是 否] 萼筒无毛，先端 5 裂，裂片长三角形，被毛。

[是 否] 开放者花冠下唇反转，花柱无毛。

3. 华南忍冬花蕾（与灰毡毛忍冬花蕾性状不同点）

[是 否] 长 1.6 ~ 3.5cm，直径 0.5 ~ 2mm。

[是 否] **萼筒和花冠密被灰白色毛，**子房有毛。

三、变质、污染 [有 无]

四、结论 [正品 假药 劣药 做其他检验]

五、清场

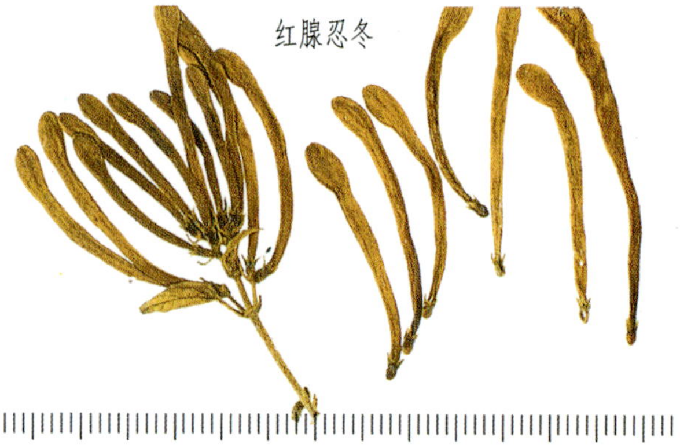

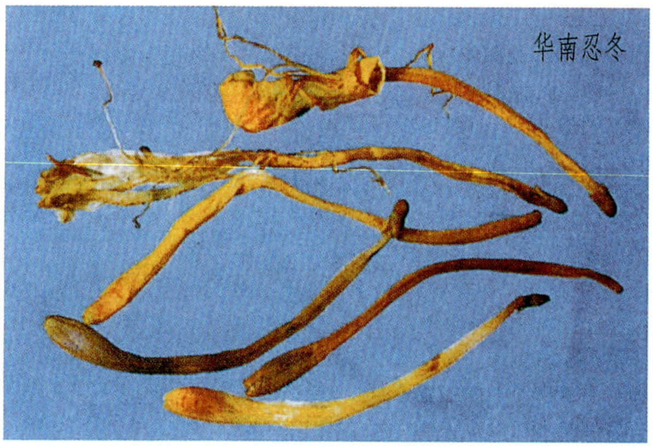

达标自测题：①如何区别山银花和金银花？②挑拣分开山银花的花蕾和开放花。

相关知识：

山银花为忍冬科植物灰毡毛忍冬 *Lonicera macranthoides* Hand.-Mazz、红腺忍冬 *Lonicera hypoglauca* Miq 或华南忍冬 *Lonicera confusa* DC 的干燥花蕾或带初开的花。夏初花开放前采收，干燥。

槐 花

一、准备

二、查验性状

1．槐花

［是 否］ 皱缩而卷曲，**花瓣多散落**。

［是 否］ 完整者**花萼钟状**，黄绿色，先端 5 浅裂。

［是 否］ 花瓣 5，**黄色或黄白色**，1 片较大，近圆形；

［是 否］ 先端微凹，其余 4 片长圆形。

［是 否］ **雄蕊 10，其中 9 个基部连合，花丝细长**。

［是 否］ 雌蕊圆柱形，弯曲。

［是 否］ 体轻。

［是 否］ 气微，味微苦。

2．槐米

［是 否］ **呈卵形或椭圆形**，长 2 ～ 6mm，直径约 2mm。

［是 否］ 花萼下部有数条纵纹。

［是 否］ **萼的上方为黄白色未开放的花瓣**。

［是 否］ 花梗细小。

［是 否］ 体轻，手捻即碎。

［是 否］ 气微，味微苦涩。

三、变质、污染［有 无］

四、结论［正品 假药 劣药 做其他检验］

五、清场

达标自测题：①如何鉴别槐花和槐米。②挑拣分开混在一起的槐花、梅花。

相关知识：

槐花为豆科植物槐 *Sophora japonica* L. 的干燥花及花蕾。夏季花开放或花蕾形成时采收，及时干燥，除去枝、梗及杂质。前者习称“槐花”，后者习称“槐米”。

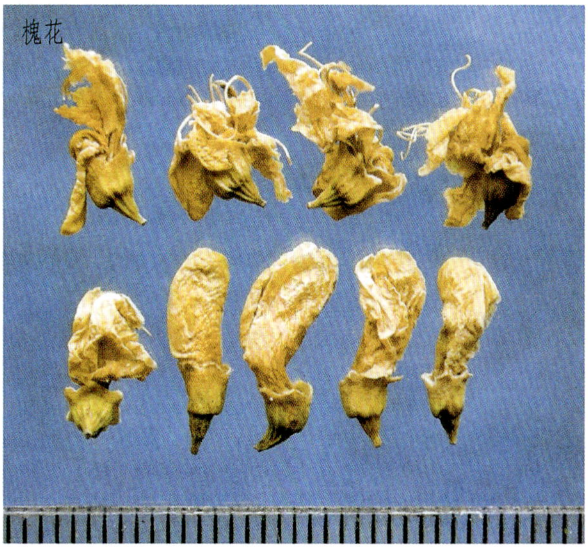

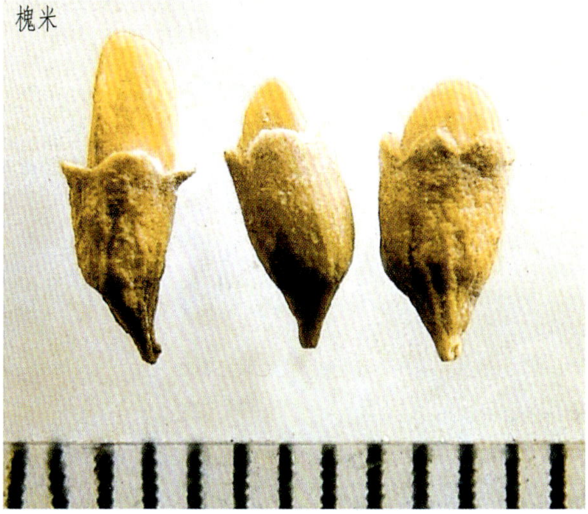

合 欢 花

一、准备

二、查验性状

[是 否] **为头状花序**，皱缩成团。

[是 否] 总花梗长 3 ~ 4cm，有时与花序脱离。

[是 否] 黄绿色，有纵纹，被稀疏毛茸。

[是 否] **花全体密被毛茸，细长而弯曲**，长 0.7 ~ 1cm。

[是 否] **淡黄色至黄褐色**，无花梗或几无花梗。

[是 否] 花萼筒状，先端有 5 小齿。

[是 否] **花冠筒长约为萼筒的 2 倍，先端 5 裂，裂片披针形。**

[是 否] 雄蕊多数，**花丝细长**，黄棕色至黄褐色；

[是 否] 下部合生，上部分离，伸出花冠筒外。

[是 否] 气微香，味淡。

三、变质、污染 [有 无]

四、合欢花杂质不得过 2% [超 否]

五、结论 [正品 假药 劣药 做其他检验]

六、清场

达标自测题：①指出合欢花的花萼、花冠、花丝。②挑拣分开合欢花和谷精草。

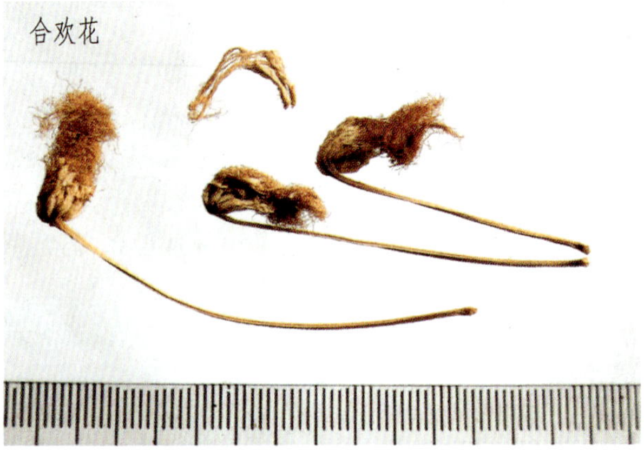

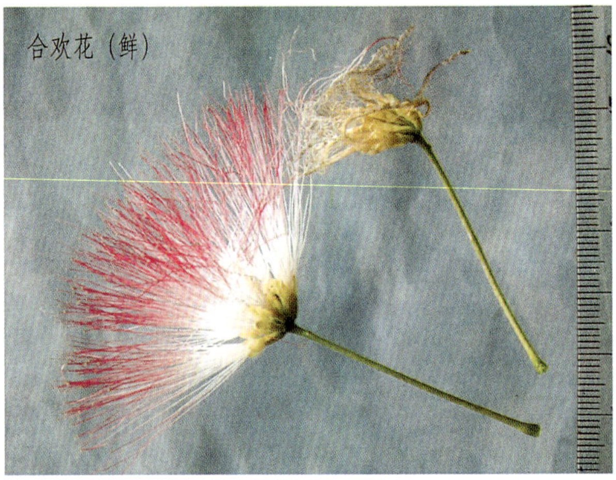

相关知识：

合欢花为豆科植物合欢 *Albizia julibrissin* Durazz 的干燥花序。夏天花开放时择晴天采收，及时晒干。

谷 精 草

一、准备

二、查验性状

[是 否] **头状花序呈半球形**，直径 4 ~ 5mm。

[是 否] **底部有苞片层层紧密排列**，苞片淡黄绿色；

[是 否] 有光泽，**上部边缘密生白色短毛**。

[是 否] **花序顶部灰白色**。

[是 否] **揉碎花序，可见多数黑色花药及细小黄绿色未成熟的果实**。

[是 否] 花茎纤细、长短不一，**直径不及 1mm**。

[是 否] 淡黄绿色，**有数条扭曲的棱线**。

[是 否] 质柔软。

[是 否] 气微，味淡。

三、变质、污染 [有 无]

四、结论 [正品 假药 劣药 做其他检验]

五、清场

达标自测题：①遮目识别谷精草、丁香。 ②挑拣分开谷精草和合欢花。

相关知识：

谷精草为谷精草科植物谷精草 *Eriocaulon buergerianum* Koern. 的干燥带花茎的头状花序。秋季采收，将花序连同花茎拔出，晒干。

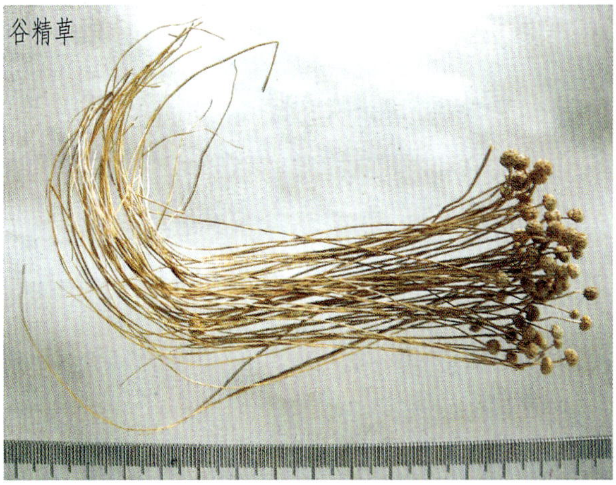
谷精草

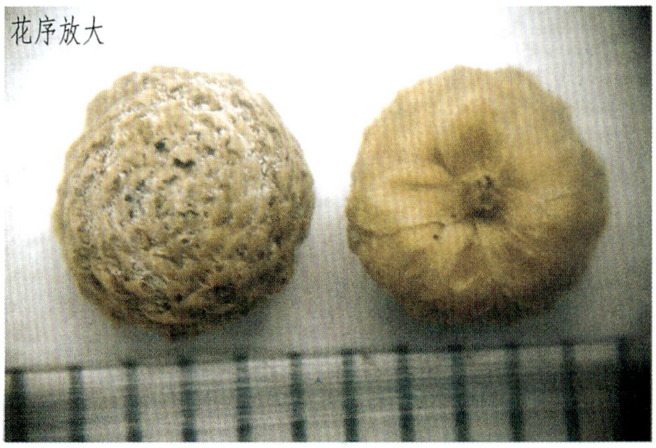
花序放大

密蒙花　芫花

一、准备

二、查验性状

1. 密蒙花

[是 否] **多为花蕾密聚的花序小分枝，呈不规则圆锥状，**长 1.5 ～ 3cm。

[是 否] **表面灰黄色或棕黄色，密被茸毛。**

[是 否] 花蕾呈短棒状，上端略大，**长 0.3 ～ 1cm，**直径 0.1 ～ 0.2cm。

[是 否] **花萼钟状，先端 4 齿裂。**

[是 否] **花冠筒状，与萼等长或稍长，**先端 4 裂，裂片卵形。

[是 否] 雄蕊 4，着生在花冠管中部。

[是 否] 质柔软。

[是 否] 气微香，味微苦、辛。

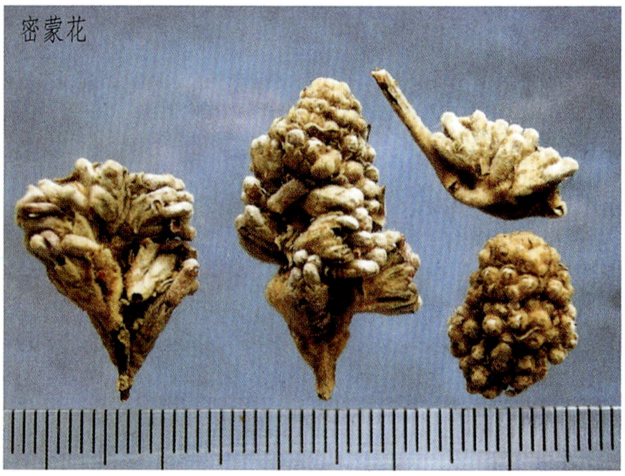

2. 芫花

[是 否] 常 3 ～ 7 朵簇生于短花轴上。

[是 否] 基部有苞片 1 ～ 2 片，多脱落为单朵。

[是 否] **单朵呈棒槌状，**多弯曲，**长 1 ～ 1.7cm，**直径 1.5 mm。

[是 否] **花被筒表面淡紫色或灰绿色，密被短柔毛，**先端 4 裂。

[是 否] **裂片淡紫色或黄棕色。**

[是 否] 质软。

[是 否] 气微，味甘，微辛。

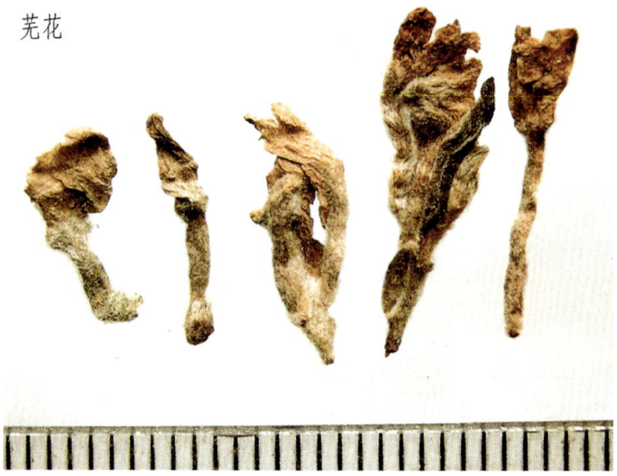

三、变质、污染 [有 无]

四、结论 [正品 假药 劣药 做其他检验]

五、清场

达标自测题：①挑拣分开混在一起的密蒙花和芫花。②如何区别密蒙花、芫花。

相关知识：

1. 密蒙花为马前科植物密蒙花 *Buddleja officinalis* Maxim 的干燥花蕾及其花序。春季花未开放时采收，除去杂质，干燥。

2. 芫花为瑞香科植物芫花 *Daphne genkwa* Sieb.et Zucc. 的干燥花蕾。春季花未开放时采收，除去杂质，干燥。

丁 香

一、准备

二、查验性状

[是 否] **略呈研棒状**，长 1 ~ 2cm。

[是 否] **花冠圆球形**，直径 0.3 ~ 0.5cm，

[是 否] 花瓣 4，覆瓦状抱合，**棕褐色至褐黄色**。

[是 否] 花瓣内为雄蕊和花柱，搓碎后可见众多黄色细粒状的花药。

[是 否] **萼筒圆柱形**，略扁，有的稍弯曲。

[是 否] 长 0.7 ~ 1.4cm，直径 0.3 ~ 0.6cm，**红棕色或棕褐色**。

[是 否] 上部有 4 枚三角状的萼片，十字状分开。质坚实，富油性。

[是 否] **气芳香浓烈，味辛辣、有麻舌感**。

三、变质、污染 [有 无]

四、丁香杂质不得过 4% [超 否]

五、结论 [正品 假药 劣药 做其他检验]

六、清场

达标自测题：①照样品画丁香药材图。②遮目识别丁香、谷精草。

相关知识：

丁香为桃金娘科植物丁香 *Eugenia caryophyllata* Thunb. 的干燥花蕾。当花蕾由绿色转红时采摘，晒干。

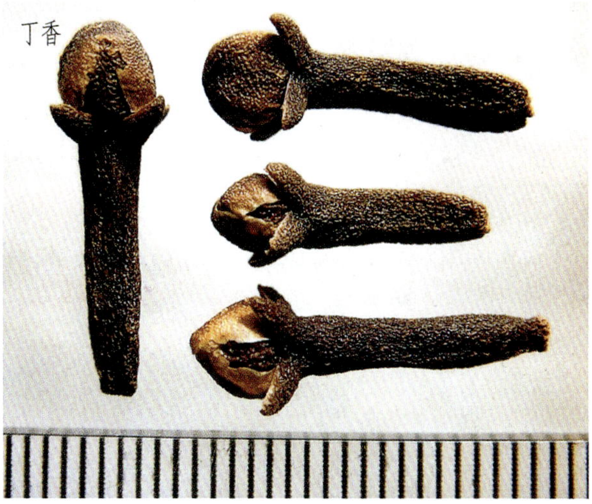

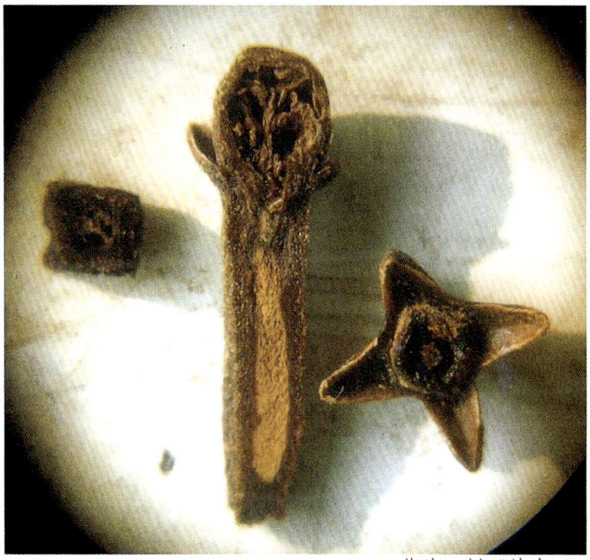

萼片、剖面放大

母 丁 香

一、准备

二、查验性状

[是 否] **呈卵圆形或长椭圆形**，长 1.5 ~ 3cm，直径 0.5 ~ 1cm。

[是 否] 表面黄棕色或褐棕色，有细皱纹。

[是 否] **顶端有 4 个宿存萼片向内弯曲成钩状**；基部有果梗痕。

[是 否] 果皮与种仁可剥离。

[是 否] **种仁由两片子叶合抱而成，棕色或暗棕色，显油性。**

[是 否] **中央具一明显的纵沟**；内有胚，呈细杆状。

[是 否] 质较硬，难折断。

[是 否] **气香，味麻辣。**

三、变质、污染 [有 无]

四、结论 [正品 假药 劣药 做其他检验]

五、清场

达标自测题：①照样品画母丁香药材图。②挑拣分开母丁香和丁香。

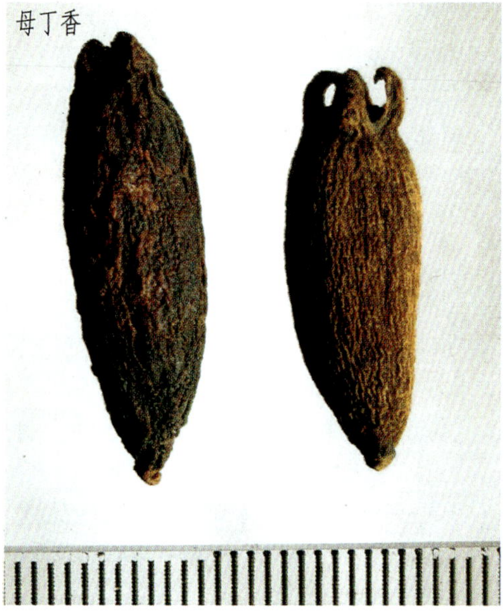

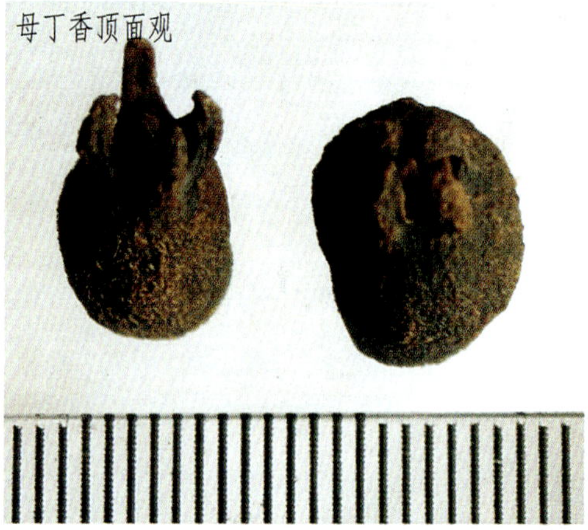

相关知识：

母丁香为桃金娘科植物丁香 *Eugenia caryophyllata* Thunb. 的近成熟果实。果将熟时采摘，晒干。

辛 夷

一、准备

二、查验性状

1．望春花花蕾

[是 否] **呈长卵形，似毛笔头**，长 1.2 ~ 2.5cm，直径 0.8 ~ 1.5cm。

[是 否] 基部常具短梗，长约 5mm，**梗上有类白色点状皮孔**。

[是 否] 苞片 2 ~ 3 层，每层 2 片，两层苞片间有小鳞芽。

[是 否] **苞片外表面密被灰白色或灰绿色茸毛**。

[是 否] 内表面类棕色，无毛。

[是 否] 花被片 9，类棕色。

[是 否] **外轮花被片 3，条形，约为内两轮长的 1/4，呈萼片状**。

[是 否] **内两轮花被片 6，每轮 3，轮状排列**。

[是 否] 雄蕊和雌蕊多数，螺旋状排列。

[是 否] 体轻，质脆。

[是 否] **气芳香**，味辛凉而稍苦。

2．玉兰花蕾（与望春花花蕾性状不同点）

[是 否] 长 1.5 ~ 3cm，直径 1 ~ 1.5cm。

[是 否] 基部枝梗较粗壮，**皮孔浅棕色**。

[是 否] **苞片外表面密被灰白色或灰绿色茸毛**。

[是 否] 花被片 9，**内外轮同型**。

3．武当玉兰花蕾（与望春花花蕾性状不同点）

[是 否] 长 2 ~ 4cm，直径 1 ~ 2cm。

[是 否] 基部枝梗粗壮，**皮孔红棕色**。

[是 否] **苞片外表面密被淡黄色或淡黄绿色茸毛**。

[是 否] 有的最外层苞片茸毛已脱落而呈黑褐色。

[是 否] **花被片 10 ~ 12(15)，内外轮无显著差异**。

三、变质、污染 [有 无]

四、结论 [正品 假药 劣药 做其他检验]

五、清场

达标自测题：①遮目识别辛夷、款冬花。②指出辛夷的苞片、花被。

相关知识：

辛夷为木兰科植物望春花 *Magnolia biondii* Pamp. 玉兰 *Magnolia denudata* Desr. 或武当玉兰 *Magnolia sprengeri* Pamp. 的干燥花蕾。冬末春初花未开放时采收，除去枝梗，阴干。

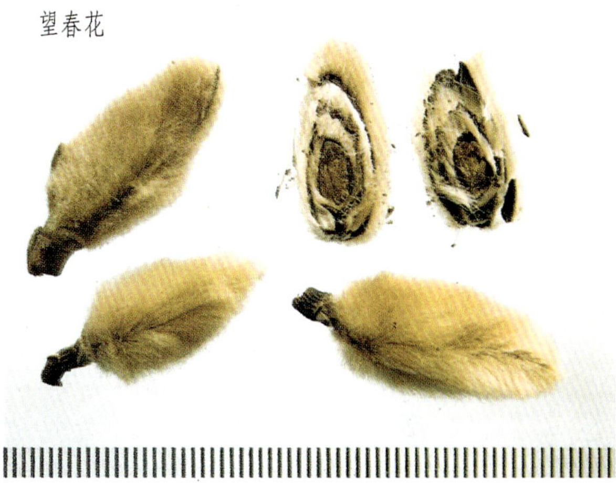

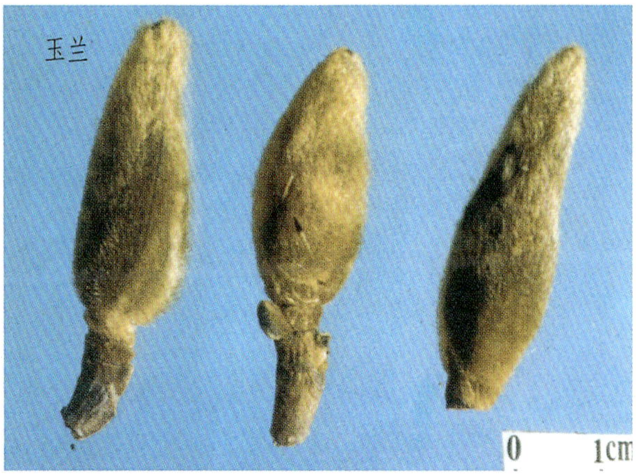

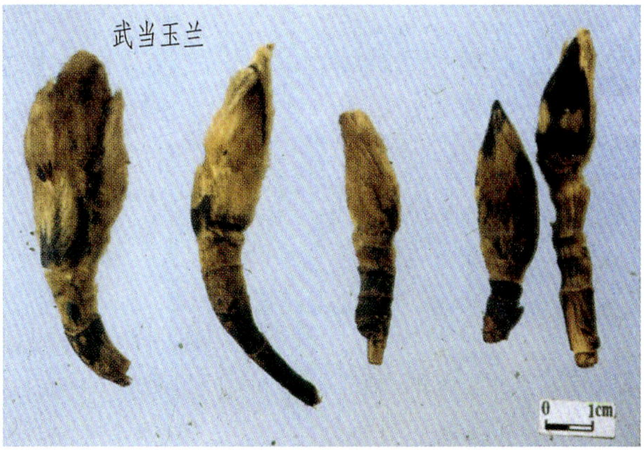

厚朴花　　鸡冠花

一、准备

二、查验性状

1. 厚朴花

[是　否] **呈长圆锥形，长 4 ~ 7cm，**基部直径 1.5 ~ 2.5cm，

[是　否] **红棕色至棕褐色。**

[是　否] **花被多为 12 片，肉质。**

[是　否] 外层的呈长方倒卵形，内层的呈匙形。

[是　否] 雄蕊多数，花药条形，淡黄棕色，花丝宽而短。

[是　否] **心皮多数，分离，螺旋状排列于圆锥形的花托上。**

[是　否] 花梗长 0.5 ~ 2cm，密被灰黄色绒毛，偶无毛。

[是　否] 质脆，易破碎。

[是　否] **气香，**味淡。

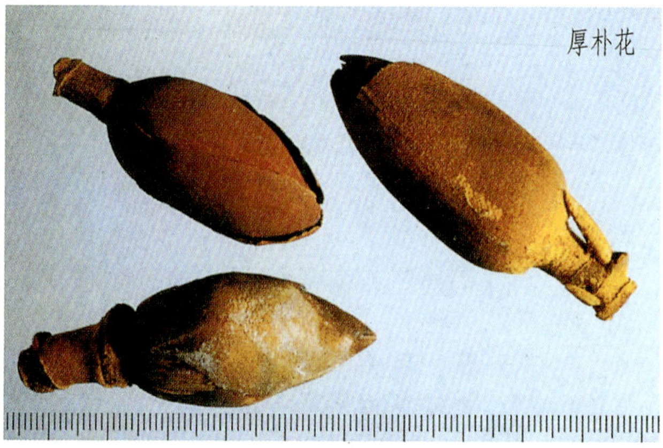

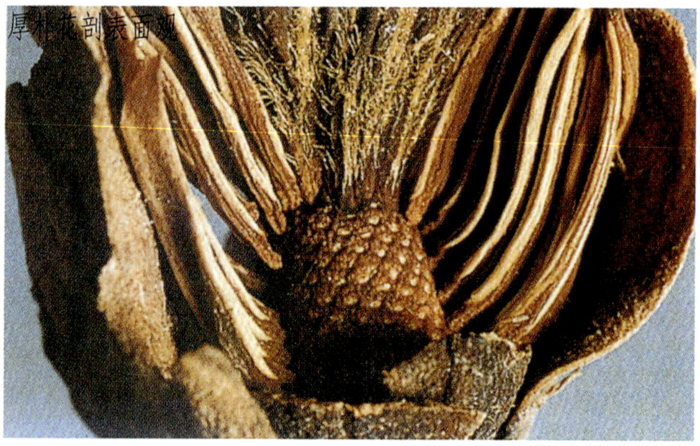

2. 鸡冠花

[是　否] **为穗状花序，多扁平而肥厚，呈鸡冠状。**

[是　否] 长 8 ~ 25cm，宽 5 ~ 20 cm。

[是　否] **上缘宽，具皱褶，密生线状鳞片。**

[是　否] 下端渐窄，常残留扁平的茎。

[是　否] **表面红色、紫红色或黄白色。**

[是　否] 中部以下密生多数小花；

[是　否] **每花宿存的苞片及花被片均呈膜质。**

[是　否] 果实盖裂，**种子扁圆肾形，黑色，有光泽。**

[是　否] 体轻，质柔韧。

[是　否] 气微，味淡。

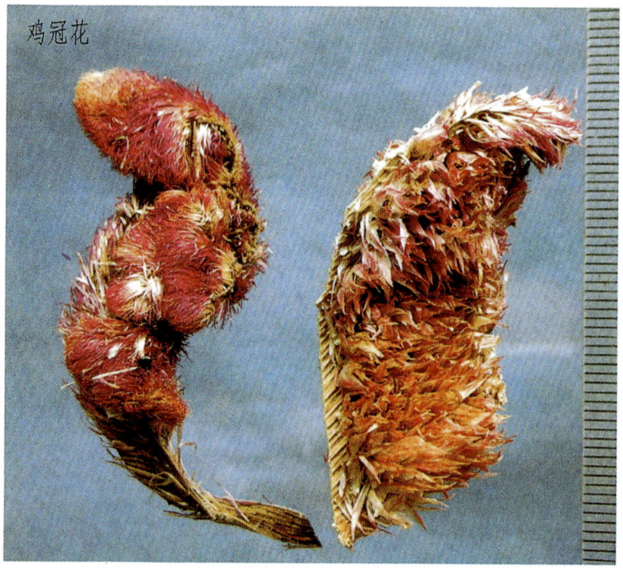

三、变质、污染 [有　无]

四、结论 [正品　假药　劣药　做其他检验]

五、清场

达标自测题：①指出厚朴花的花被、心皮。②指出鸡冠花的花、线状鳞片。

相关知识：

1. 厚朴花为木兰科植物厚朴 *Magnolia officinalis Rehd. et* Wils. 或凹叶厚朴 *Magnolia officinalis* Rehd.et Wils.var. *biloba* Rehd.et Wils. 的干燥花蕾。春季花未开放时采摘，稍蒸后晒干，或低温干燥。

2. 鸡冠花为苋科植物鸡冠花 *Celosia cristata* L. 的干燥花序。秋季花盛开时采收，晒干。

款 冬 花

一、准备

二、查验性状

[是 否] 呈长圆棒状，单生或 2 ~ 3 个基部连生。

[是 否] 长 1 ~ 2.5cm，直径 0.5 ~ 1cm。

[是 否] 上端较粗，下端渐细或带有短梗。

[是 否] 外面被有多数鱼鳞状苞片。

[是 否] 苞片外表面紫红色或淡红色；

[是 否] 内表面密被白色絮状茸毛。

[是 否] 体轻。

[是 否] 撕开后可见白色茸毛。

[是 否] 气香，味微苦而辛。

三、变质、污染 [有 无]

四、结论 [正品 假药 劣药 做其他检验]

五、清场

达标自测题：①遮目识别款冬花、辛夷。②撕开款冬花，指出其絮状茸毛。

相关知识：

款冬花为菊科植物款冬 *Tussilago farfara* L. 的干燥花蕾。12 月或地冻前当花尚未出土时采挖，除去花梗及泥沙，阴干。

款冬花

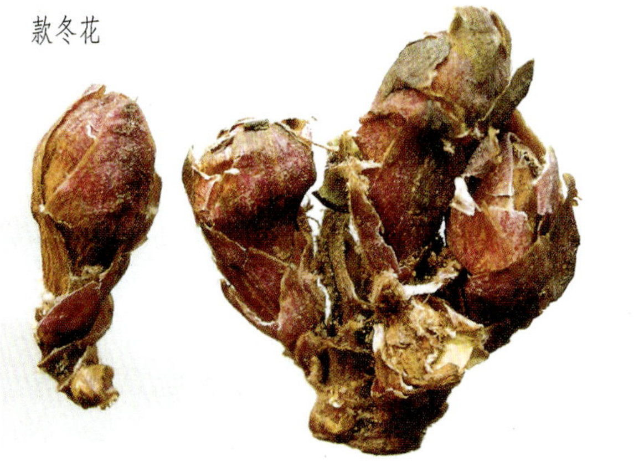

款冬花（折断）

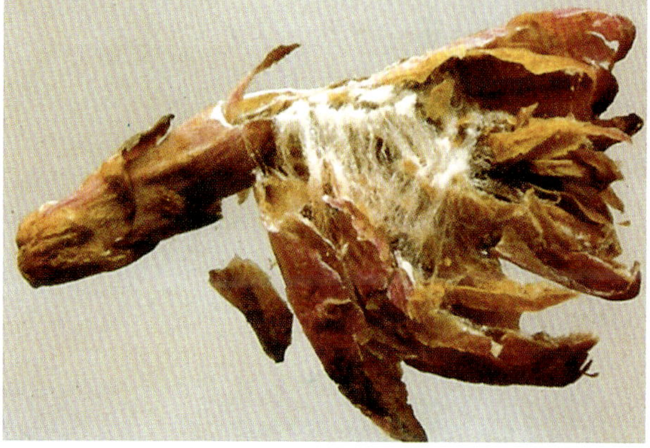

梅　花

一、准备

二、查验性状

[是　否] **呈类球形，直径 3 ~ 6mm**，有短梗。

[是　否] **苞片数层，鳞片状**，棕褐色。

[是　否] 花萼 5，灰绿色或棕红色。

[是　否] **花瓣 5 或多数，黄白色或淡粉红色**。

[是　否] 雄蕊多数；雌蕊 1，子房密被细柔毛。

[是　否] 体轻。

[是　否] **气清香**，味微苦、涩。

三、变质、污染 [有　无]

四、结论 [正品 假药 劣药 做其他检验]

五、清场

达标自测题：挑拣分开混在一起的梅花、槐花。

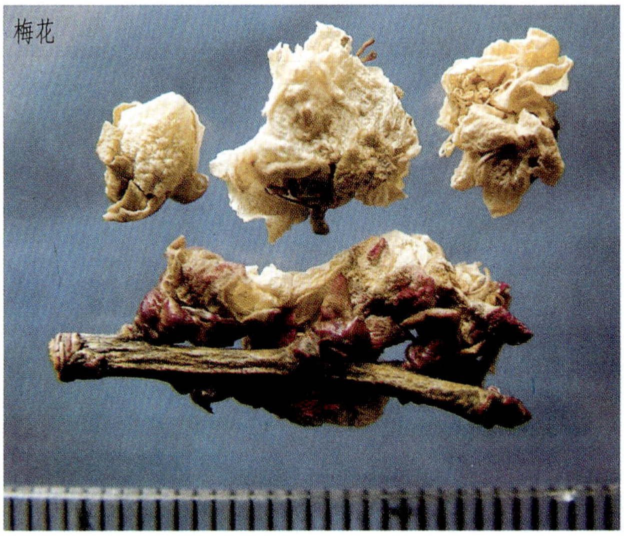

相关知识：

梅花为蔷薇科梅 *Prunus mume* (Sieb.)Sieb.et.Zucc. 的干燥花蕾。初春花未开放时采摘，及时低温干燥。

月季花 玫瑰花

一、准备

二、查验性状

1．月季花

[是 否] **呈类球形**，直径 1.5 ~ 2.5cm。

[是 否] **花托长圆形**，萼片 5，暗绿色，先端尾尖；

[是 否] **花瓣呈覆瓦状排列**，有的散落，长圆形；

[是 否] **紫红色或淡紫红色。**

[是 否] 雄蕊多数，黄色。

[是 否] 体轻，质脆。

[是 否] **气清香，味淡、微苦。**

月季花

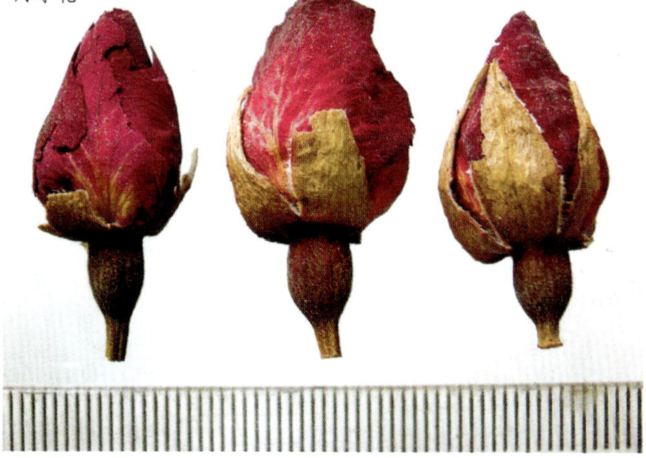

2．玫瑰花

[是 否] **略呈半球形或不规则团状**，直径 0.7 ~ 1.5cm。

[是 否] 残留花梗上被细柔毛。

[是 否] **花托半球形**，与花萼基部合生。

[是 否] 萼片 5，披针形，黄绿色或棕绿色，被有细柔毛。

[是 否] 花瓣多皱缩，**展平后宽卵形，呈覆瓦状排列**；

[是 否] **紫红色，有的呈黄棕色。**

[是 否] 雄蕊多数，黄褐色。

[是 否] 花柱多数，柱头在花托口集成头状；

[是 否] 略突出，短于雄蕊。

[是 否] 体轻，质脆。

[是 否] **气芳香浓郁**，味微苦涩。

玫瑰花

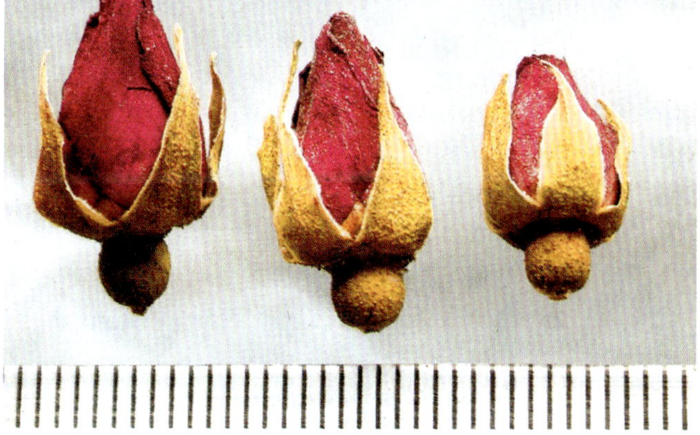

三、变质、污染 [有 无]

四、结论 [正品 假药 劣药 做其他检验]

五、清场

达标自测题：①照样品画月季花、玫瑰花药材图。 ②挑拣分开混在一起的玫瑰花、月季花。

相关知识：

1．月季花为蔷薇科植物月季 *Rosa chinensis* Jacq. 的干燥花。全年均可采收，花微开时采摘，阴干或低温干燥。

2．玫瑰花为蔷薇科植物玫瑰 *Rosa rugosa* Thunb. 的干燥花蕾。春末夏初花将开放时分批采收，及时低温干燥。

红　花

一、准备

二、查验性状

[是　否] **为不带子房的管状花**，长 1 ~ 2cm。

[是　否] **表面红黄色或红色。**

[是　否] 花冠筒细长，先端 5 裂，裂片呈狭长形，长 5 ~ 8 mm；

[是　否] 雄蕊 5，**花药聚合成筒状，黄白色**；

[是　否] 柱头长圆柱形，顶端微分叉。

[是　否] 质柔软。

[是　否] **气微香**，味微苦。

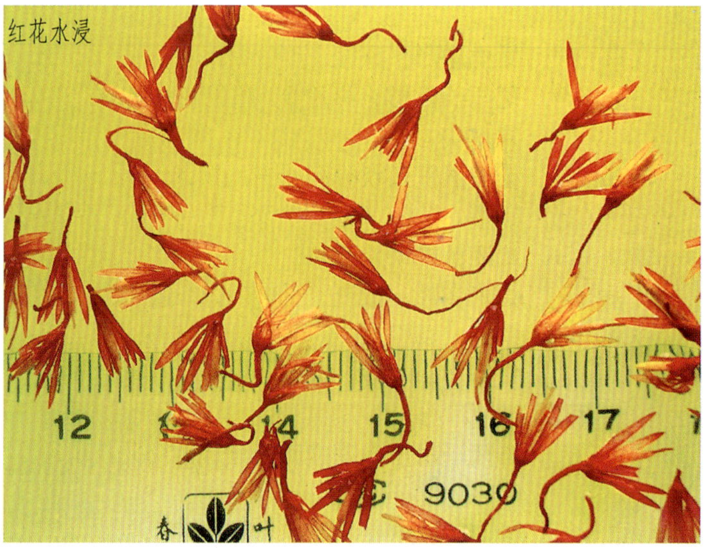

红花水浸

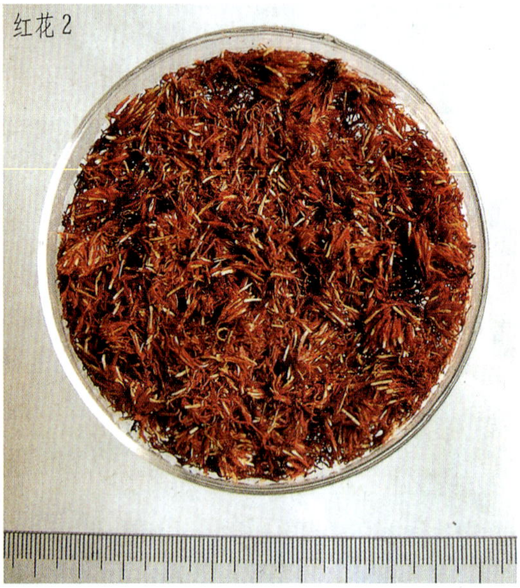
红花 2

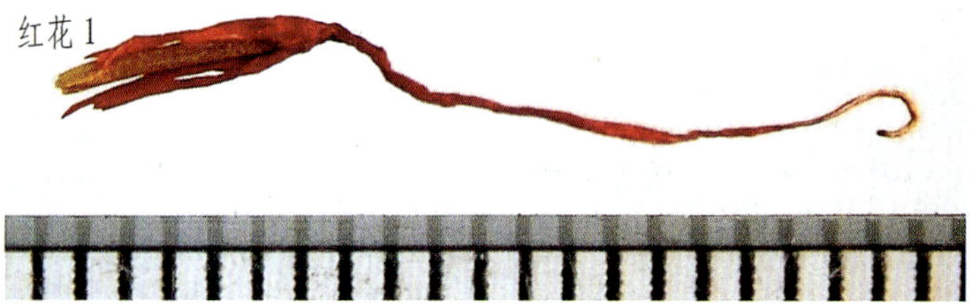
红花 1

三、变质、污染 [有　无]

四、红花杂质不得过 2% [超　否]

五、结论 [正品 假药 劣药 做其他检验]

六、清场

达标自测题：①如何区别红花和西红花。②指出红花的花冠和花药。

相关知识：

红花为菊科植物红花 *Carthamus tinctorius* L. 的干燥花。夏季花由黄变红时采摘，阴干或晒干。

西 红 花

一、准备

二、查验性状

[是 否] **呈线形，三分枝**，长约 3cm。

[是 否] **暗红色，上部较宽而略扁平；**

[是 否] **顶端边缘显不整齐的齿状，内侧有一短裂隙；**

[是 否] **下端有时残留一小段黄色花柱。**

[是 否] 体轻，质松软，无油润光泽，干燥后质脆易断。

[是 否] **气特异，微有刺激性，味微苦。**

[是 否] 取本品浸水中，可见橙黄色呈直线下降，并逐渐扩散，**水被染成黄色**，无沉淀。**柱头呈喇叭状**，有短缝；在短时间内用针拨之不破碎。

[是 否] 取本品少量，置白瓷板上，加硫酸 1 滴，酸**液显蓝色，经紫色缓缓变为红褐色或棕色。**

三、变质、污染 [有 无]

四、结论 [正品 假药 劣药 做其他检验]

五、清场

达标自测题：①如何区别西红花和红花。②说出西红花的 4 点鉴别特征。

相关知识：

西红花为鸢尾科植物番红花 *Crocus sativus* L. 的干燥柱头。开花前晴天的早晨采花，摘取柱头，摊放在竹匾上，上盖一张薄吸水纸后晒干，或 40℃～50℃烘干或在通风处晾干。

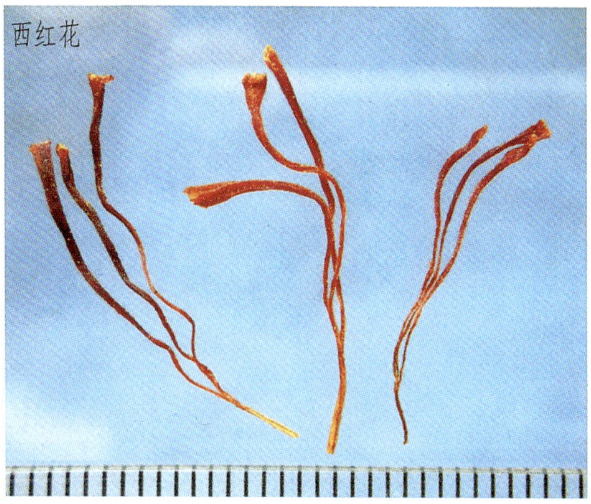

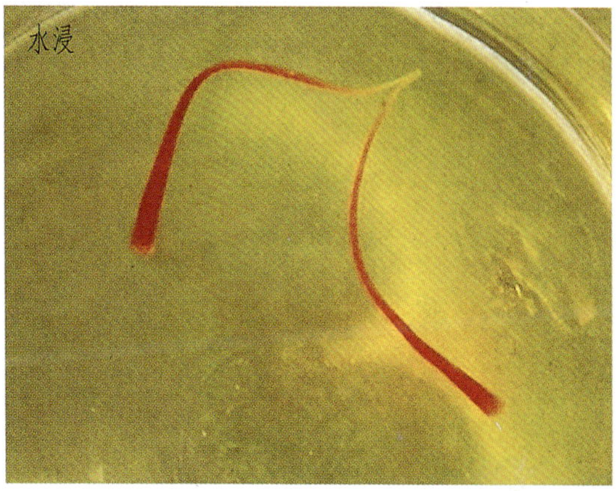

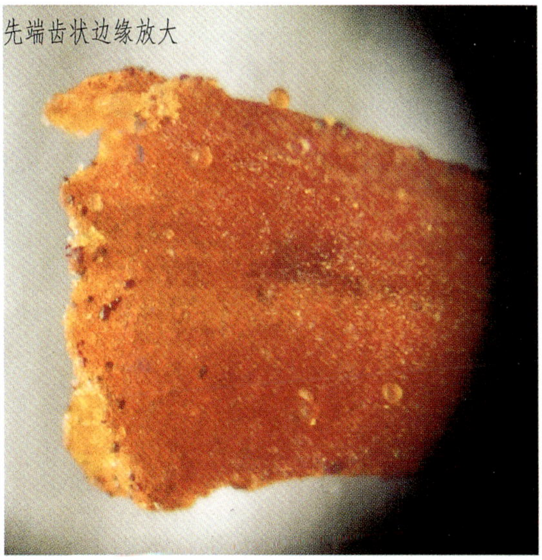

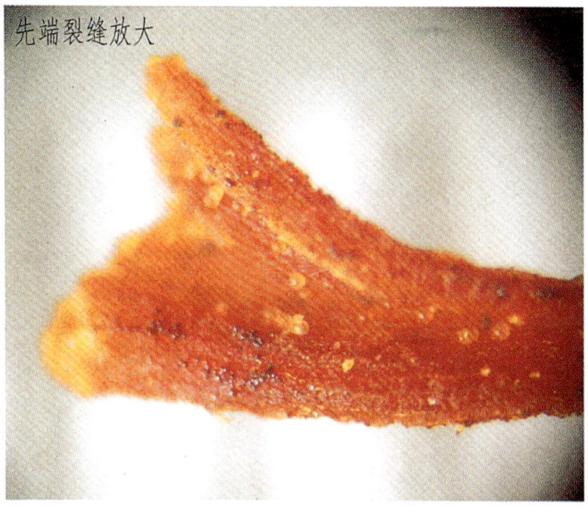

菊　花

一、准备

二、查验性状

1．亳菊

［是　否］ **呈倒圆锥形或圆筒形，有时稍压扁呈扇形。**

［是　否］ 直径 1.5 ~ 3cm，离散。

［是　否］ 总苞碟状；**总苞片 3 ~ 4 层，卵形或椭圆形，**草质；

［是　否］ **黄绿色或褐绿色**，外面被柔毛，**边缘膜质。**

［是　否］ **花托半球形**，无托片或托毛。

［是　否］ **舌状花数层**，雌性，**位于外围，类白色，劲直，上举；**

［是　否］ 纵向折缩，散生金黄色腺点；

［是　否］ **管状花多数**，两性，位于中央；

［是　否］ 为舌状花所隐藏，**黄色**，顶端 5 齿裂。

［是　否］ 瘦果不发育，无冠毛。体轻，质柔润，干时松脆。

［是　否］ **气清香，味甘、微苦。**

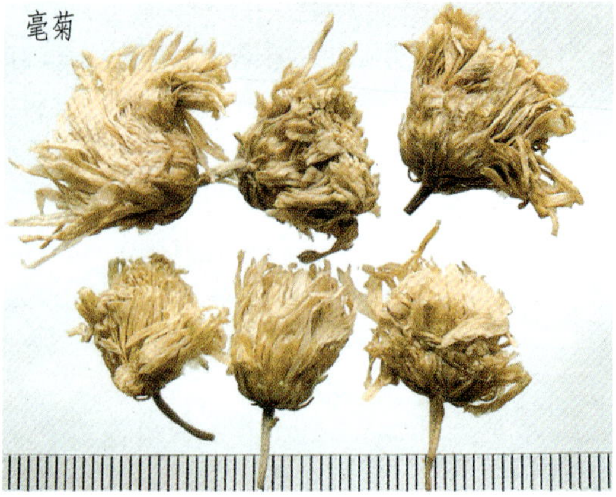

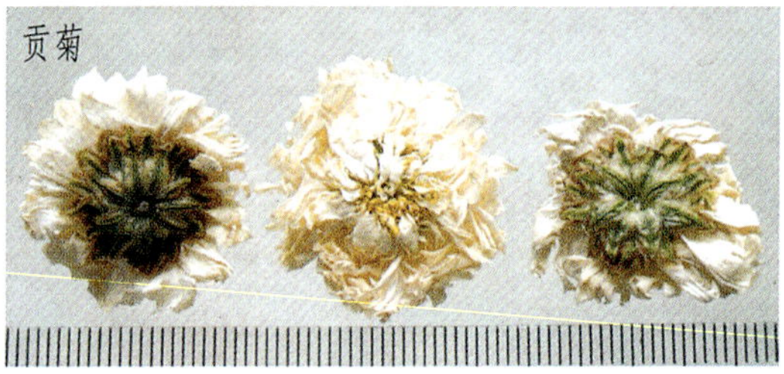

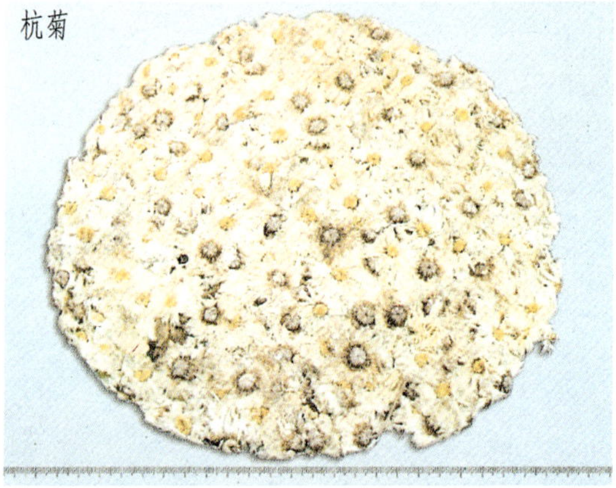

2．滁菊（与亳菊性状不同点）

［是　否］ 不规则球形或扁球形，直径 1.5 ~ 2.5cm。

［是　否］ **舌状花类白色**，不规则扭曲，内卷，边缘皱缩；

［是　否］ **有时可见淡褐色腺点；管状花大多隐藏。**

3．贡菊（与亳菊性状不同点）

［是　否］ **呈扁球形或不规则球形**，直径 1.5 ~ 2.5cm。

［是　否］ **舌状花白色或类白色**，斜升，上部反折；

［是　否］ 边缘稍内卷而皱缩，**通常无腺点；管状花少，**外露。

4．杭菊（与亳菊性状不同点）

［是　否］ **呈碟形或扁球形**，直径 2.5 ~ 4cm，**常数个相连成片。**

［是　否］ **舌状花类白色或黄色，平展或微折叠，彼此粘连，通常无腺点。**管状花多数，外露。

三、变质、污染［有　无］

四、结论［正品　假药　劣药　做其他检验］

五、清场

达标自测题：①如何区别菊花、旋覆花和野菊花。②指出菊花的舌状花、管状花。

相关知识：

菊花为菊科植物菊 *Chrysanthcmum morifolium* Ramat. 的干燥头状花序。9 ~ 11 月花盛开时分批采收，阴干或焙干，或熏、蒸后晒干。药材按产地和加工方法不同，分为“亳菊”、“滁菊”、“贡菊”、“杭菊”。

旋覆花 野菊花

一、准备

二、查验性状

1. 旋覆花

[是 否] **呈扁球形或类球形**，直径 1 ~ 2cm。

[是 否] 总苞由多数苞片组成，呈覆瓦状排列；

[是 否] 苞片披针形或条形，灰黄色，长 4 ~ 11mm；

[是 否] 总苞基部有时残留花梗，苞片及花梗表面被白色茸毛。

[是 否] **舌状花 1 列，黄色**，长约 1cm。

[是 否] 多卷曲，常脱落，先端 3 齿裂；

[是 否] **管状花多数，棕黄色**，长约 5 mm，先端 5 齿裂；

[是 否] **子房顶端有多数白色冠毛**；

[是 否] 长 5 ~ 6 mm。有的可见椭圆形小瘦果。

[是 否] 体轻，易散碎。

[是 否] 气微，味微苦。

旋覆花

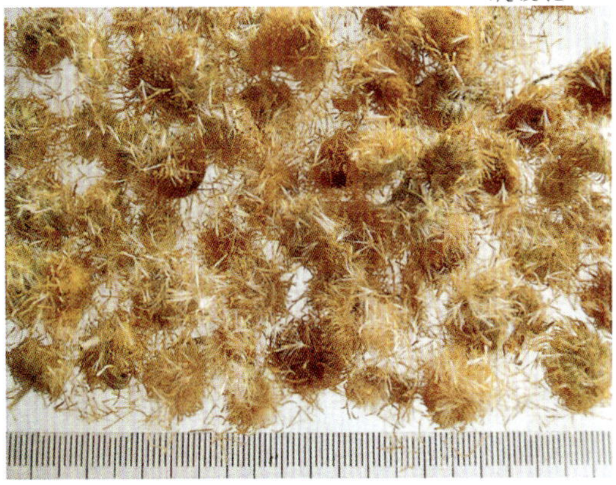

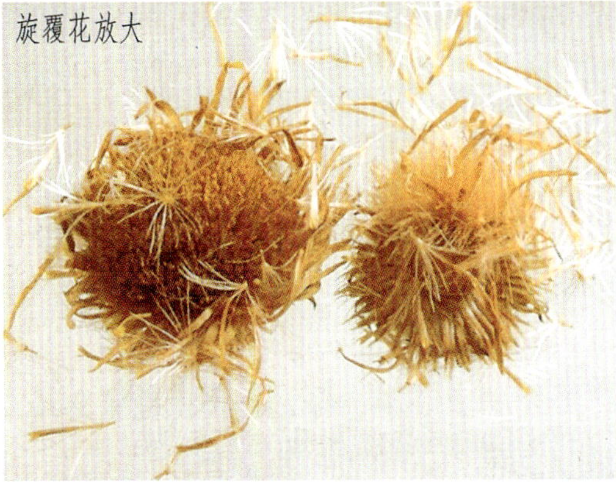

旋覆花放大

2. 野菊花

[是 否] **呈类球形，直径 0.3 ~ 1cm**，棕黄色。

[是 否] **总苞由 4 ~ 5 层苞片组成**，外层苞片卵形或条形。

[是 否] 外表面中部灰绿色或浅棕色，通常被白毛，边缘膜质；

[是 否] 内层苞片长椭圆形，膜质，外表面无毛。

[是 否] 总苞基部有的残留总花梗。

[是 否] **舌状花 1 轮，黄色至棕黄色**，皱缩卷曲；

[是 否] **管状花多数，深黄色**。体轻。

[是 否] **气芳香，味苦**。

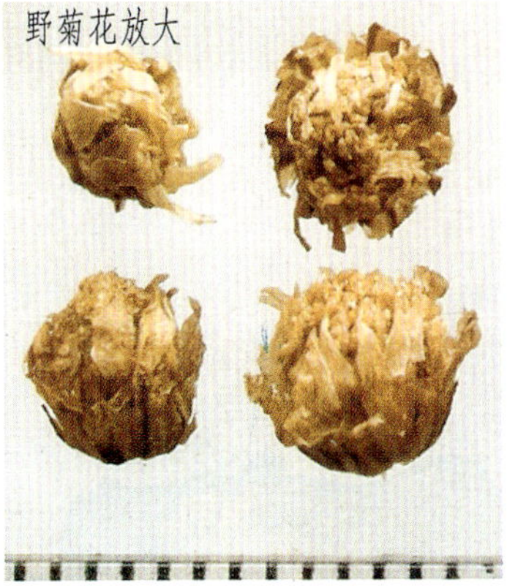

野菊花放大

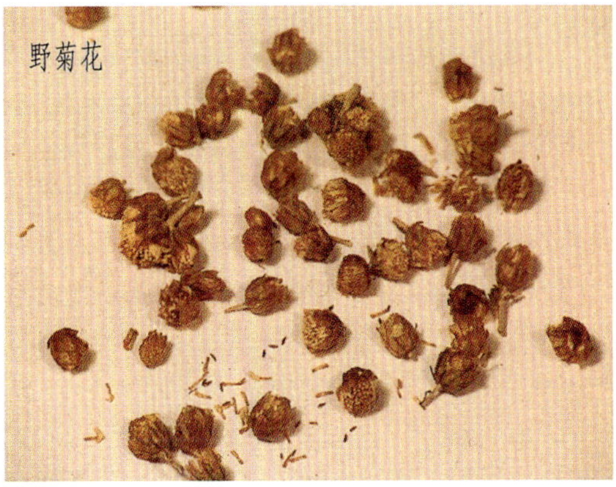

野菊花

三、变质、污染 [有 无]

四、结论 [正品 假药 劣药 做其他检验]

五、清场

达标自测题：①如何区别旋覆花、野菊花和菊花。②遮目识别野菊花、菊花。

相关知识：

1. 旋覆花为菊科植物旋覆花 *Inula japonica* Thunb. 或欧亚旋覆花 *Inula britannica* L. 的干燥头状花序。夏、秋二季花开放时采收，除去杂质，阴干或晒干。

2. 野菊花为菊科植物野菊 *Chrysanthemum indicum* L. 的干燥头状花序。秋、冬二季花初开放时采摘，晒干，或蒸后晒干。

莲房　莲须

一、准备

二、查验性状

1. 莲房

[是　否] **呈倒圆锥状或漏斗状**，多撕裂。

[是　否] 直径 5 ~ 8cm，高 4.5 ~ 6cm。

[是　否] **表面灰棕色至紫棕色**，具细纵纹及皱纹。

[是　否] **顶面有多数圆形孔穴**，基部有花梗残基。

[是　否] 质疏松，**破碎面海绵样**，棕色。

[是　否] 气微，味微涩。

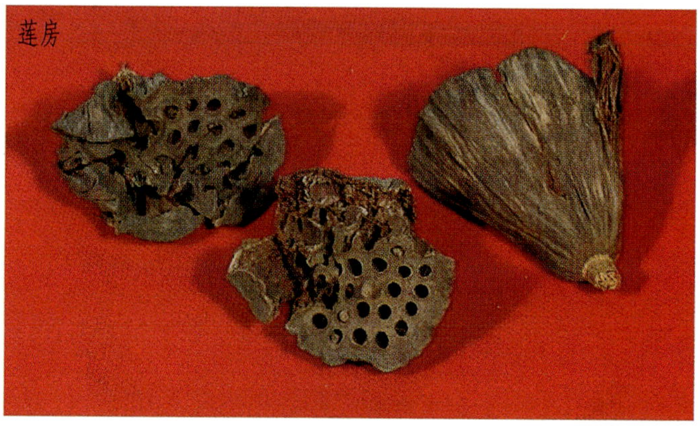

2. 莲须

[是　否] **呈线形。花药扭转**，纵裂。

[是　否] 长 1.2 ~ 1.5cm，直径约 0.1cm。

[是　否] 淡黄色或棕黄色。

[是　否] **花丝纤细，稍弯曲**；

[是　否] 长 1.5 ~ 1.8cm，淡紫色。

[是　否] 气微香，味涩。

三、变质、污染 [有　无]

四、结论 [正品　假药　劣药　做其他检验]

五、清场

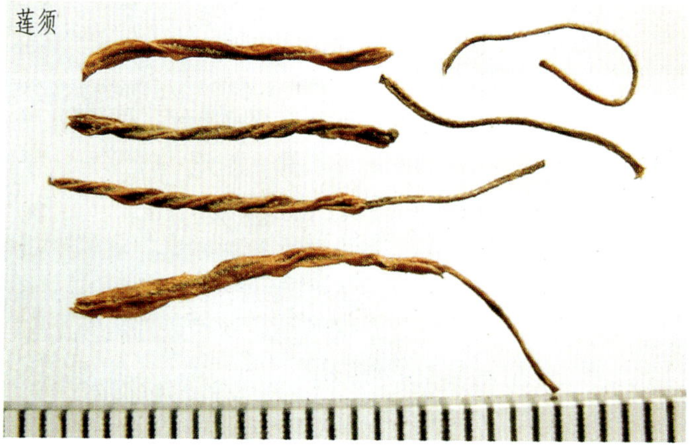

达标自测题：①如何区别莲房和蜂房。②指出莲须的花药、花丝。

相关知识：

1. 莲房为睡莲科植物莲 *Nelumbo nucifera* Gaertn. 的干燥花托。秋季果实成熟时采收，除去果实，晒干。

2. 莲须为睡莲科植物莲 *Nelumbo nucifera* Gaertn. 的干燥雄蕊。夏季开花时选晴天采收，盖纸晒干或阴干。

蒲黄 松花粉

一、准备

二、查验性状

1. 蒲黄

[是 否] **黄色粉末。**

[是 否] 体轻，放水中则漂浮水面。

[是 否] **手捻有滑腻感**，易附着手指上。

[是 否] 气微，味淡。

2. 松花粉

[是 否] **为淡黄色的细粉。**

[是 否] 体轻，易飞扬，手捻有滑润感。

[是 否] 气微，味淡。

三、变质、污染 [有 无]

四、蒲黄含杂质不得过 10%[超 否]

五、结论 [正品 假药 劣药 做其他检验]

六、清场

达标自测题：①蒲黄、松花粉和海金沙如何区别。②如何判断蒲黄为草蒲黄。

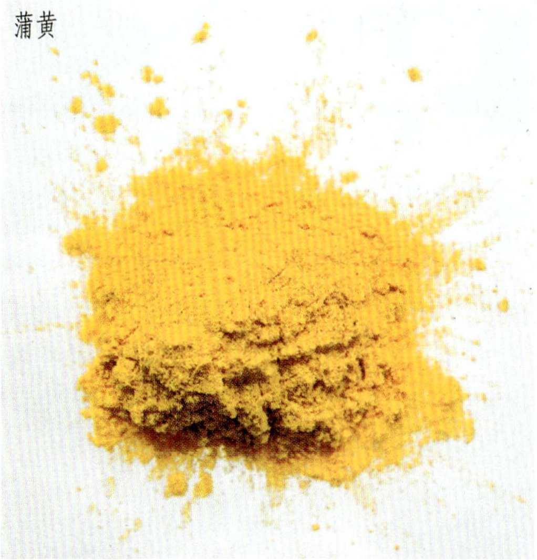

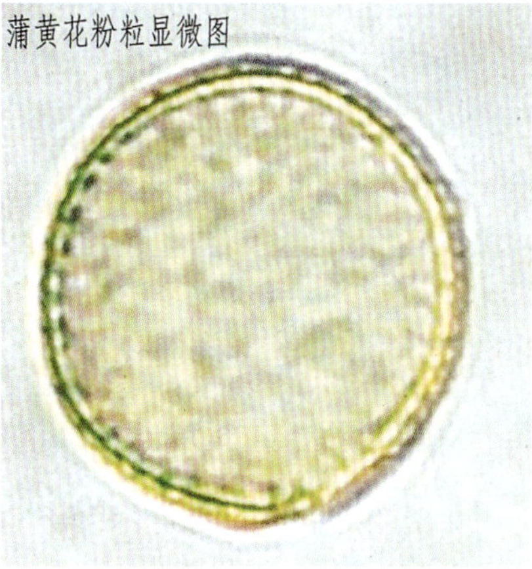

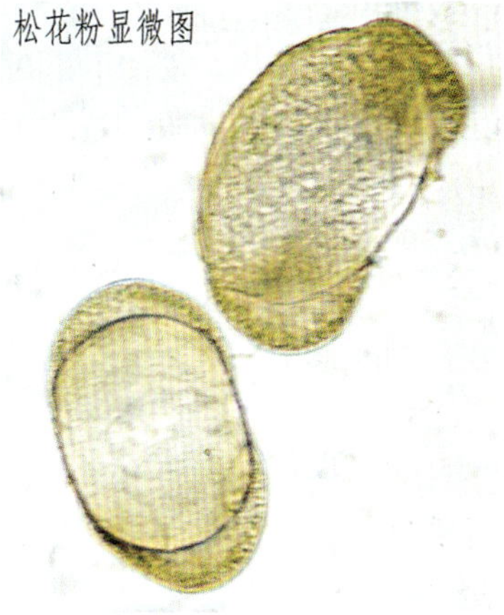

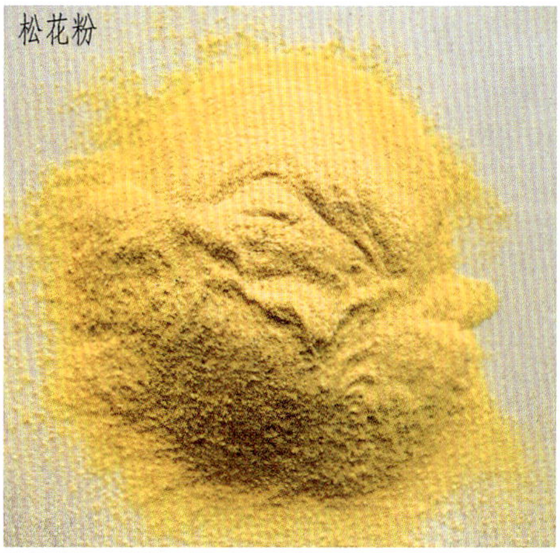

相关知识：

1. 蒲黄为香蒲科植物水烛香蒲 Typha angustifolia L.、东方香蒲 *Typha orientalis* Presl 或同属植物的干燥花粉。夏季采收蒲棒上部的黄色雄花序，晒干后碾轧，筛取花粉。剪取雄花后晒干，成为带有雄花的花粉，即为草蒲黄。

2. 松花粉为松科植物马尾松 *Pinus massoniana* Lamb.、油松 *Pinus tabulaeformis* Carr. 或同属数种植物的干燥花粉。春季花刚开时采摘花穗，晒干，收集花粉，除去杂质。

番泻叶　　罗布麻叶

一、准备

二、查验性状

1．番泻叶

(1) 狭叶番泻

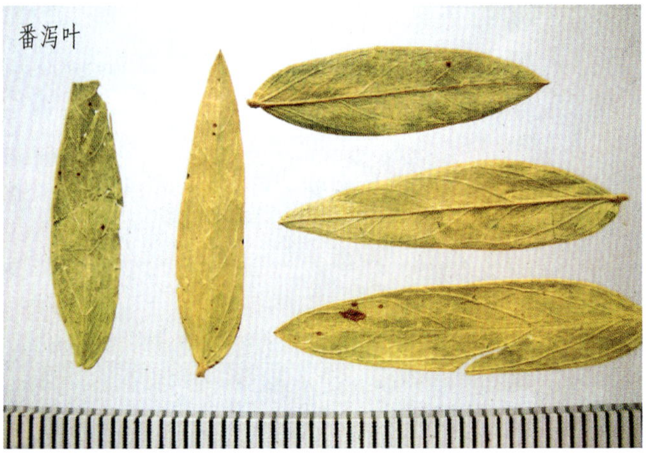

[是　否]　**呈长卵形或卵状披针形。**

[是　否]　长 1.5 ~ 5cm，宽 0.4 ~ 2cm，

[是　否]　全缘，**叶端急尖**，叶基稍不对称。

[是　否]　上表面黄绿色，下表面浅黄绿色。

[是　否]　无毛或近无毛，叶脉稍隆起，**革质。**

[是　否]　气微弱而特异，味微苦，稍有黏性。

(2) 尖叶番泻（与狭叶番泻性状不同点）

[是　否]　呈披针形或长卵形，略卷曲。

[是　否]　**叶端短尖或微突**，叶基不对称。

[是　否]　**两面均有细短毛茸。**

2. 罗布麻叶

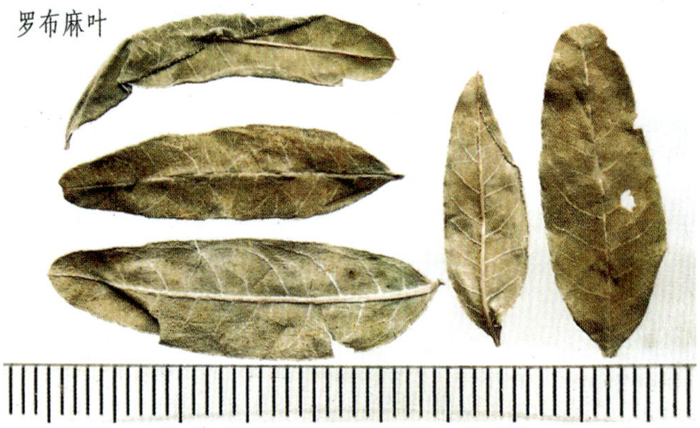

[是　否]　多皱缩卷曲，有的破碎。

[是　否]　完整叶片**展平后呈椭圆状披针形或卵圆状披针形。**

[是　否]　长 2 ~ 5cm，宽 0.5 ~ 2cm，淡绿色或灰绿色。

[是　否]　**先端钝，有小芒尖，基部钝圆或楔形。**

[是　否]　**边缘具细齿，常反卷。**

[是　否]　两面无毛，叶脉于下表面突起。

[是　否]　叶柄细，长约 4mm，质脆。

[是　否]　气微，味淡。

三、变质、污染 [有　无]

四、番泻叶杂质不得过 6% [超　否]

五、结论 [正品　假药　劣药　做其他检验]

六、清场

达标自测题：比较番泻叶和罗布麻叶，找出鉴别要点（最少 3 点）。

相关知识：

1．番泻叶为豆科植物狭叶番泻 *Cassia angustifolia* Vahl 或尖叶番泻 *Cassia acuti-folia* Delile 的干燥小叶。

2．罗布麻叶为夹竹桃科植物罗布麻 *Apocynum venetum* L. 的干燥叶。夏季采收，除去杂质，干燥。

桑 叶

一、准备

二、查验性状

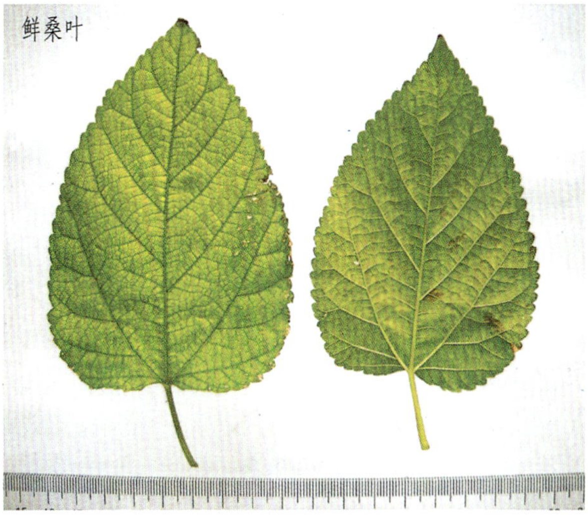

[是 否] 多皱缩、破碎。

[是 否] 完整者有柄，**叶片展平后呈卵形或宽卵形。**

[是 否] 长 8～15cm，宽 7～13cm；

[是 否] 先端渐尖，基部截形、圆形或心形；

[是 否] **边缘有锯齿或钝锯齿**，有的不规则分裂。

[是 否] **上表面黄绿色或浅黄棕色**，有的有小疣状突起；

[是 否] 下表面颜色稍浅，叶脉突出。

[是 否] 小脉网状，脉上被疏毛，**脉基具簇毛。**

[是 否] 质脆。

[是 否] 气微，**味淡、微苦涩。**

三、变质、污染 [有 无]

四、结论 [正品 假药 劣药 做其他检验]

五、清场

达标自测题：①比较桑叶和紫苏叶，找出鉴别要点（最少 3 点）。②遮目识别桑叶和艾叶。

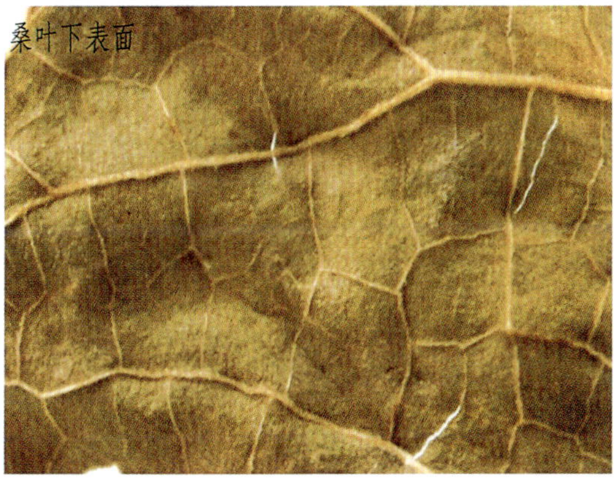

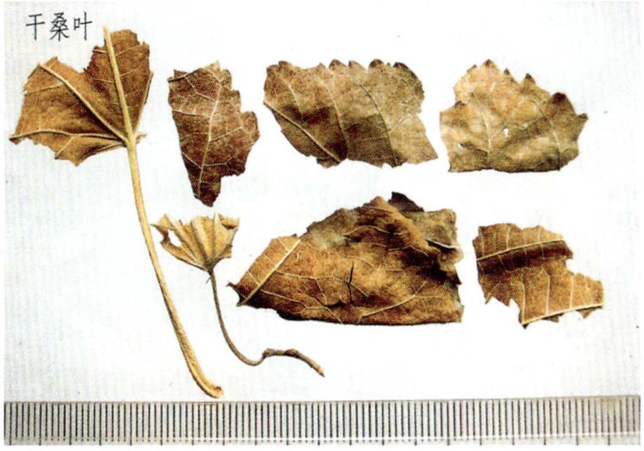

相关知识：

桑叶为桑科植物桑 Morus alba L. 的干燥叶。初霜后采收，除去杂质，晒干。

紫 苏 叶

一、准备

二、查验性状

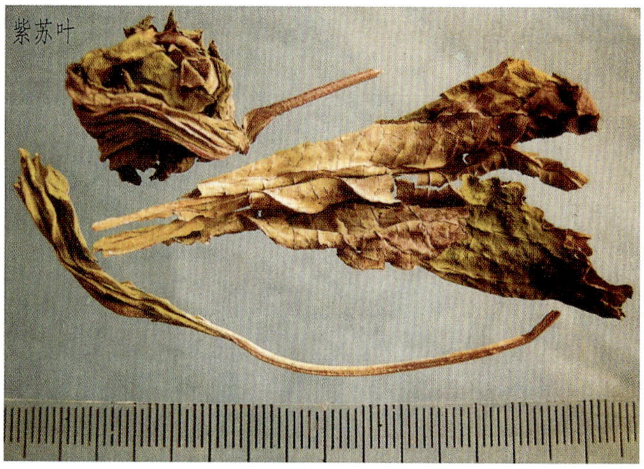

[是 否] 叶片多皱缩卷曲、破碎，完整者**展平后呈卵圆形**。

[是 否] 长 4 ~ 11cm ，宽 2.5 ~ 9cm。

[是 否] 先端长尖或急尖，基部圆形或宽楔形，边缘具圆锯齿。

[是 否] **两面紫色或上表面绿色，下表面紫色**，疏生灰白色毛；

[是 否] **下表面有多数凹点状的腺鳞**。

[是 否] 叶柄长 2 ~ 7cm，**紫色或紫绿色**。

[是 否] 质脆。

[是 否] 带嫩枝者，枝的直径 2 ~ 5mm，紫绿色。

[是 否] 断面中部有髓。

[是 否] 气清香，味微辛。

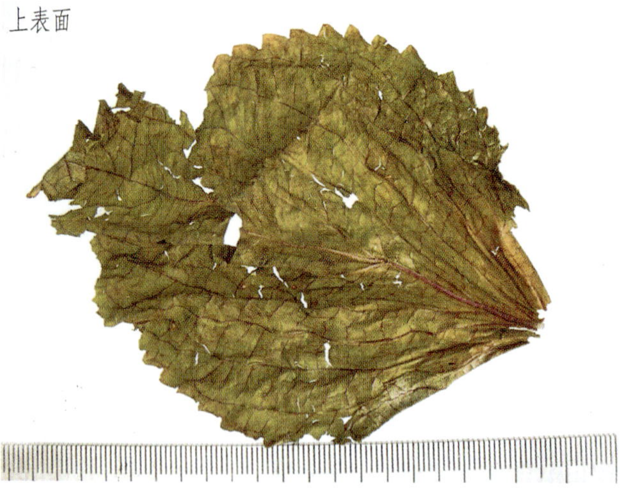

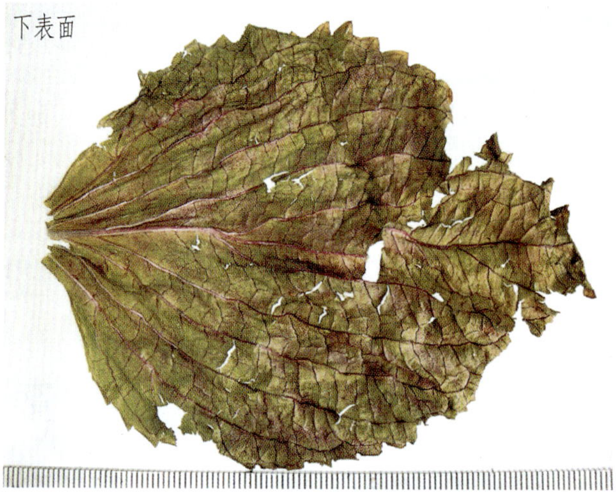

三、变质、污染 [有 无]

四、结论 [正品 假药 劣药 做其他检验]

五、清场

达标自测题：①比较紫苏叶和桑叶，找出鉴别要点（最少 3 点）。②比较紫苏叶和蓼大青叶，找出区别点。

相关知识：

紫苏叶为唇形科植物紫苏 *Perilla frutescens* (L.) Britt 的干燥叶（或带嫩枝）。夏季枝叶茂盛时采收，除去杂质，晒干。

石韦

一、准备

二、查验性状

1．庐山石韦

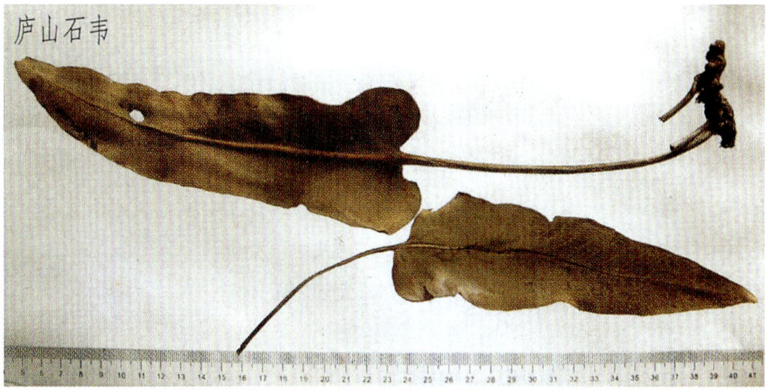

[是 否] 叶片略皱缩，**展平后呈披针形**，长 10 ~ 25cm，宽 3 ~ 5cm。

[是 否] 先端渐尖，**基部耳状偏斜**，全缘，边缘常向内卷曲。

[是 否] 上表面黄绿色或灰绿色，散布有黑色圆形小凹点；

[是 否] **下表面密生红棕色星状毛。**

[是 否] **有的侧脉间布满棕色圆点状的孢子囊群。**

[是 否] 叶柄具四棱，长 10 ~ 20cm，直径 1.5 ~ 3mm，略扭曲，有纵槽。

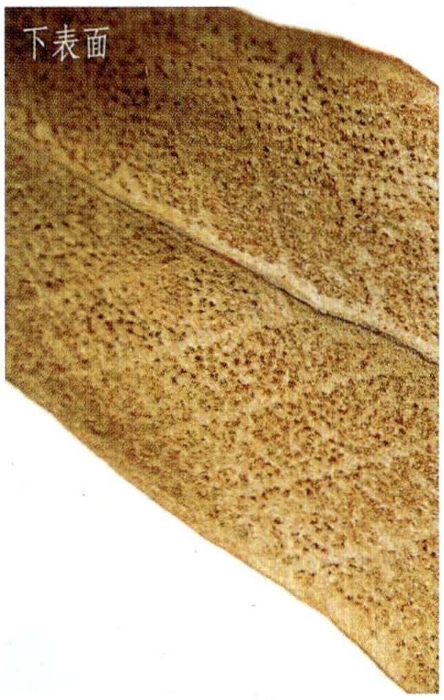

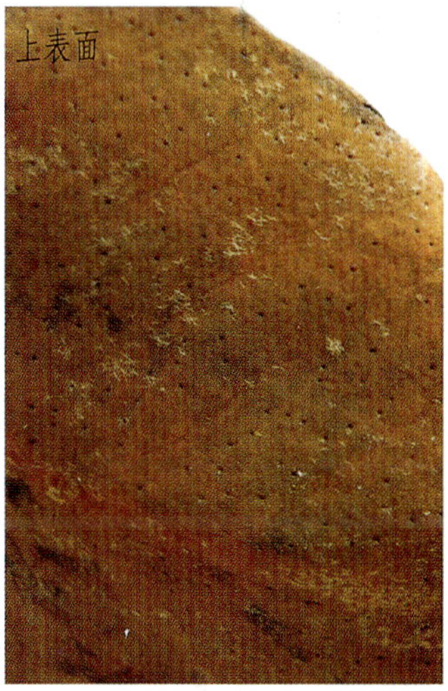

[是 否] **叶片革质。**

[是 否] 气微，味微涩苦。

2. 石韦（与庐山石韦性状不同点）

[是 否] **叶片披针形或长圆披针形**，长 8 ~ 12cm，宽 1 ~ 3cm。

[是 否] **基部楔形，对称。**

[是 否] **孢子囊群在侧脉间，排列紧密而整齐。**

[是 否] 叶柄长 5 ~ 10cm，直径约 1.5mm。

3. 有柄石韦（与庐山石韦不同点）

[是 否] 叶片多卷曲呈筒状，**展平后呈长圆形或卵状长圆形。**

[是 否] 长 3 ~ 8cm，宽 1 ~ 2.5cm。**基部楔形，对称。**

[是 否] **下表面侧脉不明显，布满孢子囊群。**

[是 否] 叶柄长 3 ~ 12cm，直径约 1mm。

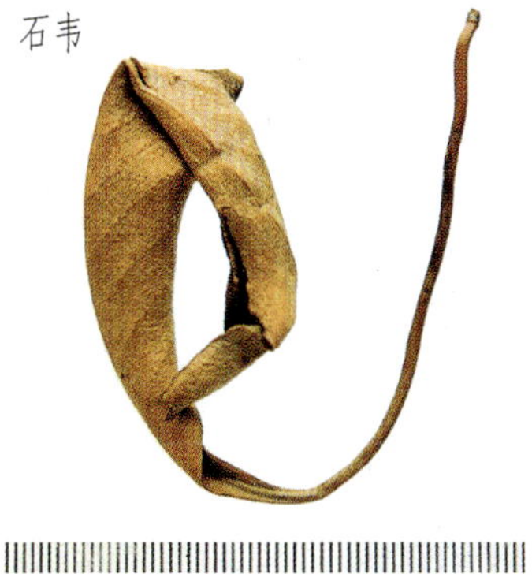

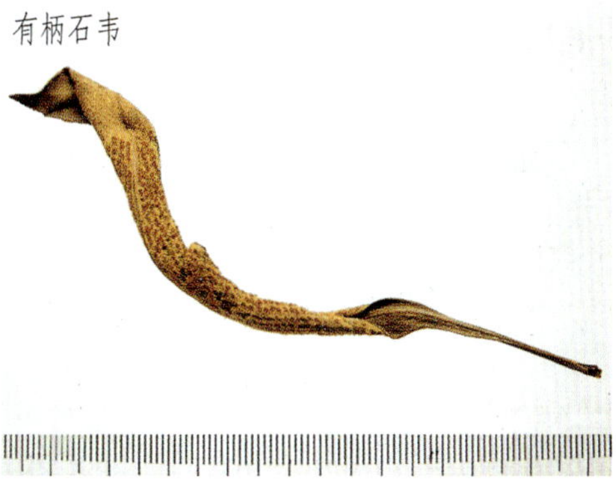

三、变质、污染 [有 无]

四、石韦杂质不得过3% [超 否]

五、结论 [正品 假药 劣药 做其他检验]

六、清场

达标自测题：①比较几种石韦，找出性状异同点。②比较石韦饮片和枇杷叶饮片，找出区别点。

相关知识：

石韦为水龙骨科植物庐山石韦 Pyrrosia sheareri (Bak.) Ching、石韦 Pyrrosialingua (Thunb.) Farwell 或有柄石韦 Pyrrosia petiolosa (Christ) Ching 的干燥叶。全年均可采收，除去根茎及根，晒干或阴干。

枇　杷　叶

一、准备

二、查验性状

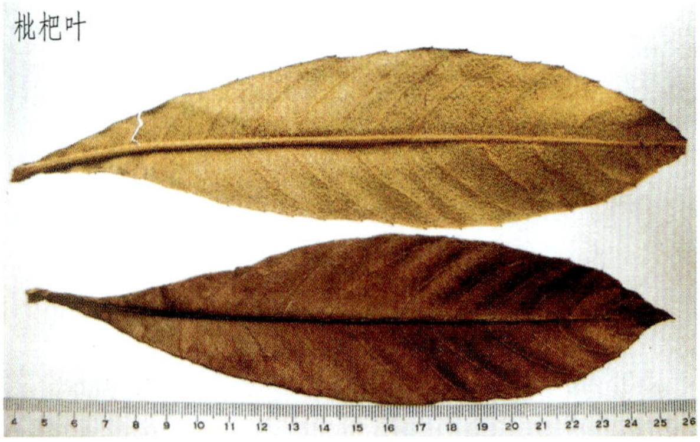

[是　否]　呈长圆形或倒卵形，长 12 ~ 30cm，宽 4 ~ 9cm。

[是　否]　先端尖，基部楔形，边缘有疏锯齿，近基部全缘。

[是　否]　上表面灰绿色、黄棕色或红棕色，较光滑；

[是　否]　下表面密被黄色绒毛，主脉于下表面显著突起，侧脉羽状。

[是　否]　叶柄极短，被棕黄色绒毛。

[是　否]　革质而脆，易折断。

[是　否]　气微，味微苦。

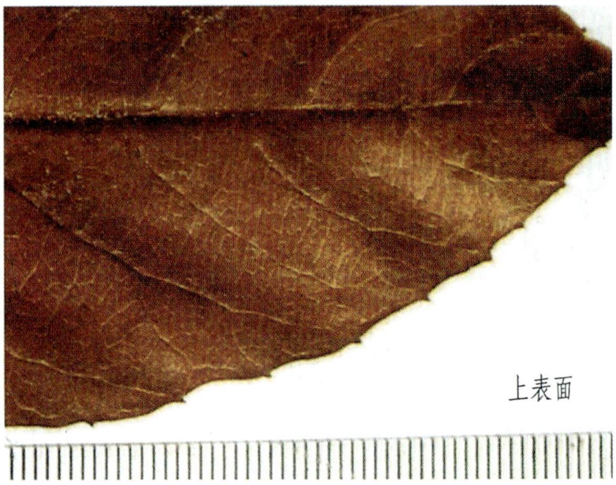

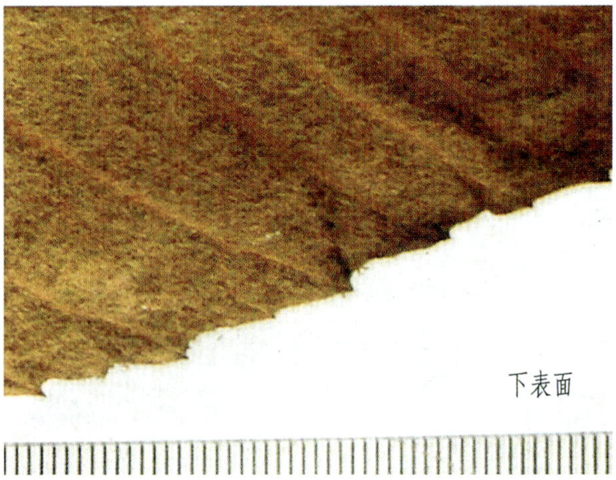

三、变质、污染 [有　无]

四、结论 [正品　假药　劣药　做其他检验]

五、清场

达标自测题：①比较枇杷叶和艾叶，找出鉴别要点（最少 3 点）。②比较枇杷叶饮片和石韦饮片，找出区别点。

相关知识：

枇杷叶为蔷薇科植物枇杷 *Eriobotrya japonica* (Thunb.) Lindl. 的干燥叶，全年均可采收，晒至七八成干时，扎成小把，再晒干。

银 杏 叶

一、准备

二、查验性状

[是 否] 多皱折或破碎，**完整者呈扇形**。

[是 否] 长 3 ~ 12cm，宽 5 ~ 15cm。

[是 否] **黄绿色或浅棕黄色，上缘呈不规则的波状弯曲**。

[是 否] 有的中间凹入，深者可达叶长的 4/5。

[是 否] **具二叉状平行叶脉，细而密**，光滑无毛，**易纵向撕裂**。

[是 否] 叶基楔形，叶柄长 2 ~ 8cm。

[是 否] 体轻。

[是 否] 气微，味微苦。

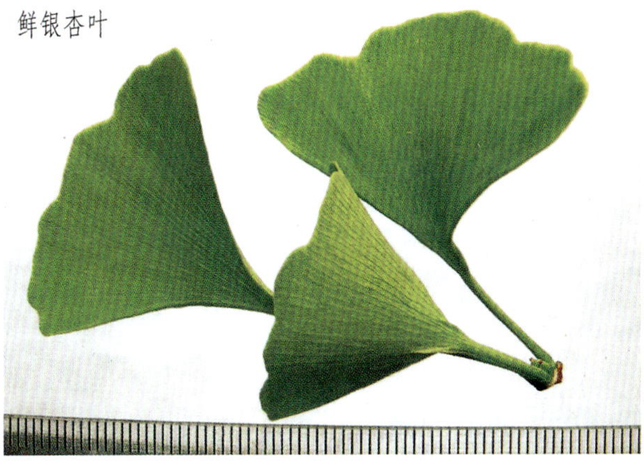

鲜银杏叶

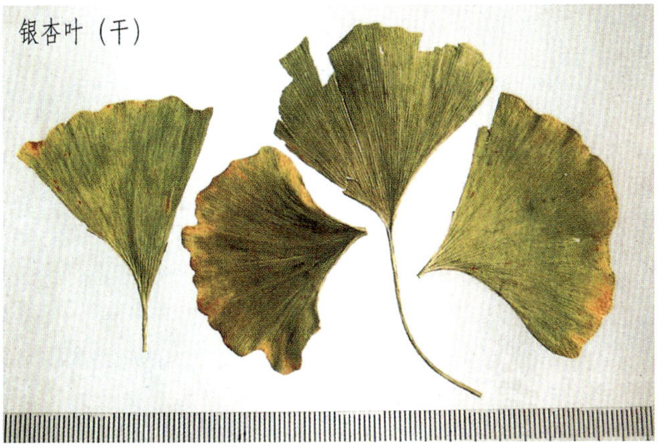

银杏叶（干）

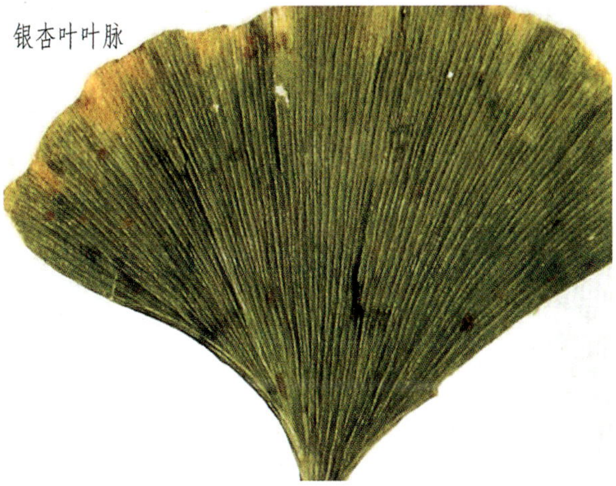

银杏叶叶脉

三、变质、污染 [有 无]

四、银杏叶杂质不得过 2% [超 否]

五、结论 [正品 假药 劣药 做其他检验]

六、清场

达标自测题：照样品画银杏叶药材图，指出上缘、叶基。

相关知识：

银杏叶为银杏科植物银杏 *Ginkgo biloba* L. 的干燥叶。秋季叶尚绿时采收，及时干燥。

大 青 叶

一、准备

二、查验性状

［是 否］多皱缩卷曲，有的破碎。

［是 否］**完整叶片展平后呈长椭圆形至长圆状倒披针形。**

［是 否］长 5 ~ 20cm，宽 2 ~ 6cm。

［是 否］**上表面暗灰绿色**，有的可见色较深稍突起的小点。

［是 否］先端钝，全缘或微波状，**基部狭窄下延至叶柄呈翼状。**

［是 否］**叶柄长 4 ~ 10cm，淡棕黄色。**质脆。

［是 否］气微，味微酸、苦、涩。

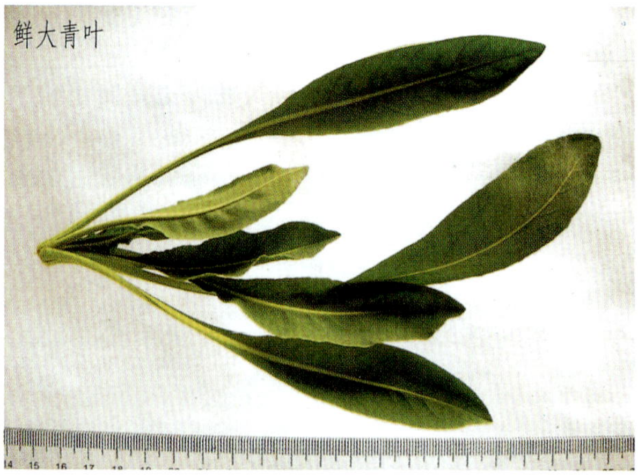

鲜大青叶

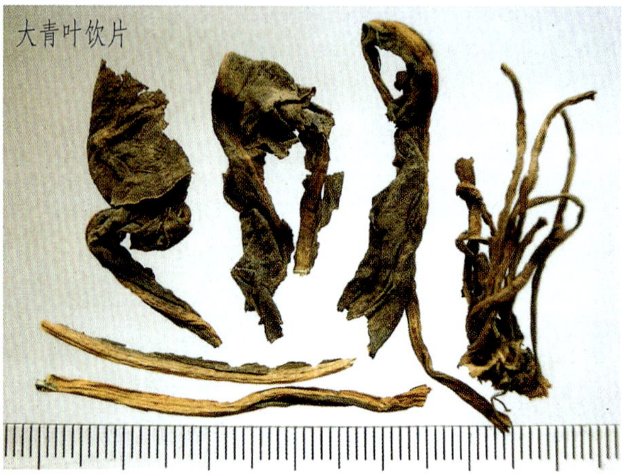

大青叶饮片

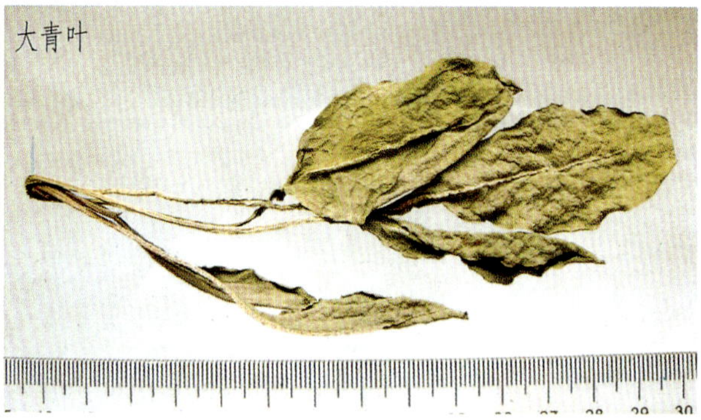

大青叶

三、变质、污染［有 无］

四、结论［正品 假药 劣药 做其他检验］

五、清场

达标自测题：①比较大青叶和蓼大青叶，找出鉴别要点(最少 3 点)。②比较大青叶和车前草，找出鉴别要点（最少 3 点）。

相关知识：

大青叶为十字花科植物菘蓝 *Isatis indigotica* Fort. 的干燥叶。夏、秋两季分 2 ~ 3 次采收，除去杂质，晒干。

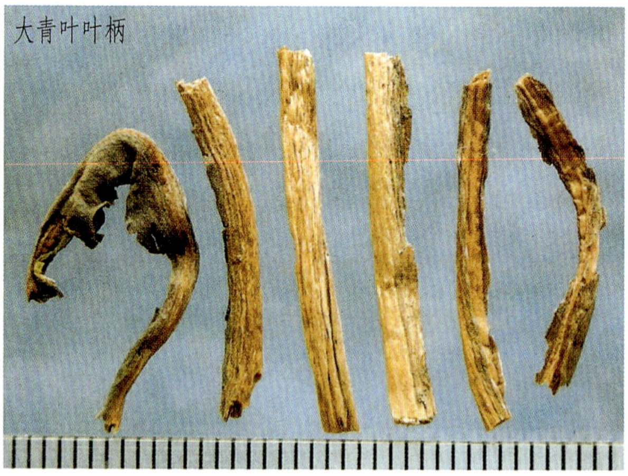

大青叶叶柄

蓼 大 青 叶

一、准备

二、查验性状

[是 否] 多皱缩、破碎，**完整者展平后呈椭圆形。**

[是 否] 长 3 ~ 8cm，宽 2 ~ 5cm。

[是 否] **蓝绿色或黑蓝色**，先端钝，基部渐狭，全缘。

[是 否] **叶脉浅黄棕色，于下表面略突起。**

[是 否] **叶柄扁平，偶带膜质托叶鞘。**

[是 否] 质脆。

[是 否] 气微，味微涩而稍苦。

三、变质、污染 [有 无]

四、结论 [正品 假药 劣药 做其他检验]

五、清场

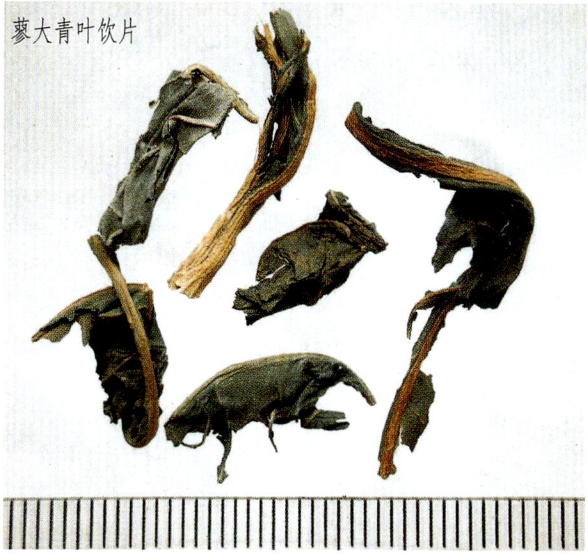

蓼大青叶饮片

达标自测题：①比较蓼大青叶和大青叶，找出鉴别要点（最少 3 点）。②比较蓼大青叶和紫苏叶，找出区别点。

相关知识：

蓼大青叶为蓼科植物蓼蓝 *Polygonum tinctorium* Ait. 的干燥叶。夏、秋二季枝叶茂盛时采收两次，除去茎枝及杂质，干燥。

侧柏叶　　枸骨叶

一、准备

二、查验性状

1．侧柏叶

[是　否] 多分枝，**小枝扁平。**

[是　否] **叶细小鳞片状，交互对生，贴伏于枝上。**

[是　否] 深绿色或黄绿色。

[是　否] 质脆，易折断。

[是　否] **气清香，味苦涩、微辛。**

2．枸骨叶

[是　否] **呈类长方形或矩圆状长方形，**偶有长卵圆形。

[是　否] 长 3 ~ 8cm，宽 1.5 ~ 4cm 。

[是　否] **先端具 3 枚较大的硬刺齿，顶端 1 枚常反曲。**

[是　否] **基部平截或宽楔形，两侧有时各具刺齿 1 ~ 3 枚；**

[是　否] 边缘稍反卷。

[是　否] **长卵圆形叶常无刺齿。**上表面黄绿色或绿褐色，有光泽；

[是　否] 下表面灰黄色或灰绿色。**叶脉羽状，**叶柄较短。

[是　否] **革质，**硬而厚。

[是　否] 气微，味微苦。

三、变质、污染 [有　无]

四、侧柏叶杂质不得过 6% [超　否]

五、结论 [正品　假药　劣药　做其他检验]

六、清场

达标自测题：①比较枸骨叶和淫羊藿，找出区别要点（最少 3 点）。②遮目识别侧柏叶和伸筋草。

相关知识：

1．侧柏叶为柏科植物侧柏 *Platycladus orientalis* (L.) Franco 的干燥枝梢及叶。多在夏、秋二季采收，阴干。

2．枸骨叶为冬青科植物枸骨 *Ilex cornuta* Lindl. ex Paxt. 的干燥叶。秋季采收，除去杂质，晒干。

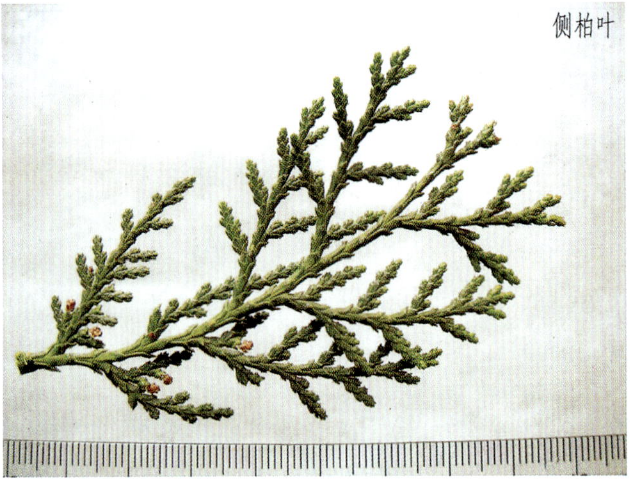
侧柏叶

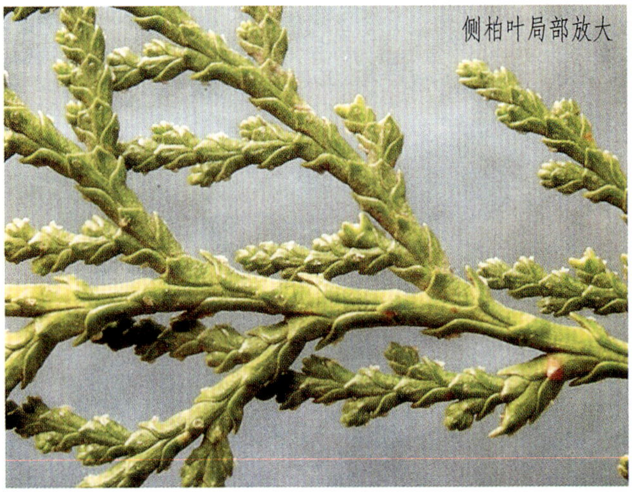
侧柏叶局部放大

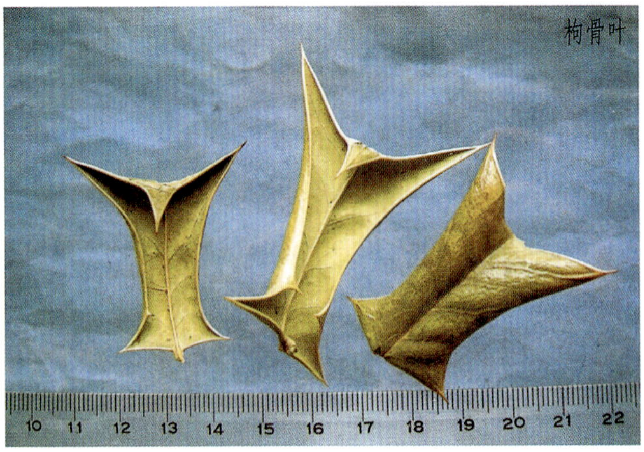

枸骨叶

棕 榈

一、准备

二、查验性状

［是 否］ 呈长条板状，一端较窄而厚，另端较宽而稍薄，大小不等。

［是 否］ **表面红棕色**，粗糙，有纵直皱纹。

［是 否］ 一面有明显的凸出纤维，纤维的两侧着生多数棕色茸毛。

［是 否］ **质硬而韧**，不易折断，**断面纤维性**。

［是 否］ 气微、味淡。

三、变质、污染［有 无］

四、结论［正品 假药 劣药 做其他检验］

五、清场

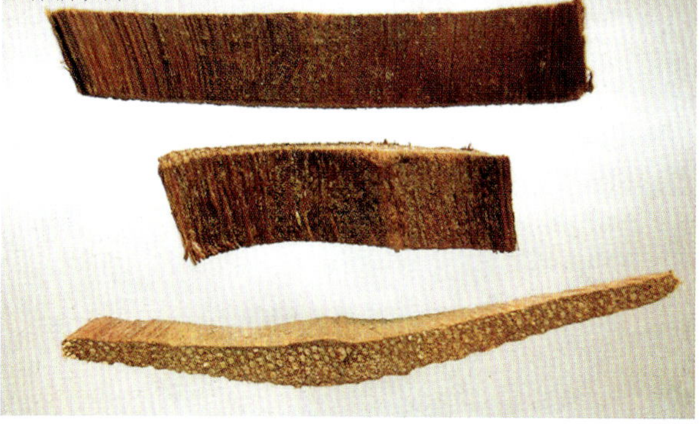

棕榈饮片

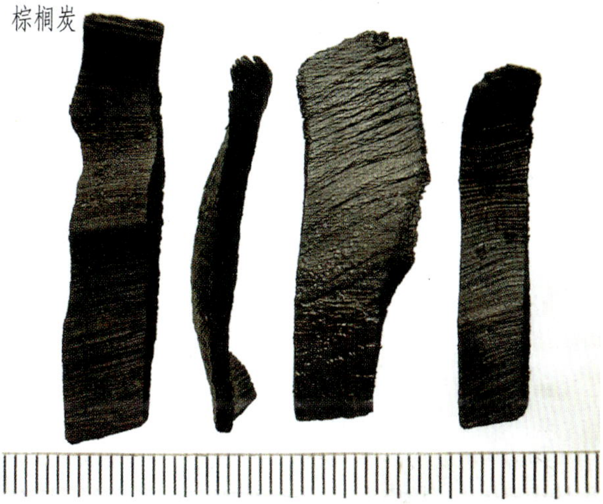

棕榈炭

达标自测题：比较棕榈和黄柏，找出鉴别要点（最少3点）。

相关知识：

棕榈为棕榈科植物棕榈 *Trachycarpus fortunei* (Hook. f.)H. Wendl. 的干燥叶柄。采棕时割取旧叶柄下延部分及鞘片，除去纤维状的棕毛，晒干。

艾　叶

一、准备

二、查验性状

[是　否] 多皱缩、破碎，有短柄。

[是　否] **完整叶片展平后呈卵状椭圆形，羽状深裂；**

[是　否] 裂片椭圆状披针形，边缘有不规则的粗锯齿；

[是　否] 上表面灰绿色或深黄绿色，有稀疏的柔毛及腺点；

[是　否] **下表面密生灰白色绒毛。**

[是　否] 质柔软。

[是　否] **气清香，味苦。**

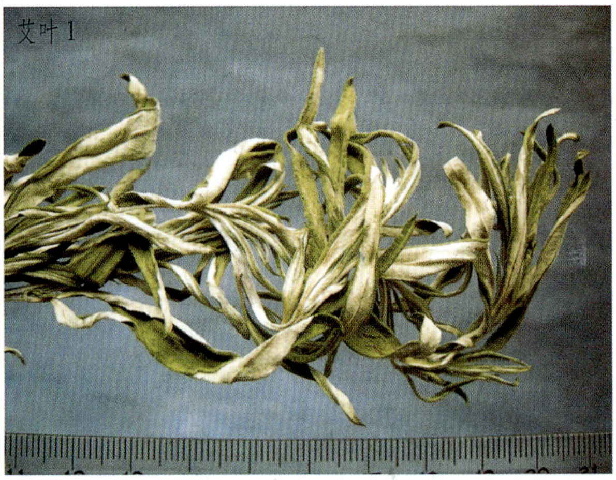

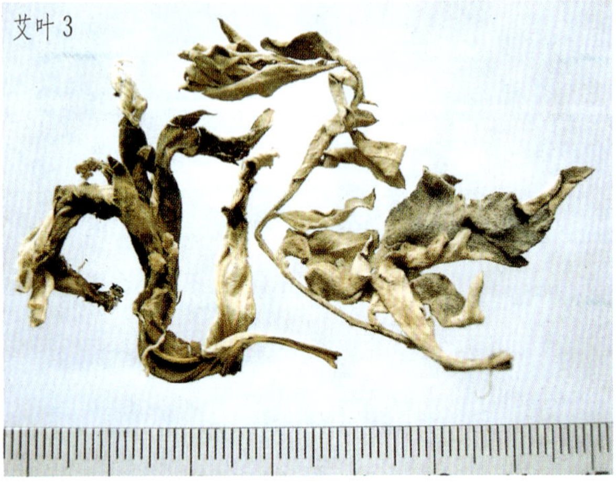

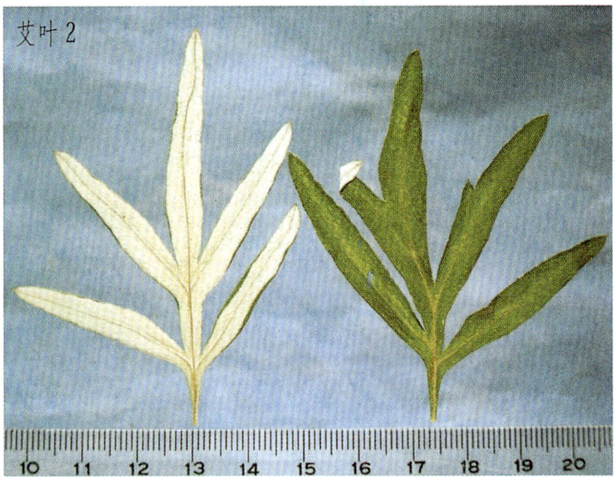

三、变质、污染 [有　无]

四、结论 [正品　假药　劣药　做其他检验]

五、清场

达标自测题：①比较艾叶和荷叶，找出鉴别要点（最少 3 点）。②遮目识别艾叶和荷叶。

相关知识：

艾叶为菊科植物艾 *Artemisia argyi* Levl. et Vant. 的干燥叶。夏季花未开时采摘，除去杂质，晒干。

荷 叶

一、准备

二、查验性状

[是 否] **呈半圆形或折扇形，展开后呈类圆形。**

[是 否] 全缘或稍呈波状，直径 20 ~ 50cm。

[是 否] 上表面深绿色或黄绿色，较粗糙。

[是 否] **下表面淡灰棕色**，较光滑；

[是 否] **有粗脉 21 ~ 22 条，自中心向四周射出；**

[是 否] 中心有突起的叶柄残基。

[是 否] 质脆，易破碎。

[是 否] **稍有清香气**，味微苦。

三、变质、污染 [有 无]

四、结论 [正品 假药 劣药 做其他检验]

五、清场

达标自测题：①比较荷叶和艾叶，找出鉴别要点（最少 3 点）。②遮目识别荷叶和艾叶。

相关知识：

荷叶为睡莲科植物莲 *Nelumbo nucifera* Gaertn. 的干燥叶。夏、秋二季采收，晒至七八成干时，除去叶柄，折成半圆形或折扇形，干燥。

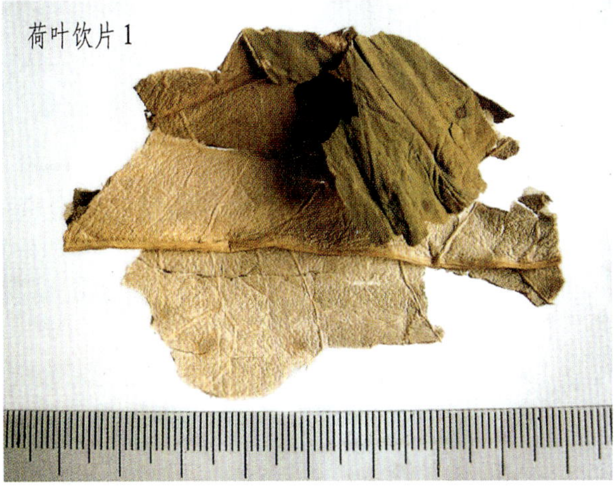

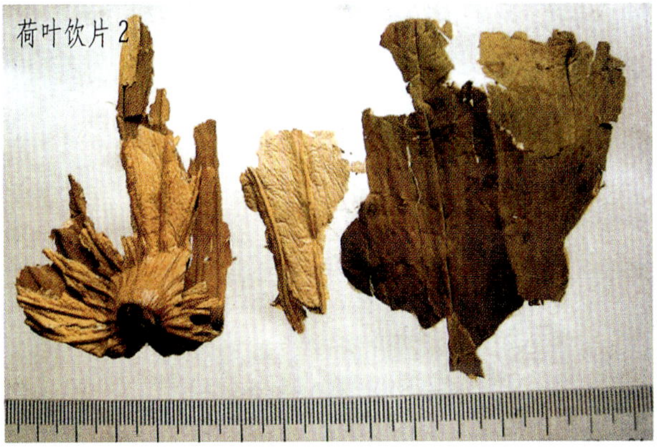

第五章 果实种子类中药

瓜蒌 瓜蒌皮

一、准备

二、查验性状

1．瓜蒌

［是 否］呈类球形或宽椭圆形，长 7 ～ 15cm，直径 6 ～ 10cm。

［是 否］表面橙红色或橙黄色，皱缩或较光滑。

［是 否］顶端有圆形的花柱残基，基部略尖，具残存的果梗。

［是 否］轻重不一。质脆，易破开；

［是 否］内表面黄白色，有红黄色丝络。

［是 否］果瓤橙黄色，黏稠，与多数种子黏结成团。

［是 否］具焦糖气，味微酸、甜。

2．瓜蒌皮

［是 否］常切成 2 至数瓣，边缘向内卷曲，长 6 ～ 12cm。

［是 否］外表面橙红色或橙黄色，皱缩，有的有残存果梗。

［是 否］内表面黄白色。质较脆，易折断。

［是 否］具焦糖气，味淡、微酸。

三、变质、污染［有 无］

四、结论［正品 假药 劣药 做其他检验］

五、清场

达标自测题：①瓜蒌和罗汉果如何鉴别？②遮目识别瓜蒌皮、陈皮。

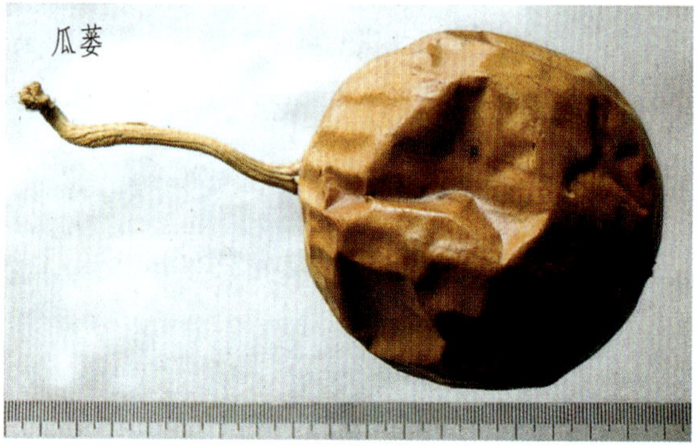
瓜蒌

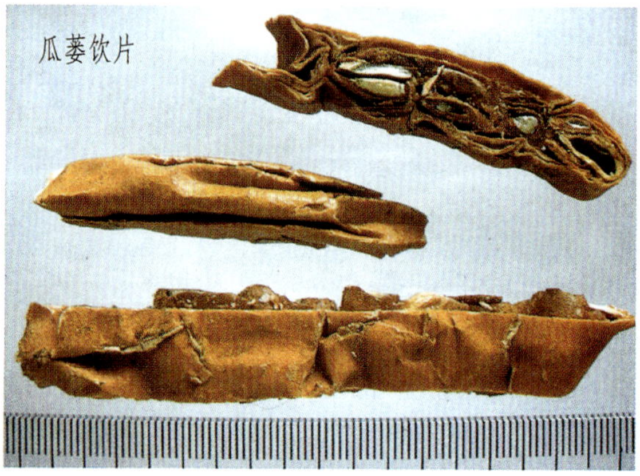
瓜蒌饮片

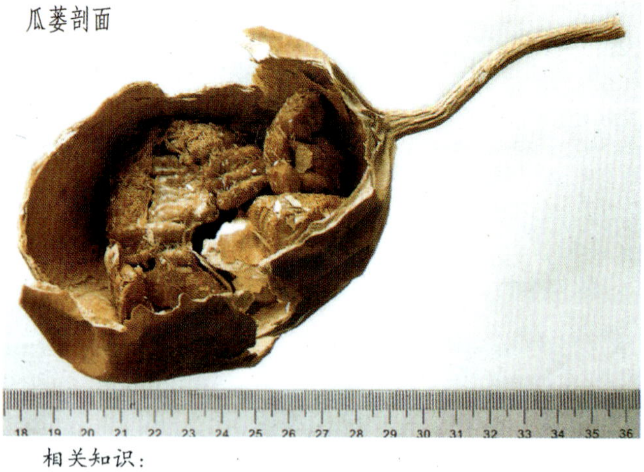
瓜蒌剖面

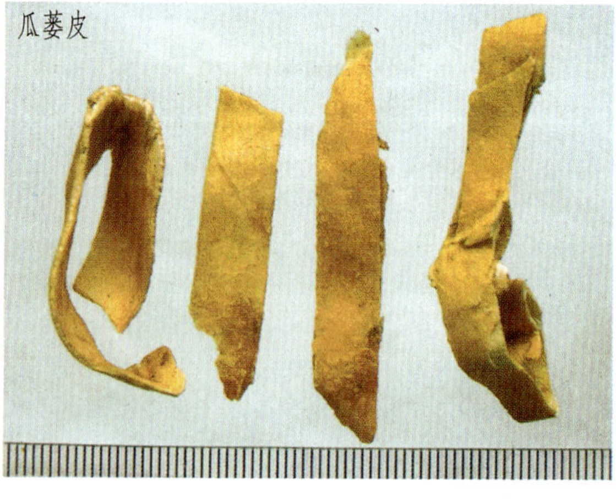
瓜蒌皮

相关知识：

1．瓜蒌为葫芦科植物栝楼 *Trichosanthes kirilowii* Maxim. 或双边栝楼 *Trichosan thes rosthornii* Harms 的干燥成熟果实。秋季果实成熟时，连果梗剪下，置通风处阴干。

2．瓜蒌皮为葫芦科植物栝楼 *Trichosanthes kirilowii* Maxim. 或双边栝楼 *Trichos anthes rosthornii* Harms 的干燥成熟果皮。秋季采摘成熟果实，剖开，除去果瓤及种子，阴干。

瓜 蒌 子

一、准备

二、查验性状

1．栝楼种子

[是 否] **呈扁平椭圆形**，长 12 ~ 15mm，宽 6 ~ 10mm，厚约 3.5mm。

[是 否] 表面浅棕色至棕褐色，平滑，**沿边缘有一圈沟纹**。

[是 否] **顶端较尖**，有种脐，基部钝圆或较狭。

[是 否] 种皮坚硬；**内种皮膜质**，灰绿色。

[是 否] 子叶 2，黄白色，富油性。

[是 否] 气微，**味淡**。

2. 双边栝楼的种子（与栝楼种子性状不同点）

[是 否] **较大而扁，长 15 ~ 19mm，宽 8 ~ 10mm，厚约 2.5mm。**

[是 否] 表面棕褐色，**沟纹明显而环边较宽**。

[是 否] **顶端平截**。

三、变质、污染 [有 无]

四、结论 [正品 假药 劣药 做其他检验]

五、清场

达标自测题：①画出瓜蒌子的简图。②瓜蒌子和冬瓜子如何鉴别？

相关知识：

瓜蒌子为葫芦科植物栝楼 *Trichosanthes kirilowii* Maxim. 或双边栝楼 Trichosan thes rosthornii Harms 的干燥成熟种子。秋季采摘成熟果实，剖开，取出种子，洗净，晒干。

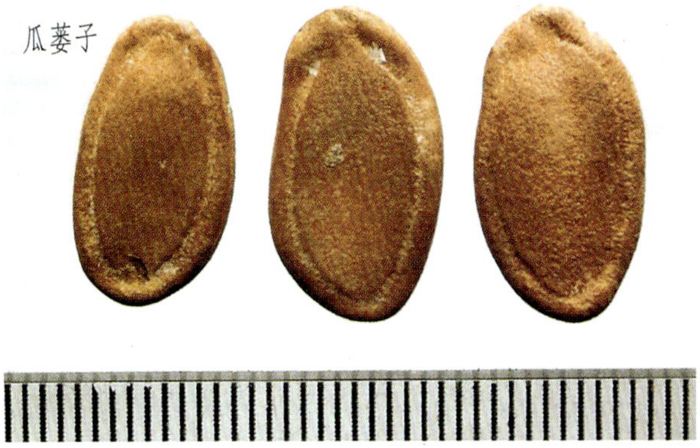
瓜蒌子

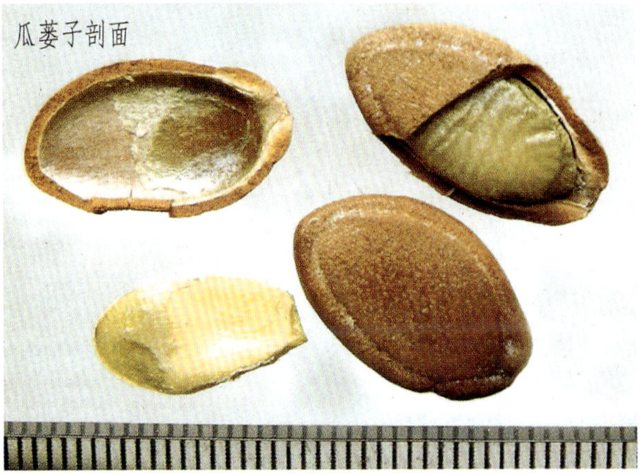
瓜蒌子剖面

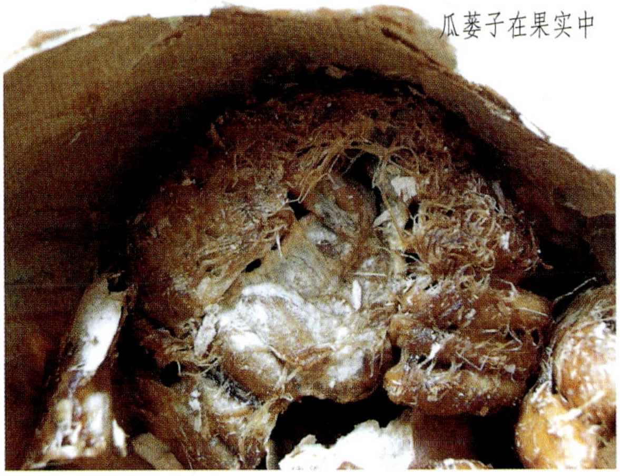
瓜蒌子在果实中

罗 汉 果

一、准备

二、查验性状

[是 否] **呈卵形、椭圆形或球形**，长 4.5 ~ 8.5cm，直径 3.5 ~ 6cm。

[是 否] 表面褐色、黄褐色或绿褐色；

[是 否] 有深色斑块及黄色柔毛，有的具 6 ~ 11 条纵纹。

[是 否] 顶端有花柱残痕，基部有果梗痕。

[是 否] **体轻，质脆，果皮薄，易破。**

[是 否] **果瓤（中、内果皮）海绵状，浅棕色。**

[是 否] 种子扁圆形，多数，长约 1.5cm，宽约 1.2cm；

[是 否] 浅红色至棕红色，两面中间微凹陷，

[是 否] 四周有放射状沟纹，边缘有槽。

[是 否] 气微，**味甜**。

三、变质、污染 [有 无]

四、结论 [正品 假药 劣药 做其他检验]

五、清场

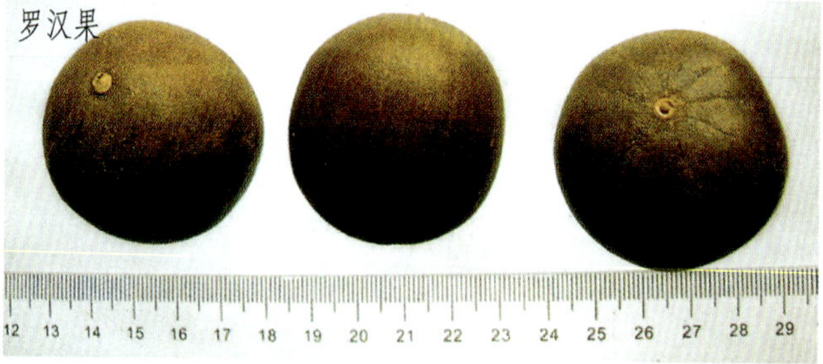

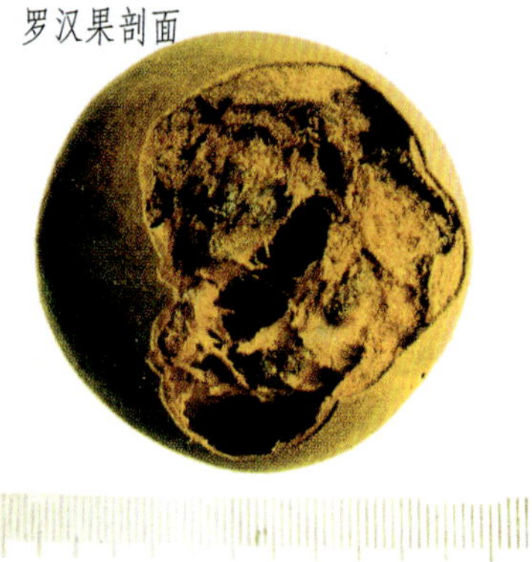

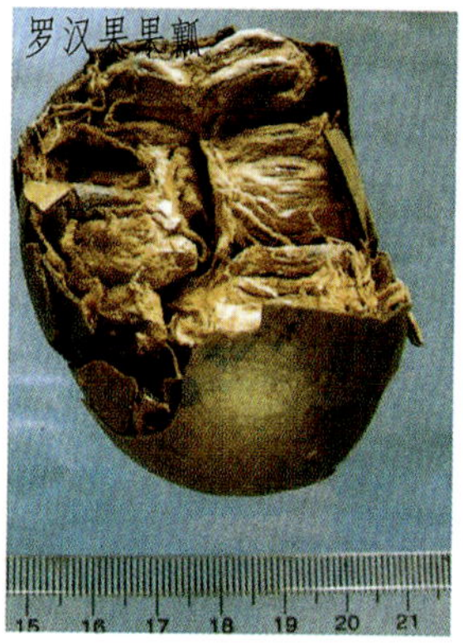

达标自测题：①遮目识别罗汉果、马兜铃。②罗汉果和瓜蒌如何鉴别？

相关知识：

罗汉果为葫芦科植物罗汉果 *Momordica grosvenori* Swingle 的干燥果实。秋季果实由嫩绿变深绿色时采收，晾数天后，低温干燥。

丝 瓜 络

一、准备

二、查验性状

［是 否］**为丝状维管束交织而成。**

［是 否］多呈长棱形或长圆筒形，略弯曲，长30～70cm，直径7～10cm。

［是 否］表面淡黄白色。**体轻，质韧，有弹性，不能折断。**

［是 否］横切面可见子房3室，呈空洞状。

［是 否］气微，**味淡。**

三、变质、污染［有 无］

四、结论［正品 假药 劣药 做其他检验］

五、清场

达标自测题：遮目识别丝瓜络、大腹皮。

相关知识：

丝瓜络为葫芦科植物丝瓜 *Luffa cylindrica* (L.) Roem. 的干燥成熟果实的维管束。夏、秋二季果实成熟、果皮变黄、内部干枯时采摘，除去外皮及果肉，洗净，晒干，除去种子。

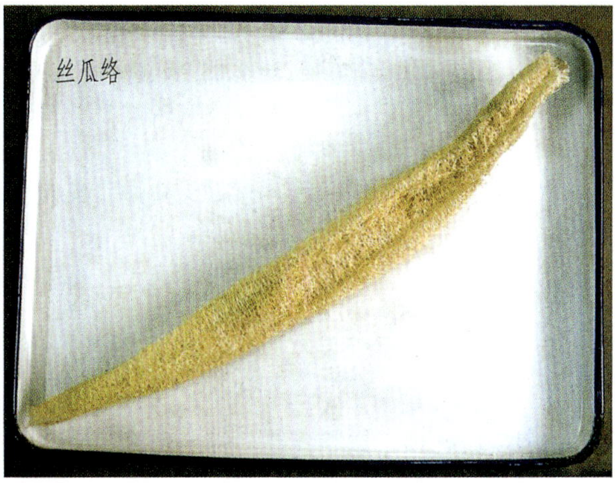

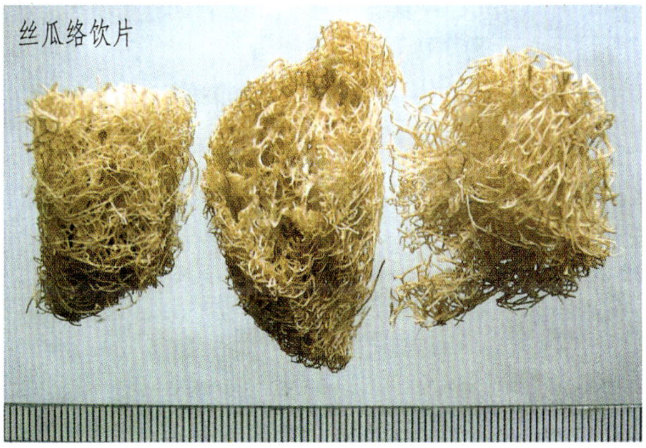

马兜铃

一、准备

二、查验性状

[是 否] 呈卵圆形，长 3 ~ 7cm，直径 2 ~ 4cm。

[是 否] 表面黄绿色、灰绿色或棕褐色；

[是 否] 有纵棱线 12 条，由棱线分出多数横向平行的细脉纹。

[是 否] 果皮轻而脆，易裂为 6 瓣，果梗也分裂为 6 条。

[是 否] 果皮内表面平滑而带光泽，有较密的横向脉纹。

[是 否] 果实分 6 室，每室种子多数，平叠整齐排列。

[是 否] 种子扁平而薄，钝三角形或扇形；

[是 否] 长 6 ~ 10mm，宽 8 ~ 12mm，边缘有翅，淡棕色。

[是 否] 气特异，味微苦。

马兜铃

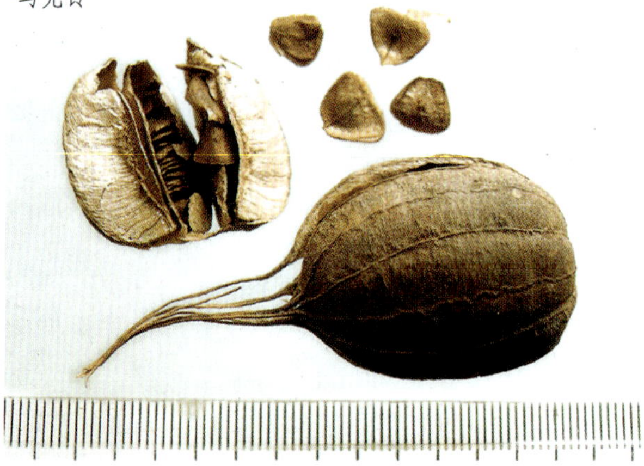

马兜铃种子

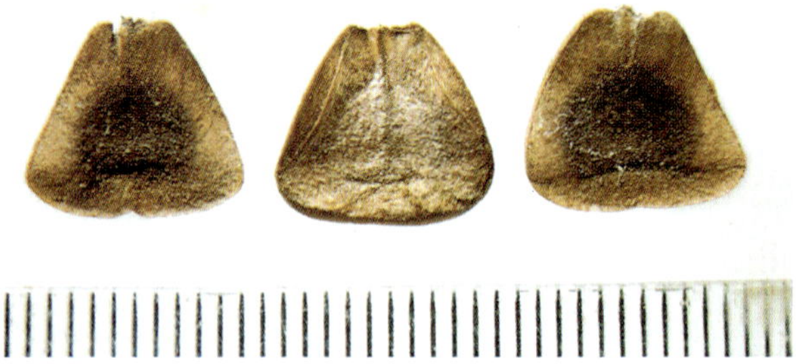

马兜铃剖面

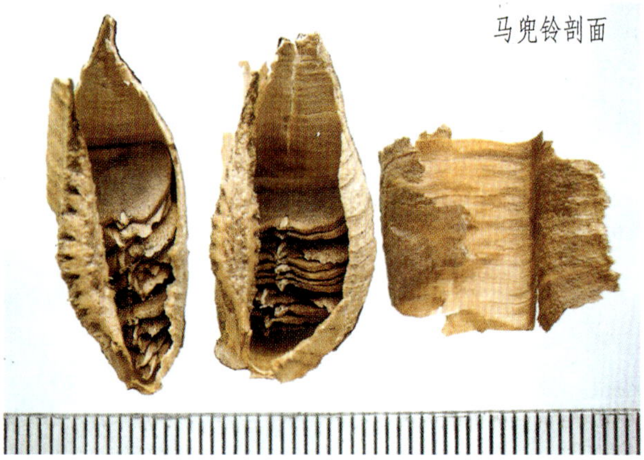

三、变质、污染 [有 无]

四、结论 [正品 假药 劣药 做其他检验]

五、清场

达标自测题：①遮目识别马兜铃、罗汉果。②比较马兜铃和罂粟壳，说出 2 点性状不同点。

相关知识：

马兜铃为马兜铃科植物北马兜铃 *Aristolochia contorta* Bge. 或马兜铃 *Aristolochiadebilis* Sieb. et Zucc. 的干燥成熟果实。秋季果实由绿变黄时采收，干燥。

罂 粟 壳

一、准备

二、查验性状

[是 否] 呈椭圆形或瓶状卵形，多已破碎成片状。

[是 否] 直径 1.5 ～ 5cm，长 3 ～ 7cm。

[是 否] 外表面黄白色、浅棕色至淡紫色；

[是 否] 平滑，略有光泽，**有纵向或横向的割痕。**

[是 否] **顶端有 6 ～ 14 条放射状排列呈圆盘状的残留柱头；**

[是 否] 基部有短柄。

[是 否] 体轻，质脆。

[是 否] 内表面淡黄色，微有光泽。**有纵向排列的假隔膜，棕黄色，上面密布略突起的棕褐色小点。**

[是 否] 气微清香，**味微苦。**

三、变质、污染 [有 无]

四、罂粟壳杂质（枝梗、种子）不得过 2% [超 否]

五、结论 [正品 假药 劣药 做其他检验]

六、清场

达标自测题：比较罂粟壳和马兜铃，说出 2 点性状不同点。

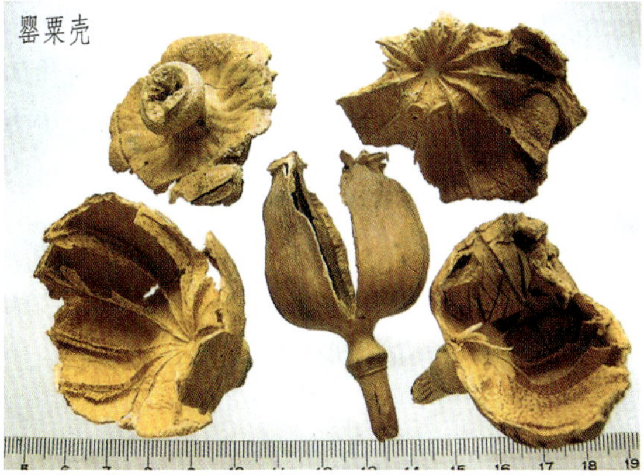

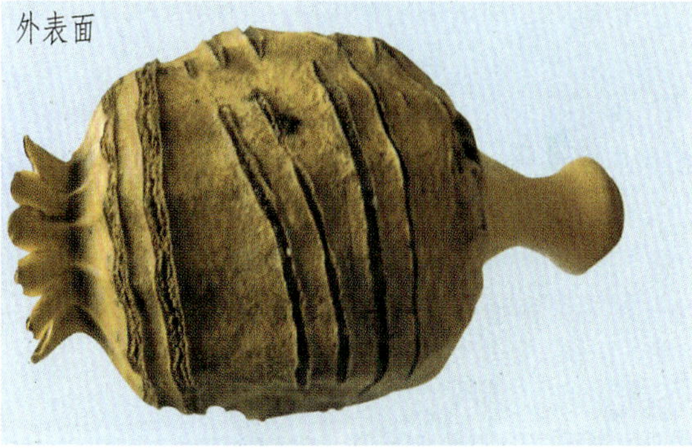

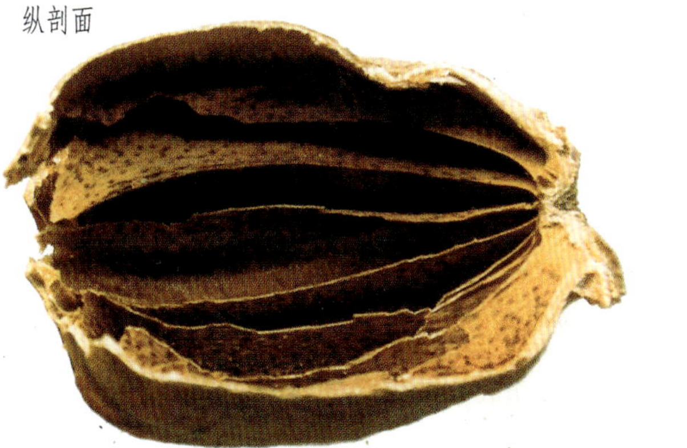

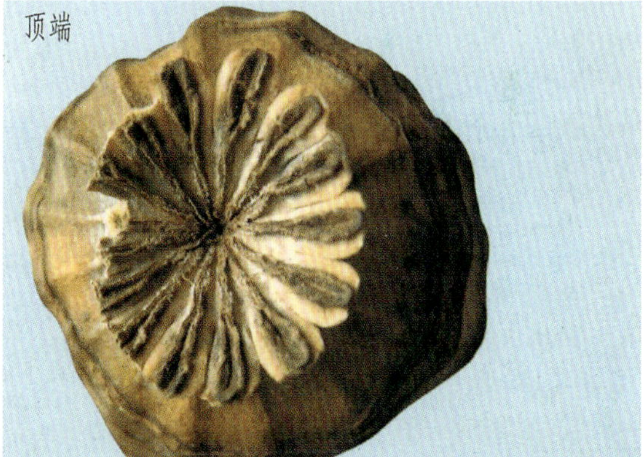

相关知识：

罂粟壳为罂粟科植物罂粟 *Papaver somniferum* L. 的干燥成熟果壳。秋季将已割取浆汁后的成熟果实摘下，破开，除去种子及枝梗，干燥。

川 楝 子

一、准备

二、查验性状

[是 否] 呈类球形，直径 2 ~ 3.2cm。

[是 否] 表面金黄色至棕黄色，微有光泽。

[是 否] 少数凹陷或皱缩，具深棕色小点。

[是 否] 顶端有花柱残痕，基部凹陷，有果梗痕。

[是 否] 外果皮革质，与果肉间常成空隙。

[是 否] 果肉松软，淡黄色，遇水润湿显黏性。

[是 否] 果核球形或卵圆形，质坚硬，两端平截，有 6 ~ 8 条纵棱；

[是 否] 内分 6 ~ 8 室，每室含黑棕色长圆形的种子 1 粒。

[是 否] 气特异，味酸、苦。

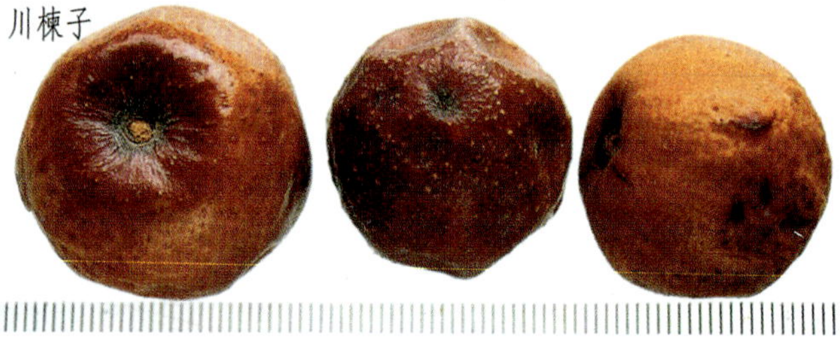
川楝子

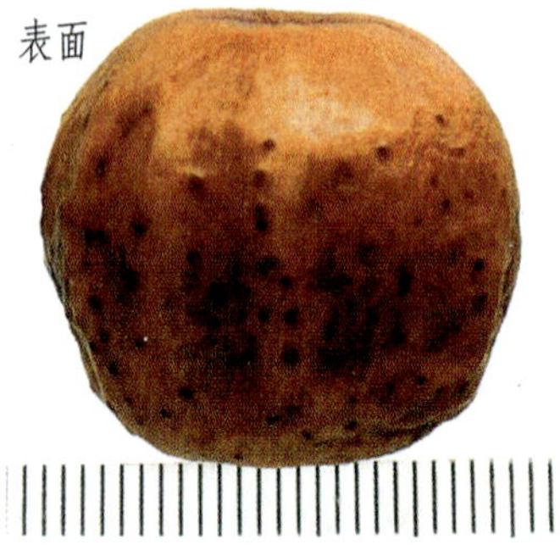
表面

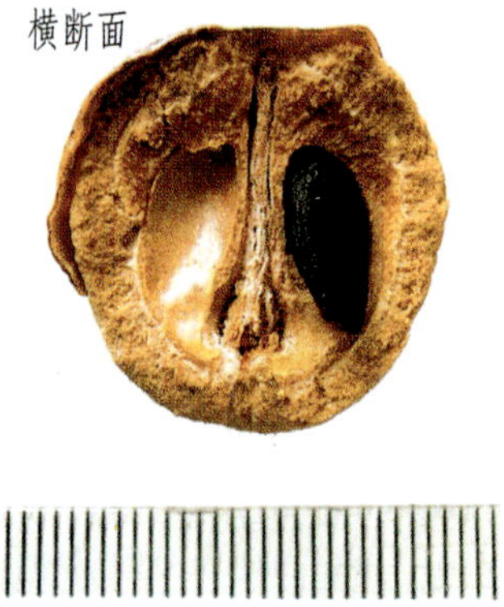
横断面

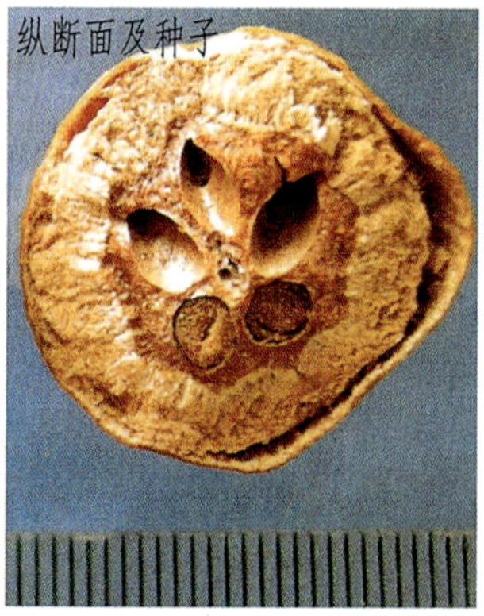
纵断面及种子

三、变质、污染[有 无]

四、结论[正品 假药 劣药 做其他检验]

五、清场

达标自测题：怎样区别川楝子和娑罗子（至少 2 点）？

相关知识：

川楝子为楝科植物川楝 *Melia toosendan* Sieb.et Zucc. 的干燥成熟果实。冬季果实成熟时采收，除去杂质，干燥。

荔 枝 核

一、准备

二、查验性状

[是 否] 呈长圆形或卵圆形，略扁，长 1.5 ～ 2.2cm，直径 1 ～ 1.5cm。

[是 否] 表面棕红色或紫棕色，平滑，有光泽，略有凹陷及细波纹。

[是 否] 一端有类圆形黄棕色的种脐，直径约 7mm。

[是 否] 质硬，子叶 2，棕黄色。

[是 否] 气微，味微甘、苦、涩。

三、变质、污染[有 无]

四、结论[正品 假药 劣药 做其他检验]

五、清场

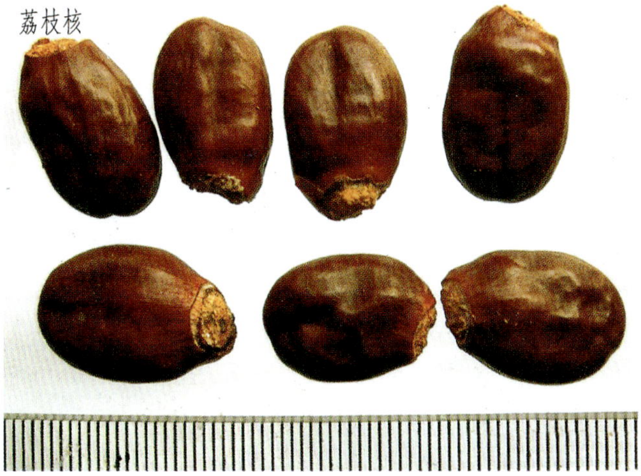

达标自测题：①遮目识别荔枝核和川楝子。②娑罗子和川楝子怎样区别?

相关知识：

荔枝核为无患子科植物荔枝 *Litchi chinensis* Sonn. 的干燥成熟种子。夏季采摘成熟果实，除去果皮及肉质假种皮，洗净，晒干。

娑 罗 子

一、准备

二、查验性状

[是 否] **呈扁球形或类球形，似板栗，直径 1.5 ~ 4cm。**

[是 否] 表面棕色或棕褐色，**多抽皱，凹凸不平**，略具光泽。

[是 否] **种脐色较浅，近圆形，约占种子面积的 1/4 至 1/2；**

[是 否] 其一侧有 1 条突起的种脊，有的不甚明显。

[是 否] **种皮硬而脆，子叶 2，肥厚，坚硬，形似栗仁，黄白色或淡棕色，粉性。**

[是 否] 无臭，**味先苦后甜。**

娑罗子

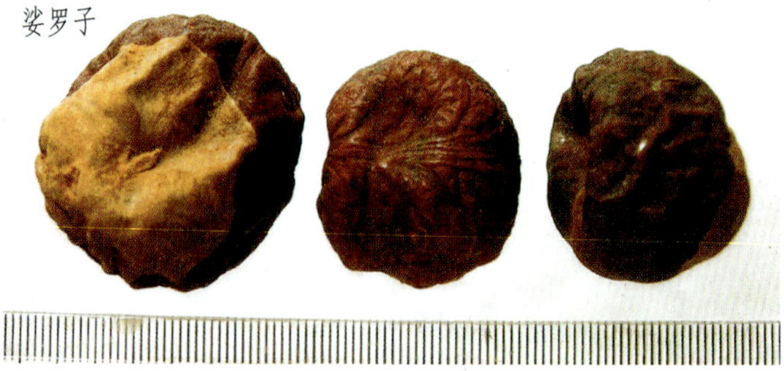

三、变质、污染 [有 无]

四、结论 [正品 假药 劣药 做其他检验]

五、清场

达标自测题：①遮目识别荔枝核和川楝子。②娑罗子和川楝子怎样区别?

相关知识：

娑罗子为七叶树科植物七叶树 *Aesculus chinensis* Bge.、浙江七叶树 *Aesculus chinensis* Bge. var. *chekiangensis* (Hu et Fang) Fang 或天师栗 *Aesculus wilsonii* Rehd. 的干燥成熟种子。秋季果实成熟时采收，除去果皮，晒干或低温干燥。

肉豆蔻　　槟榔

一、准备

二、查验性状

1．肉豆蔻

[是 否] 呈卵圆形或椭圆形，长 2 ～ 3cm，直径 1.5 ～ 2.5cm。

[是 否] 表面灰棕色或灰黄色，有时外被白粉（石灰粉末）。

[是 否] 全体有浅色纵行沟纹及不规则网状沟纹。

[是 否] 种脐位于宽端，呈浅色圆形突起，合点呈暗凹陷。

[是 否] 种脊呈纵沟状，连接两端。

[是 否] 质坚，断面显棕黄色相杂的大理石花纹；

[是 否] 宽端可见干燥皱缩的胚，富油性。

[是 否] 气香浓烈，味辛。

2．槟榔

[是 否] 呈扁球形或圆锥形，高 1.5 ～ 3.5cm，底部直径 1.5 ～ 3cm。

[是 否] 表面淡黄棕色或淡红棕色，具稍凹下的网状沟纹。

[是 否] 底部中心有圆形凹陷的珠孔，其旁有一明显疤痕状种脐。

[是 否] 质坚硬，不易破碎。

[是 否] 断面可见棕色种皮与白色胚乳相间的大理石样花纹。

[是 否] 气微，味涩、微苦。

三、变质、污染 [有 无]

四、结论 [正品 假药 劣药 做其他检验]

五、清场

达标自测题：①怎样区别肉豆蔻和槟榔？②遮目识别槟榔片和山楂。

相关知识：

1. 肉豆蔻为肉豆蔻科植物肉豆蔻 *Myristica fragrans* Houtt. 的干燥种仁。

2. 槟榔为棕榈科植物槟榔 *Areca catechu* L. 的干燥成熟种子。春末至秋初采收成熟果实，用水煮后干燥，除去果皮，取出种子，干燥。

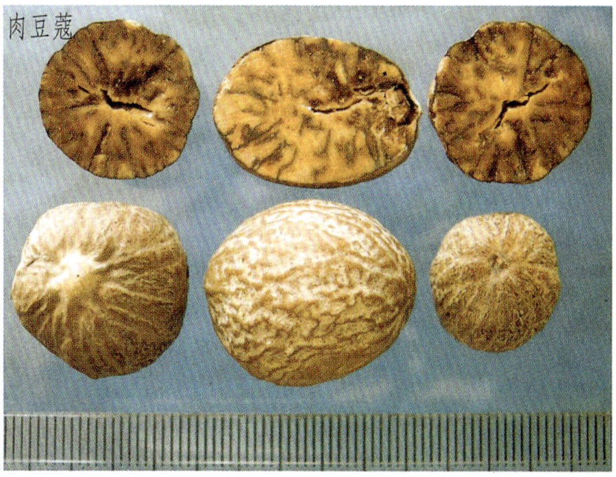

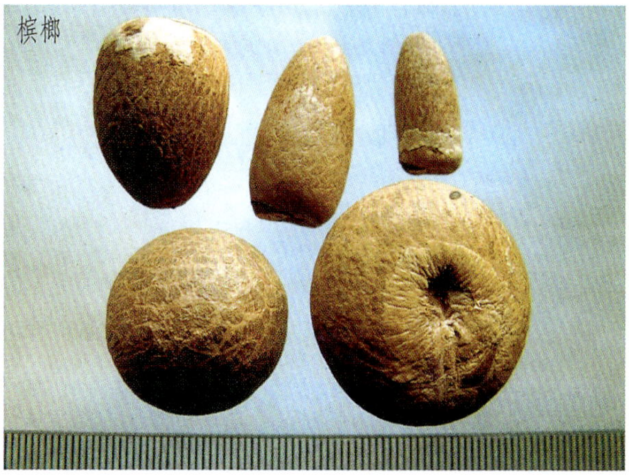

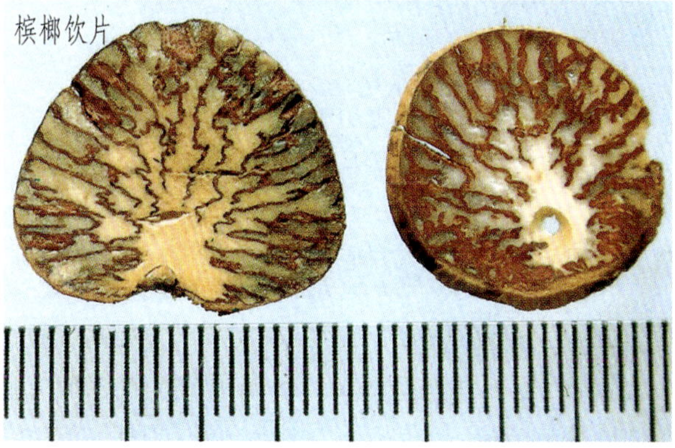

山楂　乌梅

一、准备

二、查验性状

1．山楂

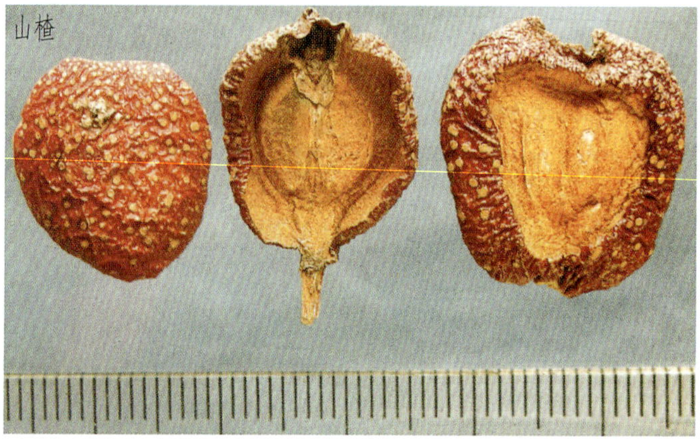

[是　否] 为圆形片，皱缩不平，直径 1 ~ 2.5cm，厚 0.2 ~ 0.4cm。

[是　否] 外皮红色，具皱纹，有灰白小斑点。

[是　否] 果肉深黄色至浅棕色。

[是　否] 中部横切片具 5 粒浅黄色果核，但核多脱落而中空。

[是　否] 有的片上可见短而细的果梗或花萼残迹。

[是　否] 气微清香，味酸、微甜。

2．乌梅

[是　否] 呈类球形或扁球形，直径 1.5 ~ 3cm。

[是　否] 表面乌黑色或棕黑色，皱缩不平，基部有圆形果梗痕。

[是　否] 果核坚硬，椭圆形，棕黄色，表面有凹点。

[是　否] 种子扁卵形，淡黄色。

[是　否] 气微，味极酸。

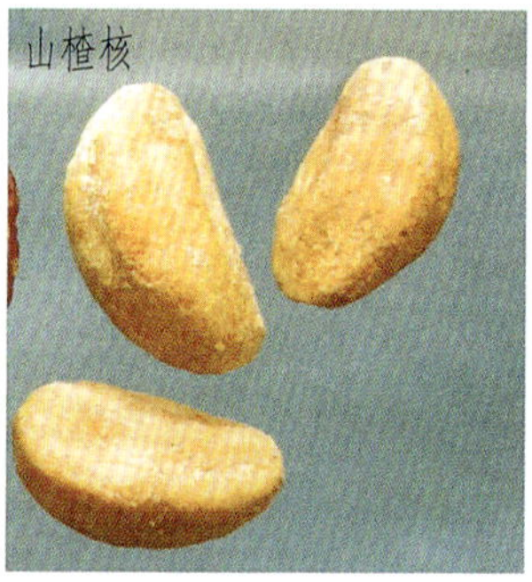

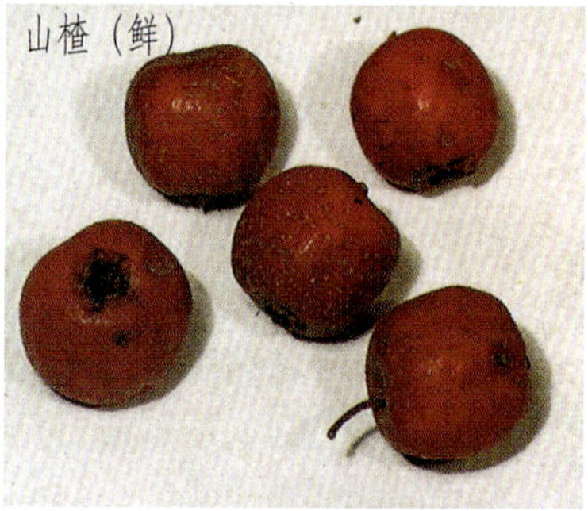

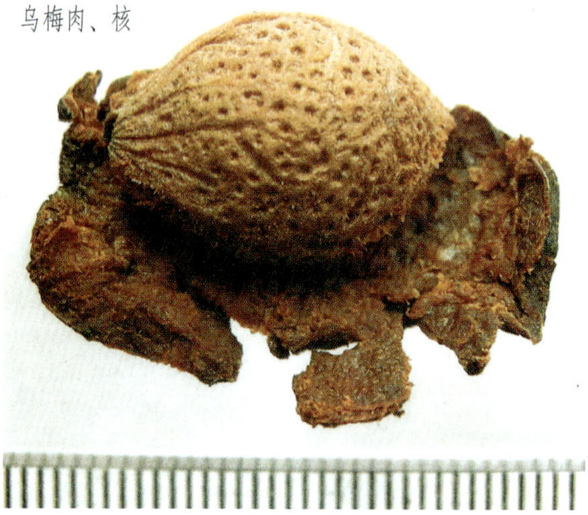

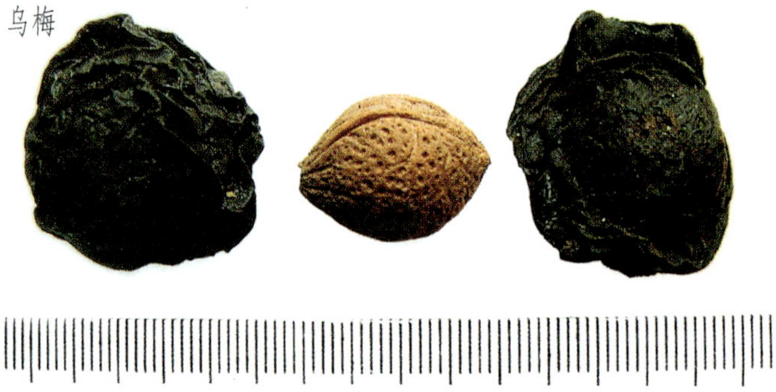

三、变质、污染 [有　无]

四、结论 [正品　假药　劣药　做其他检验]

五、清场

达标自测题：①遮目识别山楂、槟榔片。②如何判断乌梅真假？

相关知识：

1．山楂为蔷薇科植物山里红 *Crataegus pinnatifida* Bge.var.major N.E.Br. 或山楂 *Crataegus pinnatifida* Bge. 的干燥成熟果实。秋季果实成熟时采收，切片，干燥。

2．乌梅为蔷薇科植物梅 *Prunus mume* (Sieh.) Sieb .et Zucc. 的干燥近成熟果实。夏季果实近成熟时采收，低温烘干后闷至色变黑。

木 瓜

一、准备

二、查验性状

[是 否] 长圆形，多纵剖成两半，长 4 ~ 9cm，宽 2 ~ 5cm，厚 1 ~ 2.5cm。

[是 否] **外表面紫红色或红棕色，有不规则的深皱纹。**

[是 否] **剖面边缘向内卷曲，果肉红棕色，**中心部分凹陷，棕黄色。

[是 否] **种子扁长三角形，多脱落。**

[是 否] 质坚硬。

[是 否] 气微清香。

木瓜

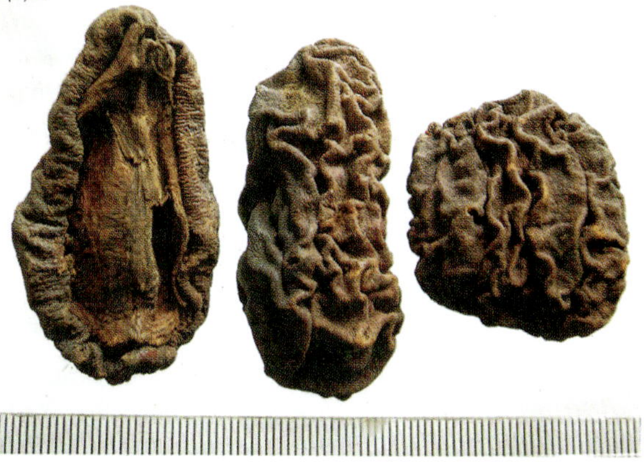

木瓜饮片

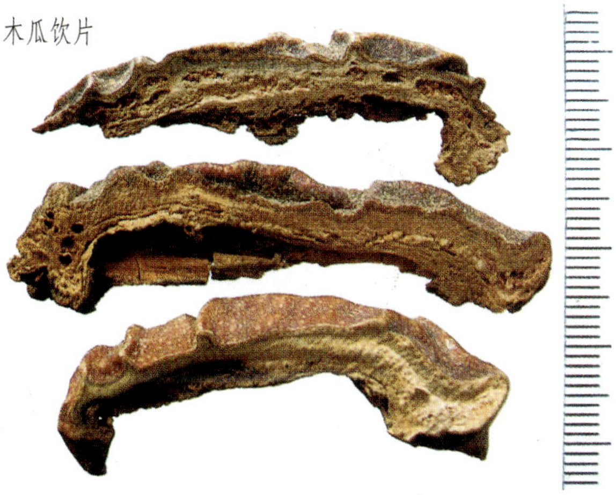

外表面放大

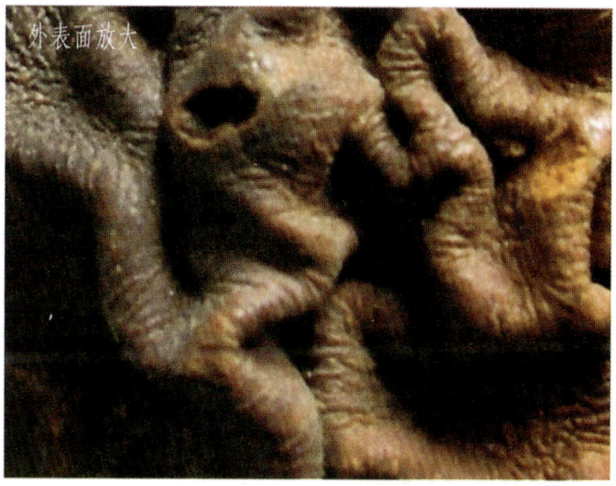

剖面放大

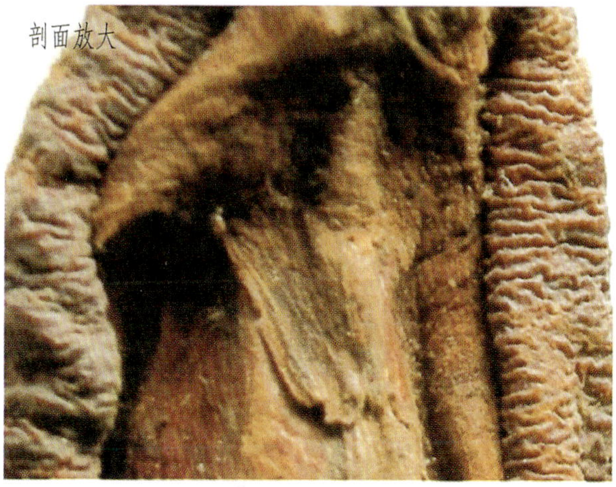

三、变质、污染 [有 无]

四、结论 [正品 假药 劣药 做其他检验]

五、清场

达标自测题：挑拣分开混在一起的木瓜和预知子。

相关知识：

木瓜为蔷薇科植物贴梗海棠 *Chaenomeles speciosa* (Sweet) Nakai 的干燥近成熟果实。夏、秋二季果实绿黄时采收，置沸水中烫至外皮灰白色，对半纵剖，晒干。

预 知 子

一、准备

二、查验性状

[是 否] **呈肾形或长椭圆形**，稍弯曲，长 3 ~ 9cm，直径 1.5 ~ 3.5cm。

[是 否] **表面黄棕色或黑褐色，有不规则的深皱纹。**

[是 否] 顶端钝圆，基部有果梗痕。

[是 否] 质硬，破开后果瓤淡黄色或黄棕色。

[是 否] **种子多数，扁长卵形，黄棕色或紫褐色，具光泽，有条状纹理。**

[是 否] 气微香，**味苦。**

三、变质、污染 [有 无]

四、结论 [正品 假药 劣药 做其他检验]

五、清场

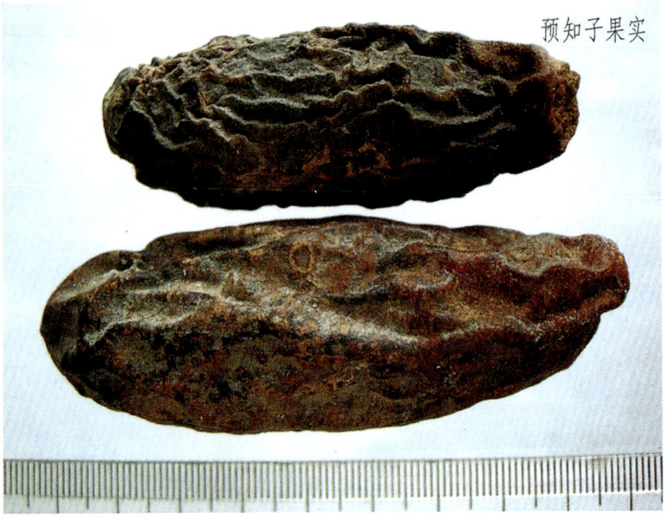

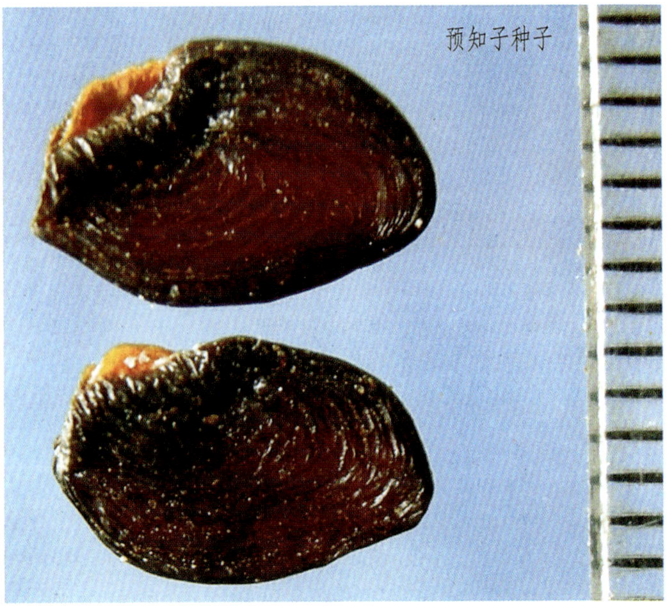

达标自测题：分开混在一起的预知子和木瓜。

相关知识：

预知子为木通科植物木通 *Akebia quinata* (Thunb.)Decne.、三叶木通 *Akebia trifoliata* (Thunb.)Koidz. 或白木通 *Akebia trifoliata* (Thunb.)Koidz.var.australis (Diels) Rehd. 的干燥近成熟果实。夏、秋二季果实绿黄时采收，晒干，或置沸水中略烫后晒干。

五味子　南五味子

一、准备

二、查验性状

1．五味子

[是 否] 呈不规则的球形或扁球形，直径 5 ～ 8mm。

[是 否] 表面红色、紫红色或暗红色，皱缩，显油润。

[是 否] 有的表面呈黑红色或出现“白霜”。

[是 否] 果肉柔软。

[是 否] 种子 1 ～ 2，肾形。

[是 否] 表面棕黄色，有光泽，种皮薄而脆。

[是 否] 果肉气微，味酸。

[是 否] 种子破碎后有香气，味辛、微苦。

2．南五味子

[是 否] 呈球形或扁球形，直径 4 ～ 6mm。

[是 否] 表面棕红色至暗棕色；

[是 否] 干瘪，皱缩，果肉常紧贴于种子上。

[是 否] 种子 1 ～ 2，肾形。

[是 否] 表面棕黄色，有光泽，种皮薄而脆。

[是 否] 果肉气微，味微酸。

三、变质、污染 [有 无]

四、五味子、南五味子杂质均不得过 1% [超 否]

五、结论 [正品 假药 劣药 做其他检验]

六、清场

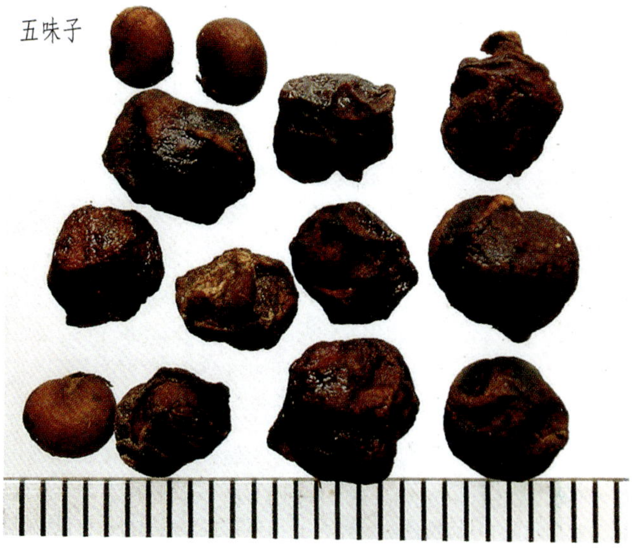

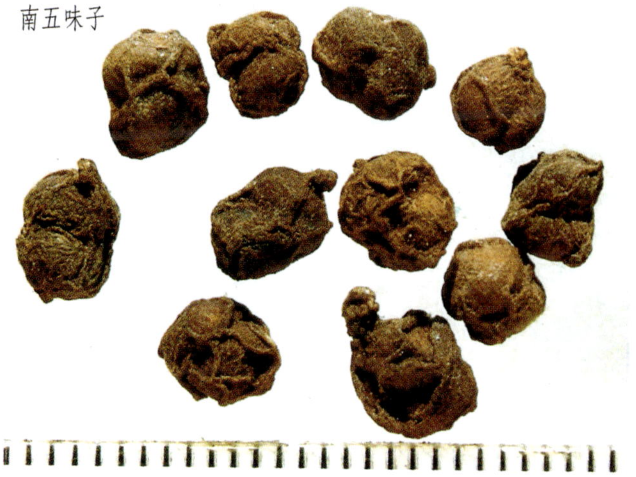

达标自测题：①如何区别五味子、南五味子。②挑拣分开混在一起的南五味子和吴茱萸。

相关知识：

1．五味子为木兰科植物五味子 *Schisandra chinensis* (Turcz.) Baill. 的干燥成熟果实。习称“北五味子”。秋季果实成熟时采摘，晒干或蒸后晒干，除去果梗及杂质。

2．南五味子为木兰科植物华中五味子 *Schisandra sphenanthera* Rehd. et Wils. 的干燥成熟果实。秋季果实成熟时采摘，晒干，除去果梗及杂质。

草　果

一、准备

二、查验性状

[是　否]　**呈长椭圆形，具三钝棱**，长 2 ~ 4cm，直径 1 ~ 2.5cm。

[是　否]　**表面灰棕色至红棕色，具纵沟及棱线。**

[是　否]　顶端有圆形突起的柱基，基部有果梗或果梗痕。

[是　否]　**果皮质坚韧，易纵向撕裂。**

[是　否]　剥去外皮，中间有黄棕色隔膜，将种子团分成 3 瓣；

[是　否]　每瓣有种子多为 8 ~ 11 粒。**种子呈圆锥状多面体，直径约 5mm。**

[是　否]　表面红棕色，外被灰白色膜质的假种皮。

[是　否]　**种脊为一条纵沟，尖端有凹状的种脐。**

[是　否]　质硬，胚乳灰白色。

[是　否]　**有特异香气，味辛、微苦。**

三、变质、污染[有　无]

四、结论[正品　假药　劣药　做其他检验]

五、清场

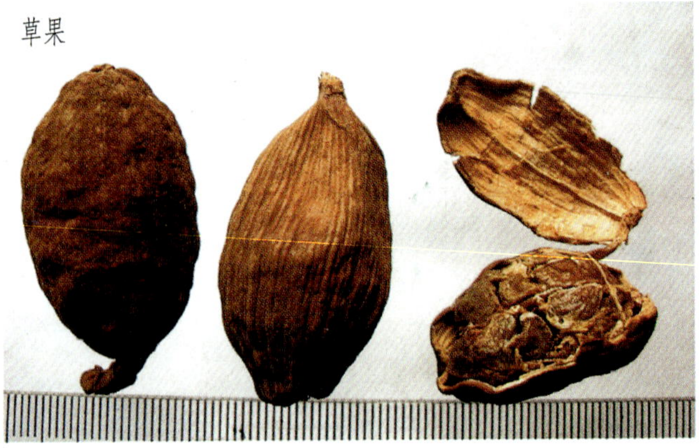

草果

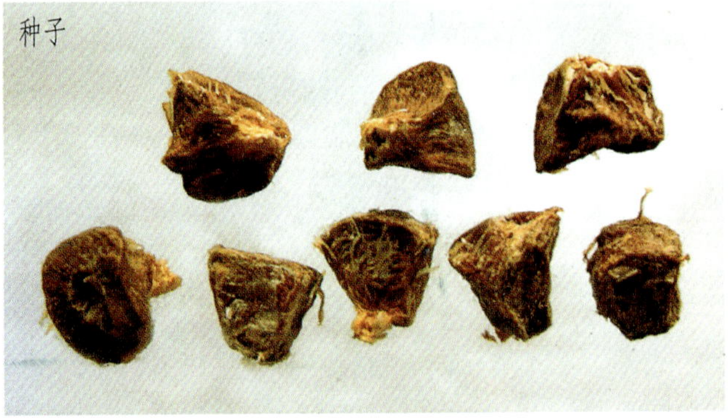

种子

达标自测题：①遮目识别草果、益智。②挑拣分开混在一起的草果和草豆蔻。

相关知识：

草果为姜科植物草果 *Amomum tsao-ko Crevost* et Lemaire 的干燥成熟果实。秋季果实成熟时采收，除去杂质，晒干或低温干燥。

益 智

一、准备

二、查验性状

[是 否] **呈椭圆形，两端略尖**，长 1.2 ~ 2cm，**直径 1 ~ 1.3cm**。

[是 否] 表面棕色或灰棕色，**有纵向凹凸不平的突起棱线 13 ~ 20 条**。

[是 否] 顶端有花被残基，基部常残存果梗。

[是 否] 果皮薄而稍韧，与种子紧贴。

[是 否] 种子集结成团，中有隔膜将种子团分为 3 瓣，每瓣有种子 6 ~ 11 粒。

[是 否] **种子呈不规则的扁圆形，略有钝棱，直径约 3mm**。

[是 否] 表面灰褐色或灰黄色，外被淡棕色膜质的假种皮。

[是 否] 质硬，胚乳白色。

[是 否] **有特异香气，味辛，微苦**。

三、变质、污染[有 无]

四、结论[正品 假药 劣药 做其他检验]

五、清场

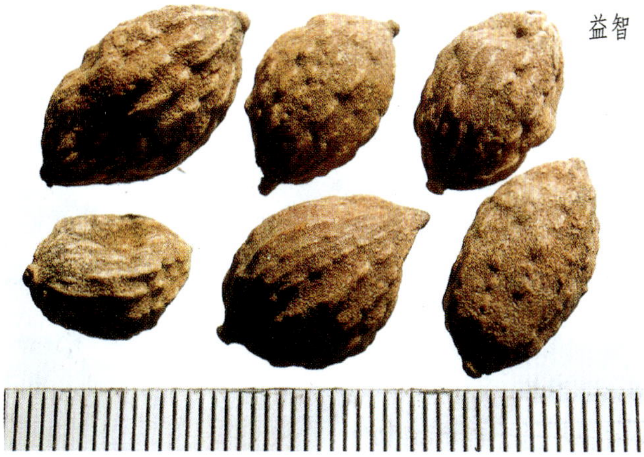

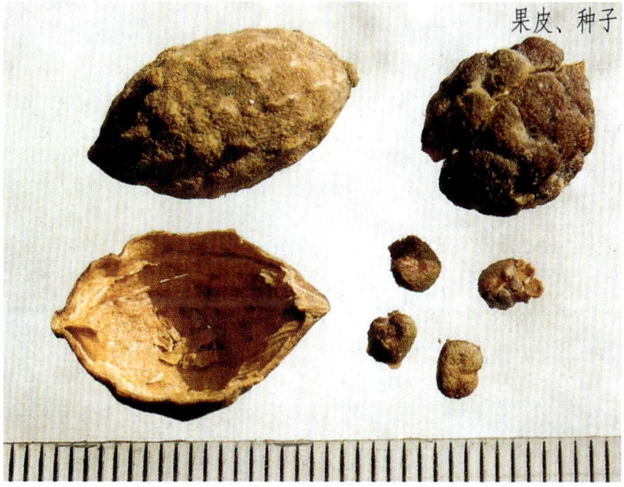

达标自测题：①遮目识别益智、草果。②挑拣分开混在一起的益智和砂仁。

相关知识：

益智为姜科植物益智 Alpinia oxyphylla Miq. 的干燥成熟果实。夏、秋间果实由绿变红时采收，晒干或低温干燥。

砂　仁

一、准备

二、查验性状

1. 阳春砂、绿壳砂

[是　否] 呈椭圆形或卵圆形，有不明显的三棱。

[是　否] 长 1.5 ~ 2cm，直径 1 ~ 1.5cm。

[是　否] 表面棕褐色，密生刺状突起，顶端有花被残基，基部常有果梗。

[是　否] 果皮薄而软。种子结集成团，具三钝棱，中有白色隔膜，将种子团分成 3 瓣，每瓣有种子 5 ~ 26 粒。

[是　否] 种子为不规则多面体，直径 2 ~ 3mm。

[是　否] 表面棕红色或暗褐色，有细皱纹，外被淡棕色膜质假种皮。

[是　否] 质硬，胚乳灰白色。

[是　否] 气芳香而浓烈，味辛凉、微苦。

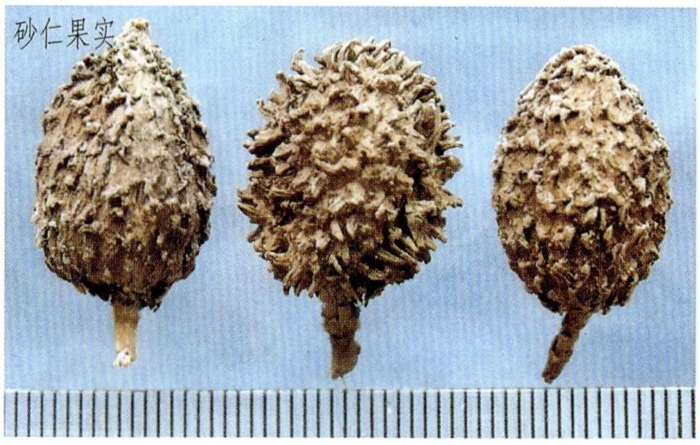

种子团侧面观

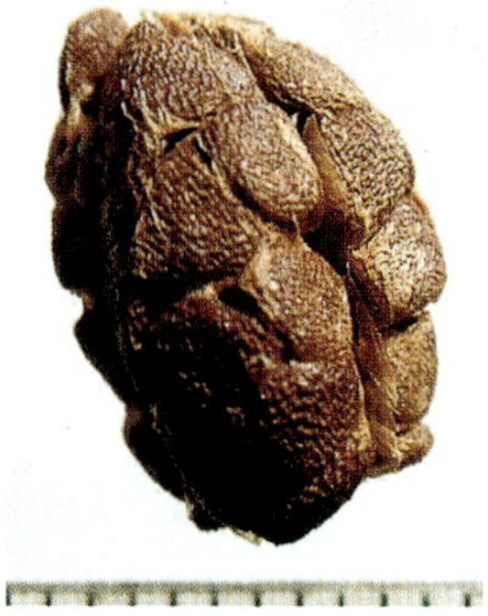

种子团底面观

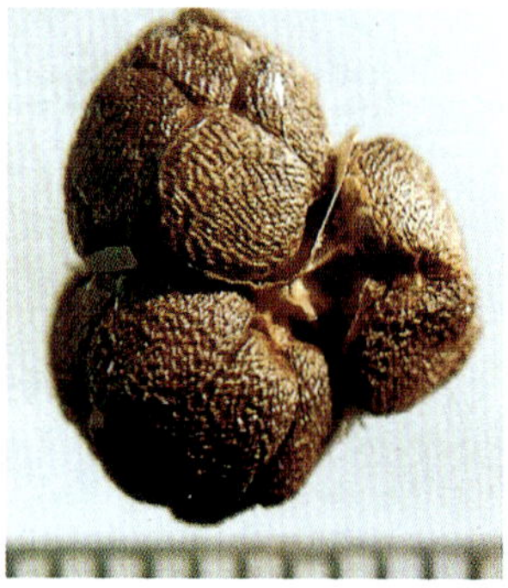

2. 海南砂（与阳春砂、绿壳砂的果实性状不同点）

[是　否] 呈长椭圆形或卵圆形，有明显的三棱。

[是　否] 长 1.5 ~ 2cm，直径 0.8 ~ 1.2cm。

[是　否] 表面被片状、分枝的软刺，基部具果梗痕。果皮厚而硬。

[是　否] 种子团较小，每瓣有种子 3 ~ 24 粒；种子直径 1.5 ~ 2mm。

[是　否] 气味稍淡。

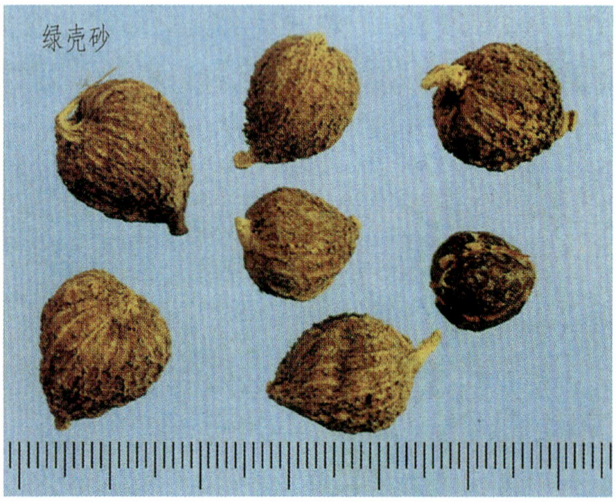

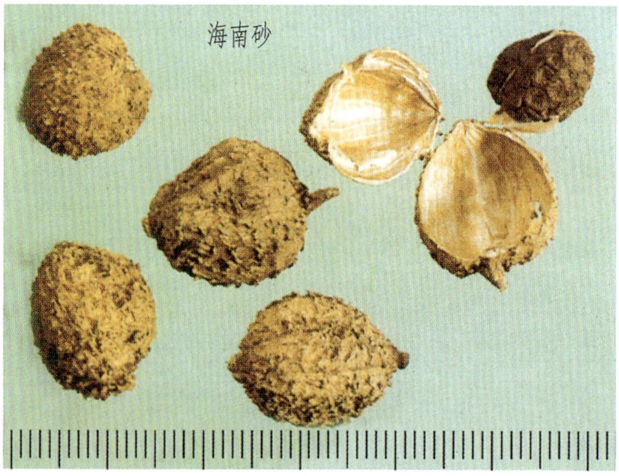

三、变质、污染 [有　无]

四、结论 [正品　假药　劣药　做其他检验]

五、清场

达标自测题：①遮目识别砂仁、豆蔻的种子。②挑拣分开混在一起的砂仁和益智。

相关知识：

砂仁为姜科植物阳春砂 *Amomum villosum* Lour.、绿壳砂 *Amomum villosum* Lour. var. *xanthioides* T. L. Wu et Senjen 或海南砂 Amomum longiligulare T. L. Wu 的干燥成熟果实。夏、秋间果实成熟时采收，晒干或低温干燥。

豆 蔻

一、准备

二、查验性状

1. 原豆蔻

[是 否] 呈类球形，直径 1.2 ~ 1.8cm。

[是 否] 表面黄白色至淡黄棕色，有 3 条较深的纵向槽纹。

[是 否] 顶端有突起的柱基。

[是 否] 基部有凹下的果柄痕，两端均具有浅棕色绒毛。

[是 否] 果皮体轻，质脆，易纵向裂开；

[是 否] 内分 3 室，每室含种子约 10 粒。

[是 否] 种子呈不规则多面体，背面略隆起，直径 3 ~ 4mm。

[是 否] 表面暗棕色，有皱纹，并被有残留的假种皮。

[是 否] 气芳香，味辛凉略似樟脑。

2. 印尼白蔻（与原豆蔻性状不同点）

[是 否] 个略小。表面黄白色，有的微显紫棕色。

[是 否] 果皮较薄，种子瘦瘪。

[是 否] 气味较弱。

三、变质、污染 [有 无]

四、原豆蔻杂质不得过 1%，印尼白蔻杂质不得过 2% [超 否]

五、结论 [正品 假药 劣药 做其他检验]

六、清场

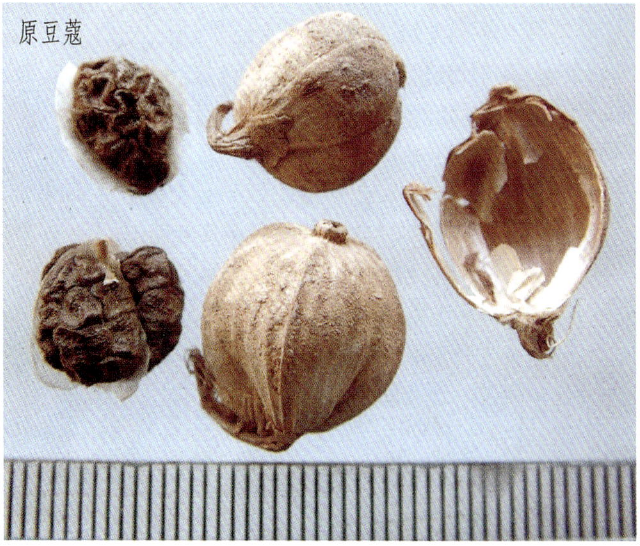

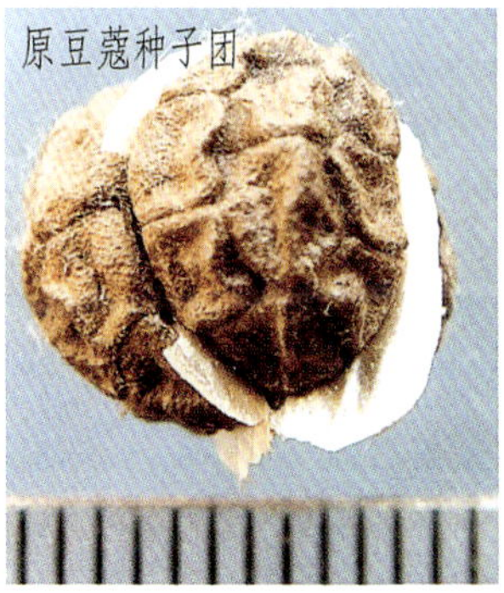

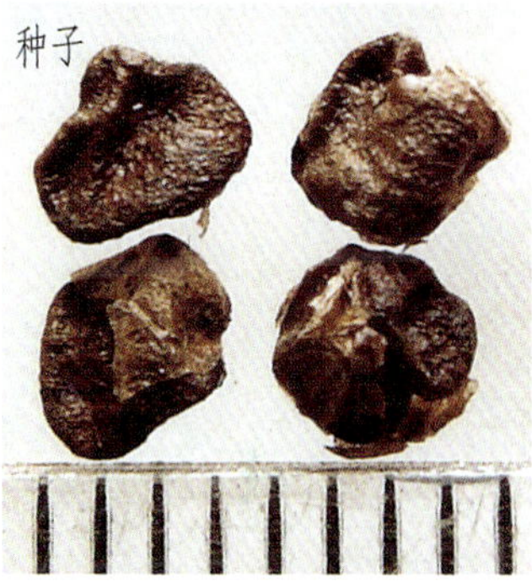

达标自测题：遮目识别豆蔻、砂仁。

相关知识：

豆蔻为姜科植物白豆蔻 *Amomum kravanh* Pierre ex Gagnep. 或爪哇白豆蔻 *Amomum compactum* Soland ex Maton 的干燥成熟果实。按产地不同分为“原豆蔻”和“印尼白蔻”。

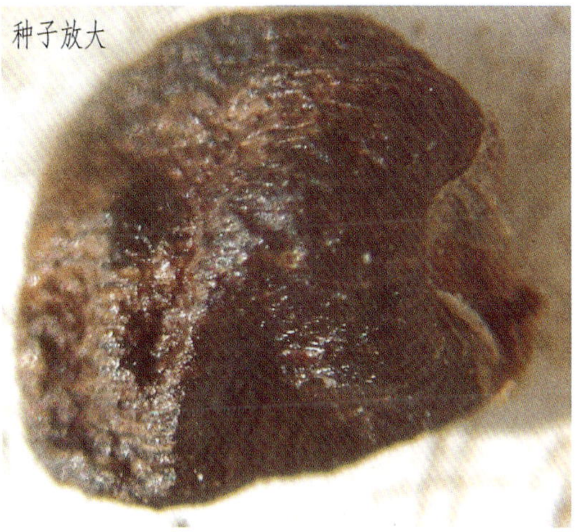

红　豆　蔻

一、准备

二、查验性状

[是　否] **呈长球形，中部略细**，长 0.7 ~ 1.2cm，直径 0.5 ~ 0.7cm。

[是　否] **表面红棕色或暗红色**，略皱缩；

[是　否] **顶端有黄白色管状宿萼**，基部有果梗痕。

[是　否] 果皮薄，易破碎。

[是　否] **种子 6**，扁圆形或三角状多面形；

[是　否] 黑棕色或红棕色，外被黄白色膜质假种皮，胚乳灰白色。

[是　否] 气香，味辛辣。

三、变质、污染 [有　无]

四、结论 [正品　假药　劣药　做其他检验]

五、清场

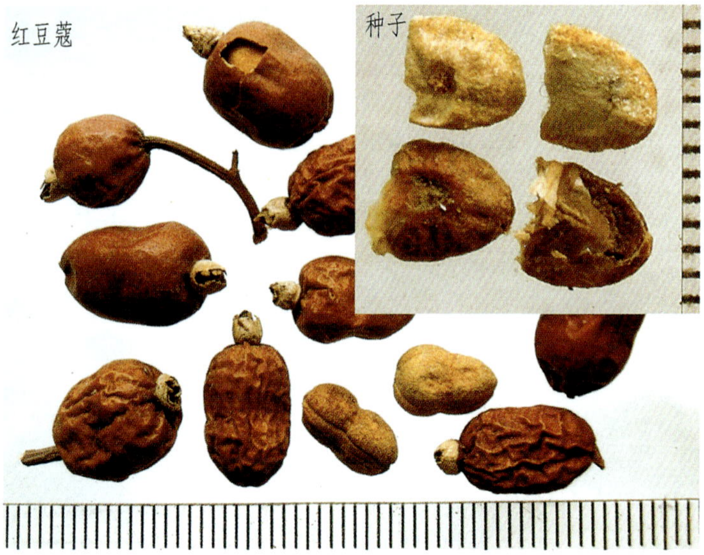

达标自测题：挑拣分开混在一起的红豆蔻和枸杞子。

相关知识：

红豆蔻为姜科植物大高良姜 *Alpinia galanga* Willd. 的干燥成熟果实。秋季果实变红时采收，除去杂质，阴干。

草 豆 蔻

一、准备

二、查验性状

[是 否] **为类球形的种子团，直径 1.5 ~ 2.7cm。**

[是 否] 表面灰褐色，中间有黄白色的隔膜，**将种子团分成 3 瓣；**

[是 否] **每瓣有种子多数，粘连紧密，**种子团略光滑。

[是 否] 种子为卵圆状多面体，长 3 ~ 5mm，直径约 3mm。

[是 否] 外被淡棕色膜质假种皮，**种脊为一条纵沟，**一端有种脐。

[是 否] 质硬，将种子沿种脊纵剖两瓣，纵断面观呈斜心形。

[是 否] 种皮沿种脊向内伸入部分约占整个表面积的 1/2。

[是 否] 胚乳灰白色。

[是 否] **气香，味辛、微苦。**

三、变质、污染 [有 无]

四、结论 [正品 假药 劣药 做其他检验]

五、清场

达标自测题：遮目识别草豆蔻、草果。

相关知识：

草豆蔻为姜科植物草豆蔻 *Alpinia katsumadai* Hayata 的干燥近成熟种子。夏、秋二季采收，晒至九成干，或用水略烫，晒至半干，除去果皮，取出种子团，晒干。

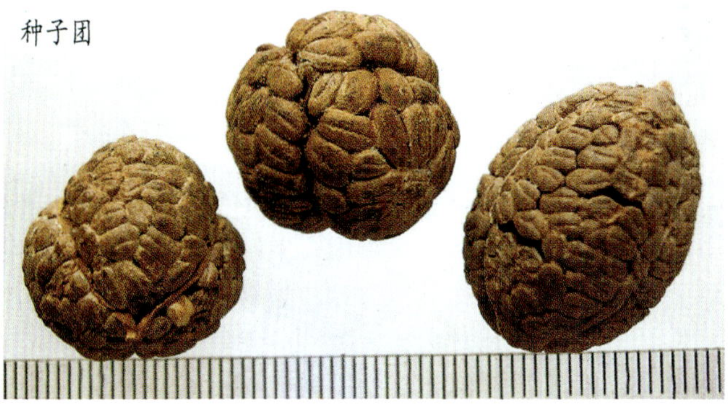

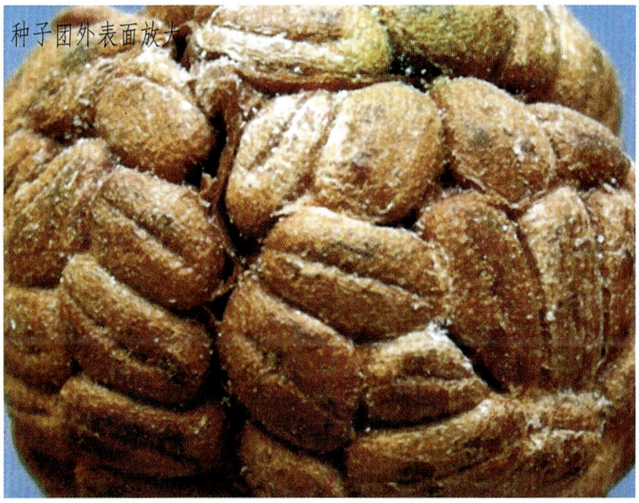

诃子　青果

一、准备

二、查验性状

1. 诃子

[是 否] 为长圆形或卵圆形，长 2 ~ 4cm，直径 2 ~ 2.5cm。

[是 否] 表面黄棕色或暗棕色，略具光泽。

[是 否] 有 5 ~ 6 条纵棱线及不规则的皱纹，基部有圆形果梗痕。

[是 否] 质坚实。果肉厚 0.2 ~ 0.4cm，黄棕色或黄褐色。

[是 否] 果核长 1.5 ~ 2.5cm，直径 1 ~ 1.5cm，

[是 否] 浅黄色，粗糙，坚硬。

[是 否] 种子狭长纺锤形，长约 1cm，直径 0.2 ~ 0.4cm。

[是 否] 种皮黄棕色，子叶 2，白色，相互重叠卷旋。

[是 否] 无臭，味酸涩后甜。

2. 青果

[是 否] 呈纺锤形，两端钝尖，长 2.5 ~ 4cm，直径 1 ~ 1.5cm。

[是 否] 表面棕黄色或黑褐色，有不规则皱纹。

[是 否] 果肉灰棕色或棕褐色，质硬。

[是 否] 果核梭形，暗红棕色，具纵棱；

[是 否] 内分 3 室，各有种子 1 粒。

[是 否] 无臭，果肉味涩，久嚼微甜。

三、变质、污染 [有 无]

四、结论 [正品 假药 劣药 做其他检验]

五、清场

达标自测题：①如何区别青果、草果。②挑拣分开混在一起的诃子和青果。

相关知识：

1. 诃子为使君子科植物诃子 *Terminalia chebula* Retz. 或绒毛诃子 *Terminalia chebula* Retz. var. tomentella Kurt. 的干燥成熟果实。秋、冬二季果实成熟时采收，除去杂质，晒干。

2. 青果为橄榄科植物橄榄 *Canarium album* Raeusch. 的干燥成熟果实。秋季果实成熟时采收，干燥。

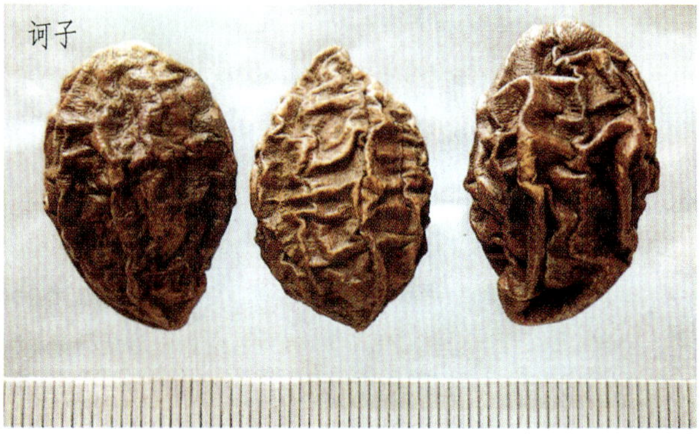

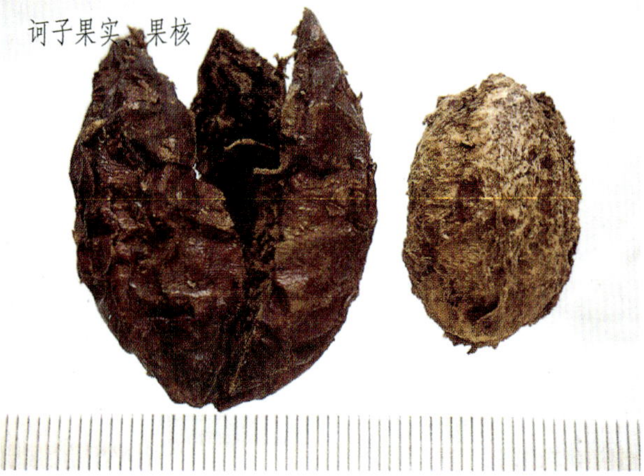

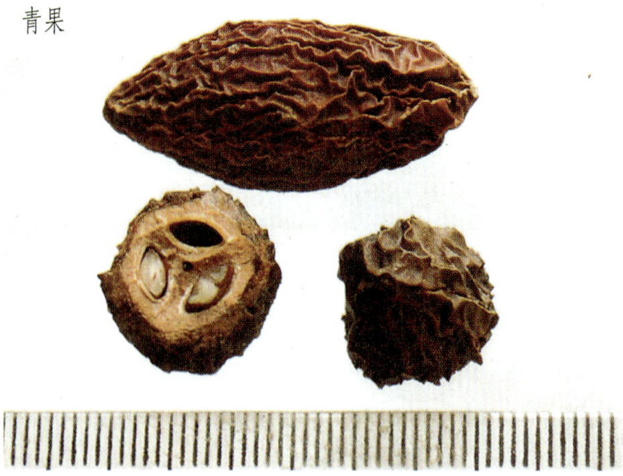

胖 大 海

一、准备

二、查验性状

[是 否] **呈纺锤形或椭圆形，长 2 ～ 3cm，直径 1 ～ 1.5cm。**

[是 否] **先端钝圆，基部略尖而歪，具浅色的圆形种脐；**

[是 否] 表面棕色或暗棕色，微有光泽，具不规则的干缩皱纹。

[是 否] **外层种皮极薄，质脆，易脱落。**

[是 否] **中层种皮较厚，黑褐色，质松易碎。**

[是 否] **遇水膨胀成海绵状。**断面可见散在的树脂状小点。

[是 否] 内层种皮可与中层种皮剥离，稍革质；

[是 否] 内有 2 片肥厚胚乳，广卵形；

[是 否] 子叶 2 枚，菲薄，紧贴于胚乳内侧，与胚乳等大。

[是 否] 气微，**味淡**，嚼之有黏性。

[是 否] 取本品数粒置烧杯中，加沸水适量，放置数分钟即吸水膨胀成棕色半透明的海绵状物。

三、变质、污染 [有 无]

四、结论 [正品 假药 劣药 做其他检验]

五、清场

达标自测题：①遮目识别胖大海、榧子、使君子。②挑拣分开混在一起的胖大海和青果。

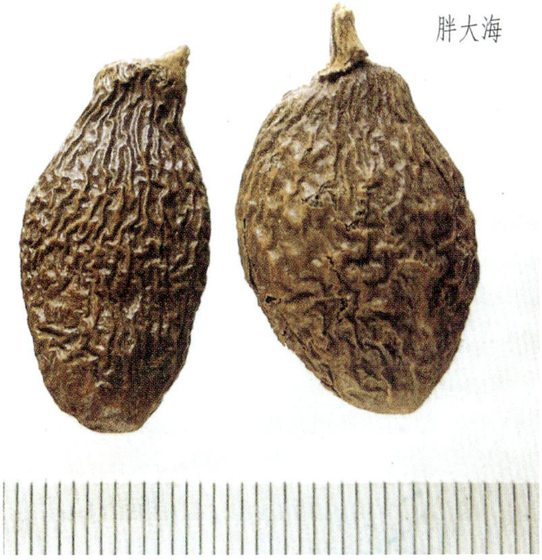

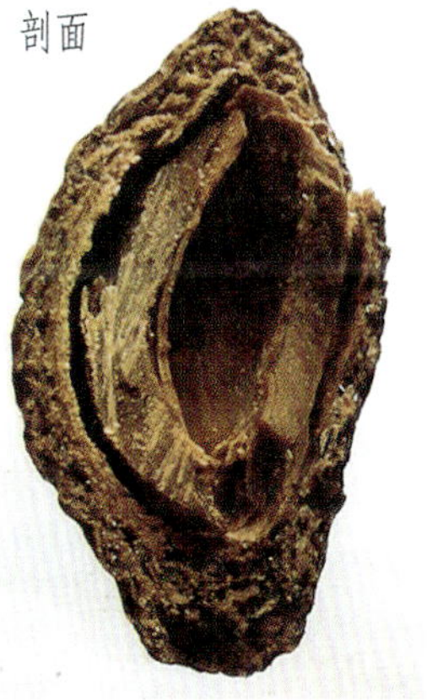

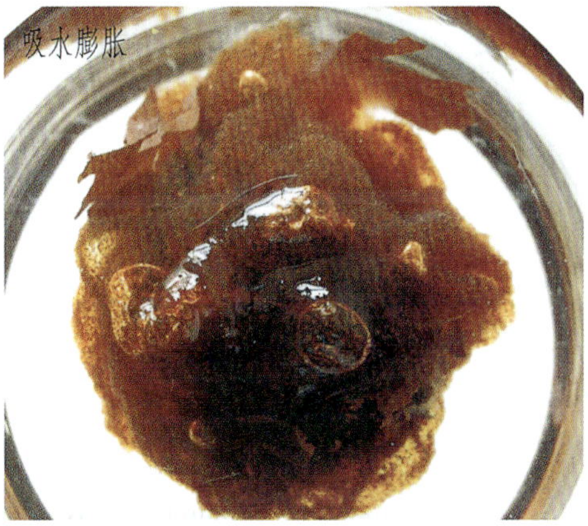

相关知识：

胖大海为梧桐科植物胖大海 *Sterculia lychnophora* Hance 的干燥成熟种子。

榧子　使君子

一、准备

二、查验性状

1. 榧子

[是 否] 呈卵圆形或长卵圆形，长 2 ~ 3.5cm，直径 1.3 ~ 2cm。

[是 否] 表面灰黄色或淡黄棕色，有纵皱纹。

[是 否] 一端钝圆，可见椭圆形的种脐，另端稍尖。

[是 否] 种皮质硬，厚约 1mm。种仁表面皱缩，外胚乳灰褐色，膜质；

[是 否] 内胚乳黄白色，肥大，富油性。

[是 否] 气微，味微甜而涩。

2. 使君子

[是 否] 呈椭圆形或卵圆形，具 5 条纵棱，偶有 4 ~ 9 棱。

[是 否] 长 2.5 ~ 4cm，直径约 2cm。

[是 否] 表面黑褐色至紫黑色，平滑，微具光泽。

[是 否] 顶端狭尖，基部钝圆，有明显圆形的果梗痕。

[是 否] 质坚硬，横切面多呈五角星形。

[是 否] 棱角处壳较厚，中间呈类圆形空腔。

[是 否] 种子长椭圆形或纺锤形，长约 2cm，直径约 1cm。

[是 否] 表面棕褐色或黑褐色，有多数纵皱纹。

[是 否] 种皮薄，易剥离；子叶 2，黄白色，有油性，断面有裂纹。

[是 否] 气微香，味微甜。

三、变质、污染 [有　无]

四、结论 [正品　假药　劣药　做其他检验]

五、清场

达标自测题：①遮目识别榧子、使君子、胖大海。②挑拣分开混在一起的榧子和白果。

相关知识：

1. 榧子为红豆杉科植物榧 *Torreya grandis* Fort. 的干燥成熟种子。秋季种子成熟时采收，除去肉质假种皮，洗净，晒干。

2. 使君子为使君子科植物使君子 *Quisqualis indica* L. 的干燥成熟果实。秋季果皮变紫黑色时采收，除去杂质，干燥。

榧子

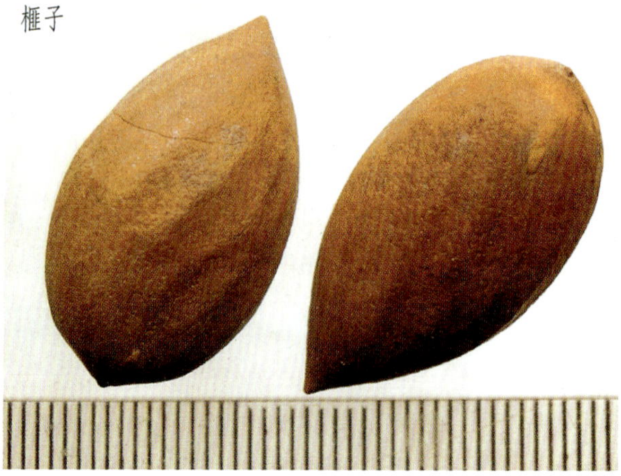

榧子剖面

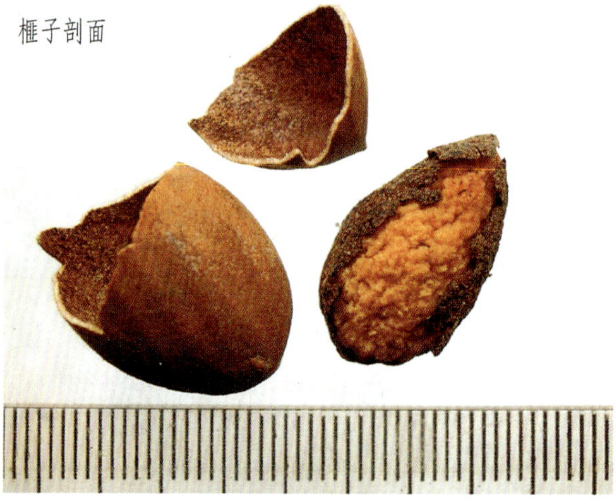

使君子

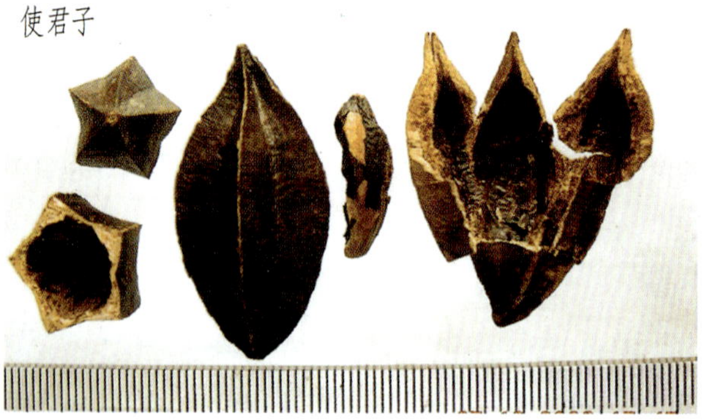

鸦胆子 女贞子

一、准备

二、查验性状

1．鸦胆子

［是 否］ 呈卵形，长 6 ～ 10mm，直径 4 ～ 7mm。

［是 否］ 表面黑色或棕色，有隆起的网状皱纹，网眼呈不规则的多角形。

［是 否］ 两侧有明显的棱线，顶端渐尖，基部有凹陷的果梗痕。

［是 否］ 果壳质硬而脆，种子卵形，长 5 ～ 6mm，直径 3 ～ 5mm；

［是 否］ 表面类白色或黄白色，具网纹。

［是 否］ 种皮薄，子叶乳白色，富油性。

［是 否］ 无臭，味极苦。

2．女贞子

［是 否］ 呈卵形、椭圆形或肾形，长 6 ～ 8.5mm，直径 3.5 ～ 5.5mm。

［是 否］ 表面黑紫色或灰黑色，皱缩不平，基部有果梗痕或具宿萼及短梗。

［是 否］ 体轻。外果皮薄，中果皮较松软，易剥离；

［是 否］ 内果皮木质，黄棕色，具纵棱；

［是 否］ 破开后种子通常为 1 粒，肾形，紫黑色，油性。

［是 否］ 无臭，味甘、微苦涩。

三、变质、污染［有 无］

四、女贞子杂质不得过 3%［超 否］

五、结论［正品 假药 劣药 做其他检验］

六、清场

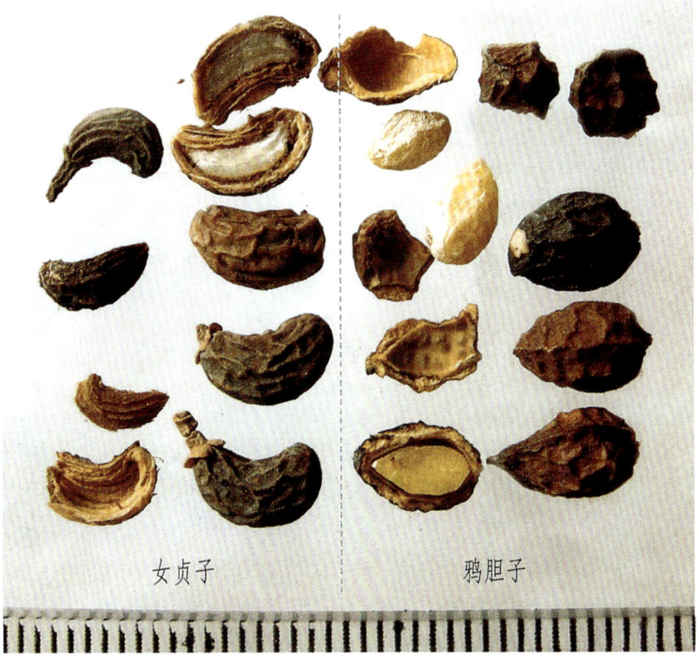

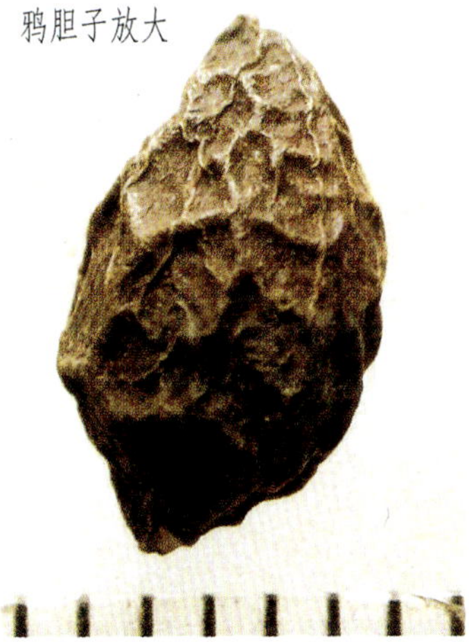

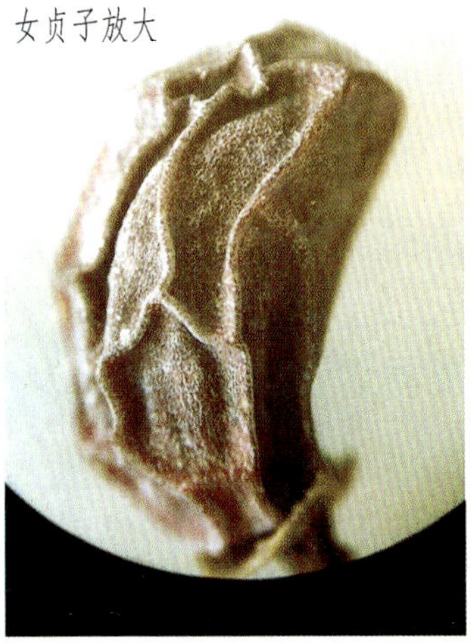

达标自测题：①说出鸦胆子、女贞子的性状鉴别要点。②挑拣分开混在一起的鸦胆子和女贞子。

相关知识：

1．鸦胆子为苦木科植物鸦胆子 *Brucea javanica* (L.) Merr. 的干燥成熟果实。秋季果实成熟时采收，除去杂质，晒干。

2．女贞子为木犀科植物女贞 *Ligustrum lucidum* Ait. 的干燥成熟果实。冬季果实成熟时采收，除去枝叶，稍蒸或置沸水中略烫后，干燥；或直接干燥。

苦杏仁　郁李仁

一、准备

二、查验性状

1. 苦杏仁

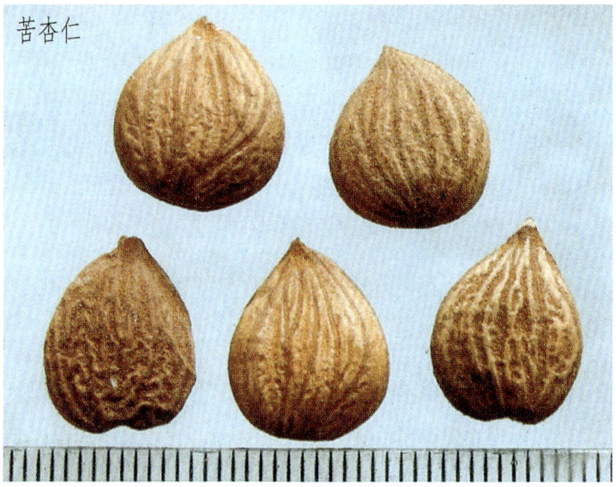

[是 否] 呈扁心形，长 1 ~ 1.9cm，宽 0.8 ~ 1.5cm，厚 0.5 ~ 0.8cm。

[是 否] 表面黄棕色至深棕色。

[是 否] 一端尖，另端钝圆，肥厚，左右不对称。

[是 否] 尖端一侧有短线形种脐。

[是 否] 圆端合点处向上具多数深棕色的脉纹。

[是 否] 种皮薄，子叶 2，乳白色，富油性。

[是 否] 无臭，味苦。

2. 郁李仁

(1) 小李仁

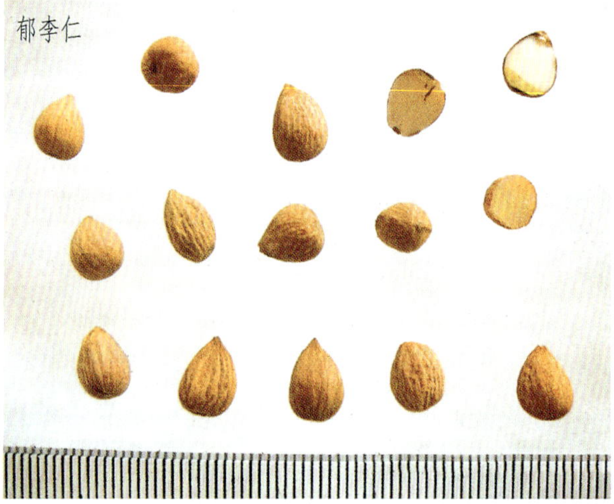

[是 否] 呈卵形，长 5 ~ 8mm，直径 3 ~ 5mm。

[是 否] 表面黄白色或浅棕色，一端尖，另端钝圆。

[是 否] 尖端一侧有线形种脐，圆端中央有深色合点。

[是 否] 自合点处向上具多条纵向维管束脉纹。

[是 否] 种皮薄，子叶 2，乳白色，富油性。

[是 否] 气微，味微苦。

(2) 大李仁（与小李仁不同点）

[是 否] 长 6 ~ 10mm，直径 5 ~ 7mm，表面黄棕色。

三、变质、污染 [有　无]

四、结论 [正品　假药　劣药　做其他检验]

五、清场

达标自测题：①挑拣分开混在一起的苦杏仁和郁李仁。②挑拣分开混在一起的苦杏仁和桃仁，并说出桃仁、苦杏仁的性状鉴别要点。

相关知识：

1. 苦杏仁为蔷薇科植物山杏 *Prunus armeniaca* L. var. ansu Maxim.、西伯利亚杏 *Prunus sibirica* L.、东北杏 *Prunus mandshurica* (Maxim.) Koehne 或杏 *Prunus armeniaca* L. 的干燥成熟种子。夏季采收成熟果实，除去果肉及核壳，取出种子，晒干。

2. 郁李仁为蔷薇科植物欧李 *Prunus humilis* Bge.、郁李 Prunus japonica Thunb. 或长柄扁桃 *Prunus pedunculata* Maxim. 的干燥成熟种子。前二种习称“小李仁”，后一种习称“大李仁”。夏、秋二季采收成熟果实，除去果肉及核壳，取出种子，干燥。

桃 仁

一、准备

二、查验性状

1. 桃仁

[是 否] 呈扁长卵形，长1.2～1.8cm，宽0.8～1.2cm，厚0.2～0.4cm。

[是 否] 表面黄棕色至红棕色，密布颗粒状突起。

[是 否] 一端尖，中部膨大，另端钝圆稍扁斜，边缘较薄。

[是 否] 尖端一侧有短线形种脐，圆端有颜色略深不甚明显的合点；

[是 否] 自合点处散出多数维管束。

[是 否] 种皮薄，子叶2，类白色，富油性。

[是 否] 气微，味微苦。

2. 山桃仁（与桃仁性状不同点）

[是 否] 呈类卵圆形，较小而肥厚。

[是 否] 长约0.9cm，宽约0.7cm，厚约0.5cm。

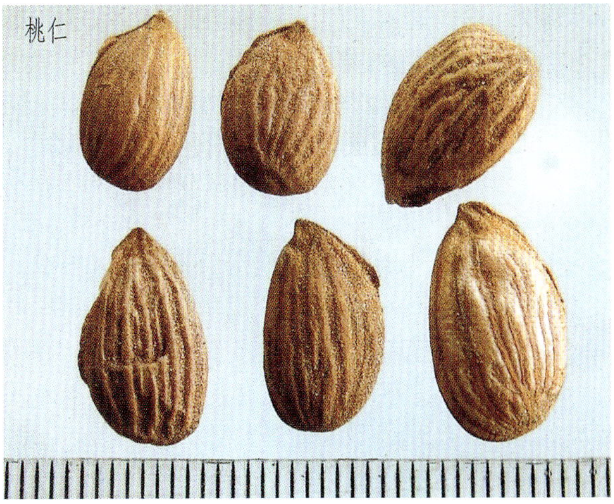

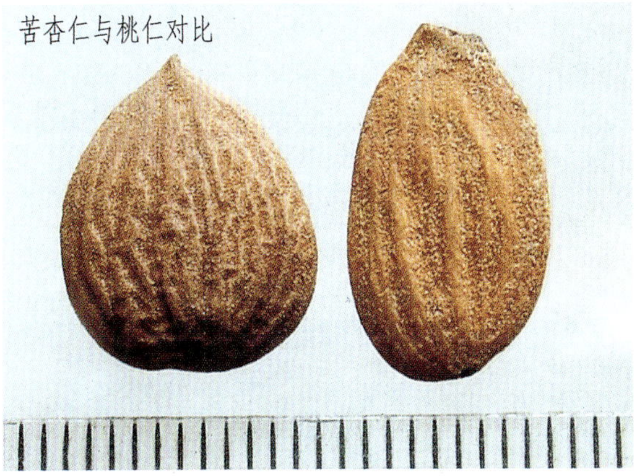

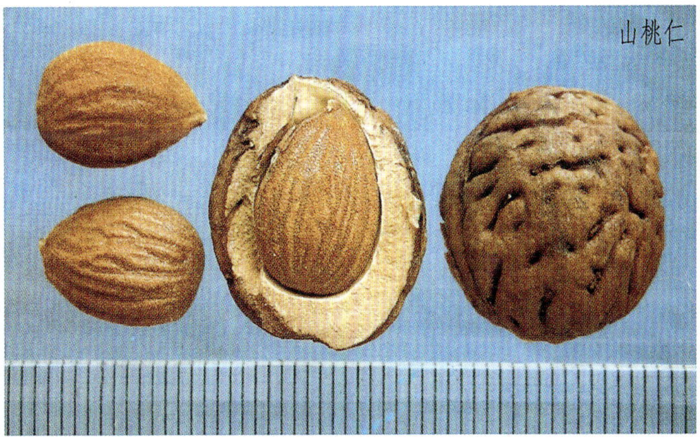

三、变质、污染[有 无]

四、结论[正品 假药 劣药 做其他检验]

五、清场

达标自测题：①说出桃仁、苦杏仁的性状鉴别要点。②挑拣分开混在一起的桃仁和苦杏仁。

相关知识：

桃仁为蔷薇科植物桃 *Prunus persica* (L.) Batsch 或山桃 *Prunus davidiana* (Carr.) Franch. 的干燥成熟种子。果实成熟后采收，除去果肉及核壳，取出种子，晒干。

车前子　青葙子

一、准备

二、查验性状

1．车前子

［是 否］ 呈椭圆形、不规则长圆形或三角状长圆形，略扁。

［是 否］ 长约 2mm，宽约 1mm。

［是 否］ 表面黄棕色至黑褐色，有细皱纹；

［是 否］ 一面有灰白色凹点状种脐。

［是 否］ 质硬。

［是 否］ 气微，味淡。

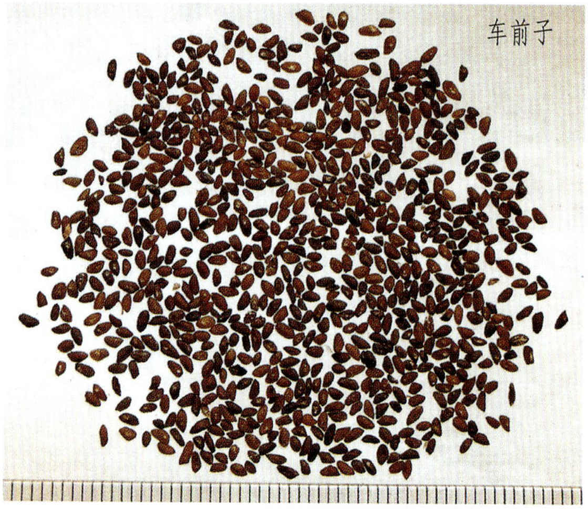

2．青葙子

［是 否］ 呈扁圆形，少数呈圆肾形，直径 1 ～ 1.5mm。

［是 否］ 表面黑色或红黑色，光亮，中间微隆起，侧边微凹处有种脐。

［是 否］ 种皮薄而脆。

［是 否］ 气微，无味。

三、变质、污染［有 无］

四、青葙子杂质不得过 2%［超 否］

五、结论［正品 假药 劣药 做其他检验］

六、清场

达标自测题：用放大镜观察车前子、青葙子药材，说出 2 点性状不同点。

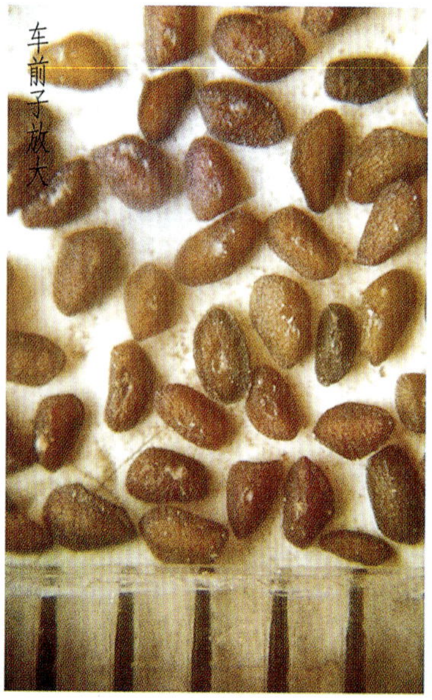

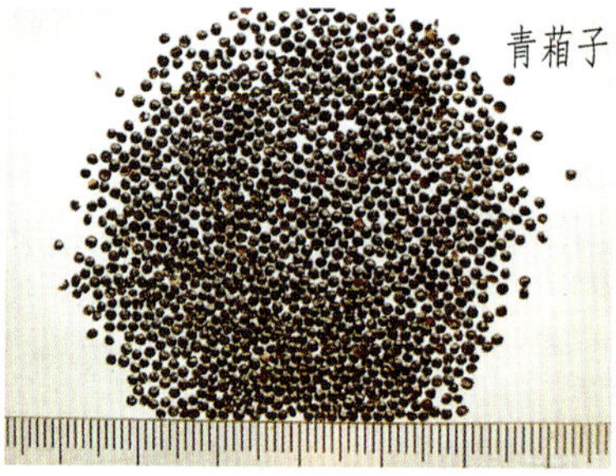

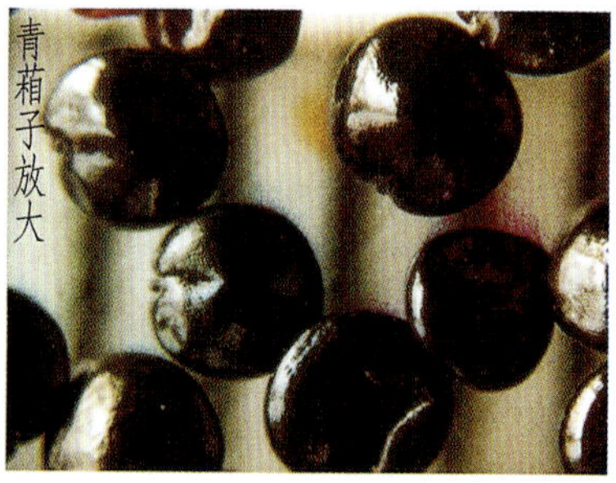

相关知识：

1．车前子为车前科植物车前 *Plantago asiatica* L. 或平车前 *Plantago depressa* Willd. 的干燥成熟种子。夏、秋二季种子成熟时采收果穗，晒干，搓出种子，除去杂质。

2．《中国药典》规定：车前子的膨胀度应不低于 4.0。盐车前子的膨胀度应不低于 5.0。

3．青葙子为苋科植物青葙 *Celosia argentea* L. 的干燥成熟种子。秋季果实成熟时采割植株或摘取果穗，晒干，收集种子，除去杂质。

葶 苈 子

一、准备

二、查验性状

1. 北葶苈子

[是 否] 呈扁卵形，长 1 ～ 1.5mm，宽 0.5 ～ 1mm。

[是 否] 表面棕色或红棕色，微有光泽。

[是 否] 具纵沟 2 条，其中 1 条较明显。

[是 否] 一端钝圆，另端尖而微凹，类白色，种脐位于凹入端。

[是 否] 气微，味微辛辣，黏性较强。

2. 南葶苈子（与北葶苈子性状不同点）

[是 否] 呈长圆形略扁，长约 1mm，宽约 0.5mm。

[是 否] 一端钝圆，另端微凹或较平截。

[是 否] 味微辛、苦，略带黏性。

[是 否] 取本品少量，加水浸泡后，用放大镜观察，北葶苈子透明状黏液层较厚，厚度可超过种子宽度的 1/2 以上。南葶苈子透明状黏液层薄，厚度约为种子宽度的 1/5 以下。

三、变质、污染 [有 无]

四、结论 [正品 假药 劣药 做其他检验]

五、清场

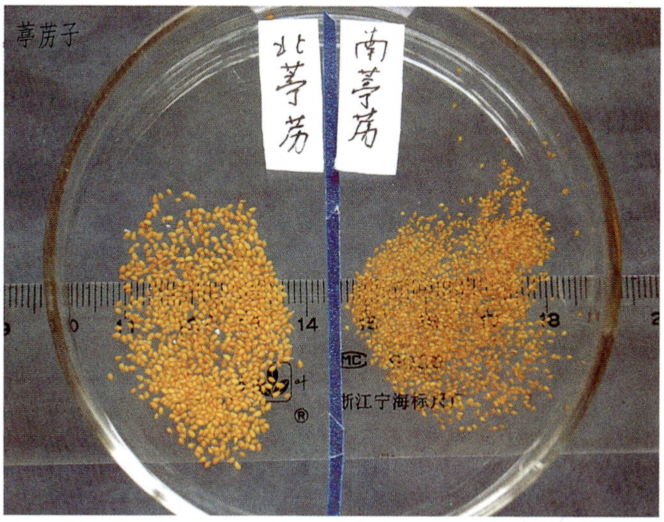

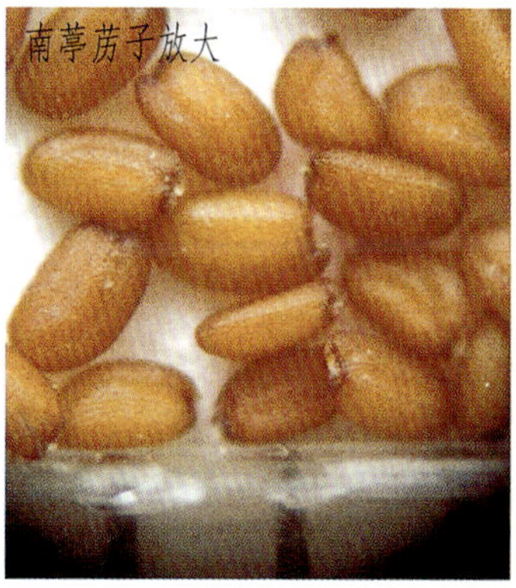

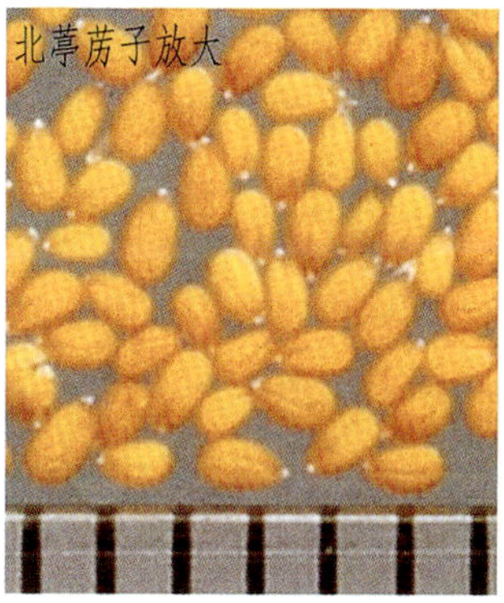

达标自测题：①用放大镜观察北葶苈子和南葶苈子，说出性状不同点。②查阅药典回答怎样测定膨胀度？

相关知识：

1. 葶苈子为十字花科植物独行菜 *Lepidium apetalum* Willd. 或播娘蒿 *Descuraini asophia* (L.) Webb ex prantl 的干燥成熟种子。前者习称“北葶苈子”，后者习称“南葶苈子”。夏季果实成熟时采割植株，晒干，搓出种子，除去杂质。

2. 膨胀度测定法见《中国药典》附录。

沙苑子　天仙子

一、准备

二、查验性状

1．沙苑子

[是 否] 略呈肾形而稍扁。

[是 否] 长 2～2.5mm，宽 1.5～2mm，厚约 1mm。

[是 否] 表面光滑，褐绿色或灰褐色。

[是 否] 边缘一侧微凹处具圆形种脐。

[是 否] 质坚硬，不易破碎。

[是 否] 子叶 2，淡黄色，胚根弯曲，长约 1mm。

[是 否] 无臭，味淡，嚼之有豆腥味。

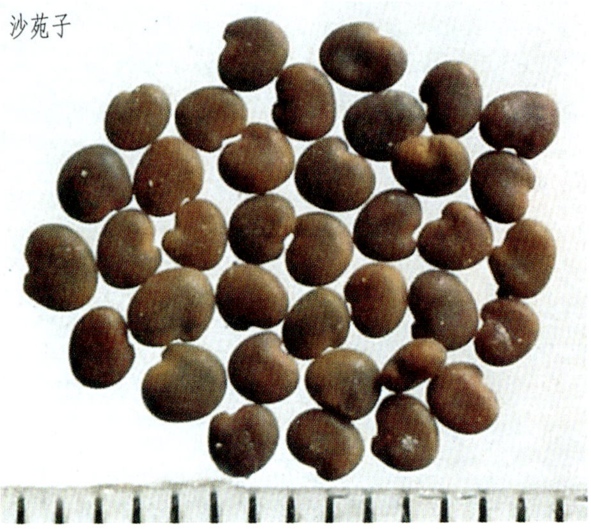

2．天仙子

[是 否] 呈类扁肾形或扁卵形，直径约 1mm。

[是 否] 表面棕黄色或灰黄色。

[是 否] 有细密的网纹，略尖的一端有点状种脐。

[是 否] 切面灰白色，油质，有胚乳，胚弯曲。

[是 否] 无臭，味微辛（注：本品有大毒，口尝小心）。

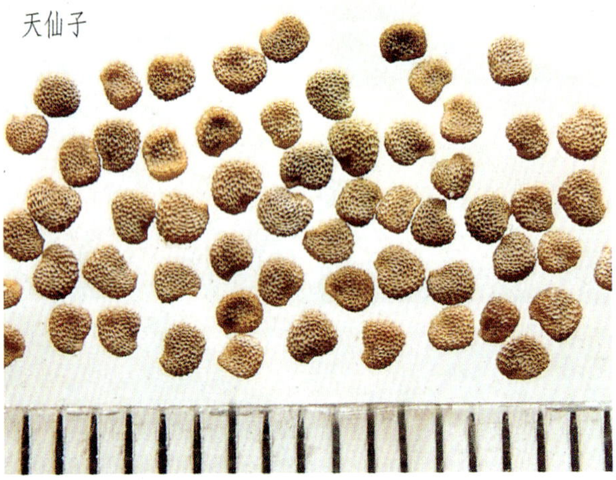

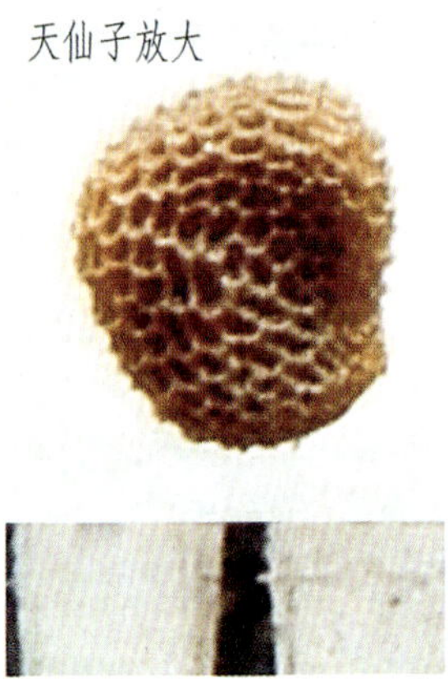

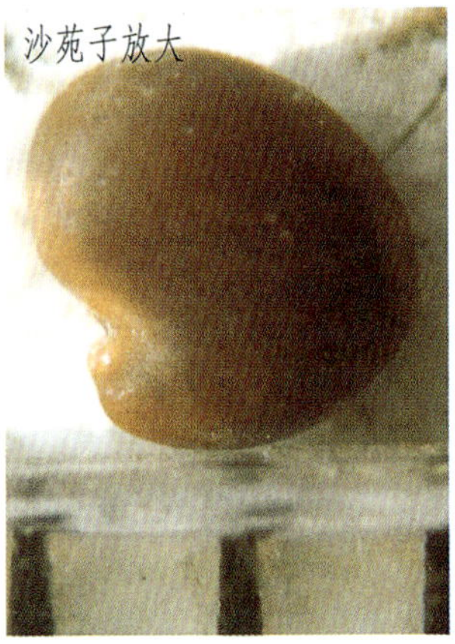

三、变质、污染 [有 无]

四、结论 [正品 假药 劣药 做其他检验]

五、清场

达标自测题：①如何区别沙苑子、天仙子。②了解剧毒药材的保管 。

相关知识：

1．沙苑子为豆科植物扁茎黄芪 *Astragalus complanatus* R.Br. 的干燥成熟种子。秋末冬初果实成熟尚未开裂时采割植株，晒干，打下种子，除去杂质，晒干。

2．天仙子为茄科植物莨菪 *Hyoscyamus niger* L. 的干燥成熟种子。夏、秋二季果皮变黄色时采摘果实，暴晒，打下种子，筛去果皮、枝梗，晒干。

菟丝子 紫苏子

一、准备

二、查验性状

1. 菟丝子

[是 否] 呈类球形，直径1～1.5mm。

[是 否] 表面灰棕色或黄棕色，具细密突起的小点。

[是 否] 一端有微凹的线形种脐。

[是 否] 质坚实，不易以指甲压碎。

[是 否] 气微，味淡。

[是 否] 取本品少量，加沸水浸泡后表面有黏性；加热煮至种皮破裂时可露出黄白色卷旋状的胚，形如吐丝。

2. 紫苏子

[是 否] 呈卵圆形或类球形，直径约1.5mm。

[是 否] 表面灰棕色或灰褐色，有微隆起的暗紫色网纹。

[是 否] 基部稍尖，有灰白色点状果梗痕。

[是 否] 果皮薄而脆，易压碎。

[是 否] 种子黄白色，种皮膜质，子叶2，类白色，有油性。

[是 否] 压碎有香气，味微辛。

三、变质、污染[有 无]

四、结论[正品 假药 劣药 做其他检验]

五、清场

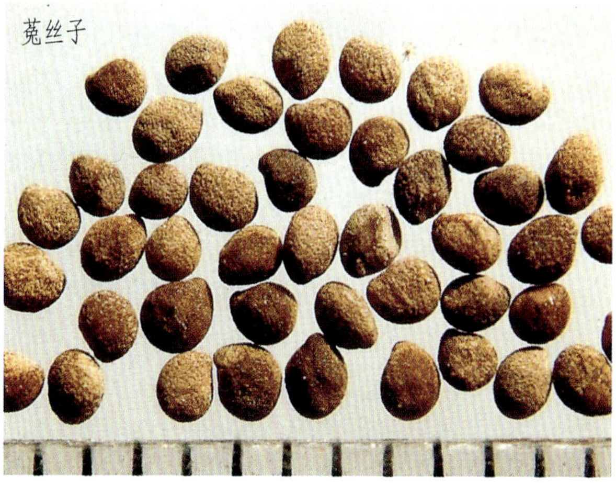
菟丝子

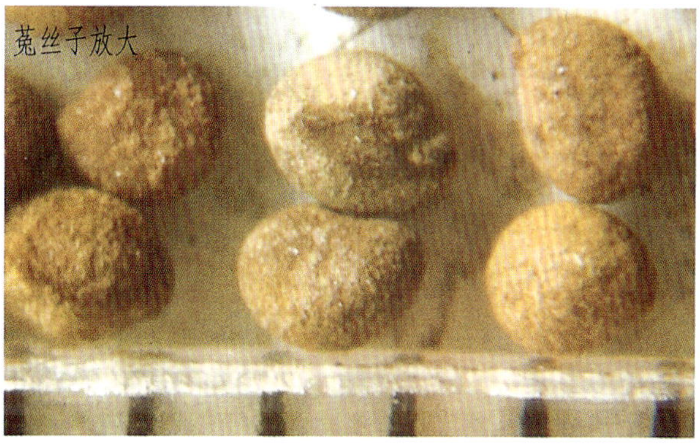
菟丝子放大

达标自测题：①如何区别菟丝子、芥子。②挑拣分开混在一起的菟丝子和紫苏子。

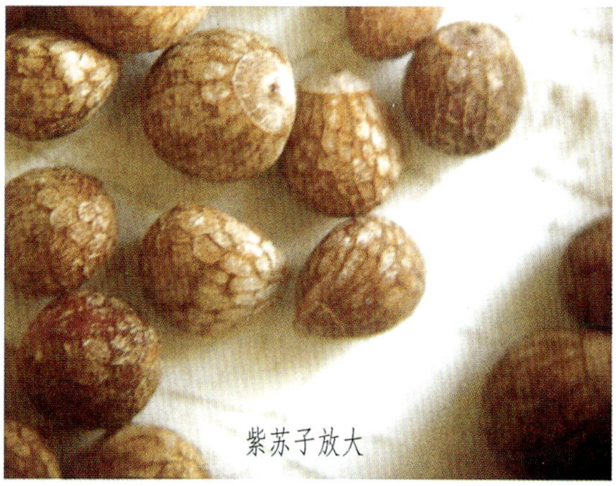
紫苏子放大

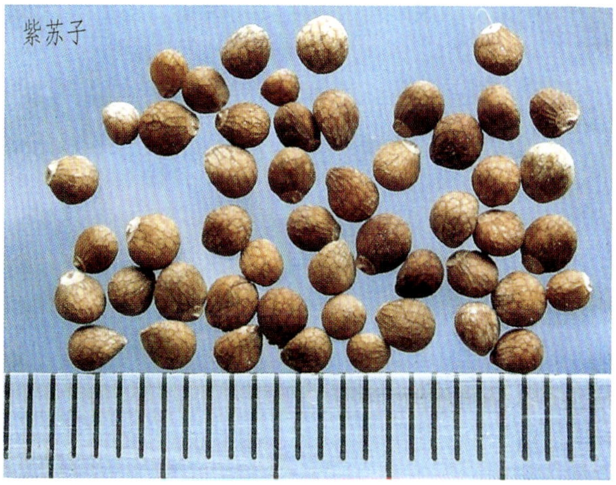
紫苏子

相关知识：

1. 菟丝子为旋花科植物菟丝子 *Cuscuta chinensis* Lam. 的干燥成熟种子。秋季果实成熟时采收植株，晒干，打下种子，除去杂质。

2. 紫苏子为唇形科植物紫苏 *Perilla frutescens* (L.) Britt. 的干燥成熟果实。秋季果实成熟时采收，除去杂质，晒干。

地　肤　子

一、准备

二、查验性状

[是　否] **呈扁球状五角星形，直径 1 ～ 3mm。**

[是　否] 外被宿存花被，表面灰绿色或浅棕色；

[是　否] **周围具膜质小翅 5 枚。**

[是　否] **背面中心有微突起的点状果梗痕及放射状脉纹 5 ～ 10 条。**

[是　否] 剥离花被可见膜质果皮，半透明。

[是　否] **种子扁卵形，直径约 1mm，黑色。**

[是　否] 气微，味微苦。

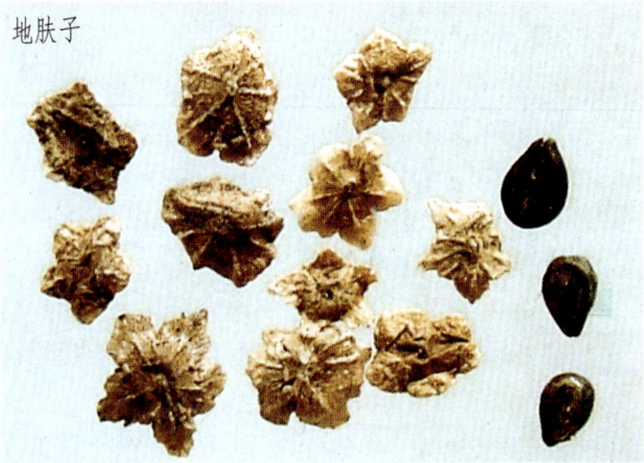

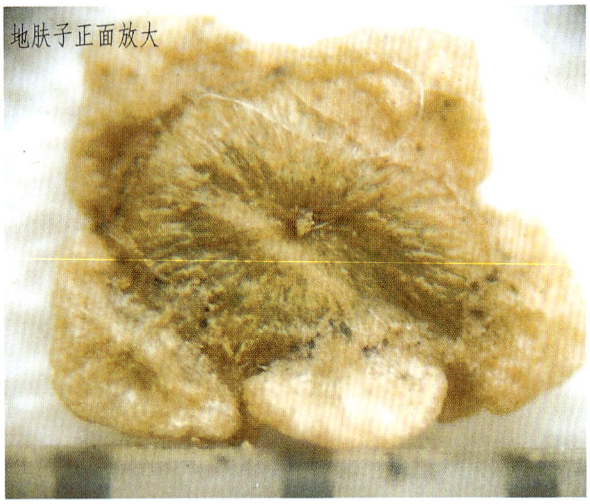

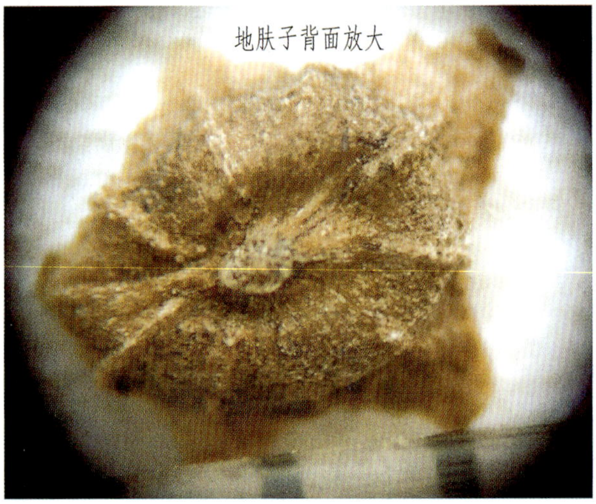

三、变质、污染 [有　无]

四、结论 [正品　假药　劣药　做其他检验]

五、清场

达标自测题：挑拣分开混在一起的紫苏子和地肤子。

相关知识：

地肤子为藜科植物地肤 *Kochia scoparia* (L.) Schrad. 的干燥成熟果实。秋季果实成熟时采收植株，晒干，打下果实，除去杂质。

王 不 留 行

一、准备

二、查验性状

[是 否] **呈球形，直径约 2mm。**

[是 否] **表面黑色**，少数红棕色，略有光泽。

[是 否] **有细密颗粒状突起，一侧有一凹陷的纵沟。**

[是 否] 质硬。胚乳白色，胚弯曲成环，子叶 2。

[是 否] 气微，味微涩、苦。

三、变质、污染 [有 无]

四、结论 [正品 假药 劣药 做其他检验]

五、清场

达标自测题：遮目识别王不留行、芥子、楮实子。

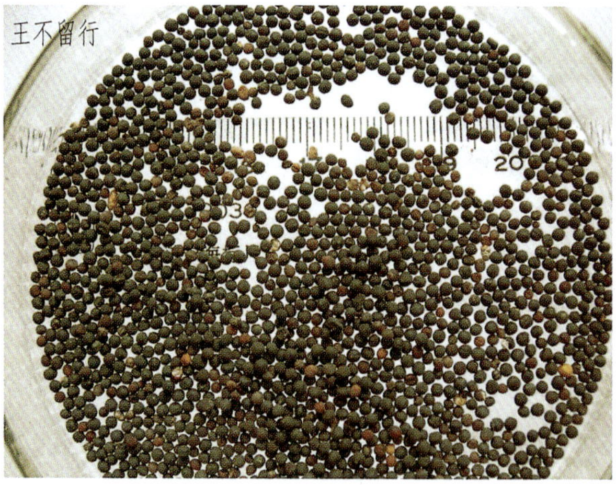
王不留行

炒王不留行

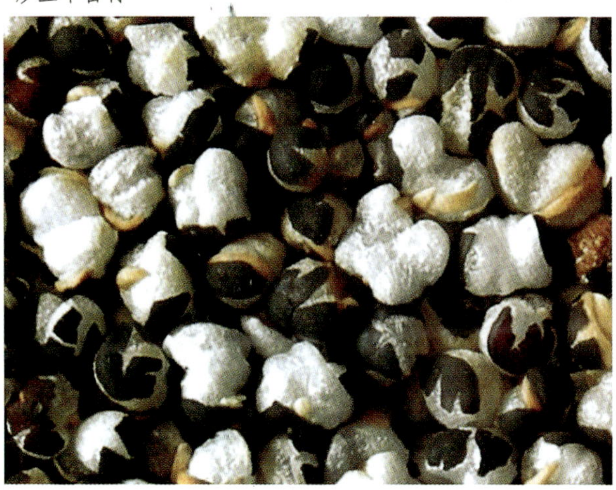

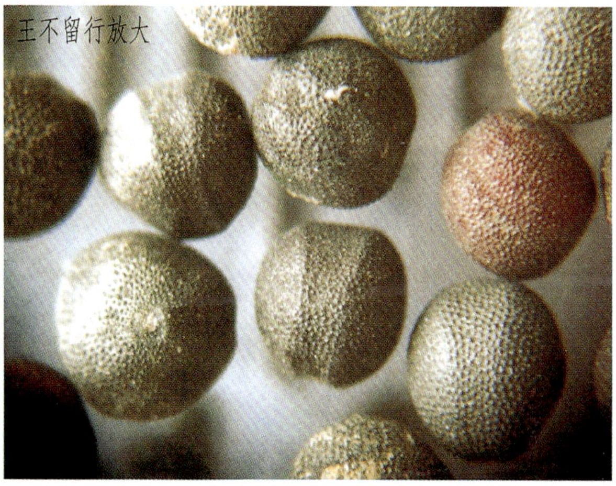
王不留行放大

相关知识：

1．王不留行为石竹科植物麦蓝菜 *Vaccaria segetalis* (Neck.) Garcke 的干燥成熟种子。夏季果实成熟、果皮尚未开裂时采割植株，晒干，打下种子，除去杂质，再晒干。

2．王不留行使用时大多须炒至爆花，体积扩大 2 ~ 3 倍，呈白色疏松状态（见上图）。

芥子　　楮实子

一、准备

二、查验性状

1．芥子

(1) 白芥子

[是　否] 呈球形，直径 1.5 ~ 2.5mm。

[是　否] 表面灰白色至淡黄色。具细微的网纹，有明显的点状种脐。

[是　否] 种皮薄而脆，破开后内有白色折叠的子叶，有油性。

[是　否] 气微，味辛辣。

(2) 黄芥子（与白芥子性状不同点）

[是　否] 较小，直径 1 ~ 2mm。

[是　否] 表面黄色至棕黄色，少数呈暗红棕色。

[是　否] 研碎后加水浸湿，则产生辛烈的特异臭气。

2．楮实子

[是　否] 略呈球形或卵圆形，稍扁，直径约 1.5mm。

[是　否] 表面红棕色，有网状皱纹或颗粒状突起。

[是　否] 一侧有棱，一侧有凹沟，有的具果梗。

[是　否] 质硬而脆，易压碎。胚乳类白色，富油性。

[是　否] 气微，味淡。

三、变质、污染 [有　无]

四、结论 [正品　假药　劣药　做其他检验]

五、清场

达标自测题：①遮目识别芥子、楮实子、王不留行。②如何区别芥子、谷芽？

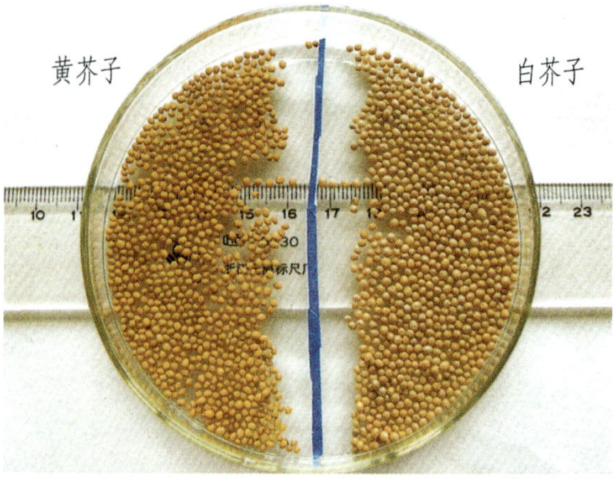

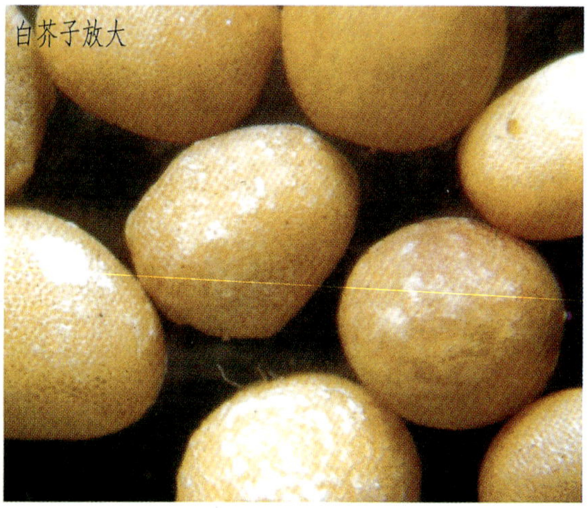

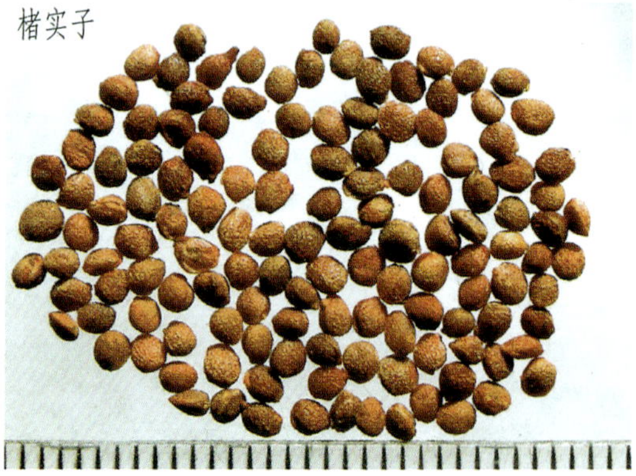

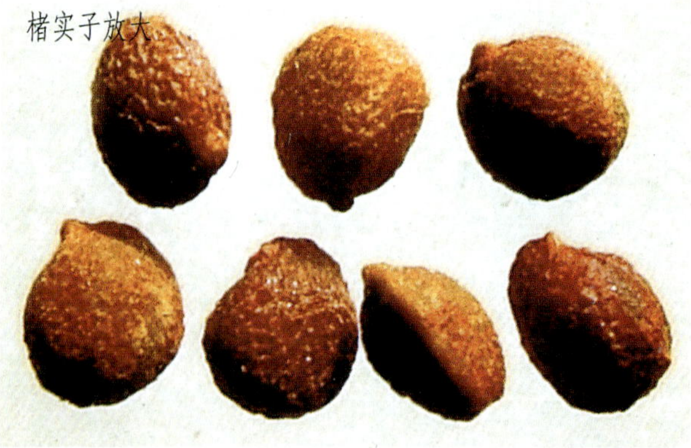

相关知识：

1．芥子为十字花科植物白芥 Sinapis alba L. 或芥 *Brassica juncea*(L.) Czern. et Coss. 的干燥成熟种子。前者习称“白芥子”，后者习称“黄芥子”。夏末秋初果实成熟时采割植株，晒干，打下种子，除去杂质。

2．楮实子为桑科植物构树 *Broussonetia papyrifera* (L.) Vent. 的干燥成熟果实。秋季果实成熟时采收，洗净，晒干，除去灰白色膜状宿萼及杂质。

八角茴香 小茴香

一、准备

二、查验性状

1. 八角茴香

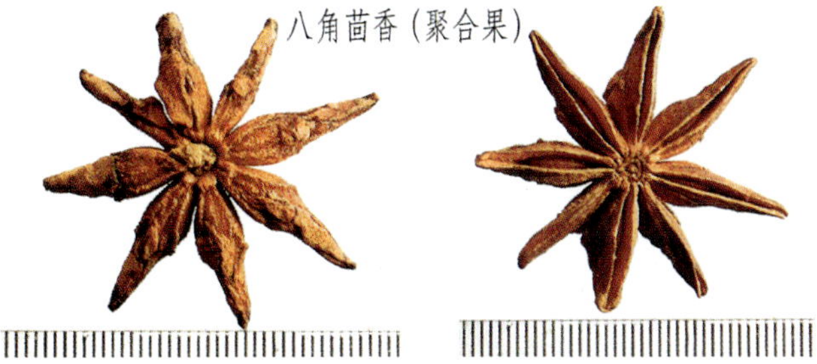

八角茴香（聚合果）

[是 否] 为聚合果，多由8个蓇葖果组成，放射状排列于轴上。

[是 否] 果长1～2cm，宽0.3～0.5cm，高0.6～1cm；

[是 否] 外表面红棕色，有不规则皱纹，顶端呈鸟喙状，上侧多开裂。

[是 否] 内表面淡棕色，平滑，有光泽；质硬而脆。

[是 否] 果梗长3～4cm，连于果实基部中央，弯曲，常脱落。

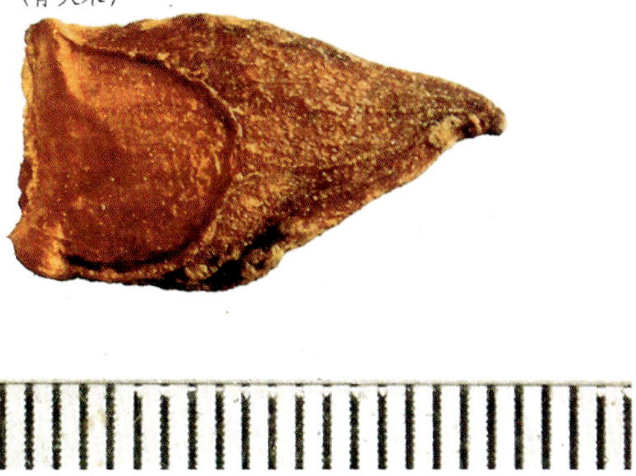

八角茴香（蓇葖果）

[是 否] 每个蓇葖果含种子1粒，扁卵圆形，长约6mm；

[是 否] 红棕色或黄棕色，光亮，尖端有种脐。

[是 否] 胚乳白色，富油性。

[是 否] 气芳香，味辛、甜。

2. 小茴香

[是 否] 为双悬果，呈圆柱形，有的稍弯曲，长4～8mm，直径1.5～2.5mm。

[是 否] 表面黄绿色或淡黄色，两端略尖。

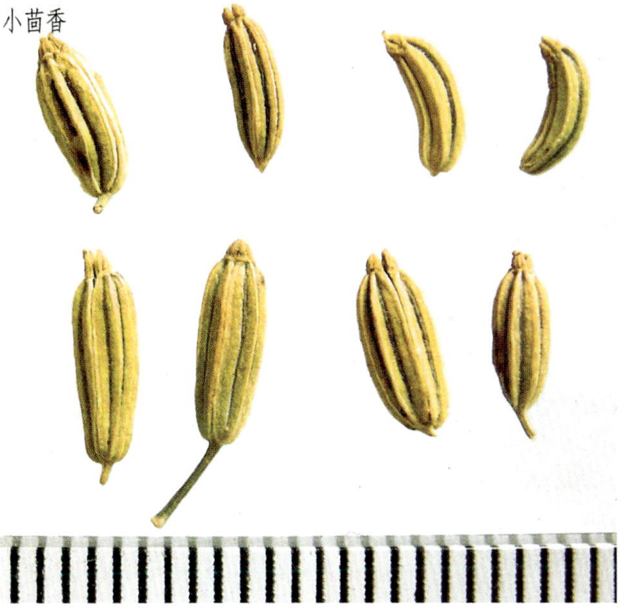

小茴香

[是 否] 顶端残留有黄棕色突起的柱基，基部有时有细小的果梗。

[是 否] 分果呈长椭圆形，背面有纵棱5条，接合面平坦而较宽。

[是 否] 横切面略呈五边形，背面的四边约等长。

[是 否] 有特异香气，味微甜、辛。

三、变质、污染[有 无]

四、小茴香杂质不得过4%[超 否]

五、结论[正品 假药 劣药 做其他检验]

六、清场

达标自测题：①遮目识别八角茴香、小茴香。②如何区别小茴香、蛇床子和南鹤虱。

相关知识：

1. 八角茴香为木兰科植物八角茴香 *Illicium verum* Hook. f. 的干燥成熟果实。秋、冬二季果实由绿变黄时采摘，置沸水中略烫后干燥或直接干燥。

2. 小茴香为伞形科植物茴香 *Foeniculum vulgare* Mill. 的干燥成熟果实。秋季果实初熟时采割植株，晒干，打下果实，除去杂质。

蛇床子　南鹤虱

一、准备

二、查验性状

1. 蛇床子

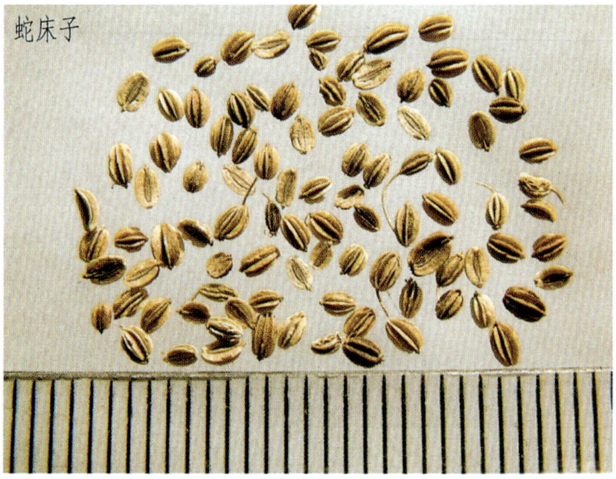

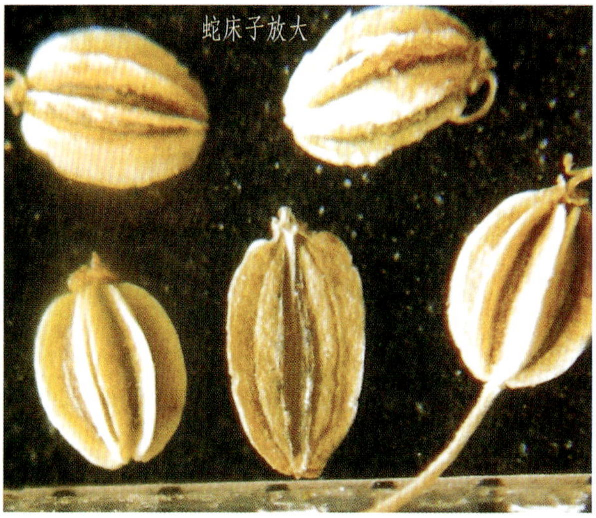

[是 否] **为双悬果，呈椭圆形，长 2 ~ 4mm，直径约 2mm。**

[是 否] 表面灰黄色或灰褐色。

[是 否] 顶端有 2 枚向外弯曲的柱基，基部偶有细梗。

[是 否] **分果的背面有薄而突起的纵棱 5 条，**

[是 否] **接合面平坦,有2 条棕色略突起的纵棱线。**

[是 否] 果皮松脆，揉搓易脱落，种子细小，灰棕色，显油性。

[是 否] **气香，味辛凉，有麻舌感。**

2. 南鹤虱

[是 否] **为双悬果，呈椭圆形，多裂为分果。**

[是 否] **分果长 3 ~ 4mm，宽 1.5 ~ 2.5mm。**

[是 否] 表面淡绿棕色或棕黄色。

[是 否] 顶端有花柱残基，基部钝圆，背面隆起。

[是 否] **具 4 条窄翅状次棱，翅上密生 1 列黄白色钩刺，刺长约 1.5mm。**

[是 否] **次棱间的凹下处有不明显的主棱，其上散生短柔毛。**

[是 否] **接合面平坦，有 3 条脉纹，上具柔毛。**

[是 否] 种仁类白色，有油性。体轻。

[是 否] **搓碎时有特异香气，味微辛、苦。**

三、变质、污染 [有 无]

四、结论 [正品 假药 劣药 做其他检验]

五、清场

达标自测题：如何区别蛇床子、南鹤虱和小茴香。

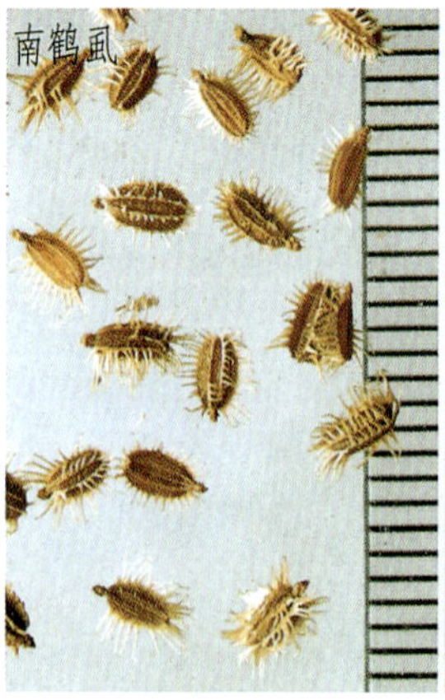

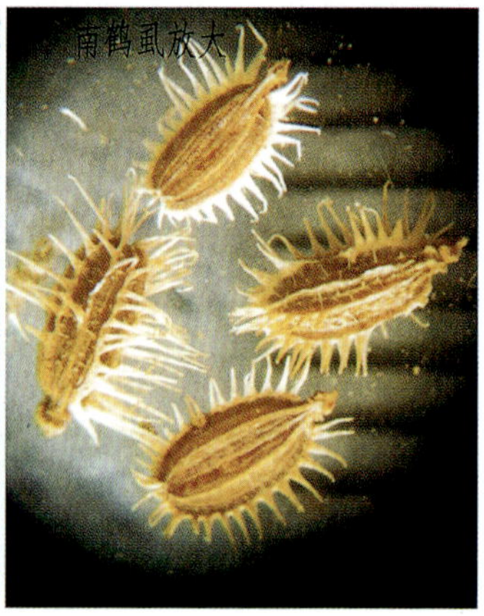

相关知识：

1. 蛇床子为伞形科植物蛇床 *Cnidium monnieri* (L.)Cuss. 的干燥成熟果实。夏、秋二季果实成熟时采收，除去杂质，晒干。

2. 南鹤虱为伞形科植物野胡萝卜 *Daucus carota* L. 的干燥成熟果实。秋季果实成熟时割取果枝，晒干，打下果实，除去杂质。

鹤 虱

一、准备

二、查验性状

[是 否] 呈圆柱状，细小，长 3 ~ 4mm，直径不及 1mm。

[是 否] 表面黄褐色或暗褐色，具多数纵棱。

[是 否] 顶端收缩呈细喙状，先端扩展成灰白色圆环。

[是 否] 基部稍尖，有着生痕迹。

[是 否] 果皮薄，纤维性。

[是 否] 种皮菲薄透明，子叶 2，类白色，稍有油性。

[是 否] 气特异，味微苦。

三、变质、污染 [有 无]

四、结论 [正品 假药 劣药 做其他检验]

五、清场

达标自测题：如何区别鹤虱和南鹤虱。

相关知识：

鹤虱为菊科植物天名精 *Carpesium abrotanoides* L. 的干燥成熟果实。秋季果实成熟时采收，晒干，除去杂质。

鹤虱

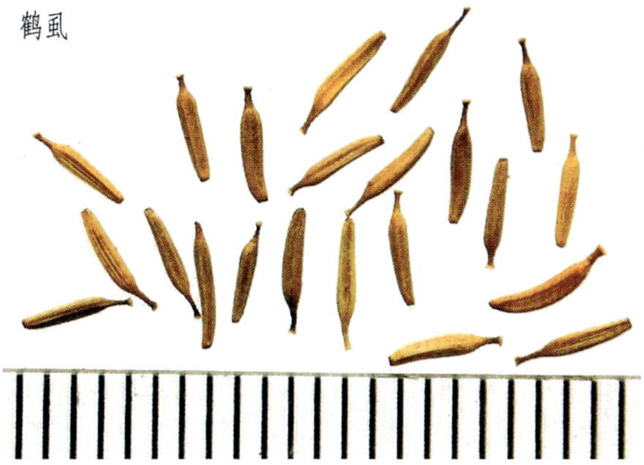

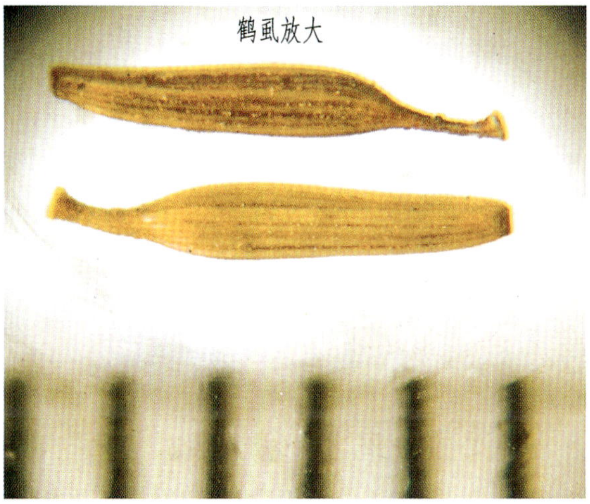

陈　皮

一、准备

二、查验性状

1. 陈皮

[是 否] 常剥成数瓣，基部相连，有的呈不规则的片状，厚 1 ~ 4mm 。

[是 否] 外表面橙红色或红棕色，有细皱纹及凹下的点状油室。

[是 否] 内表面浅黄白色，粗糙，附黄白色或黄棕色筋络状维管束。

[是 否] 质稍硬而脆。

[是 否] 气香，味辛、苦。

2. 广陈皮（与陈皮性状不同点）

[是 否] 常 3 瓣相连，形状整齐，厚度均匀，约 1mm。

[是 否] 点状油室较大，对光照视透明清晰。

[是 否] 质较柔软。

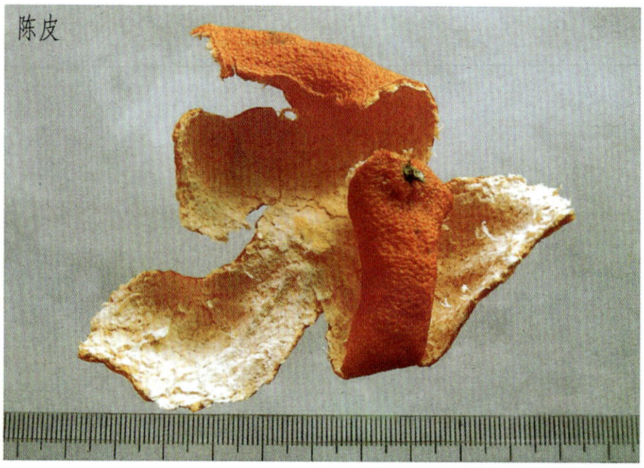

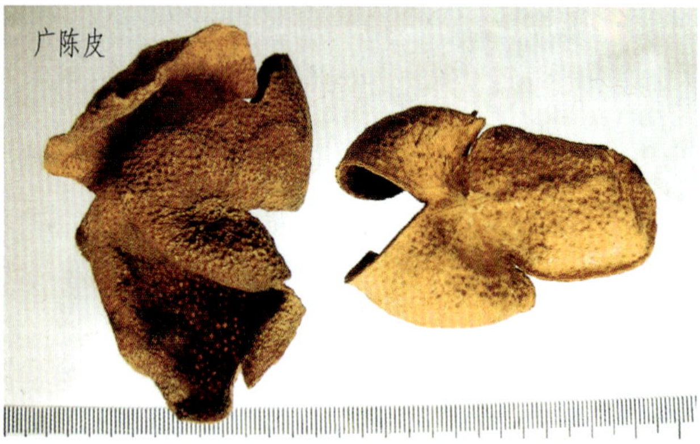

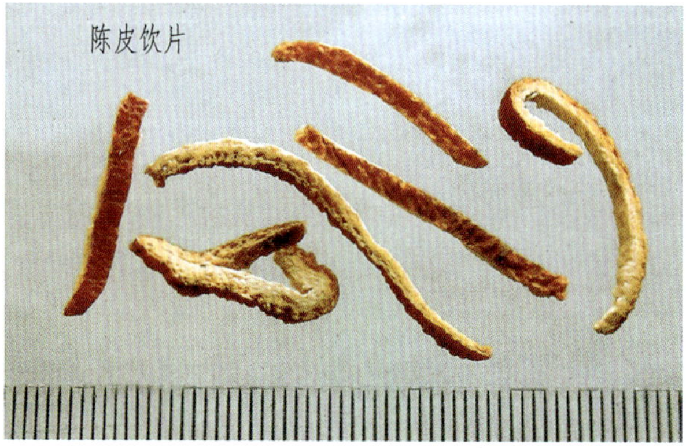

三、变质、污染 [有 无]

四、结论 [正品 假药 劣药 做其他检验]

五、清场

达标自测题：遮目识别陈皮、瓜蒌皮。

相关知识：

陈皮为芸香科植物橘 *Citrus reticulata* Blanco 及其栽培变种的干燥成熟果皮。药材分为“陈皮”和“广陈皮”。采摘成熟果实，剥取果皮，晒干或低温干燥。

橘红　　橘核

一、准备

二、查验性状

1. 橘红

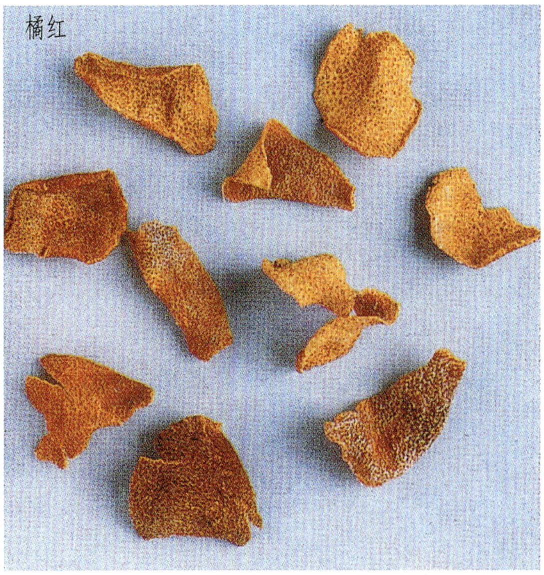

[是 否] **呈长条形或不规则薄片状，边缘皱缩向内卷曲。**

[是 否] **外表面黄棕色或橙红色**，存放后呈棕褐色。

[是 否] **密布黄白色突起或凹下的油室。**

[是 否] 内表面黄白色，**密布凹下透光小圆点。**

[是 否] 质脆易碎。

[是 否] 气芳香，味微苦、麻。

2. 橘核

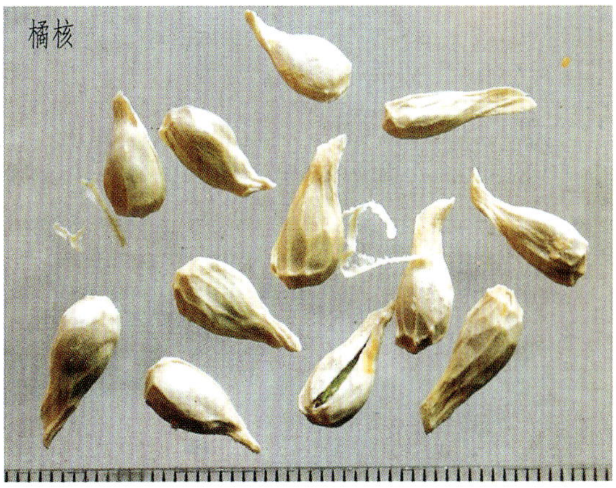

[是 否] **略呈卵形，长 0.8 ~ 1.2cm，直径 0.4 ~ 0.6cm。**

[是 否] 表面淡黄白色或淡灰白色，光滑。

[是 否] **一侧有种脊棱线，一端钝圆，另端渐尖成小柄状。**

[是 否] 外种皮薄而韧，内种皮菲薄，淡棕色。

[是 否] 子叶 2，黄绿色，有油性。

[是 否] 气微，味苦。

三、变质、污染 [有　无]

四、结论 [正品　假药　劣药　做其他检验]

五、清场

达标自测题：如何区别橘红、化橘红。

相关知识：

1. 橘红为芸香科植物橘 *Citrus reticulata* Blanco 及其栽培变种的干燥外层果皮。秋末冬初果实成熟后采收，用刀削下外果皮，晒干或阴干。

2. 橘核为芸香科植物橘 *Citrus reticulata* Blanco 及其栽培变种的干燥成熟种子。果实成熟后收集，洗净，晒干。

青　皮

一、准备

二、查验性状

1. 四化青皮

[是　否] **果皮剖成 4 裂片，裂片长椭圆形，长 4 ～ 6cm**，厚 0.1 ～ 0.2cm。

[是　否] 外表面灰绿色或黑绿色，**密生多数油室**。

[是　否] **内表面类白色或黄白色，粗糙，附黄白色或黄棕色小筋络**。

[是　否] 质稍硬，易折断，**断面外缘有油室 1 ～ 2 列**。

[是　否] **气香，味苦、辛**。

2. 个青皮

[是　否] **呈类球形，直径 0.5 ～ 2cm**。

[是　否] **表面灰绿色或黑绿色**，微粗糙，**有细密凹下的油室**。

[是　否] 顶端有稍突起的柱基，基部有圆形果梗痕。

[是　否] 质硬，断面中果皮黄白色或淡黄棕色，**厚 0.1 ～ 0.2cm**。

[是　否] 外缘有油室 1 ～ 2 列。瓤囊 8 ～ 10 瓣，淡棕色。

[是　否] **气清香，味酸、苦、辛**。

三、变质、污染 [有　无]

四、结论 [正品　假药　劣药　做其他检验]

五、清场

达标自测题：如何区别个青皮、枳实。

相关知识：

青皮为芸香科植物橘 *Citrus reticulata* Blanco 及其栽培变种的干燥幼果或未成熟果实的果皮。5 ～ 6 月收集自落的幼果，晒干，习称“个青皮”；7 ～ 8 月采收未成熟的果实，在果皮上纵剖成四瓣至基部，除尽瓤瓣，晒干，习称“四花青皮”。

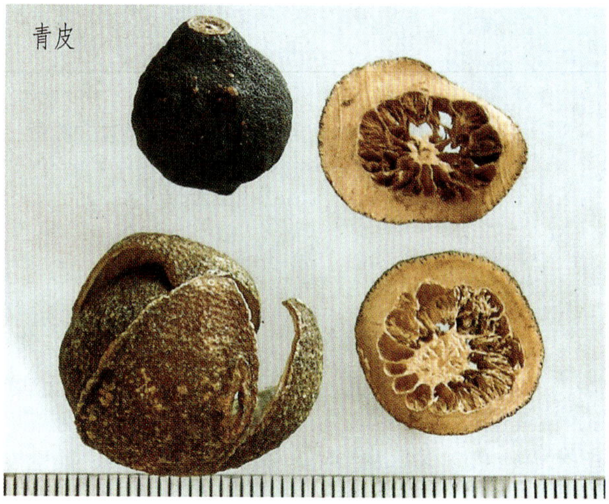

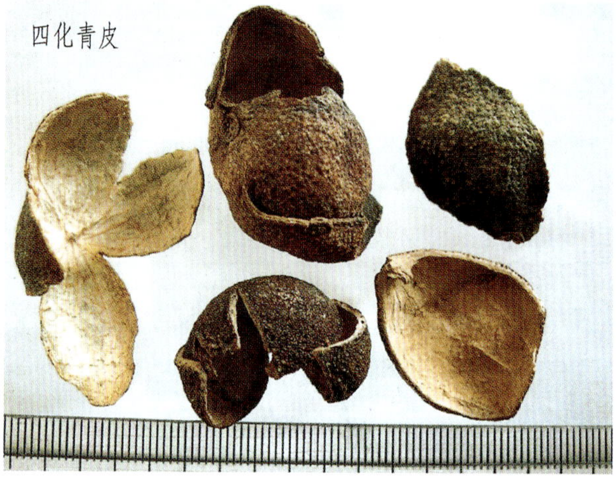

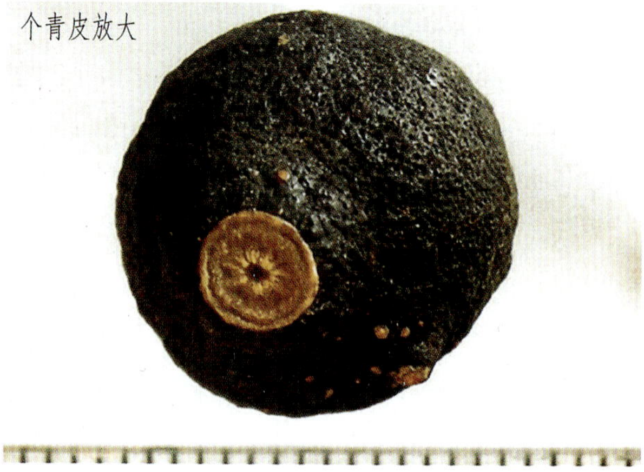

枳 实

一、准备

二、查验性状

[是 否] **呈半球形，少数为球形，直径0.5～2.5cm。**

[是 否] 外果皮黑绿色或暗棕绿色，**具颗粒状突起和皱纹；**

[是 否] 有明显的花柱残迹或果梗痕。

[是 否] 切面中果皮略隆起，厚0.3～1.2cm，黄白色或黄褐色；

[是 否] 边缘有1～2列油室，瓤囊棕褐色。质坚硬。

[是 否] **气清香，味苦、微酸。**

三、变质、污染[有 无]

四、结论[正品 假药 劣药 做其他检验]

五、清场

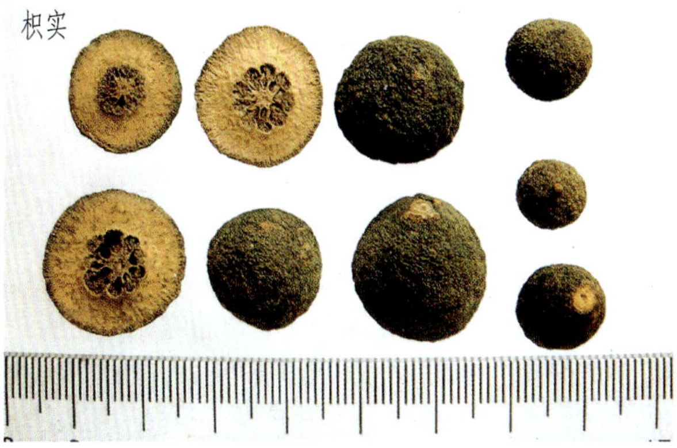

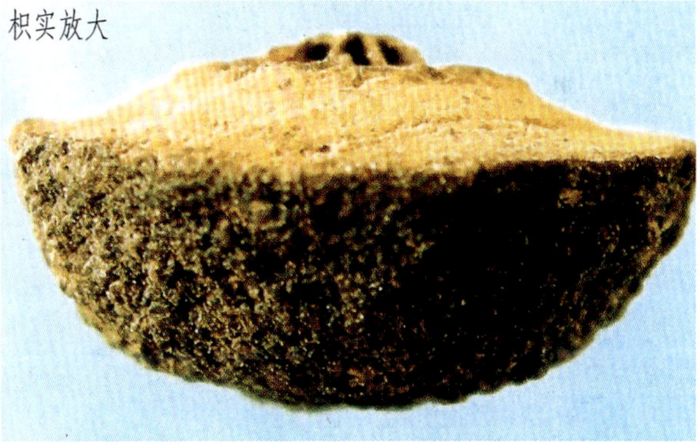

达标自测题：①遮目识别枳实、枳壳。②如何区别个青皮、枳实。

相关知识：

枳实为芸香科植物酸橙 *Citrus aurantium* L. 及其栽培变种或甜橙 *Citrus sinensis* Osbeck 的干燥幼果。5～6月收集自落的果实，除去杂质，自中部横切为两半，晒干或低温干燥，较小者直接晒干或低温干燥。

枳 壳

一、准备

二、查验性状

[是 否] 呈半球形，直径 3 ~ 5cm。外果皮棕褐色或褐色；

[是 否] 有颗粒状突起，突起的顶端有凹点状油室；

[是 否] 有明显的花柱残迹或果梗痕。

[是 否] 切面中果皮黄白色，光滑而稍隆起，厚 0.4 ~ 1.3cm；

[是 否] 边缘散有 1 ~ 2 列油室，瓤囊 7 ~ 12 瓣，少数至 15 瓣。

[是 否] 汁囊干缩呈棕色至棕褐色，内藏种子。

[是 否] 质坚硬，不易折断。

[是 否] 气清香，味苦、微酸。

三、变质、污染 [有 无]

四、结论 [正品 假药 劣药 做其他检验]

五、清场

达标自测题：遮目识别枳实、枳壳。

相关知识：

枳壳为芸香科植物酸橙 *Citrus aurantium* L. 及其栽培变种的干燥未成熟果实。7 月果皮尚绿时采收，自中部横切为两半，晒干或低温干燥。

枳壳

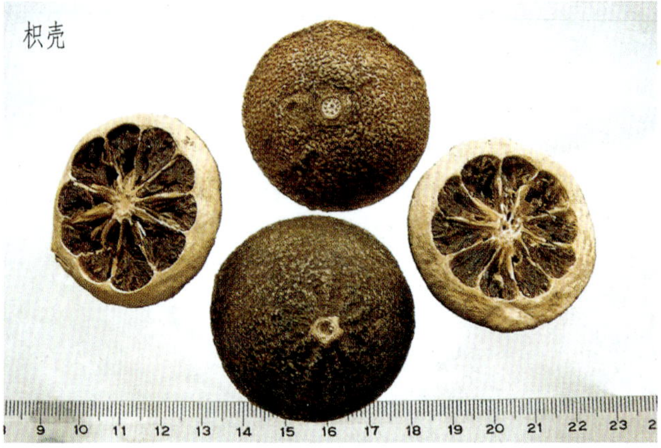

枳壳表面放大

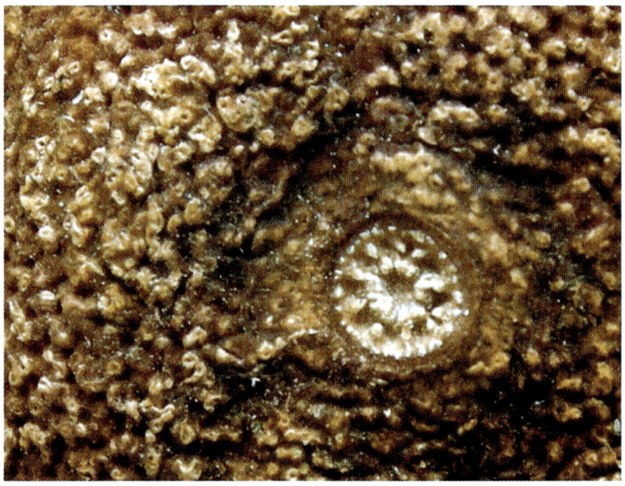

化 橘 红

一、准备

二、查验性状

1．化州柚外层果皮

［是 否］ **呈对折的七角或展平的五角星状，单片呈柳叶形。**

［是 否］ 完整者展平后直径15～28cm，厚0.2～0.5cm。

［是 否］ **外表面黄绿色，密布茸毛，有皱纹及小油室；**

［是 否］ 内表面黄白色或淡黄棕色，有脉络纹。

［是 否］ 质脆，易折断。

［是 否］ 断面不整齐，外缘有1列不整齐的下凹的油室；

［是 否］ 内侧稍柔而有弹性。

［是 否］ **气芳香，味苦、微辛。**

2. 柚外层果皮（与化州柚性状不同点）

［是 否］ **外表面黄绿色或黄棕色，无毛。**

三、变质、污染［有 无］

四、结论［正品 假药 劣药 做其他检验］

五、清场

达标自测题：如何区别化橘红、橘红。

相关知识：

化橘红为芸香科植物化州柚 *Citrus grandis* 'Tomentosa' 或柚 *Citrus grandis* (L.) Osbeck 的未成熟或近成熟的干燥外层果皮。前者习称"毛橘红"，后者习称"光七爪"、"光五爪"。夏季果实未成熟时采收，置沸水中略烫后，将果皮割成5或7瓣，除去果瓤及部分中果皮，压制成形，干燥。

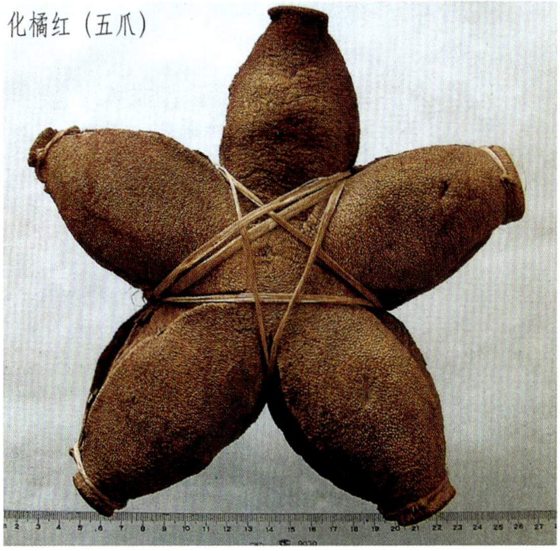

化橘红（五爪）

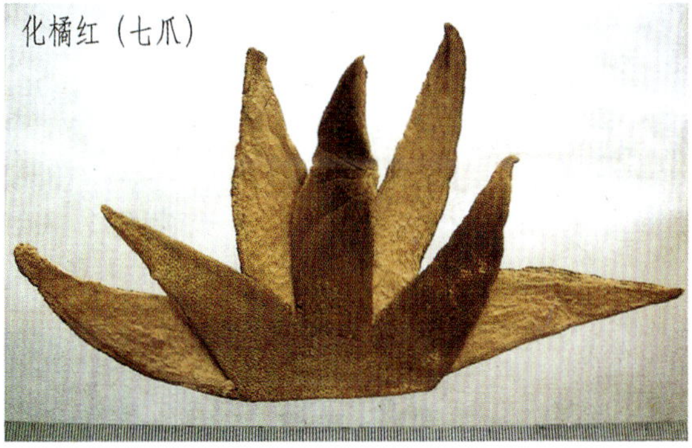

化橘红（七爪）

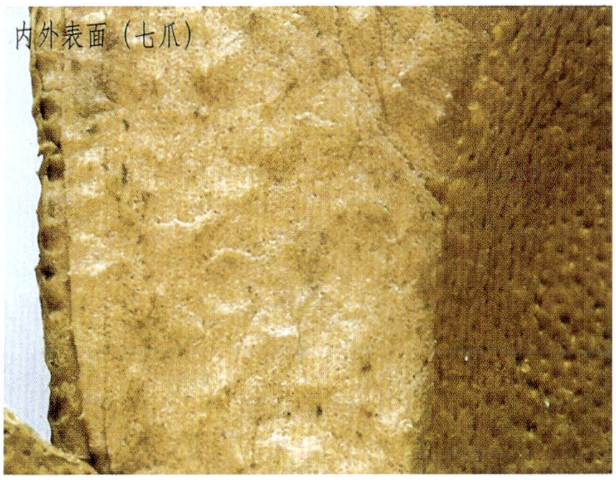

内外表面（七爪）

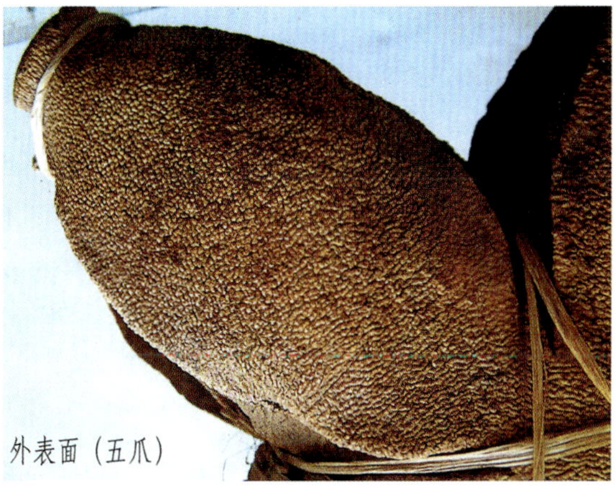

外表面（五爪）

香 橼

一、准备

二、查验性状

1. 枸橼果实

［是 否］为圆形或长圆形片，直径 4 ～ 10cm，厚 0.2 ～ 0.5cm。

［是 否］横切片外果皮黄色或黄绿色，边缘呈波状，散有凹入的油点；

［是 否］中果皮厚 1 ～ 3cm，黄白色，有不规则的网状突起的维管束；

［是 否］瓤囊 10 ～ 17 室。纵切片中心柱较粗壮。

［是 否］质柔韧。

［是 否］气清香，味微甜而苦辛。

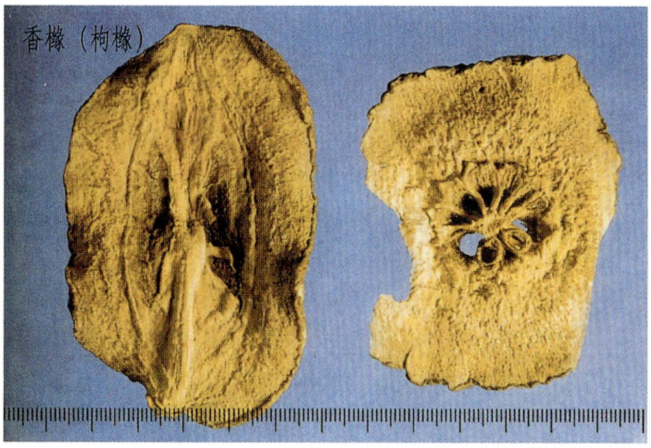

2. 香圆果实

［是 否］为类球形、半球形或圆片，直径 4 ～ 7cm。

［是 否］表面黑绿色或黄棕色，密被凹陷的小油点及网状隆起的粗皱纹。

［是 否］顶端有花柱残痕及隆起的环圈，基部有果梗残基。

［是 否］质坚硬。剖面或横切薄片边缘油点明显。

［是 否］中果皮厚约 0.5cm，瓤囊 9 ～ 11 室，棕色或淡红棕色，间或有黄白色种子。

［是 否］气香，味酸而苦。

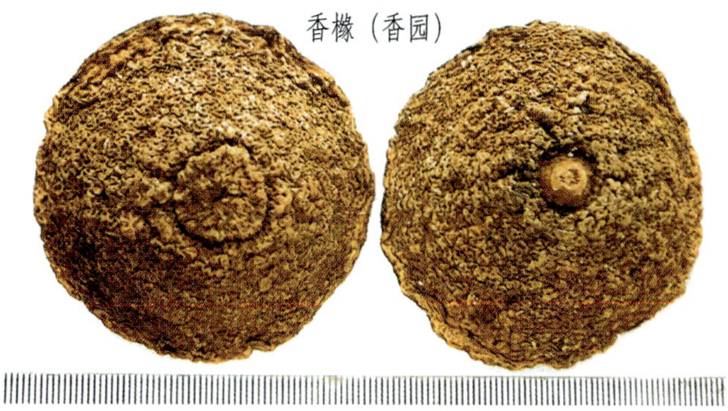

三、变质、污染［有 无］

四、结论［正品 假药 劣药 做其他检验］

五、清场

达标自测题：如何区别香橼片、佛手。

相关知识：

香橼为芸香科植物枸橼 *Citrus medica* L. 或香圆 *Citrus wilsonii* Tanaka 的干燥成熟果实。秋季果实成熟时采收，趁鲜切片，晒干或低温干燥。香圆亦可整个或对剖两半后，晒干或低温干燥。

佛 手

一、准备

二、查验性状

[是 否] **为类椭圆形或卵圆形的薄片**，常皱缩或卷曲。

[是 否] 长6～10cm,宽3～7cm,厚0.2～0.4cm。

[是 否] **顶端稍宽,常有3～5个手指状的裂瓣,基部略窄**，有的可见果梗痕。

[是 否] 外皮黄绿色或橙黄色，有皱纹及油点。

[是 否] **果肉浅黄白色，散有凹凸不平的线状或点状维管束。**

[是 否] 质硬而脆，受潮后柔韧。

[是 否] **气香，味微甜后苦。**

三、变质、污染[有 无]

四、结论[正品 假药 劣药 做其他检验]

五、清场

达标自测题：如何区别佛手、香橼片。

相关知识：

佛手为芸香科植物佛手 *Citrus medica* L. var. *sarcodactylis* Swingle 的干燥果实。秋季果实尚未变黄或变黄时采收，纵切成薄片，晒干或低温干燥。

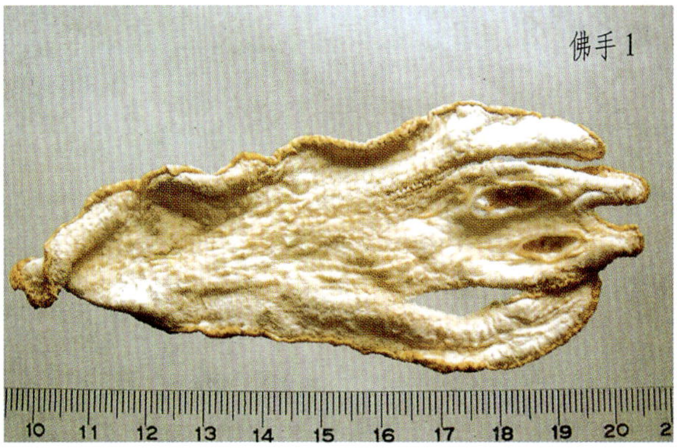

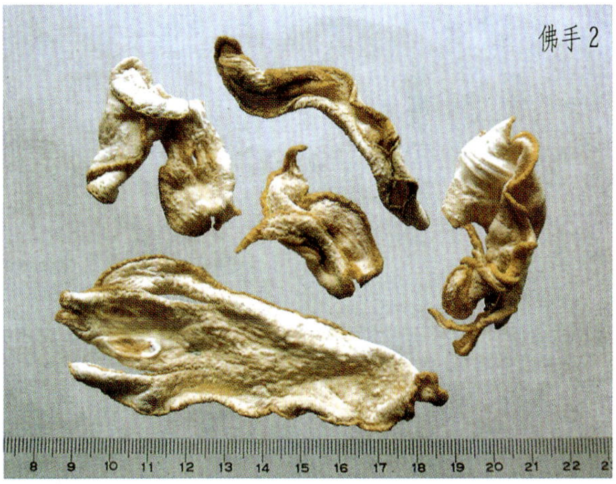

花　椒

一、准备

二、查验性状

1. 青椒果实

[是　否]　多为 2 ~ 3 个上部离生的小蓇葖果，集生于小果梗上。

[是　否]　小果球形，沿腹缝线开裂，直径 3 ~ 4mm。

[是　否]　外表面灰绿色或暗绿色，散有多数油点及细密的网状隆起皱纹；

[是　否]　内表面类白色，光滑。内果皮常由基部与外果皮分离。

[是　否]　残存种子呈卵形，长 3 ~ 4mm，直径 2 ~ 3mm，表面黑色，有光泽。

[是　否]　气香，味微甜而辛。

2. 花椒果实（与青椒果实性状不同点）

[是　否]　果多单生，直径 4 ~ 5mm　。

[是　否]　外表面紫红色或棕红色，散有多数疣状突起的油点，直径 0.5 ~ 1mm，对光观察半透明；内表面淡黄色。

[是　否]　香气浓，味麻辣而持久。

三、变质、污染 [有　无]

四、结论 [正品　假药　劣药　做其他检验]

五、清场

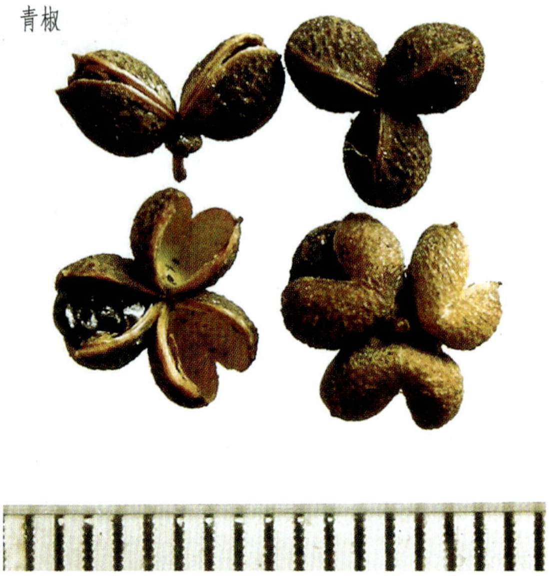

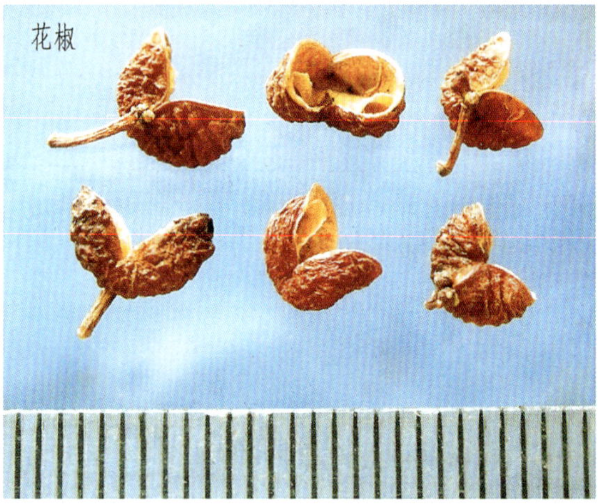

达标自测题：遮目识别花椒、胡椒。

相关知识：

花椒为芸香科植物青椒 *Zanthoxylum schinifolium* Sieb. et Zucc. 或花椒 *Zanthoxylum bungeanum* Maxim. 的干燥成熟果皮。秋季采收成熟果实，晒干，除去种子及杂质。

胡 椒

一、准备

二、查验性状

1. 黑胡椒

[是 否] **呈球形，直径 3.5 ~ 5mm。表面黑褐色，具隆起网状皱纹。**

[是 否] 顶端有细小花柱残迹，基部有自果轴脱落的疤痕。

[是 否] 质硬，外果皮可剥离，内果皮灰白色或淡黄色。

[是 否] **断面黄白色，粉性，中有小空隙。**

[是 否] **气芳香，味辛辣。**

2. 白胡椒（与黑胡椒性状不同点）

[是 否] **表面灰白色或淡黄白色，平滑。**

[是 否] **顶端与基部间有多数浅色线状条纹。**

三、变质、污染 [有 无]

四、结论 [正品 假药 劣药 做其他检验]

五、清场

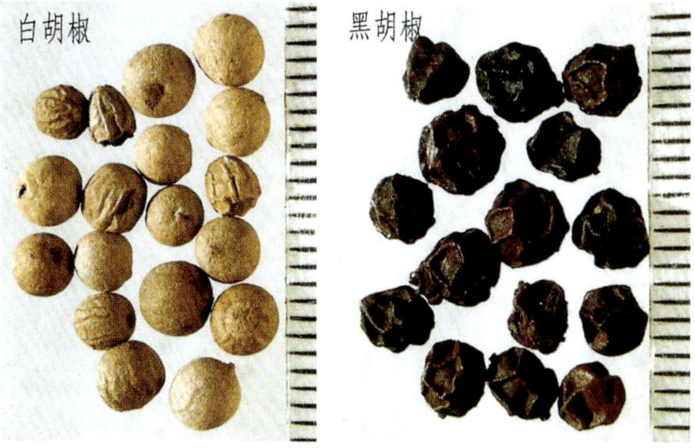

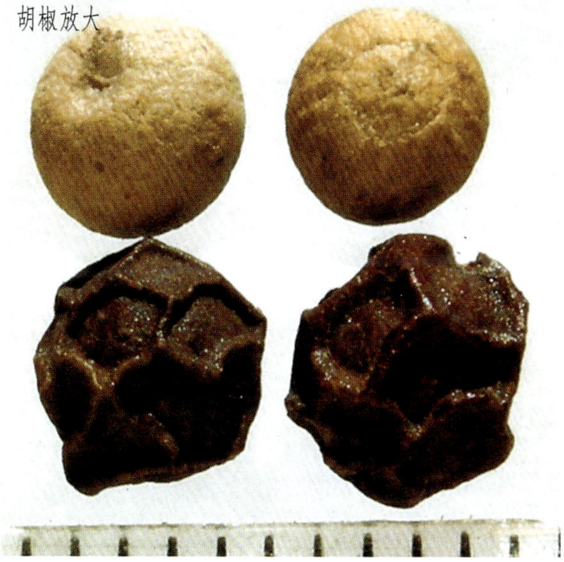

达标自测题：①遮目识别胡椒、花椒。②如何区别黑胡椒、荜澄茄和蔓荆子。

相关知识：

胡椒为胡椒科植物胡椒 *Piper nigrum* L. 的干燥近成熟或成熟果实。秋末至次春果实呈暗绿色时采收，晒干，为黑胡椒；果实变红时采收，用水浸渍数日，擦去果肉，晒干，为白胡椒。

山　茱　萸

一、准备

二、查验性状

[是　否]　呈不规则的片状或囊状，长 1 ~ 1.5cm，宽 0.5 ~ 1cm。

[是　否]　表面紫红色至紫黑色，皱缩，有光泽。

[是　否]　顶端有的有圆形宿萼痕，基部有果梗痕。

[是　否]　质柔软。

[是　否]　气微，味酸、涩、微苦。

三、变质、污染 [有　无]

四、结论 [正品　假药　劣药　做其他检验]

五、清场

达标自测题：遮目识别山茱萸、龙眼肉、枸杞子。

相关知识：

山茱萸为山茱萸科植物山茱萸 *Cornus officinalis* Sieb. et Zucc. 的干燥成熟果肉。秋末冬初果皮变红时采收果实，用文火烘或置沸水中略烫后，及时除去果核，干燥。

山茱萸

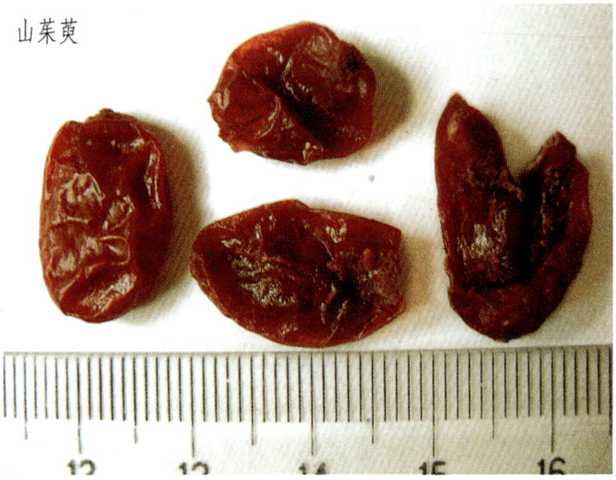

果肉、果核

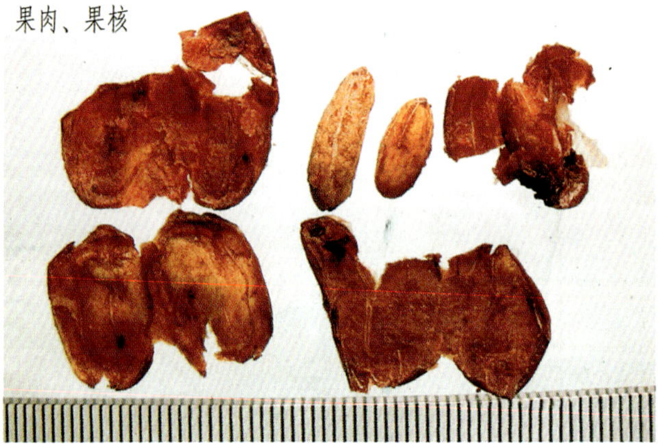

龙眼肉　　枸杞子

一、准备

二、查验性状

1．龙眼肉

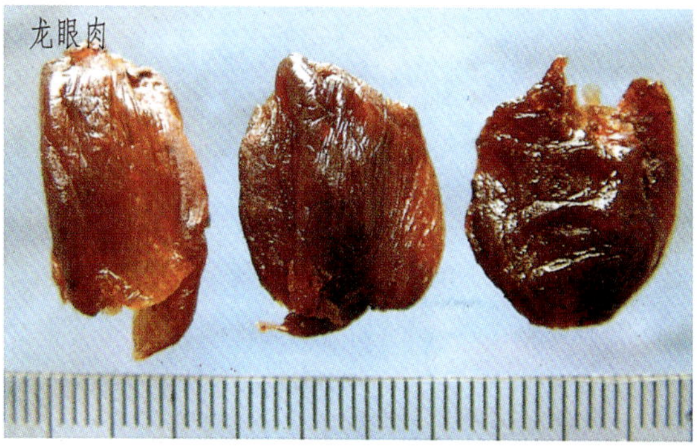

[是 否] **为纵向破裂的不规则薄片，常数片黏结。**

[是 否] 长约1.5cm，宽2～4cm，厚约0.1cm。**棕褐色，半透明。**

[是 否] **一面皱缩不平，一面光亮而有细纵皱纹。**

[是 否] **质柔润。**

[是 否] **气微香，味甜。**

2．枸杞子

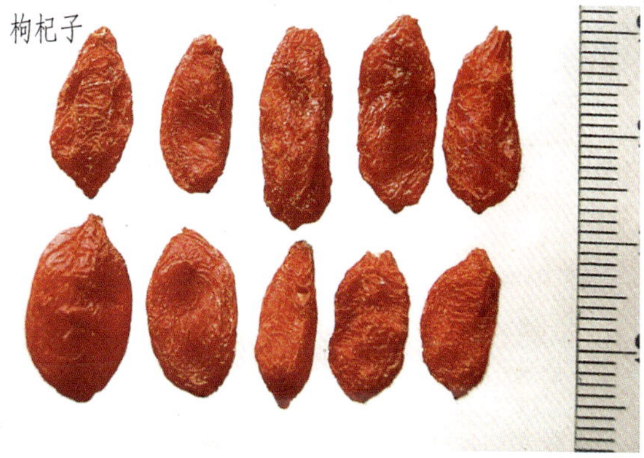

[是 否] 呈类纺锤形或椭圆形，长6～20mm，直径3～10mm。

[是 否] **表面红色或暗红色**，顶端有小凸起状的花柱痕。

[是 否] 基部有白色的果梗痕。

[是 否] 果皮柔韧，皱缩；果肉肉质，柔润。

[是 否] **种子20～50粒，类肾形，扁而翘；**

[是 否] 长1.5～1.9mm，宽1～1.7mm，表面浅黄色或棕黄色。

[是 否] **气微，味甜。**

三、变质、污染［有 无］

四、结论［正品 假药 劣药 做其他检验］

五、清场

达标自测题：①遮目识别龙眼肉、枸杞子、山茱萸。②挑拣分开混在一起的枸杞子和红豆蔻。

相关知识：

1．龙眼肉为无患子科植物龙眼 *Dimocarpus longan* Lour. 的假种皮。夏、秋二季采收成熟果实，干燥，除去壳、核，晒至干爽不黏。

2. 枸杞子为茄科植物宁夏枸杞 *Lycium barbarum* L. 的干燥成熟果实。夏、秋二季果实呈红色时采收，热风烘干，除去果梗。或晾至皮皱后晒干，除去果梗。

大　腹　皮

一、准备

二、查验性状

1. 大腹皮

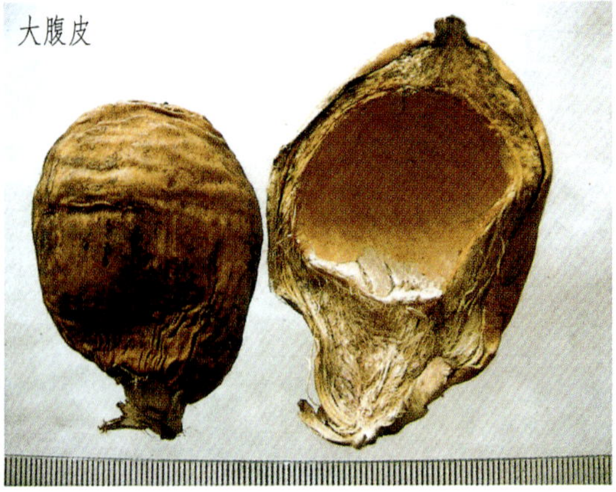

[是　否]　**略呈椭圆形或长卵形瓢状**，长 4 ～ 7cm，宽 2 ～ 3.5cm，厚 0.2 ～ 0.5cm。

[是　否]　外果皮深棕色至近黑色，具不规则的纵皱纹及隆起的横纹；

[是　否]　顶端有花柱残痕，基部有果梗及残存萼片。

[是　否]　**内果皮凹陷**，褐色或深棕色，**光滑呈硬壳状**。

[是　否]　**体轻，质硬，纵向撕裂后可见中果皮纤维。**

[是　否]　气微，味微涩。

2. 大腹毛（与大腹皮性状不同点）

[是　否]　**略呈椭圆形或瓢状。**

[是　否]　外果皮多已脱落或残存。

[是　否]　**中果皮棕毛状**，黄白色或淡棕色，**疏松质柔。**

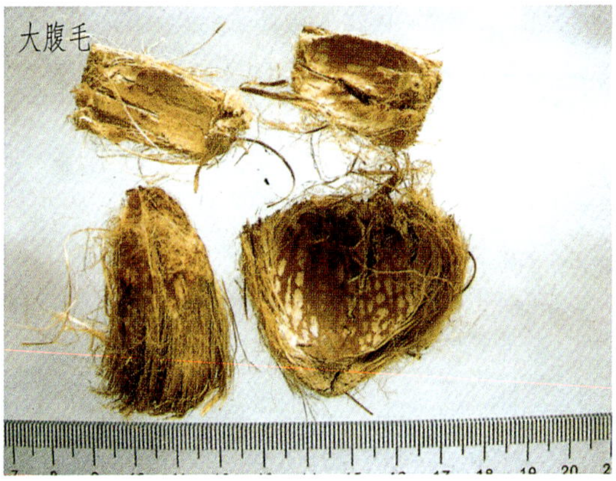

[是　否]　内果皮硬壳状，黄棕色至棕色，内表面光滑，有时纵向破裂。

[是　否]　**气微，味淡。**

三、变质、污染［有　无］

四、结论［正品　假药　劣药　做其他检验］

五、清场

达标自测题：遮目识别大腹皮、丝瓜络。

相关知识：

大腹皮为棕榈科植物槟榔 *Areca catechu* L. 的干燥果皮。冬季至次春采收未成熟的果实，煮后干燥，纵剖两瓣，剥取果皮，习称“大腹皮”；春末至秋初采收成熟果实，煮后干燥，剥取果皮，打松，晒干，习称“大腹毛”。

石榴皮　冬瓜皮

一、准备

二、查验性状

1．石榴皮

[是 否] 呈不规则的片状或瓢状，大小不一，厚 1.5 ~ 3mm。

[是 否] 外表面红棕色、棕黄色或暗棕色，略有光泽，粗糙，有多数疣状突起。

[是 否] 有的有突起的筒状宿萼及粗短果梗或果梗痕。

[是 否] 内表面黄色或红棕色，有隆起呈网状的果蒂残痕。

[是 否] 质硬而脆，断面黄色，略显颗粒状。

[是 否] 气微，味苦涩。

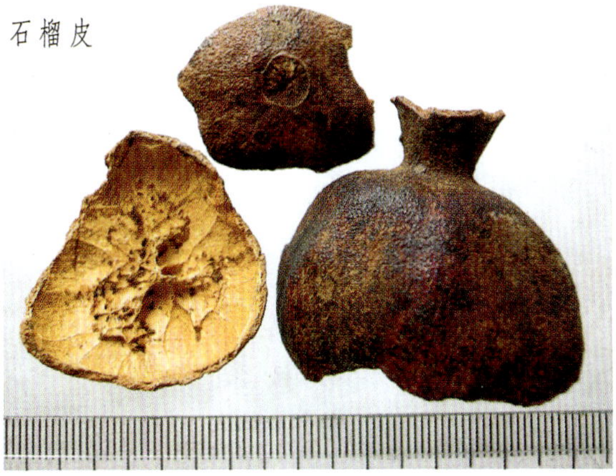

2．冬瓜皮

[是 否] 为不规则的碎片，常向内卷曲，大小不一。

[是 否] 外表面灰绿色或黄白色，被有白霜，有的较光滑而不被白霜；

[是 否] 内表面较粗糙，有的可见筋脉状维管束。体轻，质脆。

[是 否] 气微，味淡。

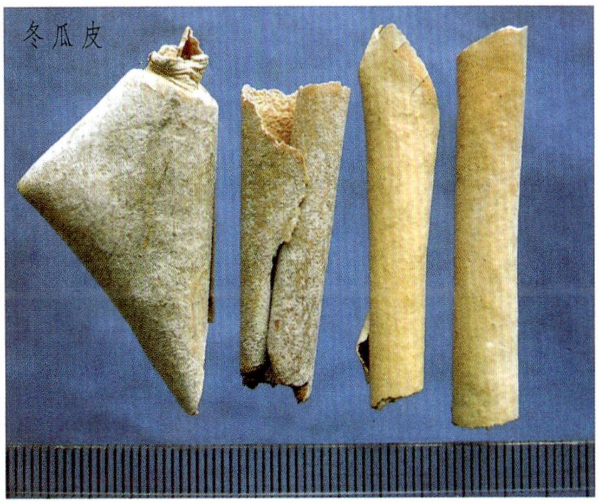

三、变质、污染 [有 无]

四、石榴皮杂质不得过 6% [超 否]

五、结论 [正品 假药 劣药 做其他检验]

六、清场

达标自测题：①遮目识别石榴皮、冬瓜皮。②冬瓜皮和瓜蒌皮如何鉴别?

相关知识：

1．石榴皮为石榴科植物石榴 *Punica granatum* L. 的干燥果皮。秋季果实成熟后收集果皮，晒干。

2．冬瓜皮为葫芦科植物冬瓜 *Benincasa hispida* (Thunb.) Cogn. 的干燥外层果皮。食用冬瓜时洗净，削取外层果皮，晒干。

苍耳子　路路通

一、准备

二、查验性状

1. 苍耳子

［是　否］呈纺锤形或卵圆形，长1～1.5cm，直径0.4～0.7cm。

［是　否］表面黄棕色或黄绿色，全体有钩刺；

［是　否］顶端有2枚较粗的刺，分离或相连，基部有果梗痕。

［是　否］质硬而韧，横切面中央有纵隔膜，2室，各有1枚瘦果。

［是　否］瘦果略呈纺锤形，一面较平坦；

［是　否］顶端具一突起的花柱基，果皮薄，灰黑色，具纵纹。

［是　否］种皮膜质，浅灰色，子叶2，有油性。

［是　否］气微，味微苦。

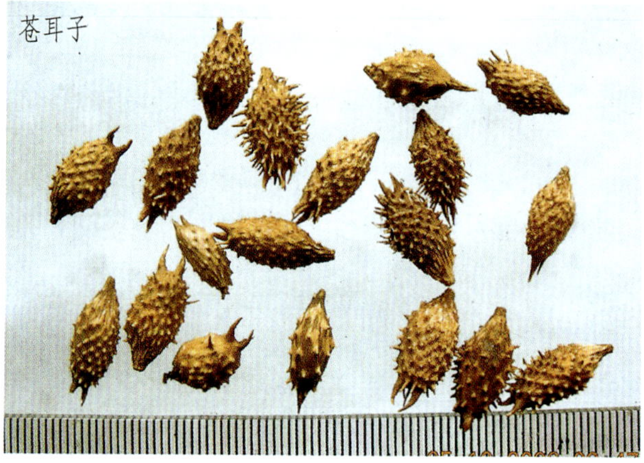

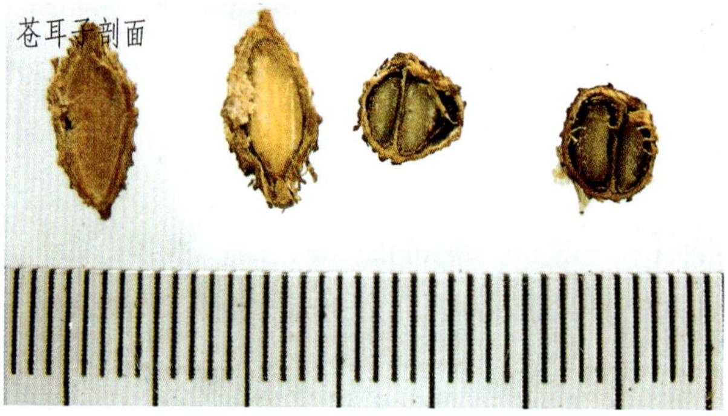

2. 路路通

［是　否］为聚花果，由多数小蒴果集合而成。

［是　否］呈球形，直径2～3cm，基部有总果梗。

［是　否］表面灰棕色或棕褐色；

［是　否］有多数尖刺及喙状小钝刺，长0.5～1mm，常折断；

［是　否］小蒴果顶部开裂，呈蜂窝状小孔。

［是　否］体轻，质硬，不易破开。

［是　否］气微，味淡。

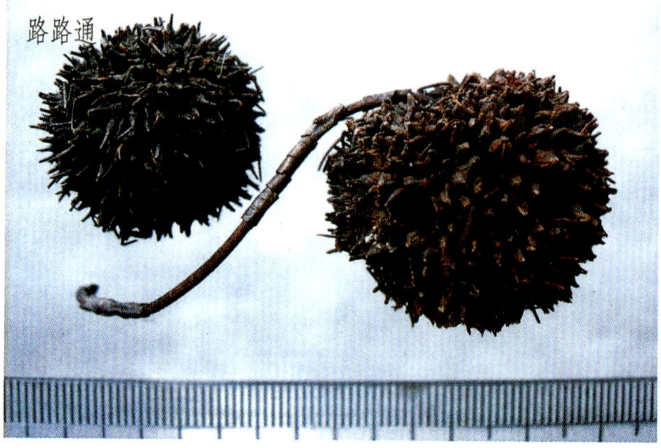

三、变质、污染［有　无］

四、结论［正品　假药　劣药　做其他检验］

五、清场

达标自测题：遮目识别苍耳子、路路通、蒺藜。

相关知识：

1. 苍耳子为菊科植物苍耳 *Xanthium sibiricum* Patr. 的干燥成熟带总苞的果实。秋季果实成熟时采收，干燥，除去梗、叶等杂质。

2. 路路通为金缕梅科植物枫香树 *Liquidambar formosana* Hance 的干燥成熟果序。冬季果实成熟后采收，除去杂质，干燥。

蒺藜　　柏子仁

一、准备

二、查验性状

1. 蒺藜

[是 否] **由5个分果瓣组成，呈放射状排列，**直径7～12mm。

[是 否] 常裂为单一的分果瓣；

[是 否] **分果瓣呈斧状，**长3～6mm；背部黄绿色，隆起，有纵棱及多数小刺；

[是 否] 并**有对称的长刺和短刺各1对，**两侧面粗糙，有网纹，灰白色。

[是 否] 质坚硬。

[是 否] 气微，味苦、辛。

2. 柏子仁

[是 否] **呈长卵形或长椭圆形，**长4～7mm，直径1.5～3mm。

[是 否] **表面黄白色或淡黄棕色，**外包膜质内种皮。

[是 否] **顶端略尖，有深褐色的小点。**

[是 否] 基部钝圆。

[是 否] **质软，富油性。**

[是 否] **气微香，味淡。**

三、变质、污染 [有　无]

四、结论 [正品　假药　劣药　做其他检验]

五、清场

达标自测题：①遮目识别蒺藜、苍耳子、路路通。②对比柏子仁、牛蒡子，找出鉴别要点（最少3点）。

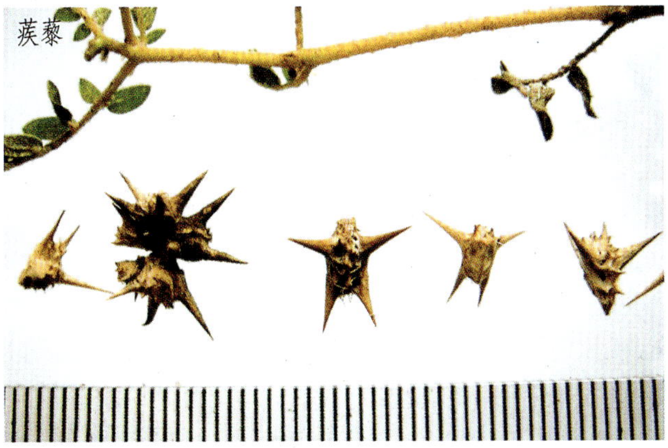

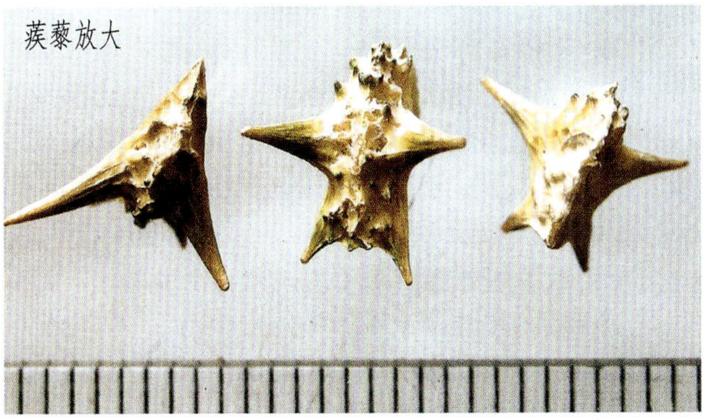

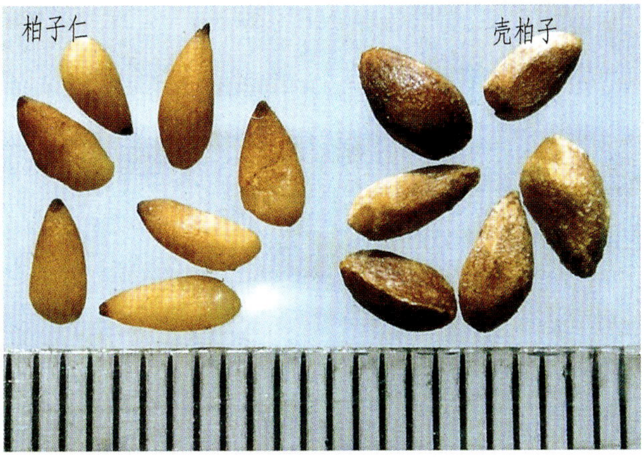

相关知识：

1. 蒺藜为蒺藜科植物蒺藜 *Tribulus terrestris* L. 的干燥成熟果实。秋季果实成熟时采割植株，晒干，打下果实，除去杂质。

2. 柏子仁为柏科植物侧柏 *Platycladus orientalis* (L.) Franco 的干燥成熟种仁。秋、冬二季采收成熟种子，晒干，除去种皮，收集种仁。

白果　巴豆

一、准备

二、查验性状

1．白果

[是 否] **略呈椭圆形，一端稍尖，另端钝。**

[是 否] 长 1.5 ～ 2.5cm，宽 1 ～ 2cm，厚约 1cm。

[是 否] **表面黄白色或淡棕黄色，平滑，具 2 ～ 3 条棱线。**

[是 否] **中种皮（壳）骨质，坚硬。**

[是 否] 内种皮膜质，种仁宽卵球形或椭圆形；

[是 否] **一端淡棕色，另一端金黄色，横断面外层黄色，胶质样。**

[是 否] 内层淡黄色或淡绿色，粉性，中间有空隙。

[是 否] 气微，味甘、微苦。

2．巴豆

[是 否] **呈卵圆形，一般具三棱，长 1.8 ～ 2.2cm，直径 1.4 ～ 2cm。**

[是 否] 表面灰黄色或稍深，粗糙，有纵线 6 条。

[是 否] 顶端平截，基部有果梗痕。

[是 否] **破开果壳可见 3 室，每室含种子 1 粒。**

[是 否] **种子呈略扁的椭圆形，**长 1.2 ～ 1.5cm，直径 0.7 ～ 0.9cm；

[是 否] **表面棕色或灰棕色，一端有小点状的种脐及种阜的疤痕；**

[是 否] 另端有微凹的合点，其间有隆起的种脊。

[是 否] 外种皮薄而脆，内种皮呈白色薄膜；种仁黄白色，油质。

[是 否] 气微，味辛辣(注：本品有大毒，不可多尝)。

三、变质、污染［有 无］

四、结论［正品 假药 劣药 做其他检验］

五、清场

达标自测题：①检查白果有无发霉现象。②挑拣分开混在一起的白果和巴豆。

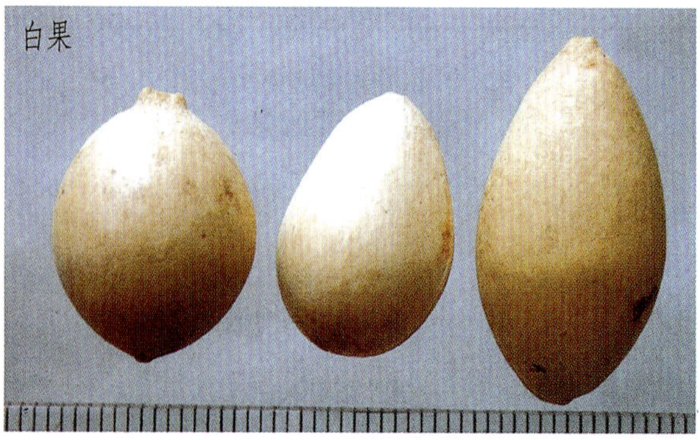

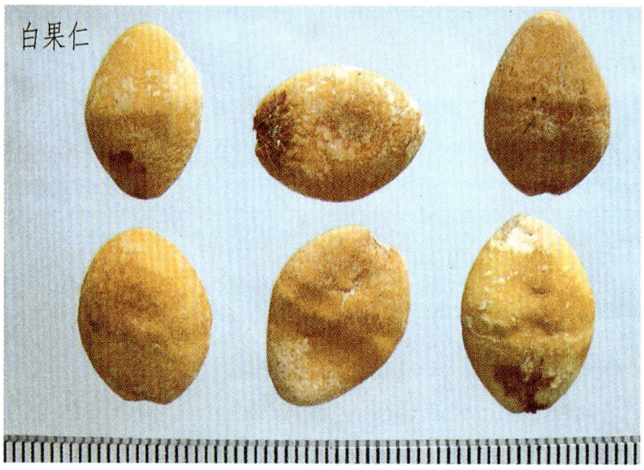

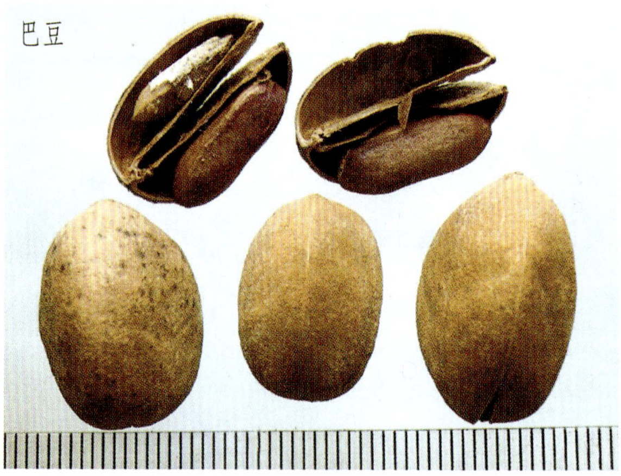

相关知识：

1. 白果为银杏科植物银杏 *Ginkgo biloba* L. 的干燥成熟种子。秋季种子成熟时采收，除去肉质外种皮，洗净，稍蒸或略煮后，烘干。

2. 巴豆为大戟科植物巴豆 *Croton tiglium* L. 的干燥成熟果实。秋季果实成熟时采收，堆置 2 ～ 3 天，摊开，干燥。

吴 茱 萸

一、准备

二、查验性状

[是 否] **呈球形或略呈五角状扁球形，直径 2 ～ 5mm。**

[是 否] **表面暗黄绿色至褐色，粗糙。**

[是 否] 有多数点状突起或凹下的油点。

[是 否] **顶端有五角星状的裂隙。**

[是 否] 基部残留被有黄色茸毛的果梗。

[是 否] 质硬而脆。

[是 否] 横切面可见子房 5 室，每室有淡黄色种子 1 粒。

[是 否] **气芳香浓郁，味辛辣而苦。**

三、变质、污染 [有 无]

四、吴茱萸杂质不得超过 7% [超 否]

五、结论 [正品 假药 劣药 做其他检验]

六、清场

达标自测题：挑拣分开混在一起的吴茱萸和南五味子。

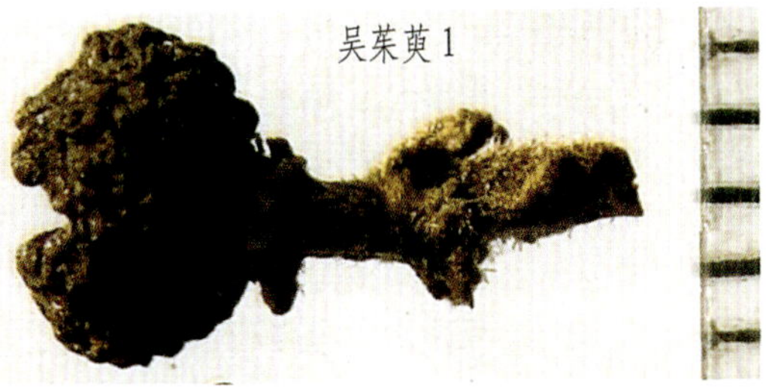

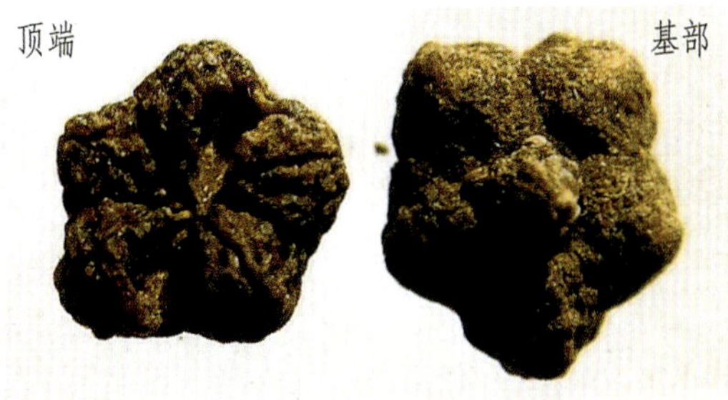

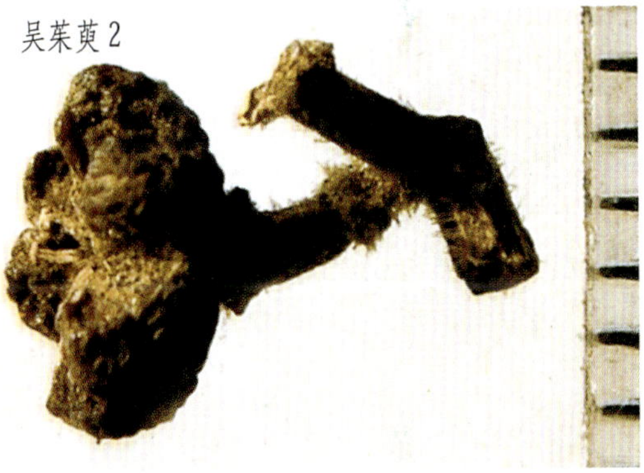

相关知识：

吴茱萸为芸香科植物吴茱萸 *Evodia rutaecarpa* (Juss.)Benth.、石虎 *Evodia rutaecarpa* (Juss.) Benth. var. *officinalis* (Dode) Huang 或疏毛吴茱萸 *Evodia rutaecarpa* (Juss.) Benth. var. *bodinieri* (Dode) Huang 的干燥近成熟果实。8 ～ 11 月果实尚未开裂时，剪下果枝，晒干或低温干燥，除去枝、叶、果梗等杂质。

补骨脂　　茼麻子

一、准备

二、查验性状

1．补骨脂

［是 否］呈肾形，略扁，长 3 ～ 5mm，宽 2 ～ 4mm，厚约 1.5mm。

［是 否］表面黑色、黑褐色或灰褐色，具细微网状皱纹。

［是 否］顶端圆钝，有一小突起，凹侧有果梗痕。质硬。

［是 否］果皮薄，与种子不易分离。

［是 否］种子 1 枚，子叶 2，黄白色，有油性。

［是 否］气香，味辛、微苦。

2．茼麻子

［是 否］呈三角状肾形，长 3.5 ～ 6mm，宽 2.5 ～ 4.5mm，厚 1 ～ 2mm。

［是 否］表面灰黑色或暗褐色，有白色稀疏绒毛；

［是 否］凹陷处有类椭圆状种脐，淡棕色，四周有放射状细纹。

［是 否］种皮坚硬，子叶 2，重叠折曲，富油性。

［是 否］气微，味淡。

三、变质、污染［有 无］

四、补骨脂杂质不得过 5%［超 否］

五、结论［正品 假药 劣药 做其他检验］

六、清场

达标自测题：对比补骨脂和茼麻子，找出区别要点（最少 3 点）。

相关知识：

1．补骨脂为豆科植物补骨脂 *Psoralea corylifolia* L. 的干燥成熟果实。秋季果实成熟时采收果序，晒干，搓出果实，除去杂质。

2．茼麻子为锦葵科植物茼麻 *Abutilon theophrastii* Medic. 的干燥成熟种子。秋季采收成熟果实，晒干，打下种子，除去杂质。

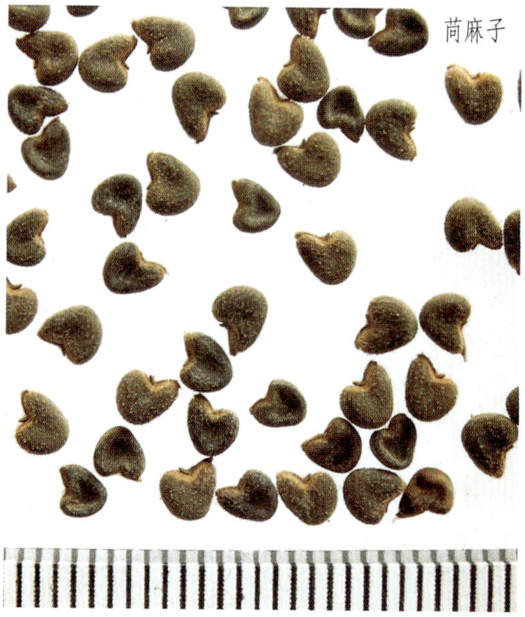

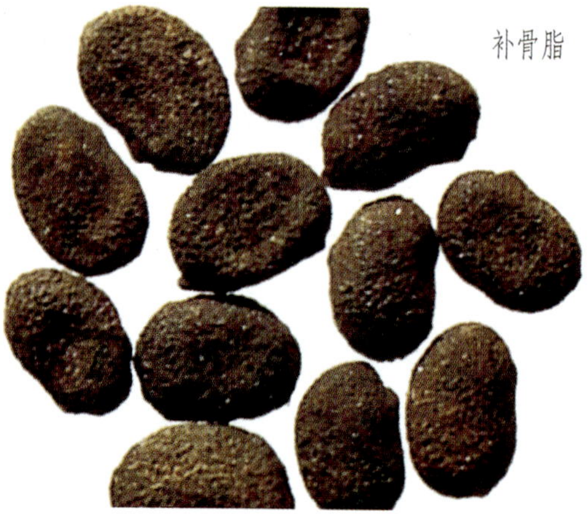

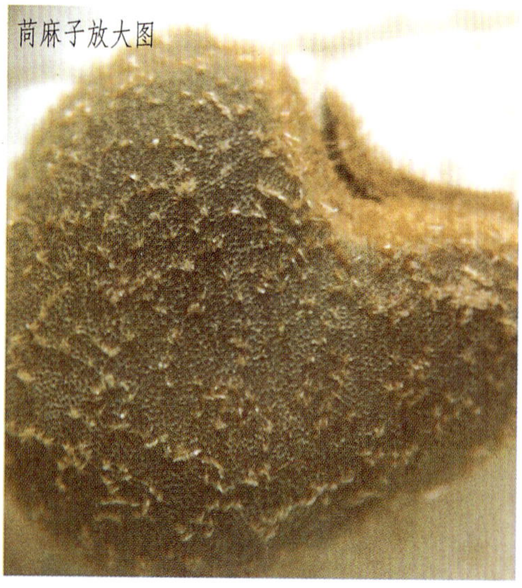

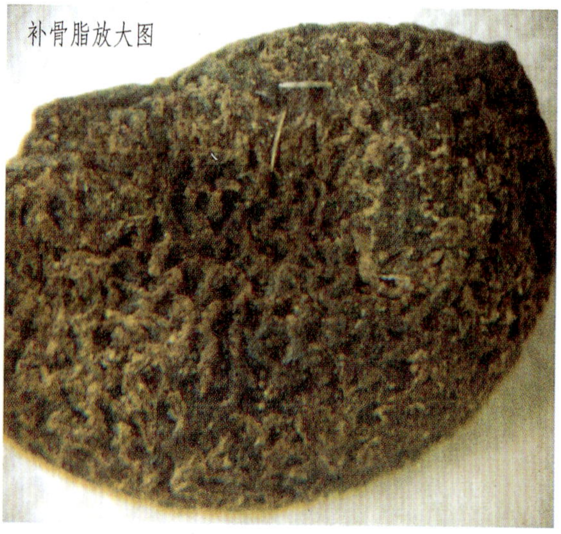

蔓荆子 荜澄茄

一、准备

二、查验性状

1. 蔓荆子

[是 否] 呈球形，直径 4 ~ 6mm。

[是 否] 表面灰黑色或黑褐色，被灰白色粉霜状茸毛，有纵向浅沟 4 条。

[是 否] 顶端微凹，基部有灰白色宿萼及短果梗。

[是 否] 萼长为果实的 1/3 ~ 2/3，5 齿裂，其中 2 裂较深，密被茸毛。

[是 否] 体轻，质坚韧，不易破碎。

[是 否] 横切面可见4室，每室有种子1枚。

[是 否] 气特异而芳香，味淡、微辛。

2. 荜澄茄

[是 否] 呈类球形，直径 4 ~ 6mm。

[是 否] 表面棕褐色至黑褐色，有网状皱纹。

[是 否] 基部偶有宿萼及细果梗。

[是 否] 除去外皮可见硬脆的果核，种子 1，子叶 2，黄棕色，富油性。

[是 否] 气芳香，味稍辣而微苦。

三、变质、污染 [有 无]

四、蔓荆子杂质不得过 2 %[超 否]

五、结论 [正品 假药 劣药 做其他检验]

六、清场

达标自测题：①遮目识别蔓荆子、荜澄茄。②如何区别黑胡椒、荜澄茄和蔓荆子。

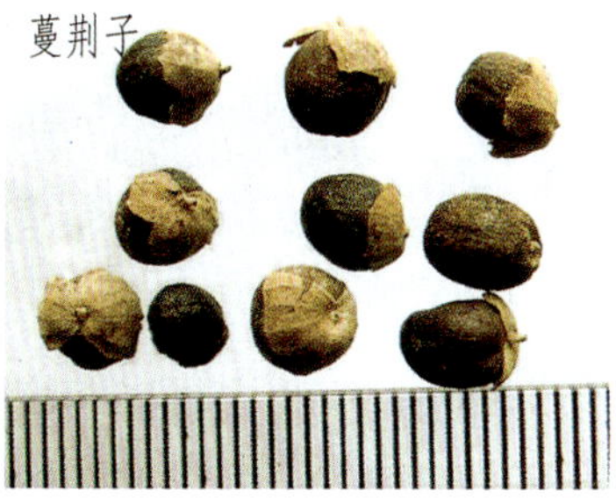

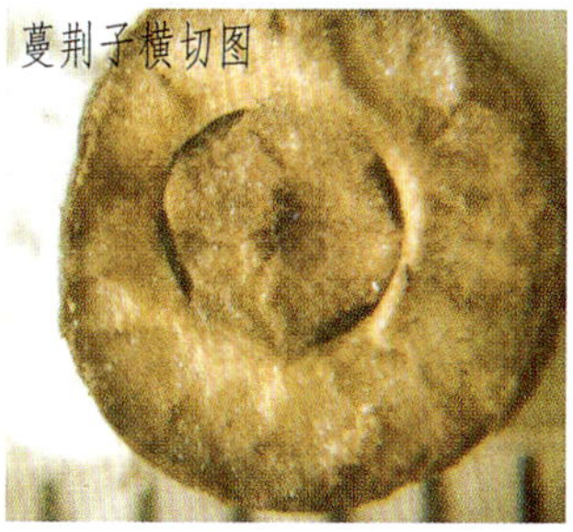

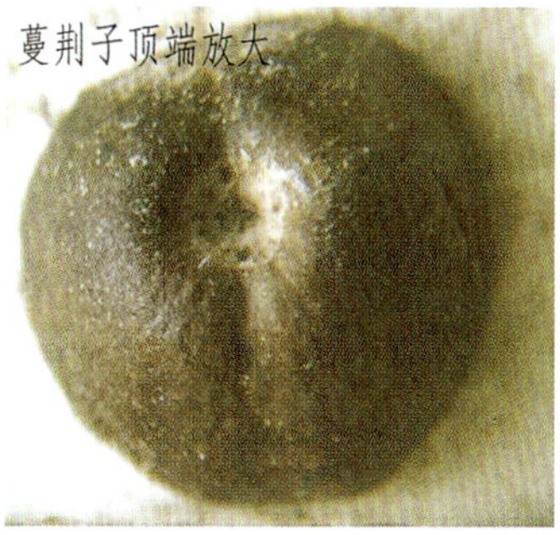

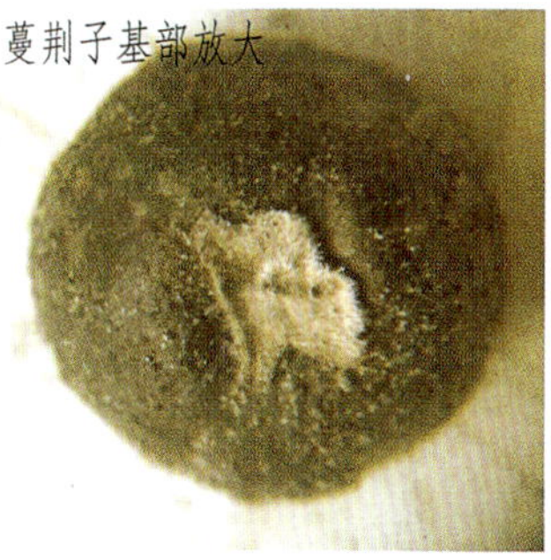

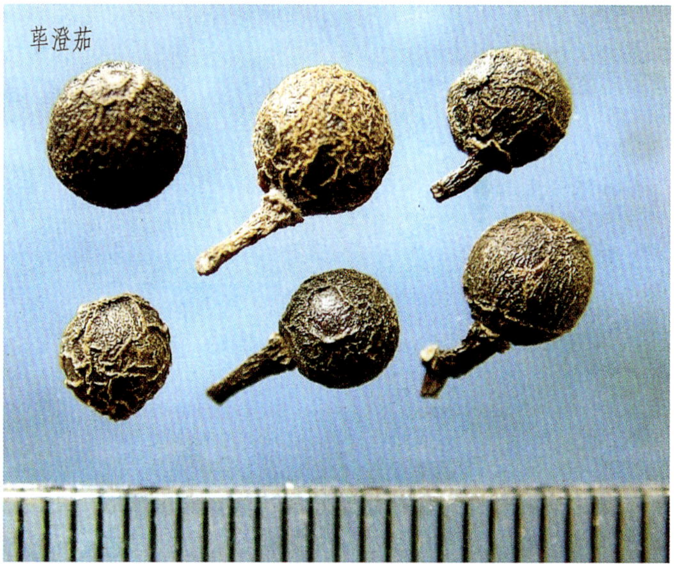

相关知识：

1. 蔓荆子为马鞭草科植物单叶蔓荆 *Vitex trifolia* L. var. *simplicifolia* Cham. 或蔓荆 *Vitex trifolia* L. 的干燥成熟果实。秋季果实成熟时采收，除去杂质，晒干。

2. 荜澄茄为樟科植物山鸡椒 *Litsea cubeba* (Lour.) Pers. 的干燥成熟果实。秋季果实成熟时采收，除去杂质，晒干。

牵牛子　白扁豆

一、准备

二、查验性状

1．牵牛子

［是　否］似橘瓣状，长 4 ～ 8mm，宽 3 ～ 5mm。

［是　否］表面灰黑色或淡黄白色，背面有一条浅纵沟；

［是　否］腹面棱线的下端有一点状种脐，微凹。

［是　否］质硬。

［是　否］横切面可见淡黄色或黄绿色皱缩折叠的子叶，微显油性。

［是　否］气微，味辛、苦，有麻感。

［是　否］取本品加水浸泡后种皮呈龟裂状，手捻有明显的黏滑感。

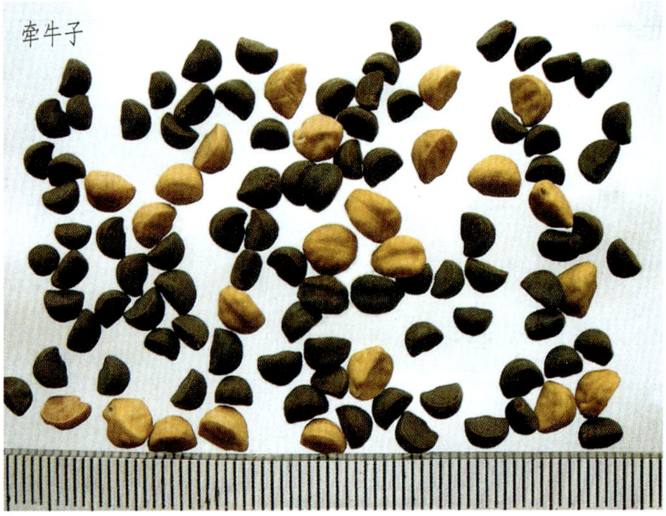

2．白扁豆

［是　否］呈扁椭圆形或扁卵圆形，长 8 ～ 13mm，宽 6 ～ 9mm，厚约 7mm。

［是　否］表面淡黄白色或淡黄色，平滑，略有光泽。

［是　否］一侧边缘有隆起的白色眉状种阜。

［是　否］质坚硬。种皮薄而脆，子叶 2，肥厚，黄白色。

［是　否］气微，味淡，嚼之有豆腥气。

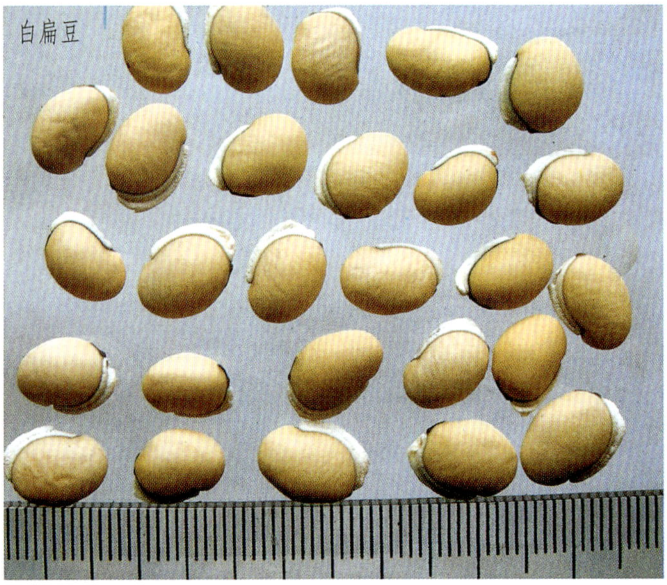

三、变质、污染［有　无］

四、结论［正品　假药　劣药　做其他检验］

五、清场

达标自测题：①遮目识别牵牛子、蔓荆子、荜澄茄。②白扁豆的表面和边缘各有何特征？

相关知识：

1．牵牛子为旋花科植物裂叶牵牛 *Pharbitis nil* (L.) Choisy 或圆叶牵牛 *Pharbitis purpurea* (L.) Voigt 的干燥成熟种子。秋末果实成熟、果壳未开裂时采割植株，晒干，打下种子，除去杂质。

2．白扁豆为豆科植物扁豆 *Dolichos lablab* L. 的干燥成熟种子。秋、冬二季采收成熟果实，晒干，取出种子，再晒干。

决 明

一、准备

二、查验性状

1．决明种子

[是 否] 略呈菱方形或短圆柱形，两端平行倾斜，长 3 ~ 7mm，宽 2 ~ 4mm。

[是 否] 表面绿棕色或暗棕色，平滑有光泽。

[是 否] 一端较平坦，另端斜尖，背腹面各有 1 条突起的棱线；

[是 否] 棱线两侧各有 1 条斜向对称而色较浅的线形凹纹。

[是 否] 质坚硬，不易破碎。

[是 否] 种皮薄，子叶 2，黄色，呈“S”形折曲并重叠。

[是 否] 气微，味微苦。

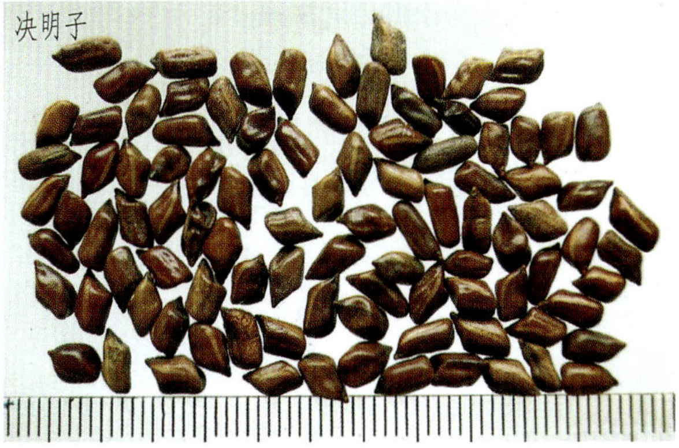

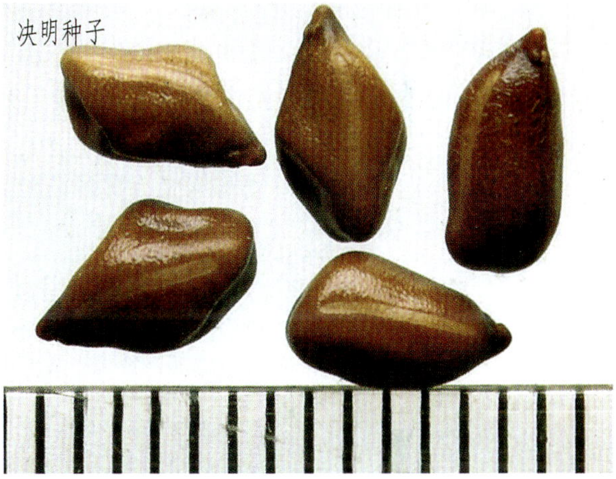

2．小决明种子（与决明种子不同点）

[是 否] 呈短圆柱形，较小，长 3 ~ 5mm，宽 2 ~ 3mm。

[是 否] 表面棱线两侧各有 1 片宽广的浅黄棕色带。

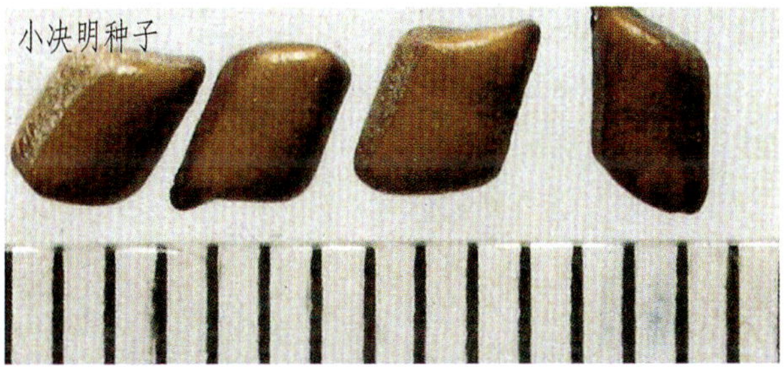

三、变质、污染 [有 无]

四、结论 [正品 假药 劣药 做其他检验]

五、清场

达标自测题：①照样品画决明子简图。②挑拣分开混在一起的决明子和牛蒡子。

相关知识：

决明子为豆科植物决明 *Cassia obtusifolia* L. 或小决明 *Cassia* tora L. 的干燥成熟种子。秋季采收成熟果实，晒干，打下种子，除去杂质。

赤 小 豆

一、准备

二、查验性状

1．赤小豆种子

［是 否］ **呈长圆形而稍扁，长 5 ～ 8mm，直径 3 ～ 5mm。**

［是 否］ **表面紫红色，**无光泽或微有光泽。

［是 否］ **一侧有线形突起的种脐，**偏向一端，**白色，约为全长的 2/3，**中间凹陷成纵沟；另侧有 1 条不明显的棱脊。

［是 否］ 质硬，不易破碎，子叶 2，乳白色。

［是 否］ 气微，味微甘。

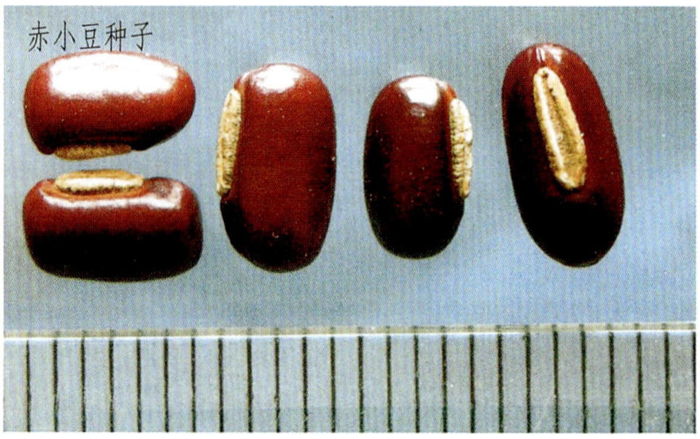
赤小豆种子

2．赤豆种子（与赤小豆种子性状不同点）

［是 否］ **呈短圆柱形，两端较平截或钝圆，直径 4 ～ 6mm。**

［是 否］ **表面暗棕红色，有光泽，种脐不突起。**

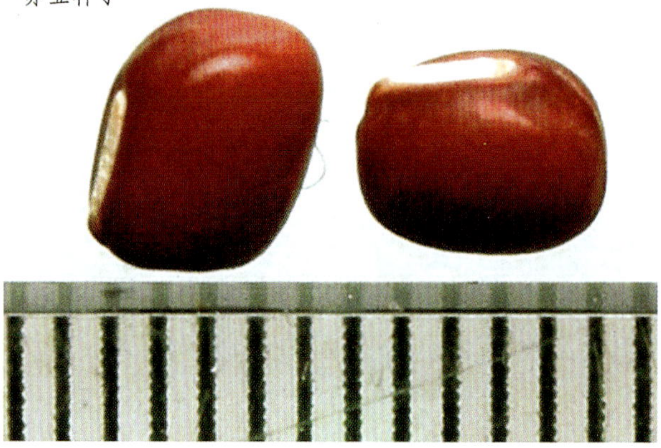
赤豆种子

三、变质、污染［有 无］

四、结论［正品 假药 劣药 做其他检验］

五、清场

达标自测题：对比赤小豆和赤豆，找出鉴别要点（最少 3 点）

相关知识：

赤小豆为豆科植物赤小豆 *Phaseolus calcaratus* Roxb. 或赤豆 *Phaseolus angularis* Wight 的干燥成熟种子。秋季果实成熟而未开裂时拔取全株，晒干，打下种子，除去杂质，再晒干。

马钱子 木鳖子

一、准备

二、查验性状

1. 马钱子

[是 否] 呈钮扣状圆板形，常一面隆起，一面稍凹下。

[是 否] 直径 1.5 ~ 3cm，厚 0.3 ~ 0.6cm。

[是 否] 表面密被灰棕或灰绿色绢状茸毛；

[是 否] 自中间向四周呈辐射状排列，有丝样光泽。

[是 否] 边缘稍隆起，较厚，有突起的珠孔；

[是 否] 底面中心有突起的圆点状种脐。

[是 否] 质坚硬，平行剖面可见淡黄白色胚乳，角质状。

[是 否] 子叶心形，叶脉 5 ~ 7 条。

[是 否] 气微，味极苦（注：有大毒，不可多尝）。

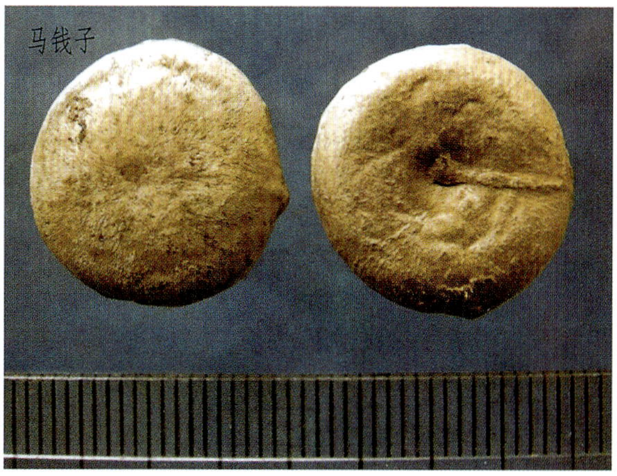

2. 木鳖子

[是 否] 呈扁平圆板状，中间稍隆起或微凹陷，直径 2 ~ 4cm，厚约 0.5cm。

[是 否] 表面灰棕色至黑褐色，有网状花纹。

[是 否] 在边缘较大的一个齿状突起上有浅黄色种脐。

[是 否] 外种皮质硬而脆，内种皮灰绿色，绒毛样。

[是 否] 子叶 2，黄白色，富油性。

[是 否] 有特殊的油腻气，味苦（注：有毒，不可多尝）。

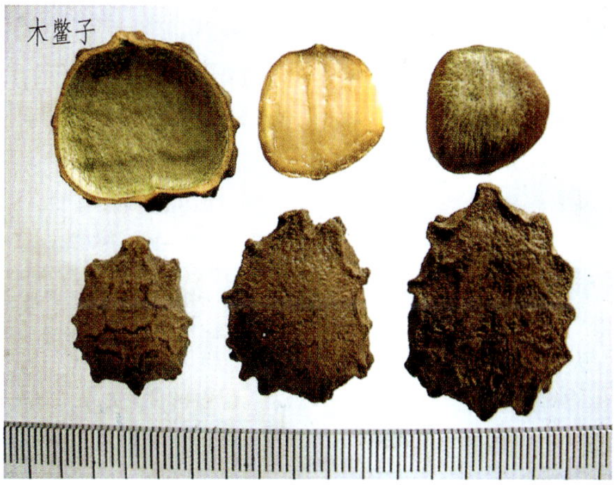

三、变质、污染 [有 无]

四、结论 [正品 假药 劣药 做其他检验]

五、清场

达标自测题：对比马钱子和木鳖子，找出鉴别要点（最少 3 点）。

相关知识：

1. 马钱子为马钱科植物马钱 *Strychnos nux-vomica* L. 的干燥成熟种子。冬季采收成熟果实，取出种子，晒干。

2. 木鳖子为葫芦科植物木鳖 *Momordica cochinchinensis* (Lour.) Spreng. 的干燥成熟种子。冬季采收成熟果实，剖开，晒至半干，除去果肉，取出种子，干燥。

牛蒡子　　茺蔚子

一、准备

二、查验性状

1．牛蒡子

[是　否] 呈长倒卵形，略扁，微弯曲，长5～7mm，宽2～3mm。

[是　否] 表面灰褐色，带紫黑色斑点。

[是　否] 有数条纵棱，通常中间1～2条较明显。

[是　否] 顶端钝圆，稍宽，顶面有圆环，中间具点状花柱残迹。

[是　否] 基部略窄，着生面色较淡。

[是　否] 果皮较硬，子叶2，淡黄白色，富油性。

[是　否] 气微，味苦后微辛而稍麻舌。

2．茺蔚子

[是　否] 呈三棱形，长2～3mm，宽约1.5mm。

[是　否] 表面灰棕色至灰褐色，有深色斑点。

[是　否] 一端稍宽，平截状，另一端渐窄而钝尖。

[是　否] 果皮薄，子叶类白色，富油性。

[是　否] 气微，味苦。

三、变质、污染 [有　无]

四、结论 [正品　假药　劣药　做其他检验]

五、清场

达标自测题：①照样品画牛蒡子、茺蔚子的外形图。②挑拣分开混在一起的牛蒡子和决明子。

相关知识：

1．牛蒡子为菊科植物牛蒡 *Arctium lappa* L. 的干燥成熟果实。秋季果实成熟时采收果序，晒干，打下果实，除去杂质，再晒干。

2．茺蔚子为唇形科植物益母草 *Leonurus japonicus* Houtt. 的干燥成熟果实。秋季果实成熟时采割地上部分，晒干，打下果实，除去杂质。

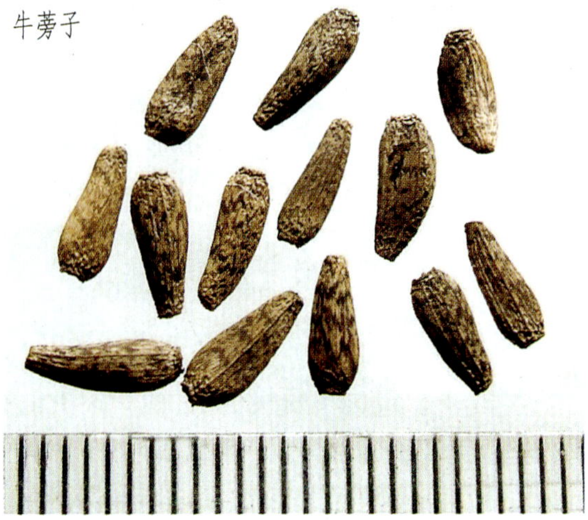

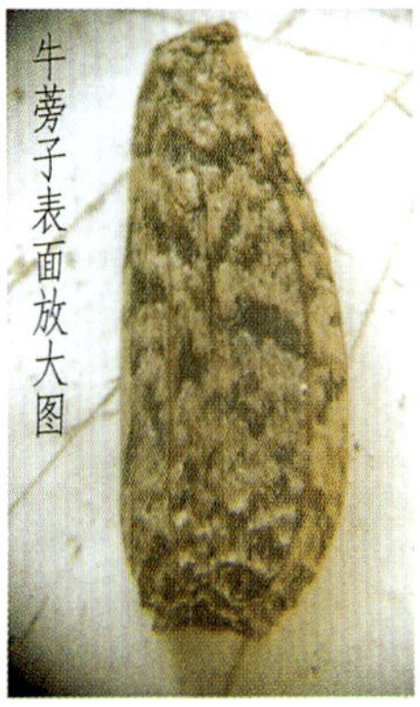

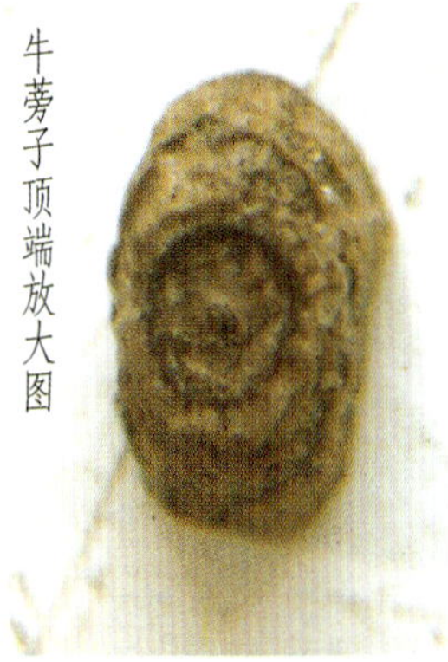

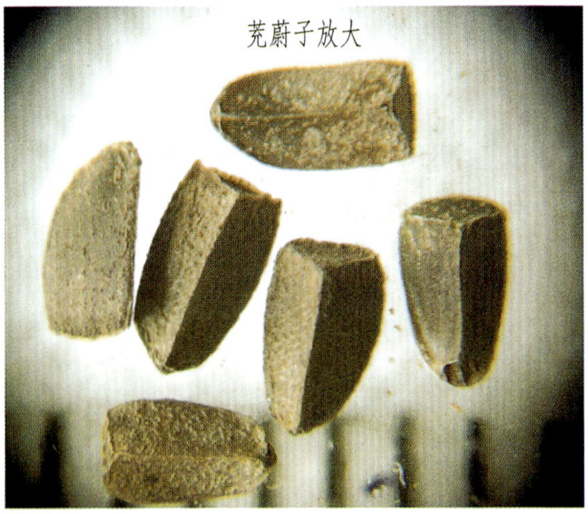

栀子 金樱子

一、准备

二、查验性状

1. 栀子

[是 否] 呈长卵圆形或椭圆形，长1.5 ~ 3.5cm，直径1 ~ 1.5cm。

[是 否] 表面红黄色或棕红色。

[是 否] 具6条翅状纵棱，棱间常有1 条明显的纵脉纹，并有分枝。

[是 否] 顶端残存萼片，基部稍尖，有残留果梗。

[是 否] 果皮薄而脆，略有光泽；

[是 否] 内表面色较浅，有光泽，具2 ~ 3条隆起的假隔膜。

[是 否] 种子多数，扁卵圆形，集结成团。

[是 否] 深红色或红黄色，表面密具细小疣状突起。

[是 否] 气微，味微酸而苦。

2. 金樱子

[是 否] 为花托发育而成的假果，呈倒卵形，长2 ~ 3.5cm，直径1 ~ 2cm。

[是 否] 表面红黄色或红棕色，有突起的棕色小点，系毛刺脱落后的残基。

[是 否] 顶端有盘状花萼残基，中央有黄色柱基，下部渐尖。

[是 否] 质硬。切开后，花托壁厚1 ~ 2mm，内有多数坚硬的小瘦果；

[是 否] 内壁及瘦果均有淡黄色绒毛。

[是 否] 气微，味甘、微涩。

三、变质、污染[有 无]

四、结论[正品 假药 劣药 做其他检验]

五、清场

达标自测题：①遮目识别栀子、金樱子。②金樱子的绒毛存在于哪些部位？

相关知识：

1. 栀子为茜草科植物栀子 *Gardenia jasminoides* Ellis 的干燥成熟果实。9 ~ 11月果实成熟呈红黄色时采收，除去果梗及杂质，蒸至上汽或置沸水中略烫，取出，干燥。

2. 金樱子为蔷薇科植物金樱子 *Rosa laevigata* Michx. 的干燥成熟果实。10 ~ 11月果实成熟变红时采收，干燥，除去毛刺。

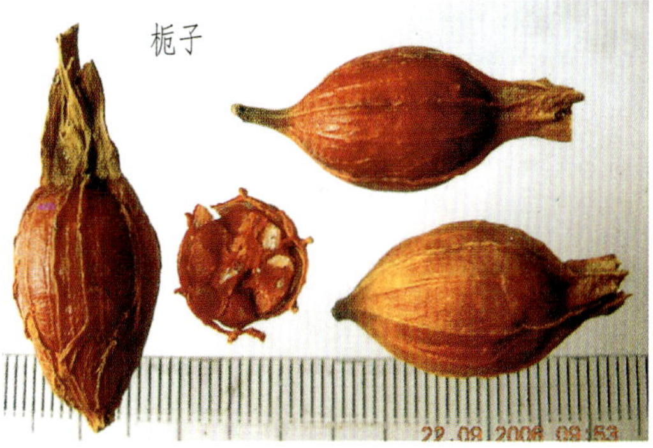

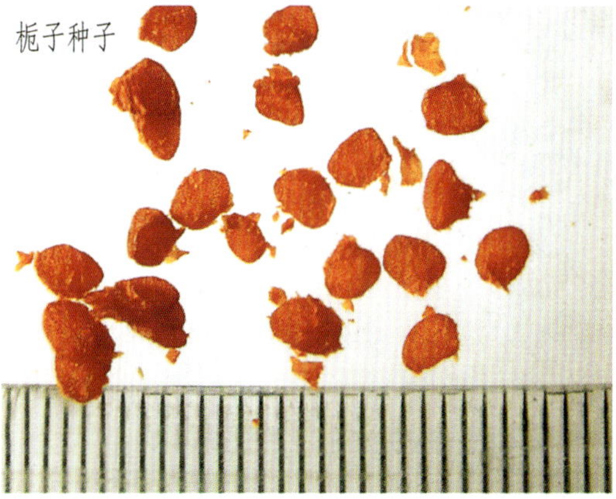

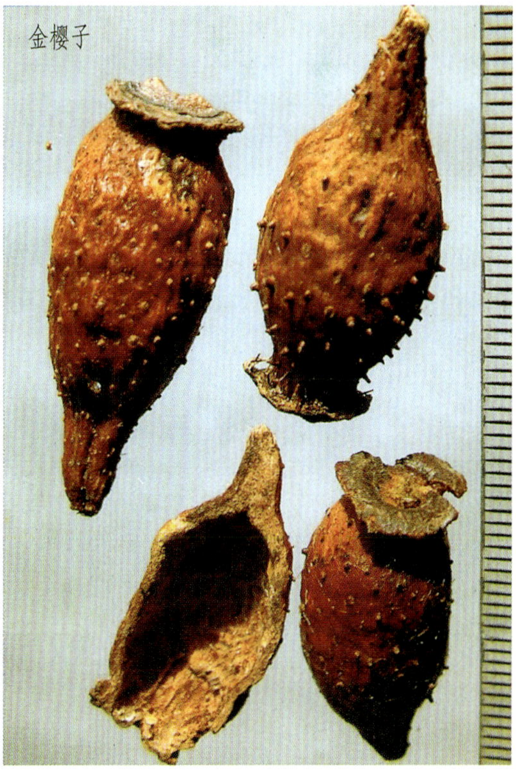

连 翘

一、准备

二、查验性状

[是 否] **呈长卵形至卵形，稍扁，**长 1.5 ~ 2.5cm，直径 0.5 ~ 1.3cm。

[是 否] **表面有不规则的纵皱纹及多数凸起的小斑点。**

[是 否] 两面各有 1 条明显的纵沟。

[是 否] 顶端锐尖，基部有小果梗或已脱落。

[是 否] **青翘多不开裂，表面绿褐色，**凸起的灰白色小斑点较少，**质硬。**

[是 否] 种子多数，黄绿色，细长，一侧有翅。

[是 否] **老翘自顶端开裂或裂成两瓣，表面黄棕色或红棕色，内表面多为浅黄棕色，平滑，具一纵隔；质脆；种子棕色，多已脱落。**

[是 否] 气微香，**味苦。**

三、变质、污染 [有 无]

四、青翘杂质不得过 3%；老翘杂质不得过 9% [超 否]

五、结论 [正品 假药 劣药 做其他检验]

六、清场

达标自测题：遮目识别栀子、金樱子、连翘。

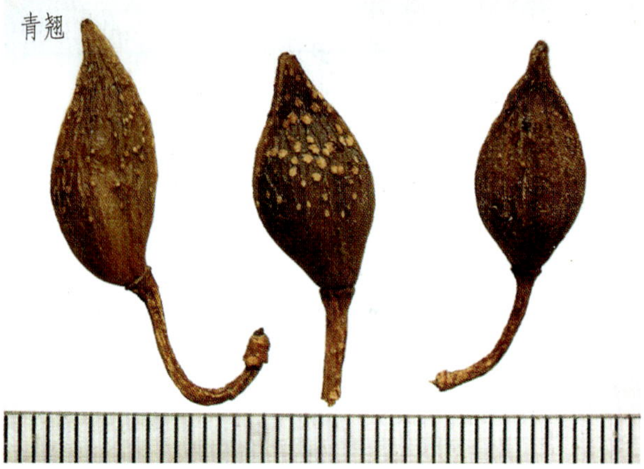

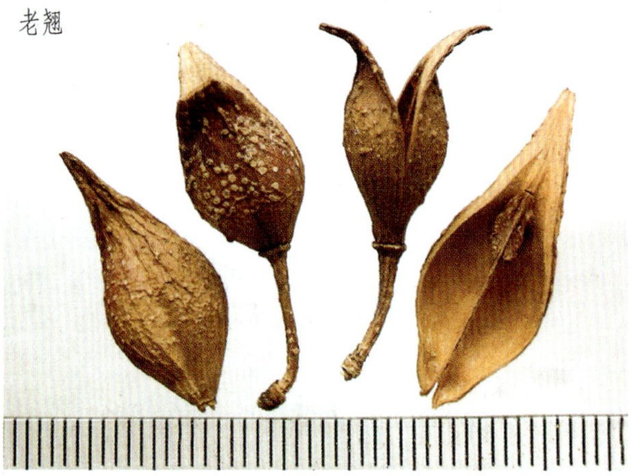

相关知识：

连翘为木犀科植物连翘 *Forsythia suspensa* (Thunb.) Vahl 的干燥果实。秋季果实初熟尚带绿色时采收，除去杂质，蒸熟，晒干，习称“青翘”；果实熟透时采收，晒干，除去杂质，习称“老翘”。

酸枣仁　　莱菔子

一、准备

二、查验性状

1．酸枣仁

［是 否］呈扁圆形或扁椭圆形，长 5 ~ 9mm，宽 5 ~ 7mm，厚约 3mm。

［是 否］表面紫红色或紫褐色，平滑有光泽，有的有裂纹。

［是 否］一面较平坦，中间有 1 条隆起的纵线纹；另一面稍凸起。

［是 否］一端凹陷，可见线形种脐；另端有细小凸起的合点。

［是 否］种皮较脆，胚乳白色，子叶 2，浅黄色，富油性。

［是 否］气微，味淡。

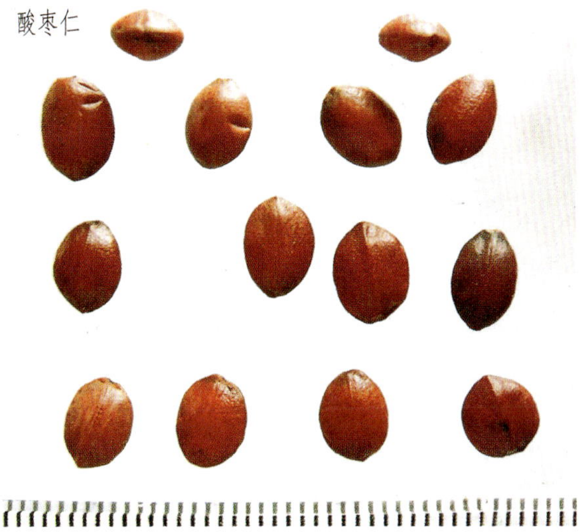

2．莱菔子

［是 否］呈类卵圆形或椭圆形，稍扁，长 2.5 ~ 4mm，宽 2 ~ 3mm。

［是 否］表面黄棕色、红棕色或灰棕色。

［是 否］一端有深棕色圆形种脐，一侧有数条纵沟。

［是 否］种皮薄而脆，子叶 2，黄白色，有油性。

［是 否］气微，味淡、微苦辛。

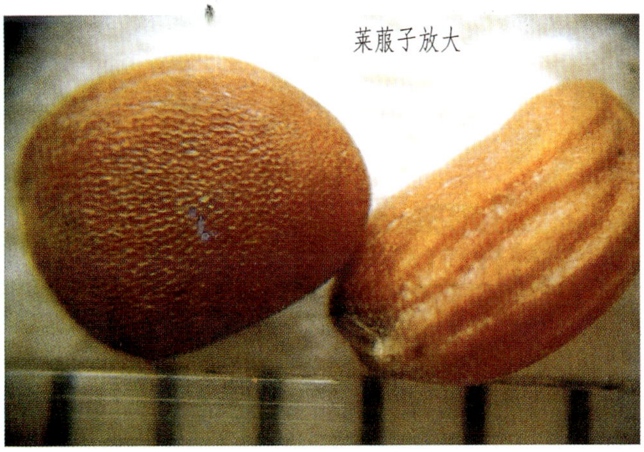

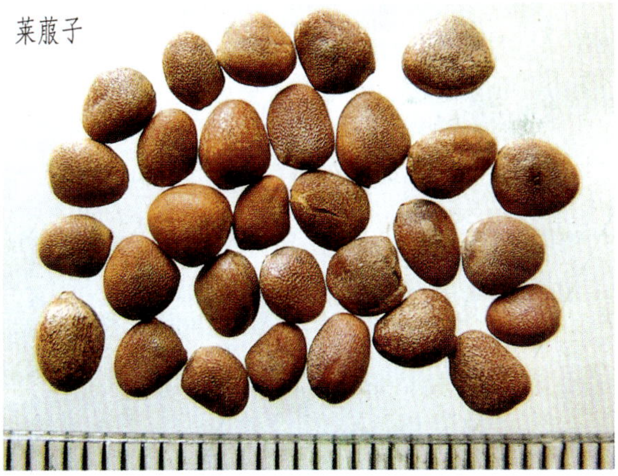

三、变质、污染［有 无］

四、酸枣仁杂质（核、壳等）不得过 5%［超 否］

五、结论［正品 假药 劣药 做其他检验］

六、清场

达标自测题：挑拣分开混在一起的酸枣仁和莱菔子。

相关知识：

1．酸枣仁为鼠李科植物酸枣 *Ziziphus jujuba* Mill. var.*spinosa* (Bunge) Hu ex H.F.Chou 的干燥成熟种子。秋末冬初采收成熟果实，除去果肉及核壳，收集种子，晒干。

2．莱菔子为十字花科植物萝卜 *Raphanus sativus* L. 的干燥成熟种子。夏季果实成熟时采割植株，晒干，搓出种子，除去杂质，再晒干。

急性子　胡芦巴

一、准备

二、查验性状

1. 急性子

[是 否] **呈椭圆形、扁圆形或卵圆形，长2～3mm，宽1.5～2.5mm。**

[是 否] **表面棕褐色或灰褐色，粗糙。**

[是 否] **有稀疏的白色或浅黄棕色小点，种脐位于狭端，稍突出。**

[是 否] 质坚实，种皮薄，子叶灰白色，半透明，油质。

[是 否] 气微，**味淡、微苦。**

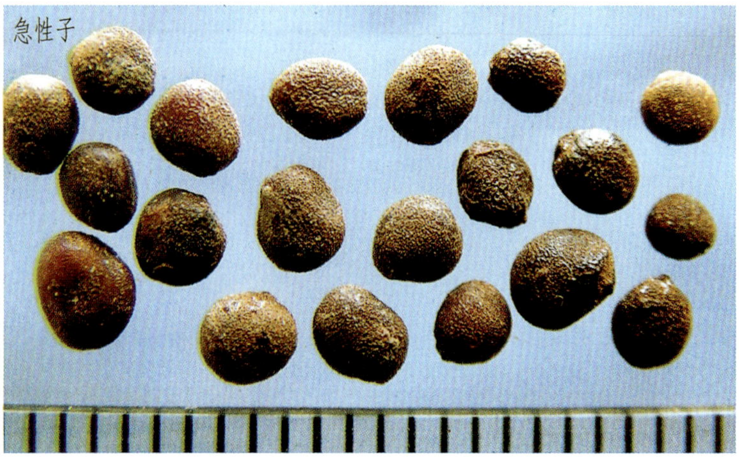

2. 胡芦巴

[是 否] **略呈斜方形或矩形，**长3～4mm，宽2～3mm，厚约2mm。

[是 否] **表面黄绿色或黄棕色，平滑，两侧各具一深斜沟，**相交处有点状种脐。

[是 否] 质坚硬，不易破碎。

[是 否] 种皮薄，胚乳呈半透明状，具黏性；子叶2，淡黄色，胚根弯曲，肥大而长。

[是 否] 气香，味微苦。

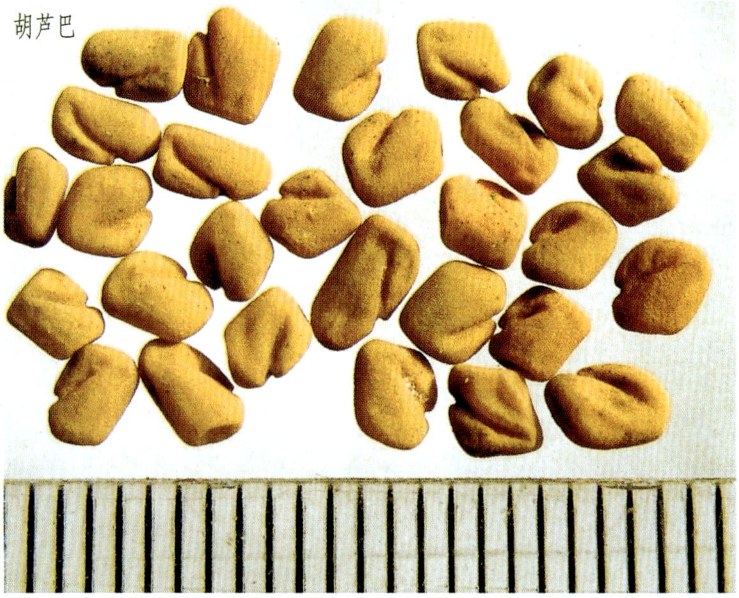

三、变质、污染[有 无]

四、结论[正品 假药 劣药 做其他检验]

五、清场

达标自测题：照样品画胡芦巴和急性子图。

相关知识：

1. 急性子为凤仙花科植物凤仙花 *Impatiens balsamina* L. 的干燥成熟种子。夏、秋季果实即将成熟时采收，晒干，除去果皮及杂质。

2. 胡芦巴为豆科植物胡芦巴 *Trigonella foenum-graecum* L. 的干燥成熟种子。夏季果实成熟时采割植株，晒干，打下种子，除去杂质。

莲子 莲子心

一、准备

二、查验性状

1. 莲子

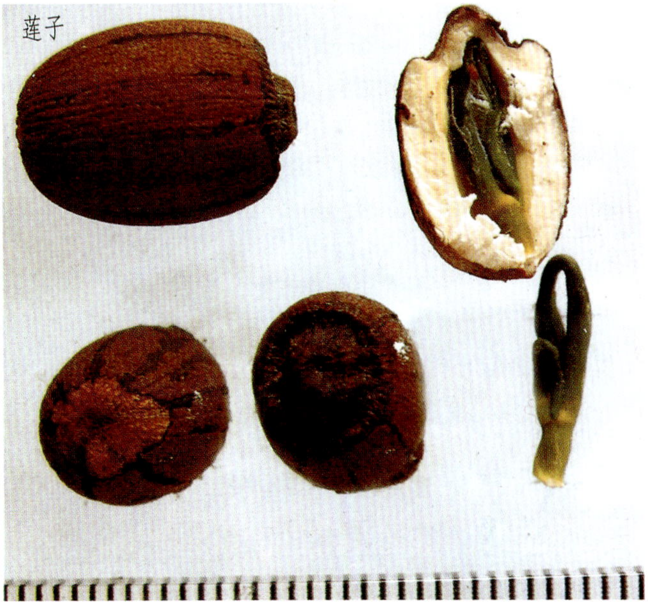

[是 否] **略呈椭圆形或类球形，长 1.2 ~ 1.8cm，直径 0.8 ~ 1.4cm。**

[是 否] **表面浅黄棕色至红棕色**，有细纵纹和较宽的脉纹。

[是 否] **一端中心呈乳头状突起，深棕色**，多有裂口，其周边略下陷。

[是 否] 质硬，种皮薄，不易剥离。

[是 否] 子叶 2，黄白色，肥厚，中有空隙，**具绿色莲子心。**

[是 否] 气微，**味甘、微涩；莲子心味苦。**

2. 莲子心

[是 否] **略呈细圆柱形**，长 1 ~ 1.4cm，直径约 0.2cm。

[是 否] **幼叶绿色，一长一短，卷成箭形；**

[是 否] 先端向下反折，两幼叶间可见细小胚芽。

[是 否] **胚根圆柱形，长约 3mm ，黄白色。**

[是 否] 质脆，易折断，断面有数个小孔。

[是 否] 气微，**味苦。**

三、变质、污染 [有 无]

四、结论 [正品 假药 劣药 做其他检验]

五、清场

达标自测题：①挑拣分开混在一起的莲子和益智。②找出莲子心的鉴别要点（最少 3 点）。

相关知识：

1. 莲子为睡莲科植物莲 *Nelumbo nucifera* Gaertn. 的干燥成熟种子。秋季果实成熟时采割莲房，取出果实，除去果皮，干燥。

2. 莲子心为睡莲科植物莲 *Nelumbo nucifera* Gaertn. 的成熟种子中的干燥幼叶及胚根。取出，晒干。

薏苡仁　芡实

一、准备

二、查验性状

1. 薏苡仁

[是 否] **呈宽卵形或长椭圆形，长 4 ～ 8mm，宽 3 ～ 6mm。**

[是 否] **表面乳白色，光滑**，偶有残存的黄褐色种皮。

[是 否] 一端钝圆，另端较宽而微凹，有 1 淡棕色点状种脐。

[是 否] 背面圆凸，**腹面有 1 条较宽而深的纵沟。**

[是 否] 质坚实，**断面白色，粉性。**

[是 否] 气微，味微甜。

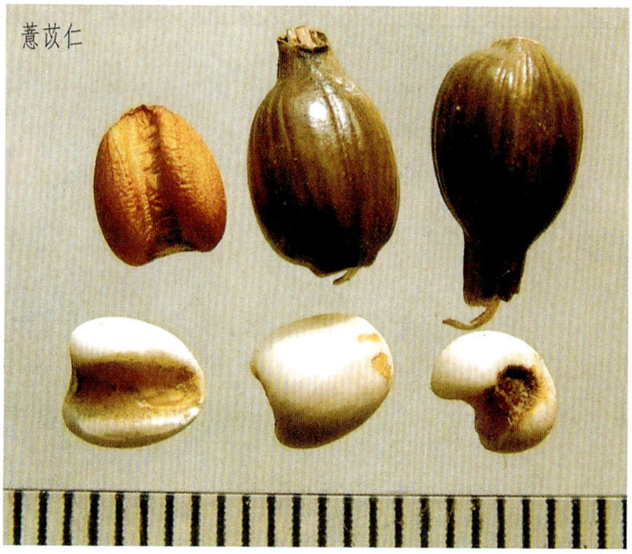

2. 芡实

[是 否] **呈类球形**，多为破粒，完整者直径 5 ～ 8mm。

[是 否] **表面有棕红色内种皮，一端黄白色，约占全体的 1/3。**

[是 否] 有凹点状的种脐痕，除去内种皮显白色。

[是 否] 质较硬，**断面白色，粉性。**

[是 否] 气微，味淡。

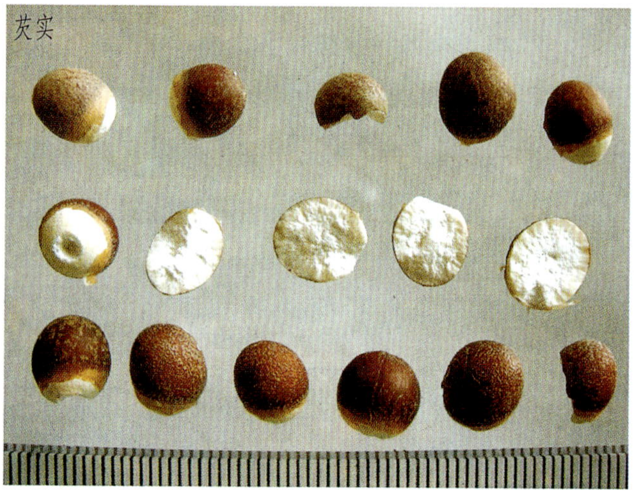

三、变质、污染 [有 无]

四、薏苡仁杂质不得过 2% [超 否]

五、结论 [正品 假药 劣药 做其他检验]

六、清场

达标自测题：如何挑出混在松贝母中的薏苡仁？

相关知识：

1. 薏苡仁为禾本科植物薏苡 *Coixlacryma-jobi* L. var. ma-yuen (Roman.)Stapf 的干燥成熟种仁。秋季果实成熟时采割植株，晒干，打下果实，再晒干，除去外壳、黄褐色种皮及杂质，收集种仁。

2. 芡实为睡莲科植物芡 *Euryale ferox* Salisb. 的干燥成熟种仁。秋末冬初采收成熟果实，除去果皮，取出种子，洗净，再除去硬壳（外种皮），晒干。

火麻仁　亚麻子

一、准备

二、查验性状

1．火麻仁

[是 否] 呈卵圆形，长 4 ～ 5.5mm，直径 2.5 ～ 4mm。

[是 否] 表面灰绿色或灰黄色，有微细的白色或棕色网纹，

[是 否] 两边有棱，顶端略尖，基部有 1 圆形果梗痕。

[是 否] 果皮薄而脆，易破碎。

[是 否] 种皮绿色，子叶 2，乳白色，富油性。

[是 否] 气微，味淡。

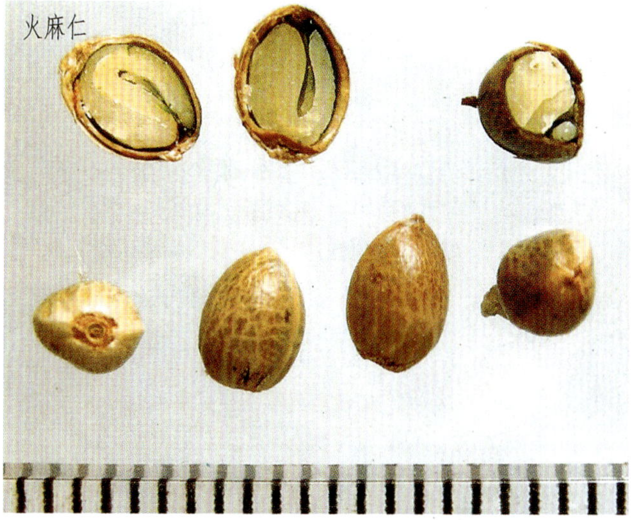

2．亚麻子

[是 否] 呈扁平卵圆形，一端钝圆，另端尖而略偏斜，长 4 ～ 6mm，宽 2 ～ 3mm。

[是 否] 表面红棕色或灰褐色，平滑有光泽，种脐位于尖端的凹入处。

[是 否] 种脊浅棕色，位于一侧边缘。

[是 否] 种皮薄，胚乳棕色，薄膜状；子叶 2，黄白色，富油性。

[是 否] 气微，嚼之有豆腥味。

[是 否] 取本品少量，加温水浸泡后，表皮黏液层膨胀而成一透明黏液膜，包围整个种子。

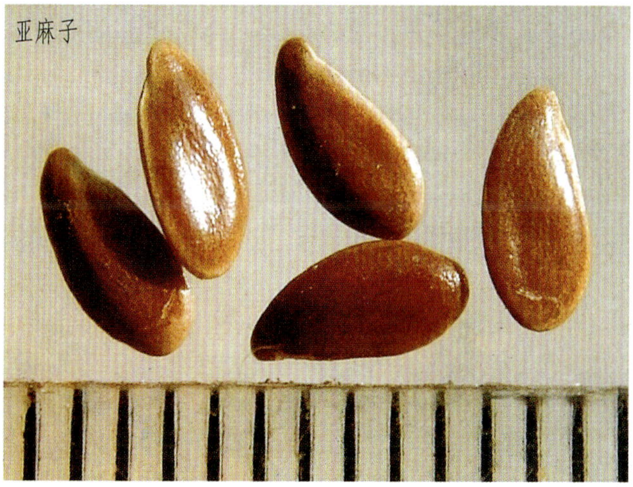

三、变质、污染 [有 无]

四、结论 [正品 假药 劣药 做其他检验]

五、清场

达标自测题：区别亚麻子和牛蒡子，说出主要不同点。

相关知识：

1．火麻仁为桑科植物大麻 *Cannabis sativa* L. 的干燥成熟果实。秋季果实成熟时采收，除去杂质，晒干。

2．亚麻子为亚麻科植物亚麻 *Linum usitatissimum* L. 的干燥成熟种子。秋季果实成熟时采收植株，晒干，打下种子，除去杂质，再晒干。

猪牙皂　　槐角

一、准备

二、查验性状

1. 猪牙皂

[是 否] **呈圆柱形，略扁而弯曲，长 5 ~ 11cm，宽 0.7 ~ 1.5cm。**

[是 否] **表面紫棕色或紫褐色，被灰白色蜡质粉霜。**

[是 否] 擦去后有光泽，并有细小的疣状突起及线状或网状的裂纹。

[是 否] **顶端有鸟喙状花柱残基**，基部具果梗残痕。

[是 否] 质硬而脆，易折断，断面棕黄色，中间疏松。

[是 否] 有淡绿色或淡棕黄色的丝状物，偶有发育不全的种子。

[是 否] 气微，**有刺激性**，味先甜而后辣。

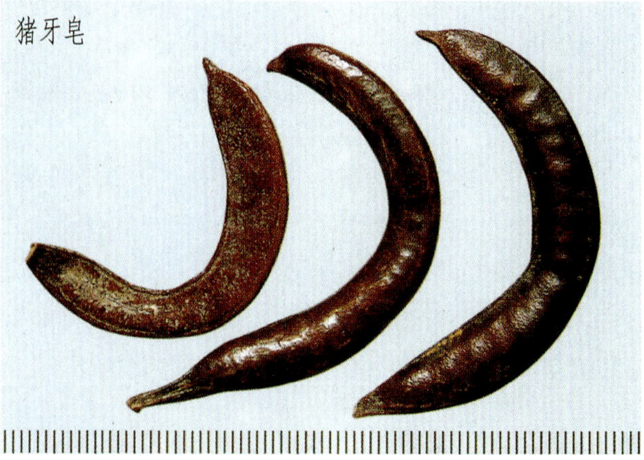

2. 槐角

[是 否] **呈连珠状**，长 1 ~ 6cm，直径 0.6 ~ 1cm。

[是 否] **表面黄绿色或黄褐色，皱缩而粗糙，背缝线一侧呈黄色。**

[是 否] 质柔润，干燥皱缩，易在收缩处折断。

[是 否] **断面黄绿色，有黏性。**

[是 否] 种子 1 ~ 6 粒，肾形，长约 8mm；

[是 否] 表面光滑，棕黑色，一侧有灰白色圆形种脐；

[是 否] 质坚硬，子叶 2，黄绿色。

[是 否] 果肉气微，味苦，种子嚼之有豆腥气。

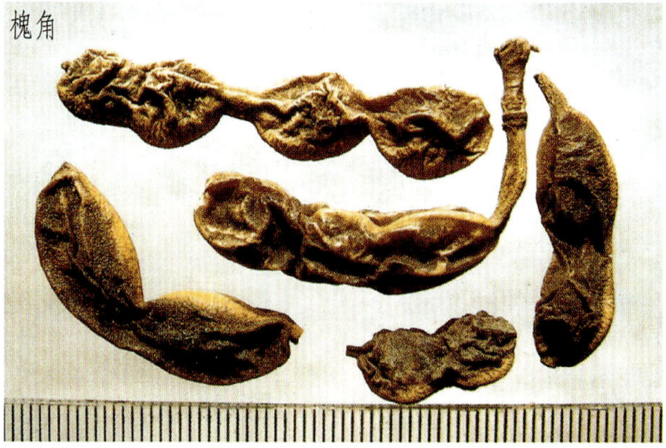

三、变质、污染 [有 无]

四、结论 [正品 假药 劣药 做其他检验]

五、清场

达标自测题：①遮目识别猪牙皂、槐角。②植物槐 Sophora japonica L. 能提供哪些药材？

相关知识：

1. 猪牙皂为豆科植物皂荚 *Gleditsia sinensis* Lam. 的干燥不育果实。秋季采收，除去杂质，干燥。

2. 槐角为豆科植物槐 *Sophora japonica* L. 的干燥成熟果实。冬季采收，除去杂质，干燥。

夏枯草 锦灯笼

一、准备

二、查验性状

1. 夏枯草

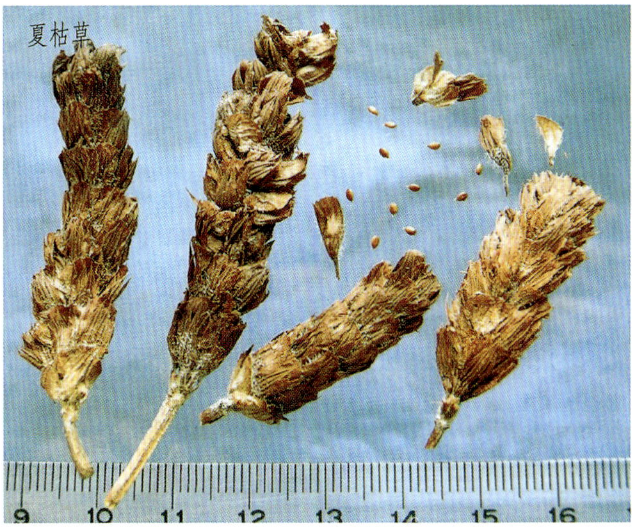

[是 否] 呈圆柱形，略扁，长 1.5 ~ 8cm，直径 0.8 ~ 1.5cm。

[是 否] 淡棕色至棕红色。全穗由数轮至 10 数轮宿萼与苞片组成；

[是 否] 每轮有对生苞片 2 片，呈扇形；

[是 否] 先端尖尾状，脉纹明显，外表面有白毛。

[是 否] 每一苞片内有花 3 朵，花冠多已脱落，宿萼二唇形；

[是 否] 内有小坚果 4 枚，卵圆形，棕色，尖端有白色突起。

[是 否] 体轻。

[是 否] 气微，味淡。

2. 锦灯笼

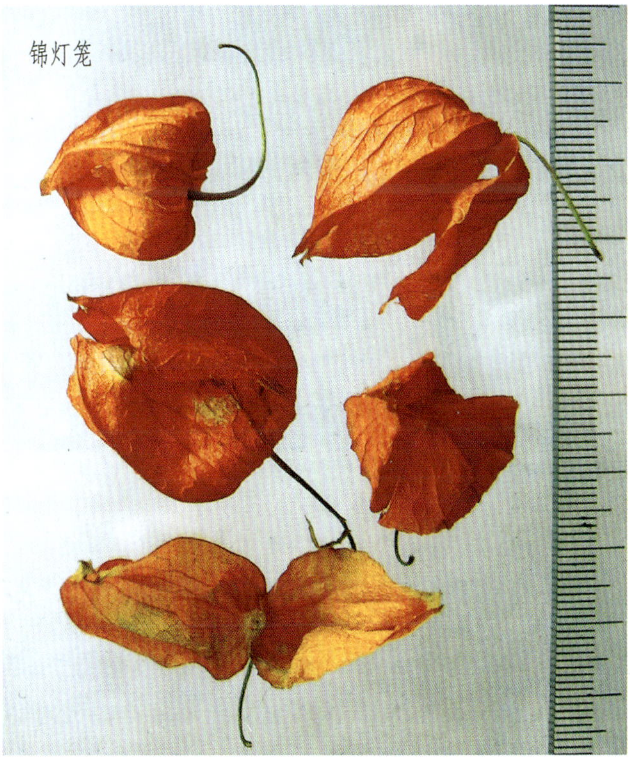

[是 否] 略呈灯笼状，多压扁，长 3 ~ 4.5cm，宽 2.5 ~ 4cm。

[是 否] 表面橙红色或橙黄色。

[是 否] 有 5 条明显的纵棱，棱间有网状的细脉纹。

[是 否] 顶端渐尖，微 5 裂，基部略平截，中心凹陷有果梗。

[是 否] 体轻，质柔韧，中空，或内有棕红色或橙红色果实。

[是 否] 果实球形，多压扁，直径 1 ~ 1.5cm，果皮皱缩，内含种子多数。

[是 否] 气微，宿萼味苦，果实味甘、微酸。

三、变质、污染 [有 无]

四、结论 [正品 假药 劣药 做其他检验]

五、清场

达标自测题：遮目识别夏枯草、锦灯笼。

相关知识：

1. 夏枯草为唇形科植物夏枯草 *Prunella vulgaris* L. 的干燥果穗。夏季果穗呈棕红色时采收，除去杂质，晒干。

2. 锦灯笼为茄科植物酸浆 *Physalis alkekengi* L. var. franchetii (Mast.) Makino 的干燥宿萼或带果实的宿萼。秋季果实成熟、宿萼呈红色或橙红色时采收，干燥。

柿蒂　　木蝴蝶

一、准备

二、查验性状

1. 柿蒂

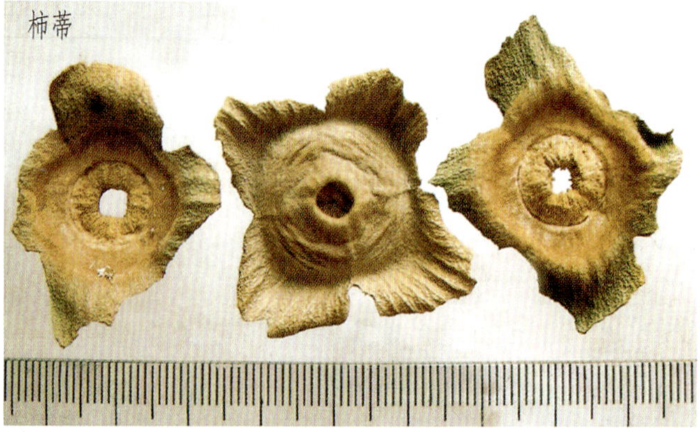

[是 否] **呈扁圆形，直径1.5～2.5cm。**

[是 否] **中央较厚，微隆起，有果实脱落后的圆形疤痕；**

[是 否] 边缘较薄，4裂，裂片多反卷，易碎。

[是 否] 基部有果梗或圆孔状的果梗痕。

[是 否] 外表面黄褐色或红棕色，内表面黄棕色，密被细绒毛。

[是 否] 质硬而脆。

[是 否] 气微，味涩。

2. 木蝴蝶

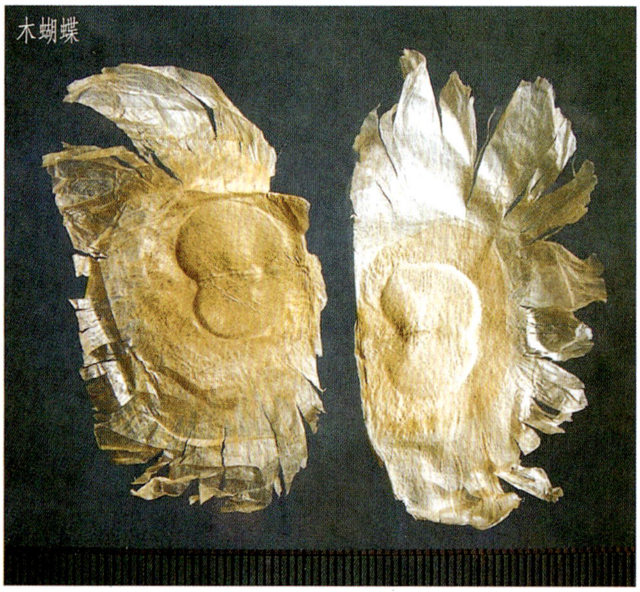

[是 否] **为蝶形薄片，除基部外三面延长成宽大菲薄的翅。**

[是 否] 长5～8cm，宽3.5～4.5cm。

[是 否] **表面浅黄白色，翅半透明，有绢丝样光泽；**

[是 否] 上有放射状纹理，边缘多破裂。

[是 否] 体轻，剥去种皮可见一层薄膜状的胚乳紧裹于子叶之外。

[是 否] 子叶2，蝶形，黄绿色或黄色，长径1～1.5cm。

[是 否] 气微，**味微苦。**

三、变质、污染 [有 无]

四、结论 [正品 假药 劣药 做其他检验]

五、清场

达标自测题：遮目识别柿蒂、木蝴蝶。

相关知识：

1. 柿蒂为柿树科植物柿 *Diospyros kaki* Thunb. 的干燥宿萼。冬季果实成熟时采摘，食用时收集，洗净，晒干。

2. 木蝴蝶为紫葳科植物木蝴蝶 *Oroxylum indicum* (L.) Vent. 的干燥成熟种子。秋、冬二季采收成熟果实，曝晒至果实开裂，取出种子，晒干。

桑椹　荜茇

一、准备

二、查验性状

1．桑椹

[是 否] **为聚花果，由多数小瘦果集合而成**，呈长圆形，长 1 ~ 2cm，直径 0.5 ~ 0.8cm。

[是 否] **黄棕色、棕红色至暗紫色**，有短果序梗。

[是 否] **小瘦果卵圆形，稍扁**，长约 2mm，宽约 1mm，外具肉质花被片 4 枚。

[是 否] 气微，**味微酸而甜**。

2．荜茇

[是 否] **呈圆柱形，稍弯曲，由多数小浆果集合而成**，

[是 否] 长 1.5 ~ 3.5cm，**直径 0.3 ~ 0.5cm**。

[是 否] **表面黑褐色或棕色，有斜向排列整齐的小突起**。

[是 否] 基部有果穗梗残存或脱落。

[是 否] 质硬而脆，易折断，断面不整齐，颗粒状。

[是 否] 小浆果球形，直径约 0.1cm。

[是 否] **有特异香气，味辛辣**。

三、变质、污染 [有 无]

四、荜茇杂质不得过 3% [超 否]

五、结论 [正品 假药 劣药 做其他检验]

六、清场

达标自测题：① 桑椹、覆盆子、荜茇分别由什么果实聚合而成？②遮目识别桑椹、覆盆子、荜茇药材。

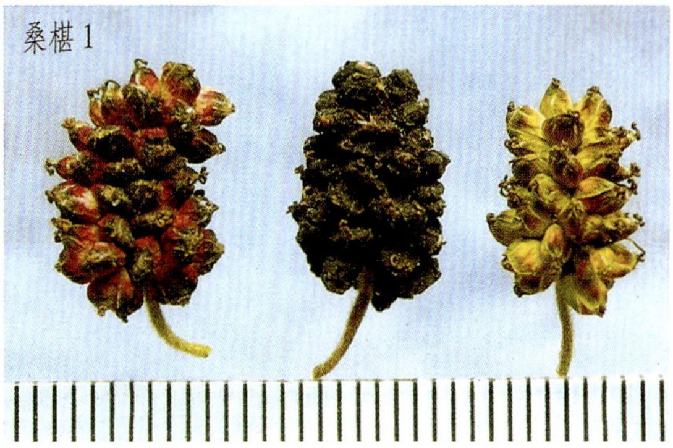

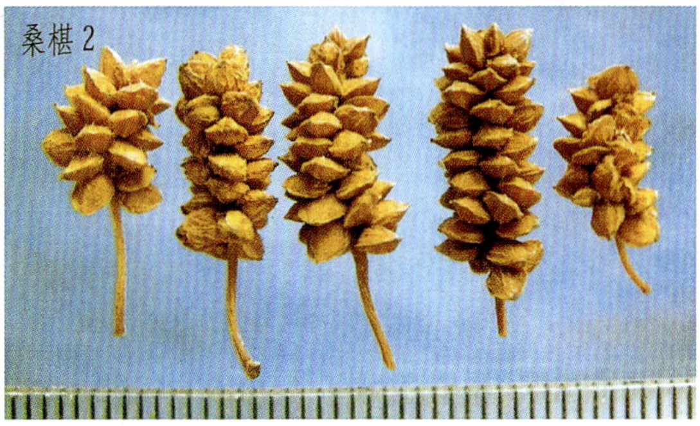

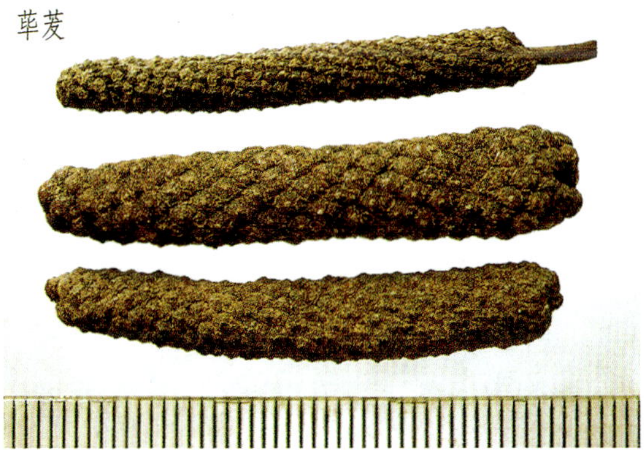

相关知识：

1．桑椹为桑科植物桑 *Morus alba* L. 的干燥果穗。4 ~ 6 月果实变红时采收，晒干，或略蒸后晒干。

2．荜茇为胡椒科植物荜茇 *Piper longum* L. 的干燥近成熟或成熟果穗。果穗由绿变黑时采收，除去杂质，晒干。

覆 盆 子

一、准备

二、查验性状

[是 否] 为聚合果，由多数小核果聚合而成。

[是 否] 呈圆锥形或扁圆锥形，高 0.6 ~ 1.3cm，直径 0.5 ~ 1.2cm。

[是 否] 表面黄绿色或淡棕色，顶端钝圆，基部中心凹入。

[是 否] 宿萼棕褐色，下有果梗痕。

[是 否] 小果易剥落，每个小果呈半月形，背面密被灰白色茸毛；

[是 否] 两侧有明显的网纹，腹部有突起的棱线。

[是 否] 体轻，质硬。

[是 否] 气微，味微酸涩。

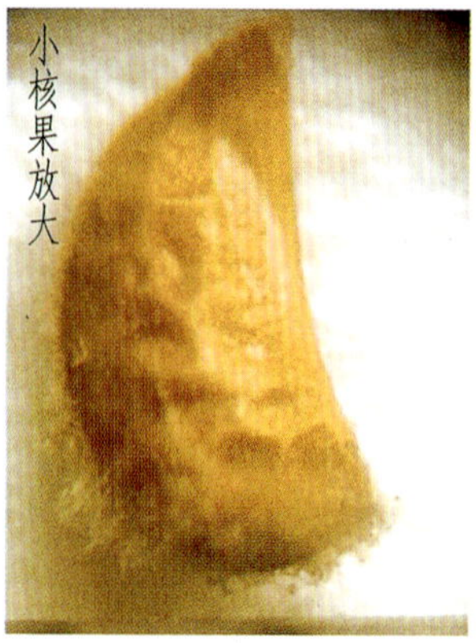

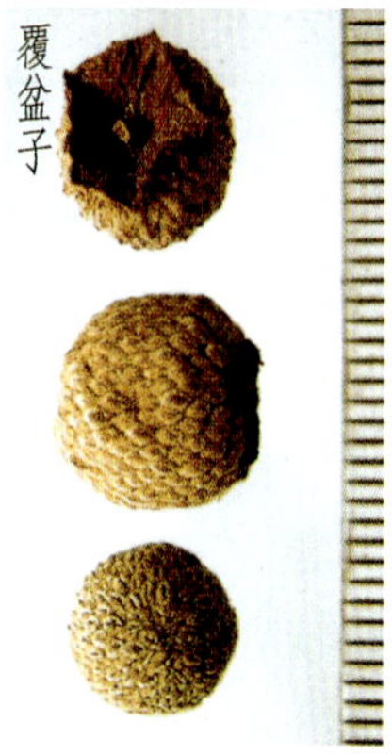

三、变质、污染 [有 无]

四、结论 [正品 假药 劣药 做其他检验]

五、清场

达标自测题：①覆盆子、桑椹、荜茇分别由什么果实聚合而成？②遮目识别覆盆子、桑椹、荜茇药材。

相关知识：

覆盆子为蔷薇科植物华东覆盆子 *Rubus chingii* Hu 的干燥果实。夏初果实由绿变绿黄时采收，除去梗、叶，置沸水中略烫或略蒸，取出，干燥。

第六章 草类中药

泽 兰

一、准备

二、查验性状

[是 否] **茎呈方柱形**，少分枝，四面均有浅纵沟。

[是 否] 长 50 ～ 100cm，直径 0.2 ～ 0.6cm。

[是 否] 表面黄绿色或带绿色，**节处紫色明显，有白色茸毛。**

[是 否] 质脆，**断面黄白色，髓部中空。**

[是 否] **叶对生**，有短柄。

[是 否] 叶片多皱缩，展平后呈披针形或长圆形，长 5 ～ 10cm；

[是 否] 上表面黑绿色，下表面灰绿色，密具腺点，两面均有短毛；

[是 否] **先端尖，边缘有锯齿。**

[是 否] 花簇生叶腋成轮状，花冠多脱落，苞片及花萼宿存，黄褐色。

[是 否] **气微，味淡。**

泽兰饮片 1

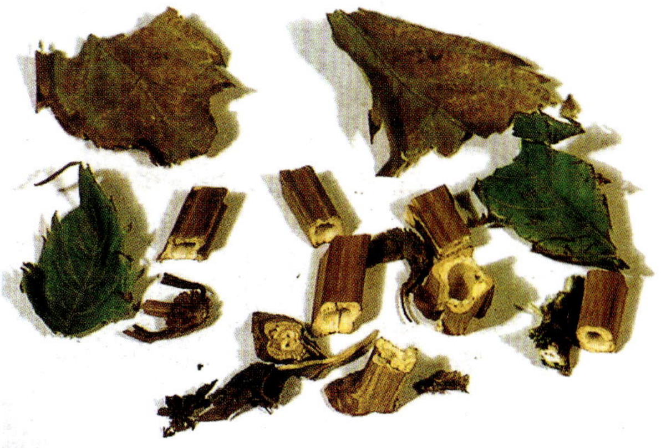

泽兰饮片 2

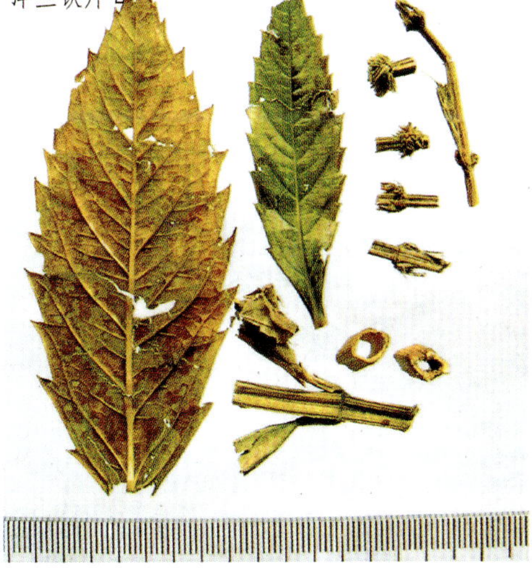

泽兰

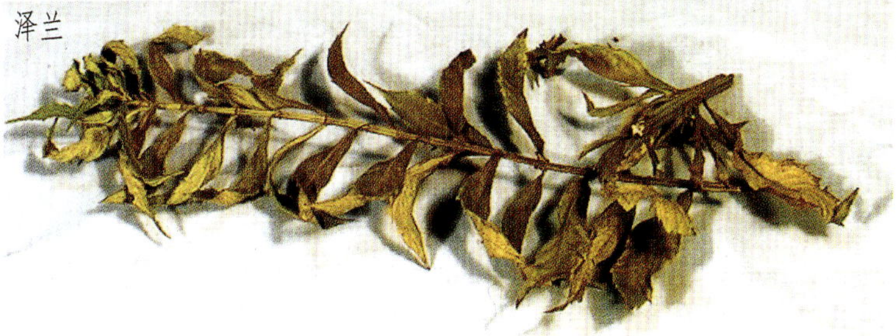

三、变质、污染 [有 无]

四、结论 [正品 假药 劣药 做其他检验]

五、清场

达标自测题：①遮目识别泽兰、薄荷。②说出泽兰饮片与薄荷饮片的鉴别要点（最少 3 点）。③说出泽兰与佩兰的鉴别要点（最少 3 点）。

相关知识：

泽兰为唇形科植物毛叶地瓜儿苗 *Lycopus lucidus Turcz. var.hirtus* Regel 的干燥地上部分。夏、秋二季茎叶茂盛时采割，晒干。

薄 荷

一、准备

二、查验性状

[是 否] **茎呈方柱形，有对生分枝**，长 15 ~ 40cm，直径 0.2 ~ 0.4cm。

[是 否] **表面紫棕色或淡绿色**，棱角处具茸毛，节间长 2 ~ 5cm。

[是 否] 质脆，**断面白色，髓部中空**。

[是 否] 叶对生，有短柄；

[是 否] 叶片皱缩卷曲，完整者展平后呈宽披针形、长椭圆形或卵形；

[是 否] 长 2 ~ 7cm，宽 1 ~ 3cm；

[是 否] 上表面深绿色，**下表面灰绿色，稀被茸毛，有凹点状腺鳞**（药典规定其叶不得少于 30%）。

[是 否] 轮伞花序腋生，花萼钟状，先端 5 齿裂。

[是 否] 花冠淡紫色；

[是 否] **揉搓后有特殊清凉香气，味辛凉**。

三、变质、污染 [有 无]

四、结论 [正品 假药 劣药 做其他检验]

五、清场

达标自测题：①遮目识别薄荷、泽兰。②说出薄荷饮片与泽兰饮片的鉴别要点（最少 3 点）。

相关知识：

薄荷为唇形科植物薄荷 *Mentha haplocalyx* Briq. 的干燥地上部分。夏、秋二季茎叶茂盛或花开至三轮时，选晴天，分次采割，晒干或阴干。

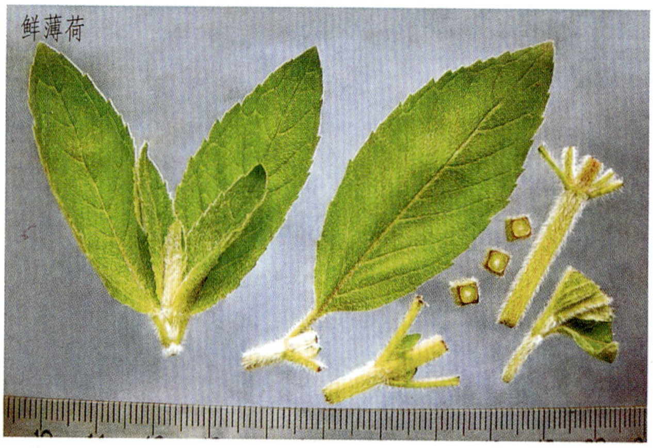

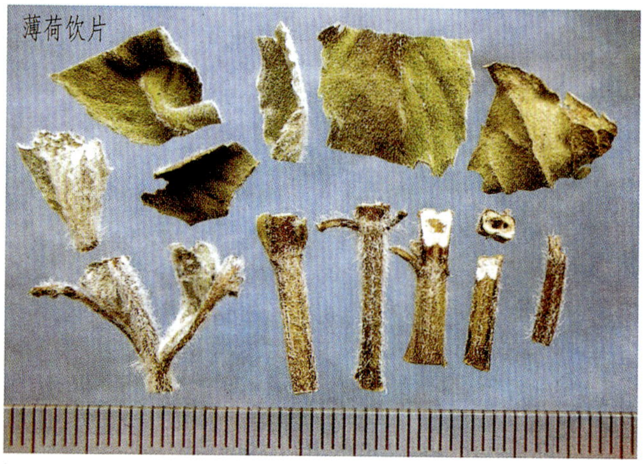

半 枝 莲

一、准备

二、查验性状

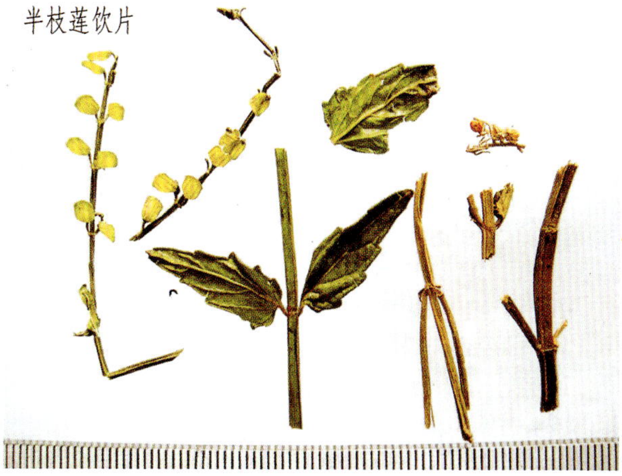

[是 否] 全体长 15 ～ 35cm，无毛或花轴上疏被毛。

[是 否] 根纤细。

[是 否] **茎丛生**，较细，**方柱形**；表面暗紫色或棕绿色。

[是 否] 叶对生，有短柄；叶片多皱缩，**展平后呈三角状卵形或披针形**；

[是 否] **长 1.5 ～ 3cm，宽 0.5 ～ 1cm**。

[是 否] 先端钝，基部宽楔形，**全缘或有少数不明显的钝齿**。

[是 否] 上表面暗绿色，下表面灰绿色。

[是 否] **花单生于茎枝上部叶腋**，花萼裂片钝或较圆。

[是 否] 花冠二唇形，棕黄色或浅蓝紫色，长约 1.2cm，被毛。

[是 否] **果实扁球形，浅棕色**。

[是 否] **气微，味微苦**。

三、变质、污染 [有 无]

四、结论 [正品 假药 劣药 做其他检验]

五、清场

达标自测题：①说出半枝莲与香薷的鉴别要点（最少 3 点）。②半枝莲与半边莲如何鉴别。

相关知识：

半枝莲为唇形科植物半枝莲 *Scutellaria barbata* D. Don 的干燥全草。夏、秋二季茎叶茂盛时采挖，洗净，晒干。

香　薷

一、准备

二、查验性状

1. 青香薷

[是　否] 全体长 30 ~ 50cm，基部紫红色，上部黄绿色或淡黄色，**密被白色茸毛。**

[是　否] **茎方柱形**，基部类圆形，**直径 1 ~ 2mm。**

[是　否] 节明显，节间长 4 ~ 7cm；质脆，易折断。

[是　否] 叶对生，多皱缩或脱落，叶片展平后呈长卵形或披针形。

[是　否] 暗绿色或黄绿色，边缘有 3 ~ 5 疏浅锯齿。

[是　否] **穗状花序顶生**及腋生，苞片圆卵形或圆倒卵形，脱落或残存；

[是　否] **花萼宿存，钟状，淡紫红色或灰绿色**，先端 5 裂，密被茸毛。

[是　否] 小坚果 4，直径 0.7 ~ 1.1mm，**近圆球形，具网纹。**

[是　否] **气清香而浓**，味微辛而凉。

2. 江香薷（与青香薷性状不同点）。

[是　否] 全体长 55 ~ 66cm，表面黄绿色，质较柔软。

[是　否] 叶边缘有 5 ~ 9 疏浅锯齿。

[是　否] **果实直径 0.9 ~ 1.4mm，表面具疏网纹。**

三、变质、污染 [有　无]

四、结论 [正品　假药　劣药　做其他检验]

五、清场

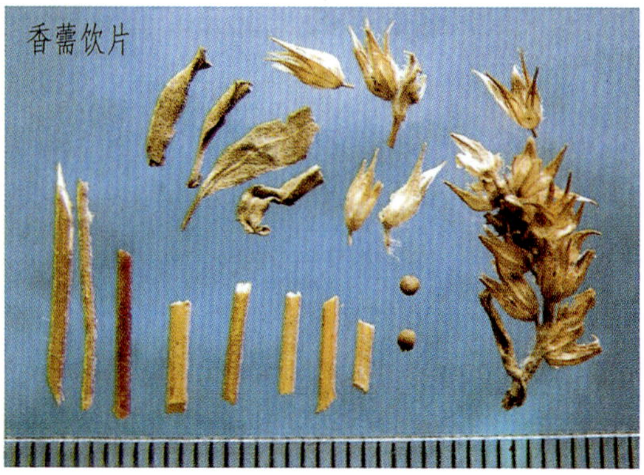
香薷饮片

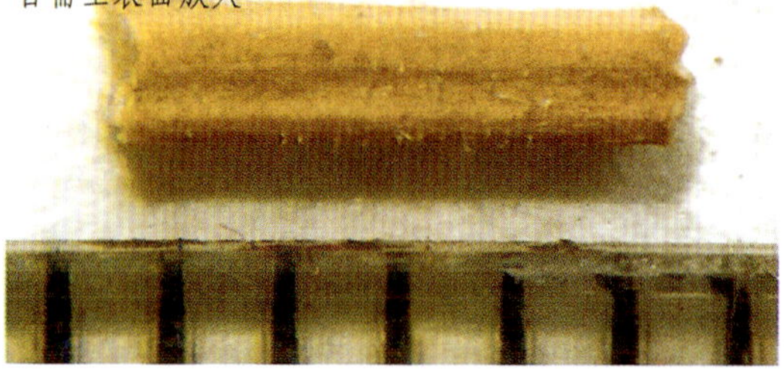
香薷茎表面放大

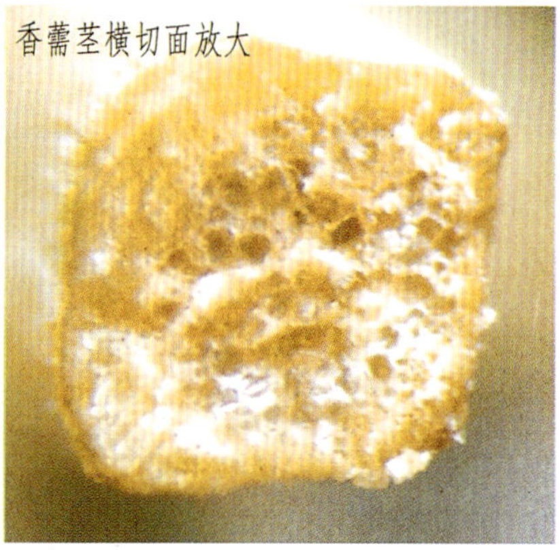
香薷茎横切面放大

达标自测题：①说出香薷与半枝莲的鉴别要点（最少 3 点）。②香薷与广藿香如何鉴别。

相关知识：

香薷为唇形科植物石香薷 *Mosla chinensis* Maxim. 或江香薷 *Mosla chinensis* 'Jiangxiangru' 的干燥地上部分。前者习称“青香薷”，后者习称“江香薷”。夏季茎叶茂盛、花盛时择晴天采割，除去杂质，阴干。

马 鞭 草

一、准备

二、查验性状

[是 否] **茎呈方柱形**，多分枝，四面有纵沟，长 0.5 ～ 1m。

[是 否] **表面绿褐色**，粗糙。

[是 否] 质硬而脆，**断面有髓或中空**。

[是 否] 叶对生，皱缩，多破碎，绿褐色；

[是 否] **完整者展平后叶片 3 深裂，边缘有锯齿**。

[是 否] **穗状花序细长，有小花多数**。

[是 否] **气微，味苦**。

三、变质、污染 [有 无]

四、结论 [正品 假药 劣药 做其他检验]

五、清场

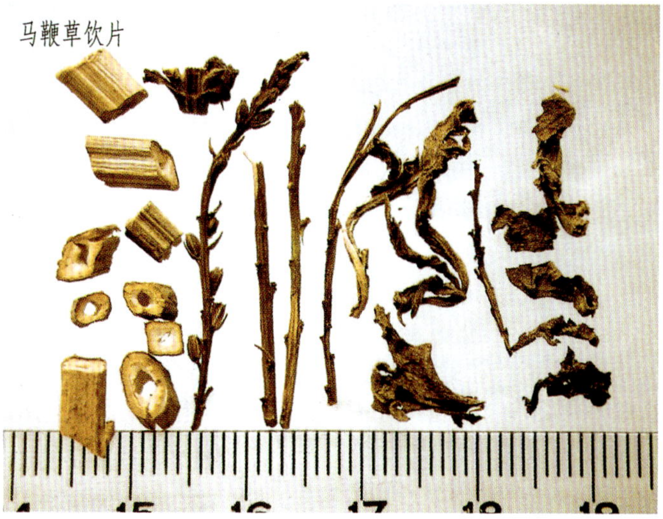

达标自测题：①遮目识别马鞭草、穿心莲。②找出马鞭草与仙鹤草的鉴别要点(最少 3 点)。

相关知识：

马鞭草为马鞭草科植物马鞭草 *Verbena officinalis* L. 的干燥地上部分。6 ～ 8 月花开时采割，除去杂质，晒干。

穿 心 莲

一、准备

二、查验性状

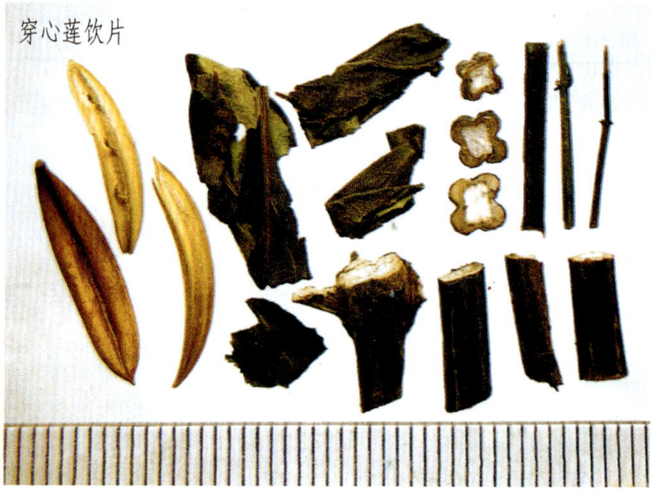

［是 否］ **茎呈方柱形**，多分枝，长 50 ~ 70cm，**节稍膨大**。

［是 否］ 质脆，易折断。**断面中部有髓**。

［是 否］ 单叶对生，叶柄短或近无柄。

［是 否］ 叶片皱缩、易碎，完整者展开后呈披针形或卵状披针形。

［是 否］ 长 3 ~ 12cm，宽 2 ~ 5cm。

［是 否］ 先端渐尖，基部楔形下延，全缘或波状。

［是 否］ **上表面绿色，下表面灰绿色**，两面光滑（药典规定，其叶不得少于 30%）。

［是 否］ 气微，**味极苦**。

三、变质、污染［有 无］

四、结论［正品 假药 劣药 做其他检验］

五、清场

达标自测题：①遮目识别穿心莲、马鞭草。②找出穿心莲与马鞭草的鉴别要点（最少 3 点）。

相关知识：

穿心莲为爵床科植物穿心莲 *Andrographis paniculata* (Burm. f.) Nees 的干燥地上部分。秋初茎叶茂盛时采割，晒干。

紫 苏 梗

一、准备

二、查验性状

[是 否] **呈方柱形，四棱钝圆**，长短不一，直径 0.5 ~ 1.5cm。

[是 否] **表面紫棕色或暗紫色**，四面有纵沟及细纵纹。

[是 否] 节部稍膨大，有对生的枝痕和叶痕。

[是 否] 体轻，质硬，**断面裂片状**。

[是 否] 切片厚 2 ~ 5mm，**常呈斜长方形**。

[是 否] **木部黄白色，射线细密，呈放射状，髓部白色，疏松或脱落**。

[是 否] 气微香，**味淡**。

三、变质、污染 [有 无]

四、结论 [正品 假药 劣药 做其他检验]

五、清场

达标自测题①找出紫苏梗和荆芥的鉴别要点（最少 3 点）。②说出紫苏梗与穿心莲的鉴别要点（最少 3 点）。

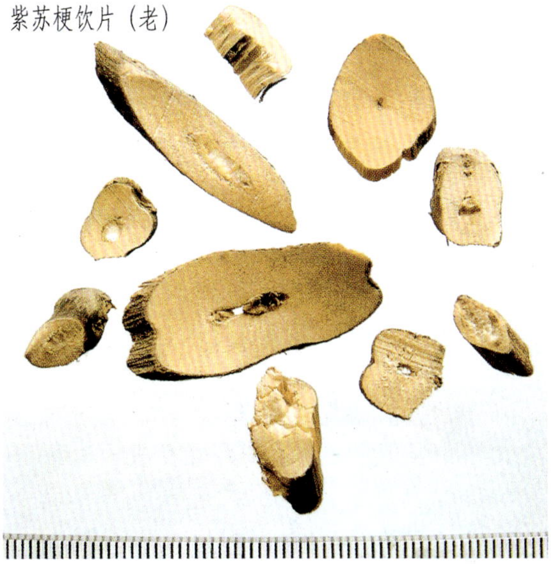

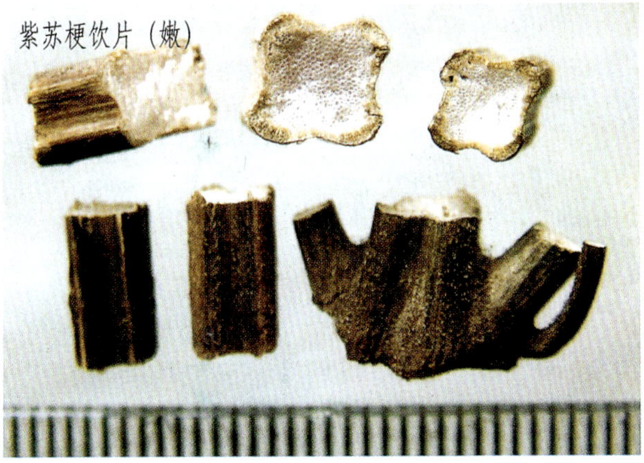

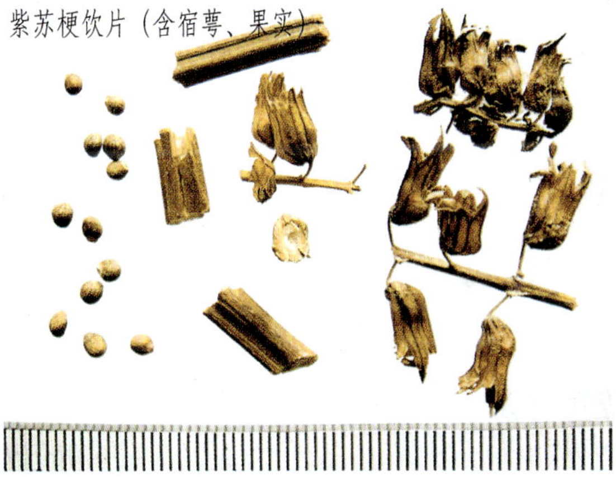

相关知识：

紫苏梗为唇形科植物紫苏 *Perilla frutescens* (L.) Britt. 的干燥茎。秋季果实成熟后采割，除去杂质，晒干，或趁鲜切片，晒干。

荆芥　荆芥穗

一、准备

二、查验性状

1．荆芥

[是　否]　**茎呈方柱形，上部有分枝**，长 50 ~ 80cm，直径 0.2 ~ 0.4cm。

[是　否]　表面淡黄绿色或淡紫红色，被短柔毛。

[是　否]　体轻，质脆，**断面类白色**。

[是　否]　叶对生，多已脱落，**叶片 3 ~ 5 羽状分裂**，裂片细长。

[是　否]　**穗状轮伞花序顶生，长 2 ~ 9cm**，直径约 0.7cm。

[是　否]　花冠多脱落，宿萼钟状，先端 5 齿裂。

[是　否]　淡棕色或黄绿色，**被短柔毛**。

[是　否]　**小坚果棕黑色**。

[是　否]　**气芳香**，**味微涩而辛凉**。

2．荆芥穗性状。

[是　否]　**穗状轮伞花序呈圆柱形，长 3 ~ 15cm**，直径约 0.7cm。

[是　否]　花冠多脱落，**宿萼黄绿色**，**钟状**，**质脆易碎**。

[是　否]　**内有棕黑色小坚果**。

[是　否]　**气芳香**，味微涩而辛凉。

三、变质、污染[有　无]

四、结论[正品　假药　劣药　做其他检验]

五、清场

达标自测题：①找出荆芥和紫苏梗的鉴别要点（最少 3 点）。②挑拣分开混在一起的荆芥穗、夏枯草。

荆芥饮片（茎）

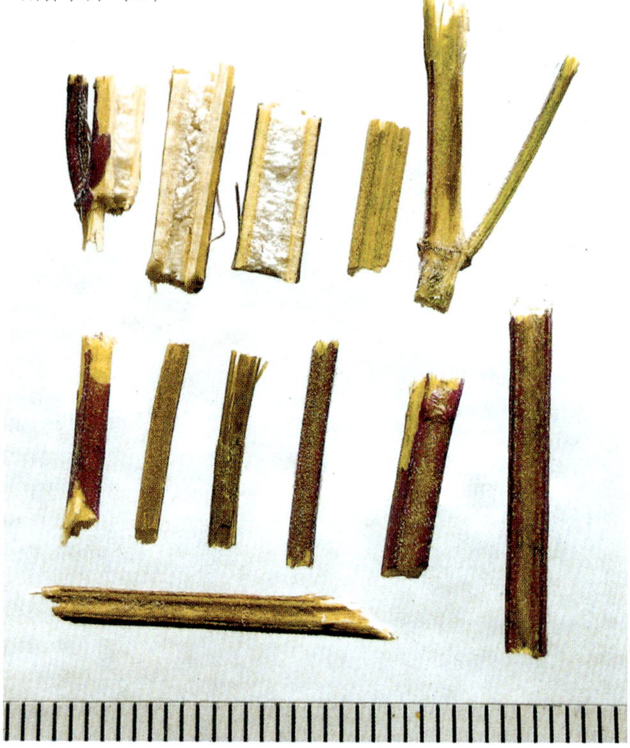

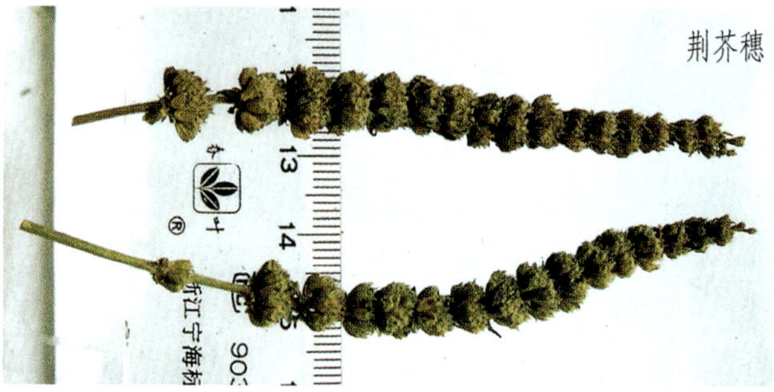

荆芥穗

相关知识：

1．荆芥为唇形科植物荆芥 *Schizonepeta tenuifolia* Briq. 的干燥地上部分。夏、秋二季花开到顶、穗绿时采割，除去杂质，晒干。

2．荆芥穗为唇形科植物荆芥 *Schizonepeta tenuifolia* Briq. 的干燥花穗。夏、秋二季花开到顶、穗绿时采割，除去杂质，晒干。

广 藿 香

一、准备

二、查验性状

[是 否] **茎略呈方柱形**，多分枝，枝条稍曲折。

[是 否] 长30～60cm，直径0.2～0.7cm；**表面被柔毛。**

[是 否] 质脆，易折断，**断面中部有髓。**

[是 否] 老茎类圆柱形，直径1～1.2cm，**被灰褐色栓皮。**

[是 否] 叶对生，皱缩成团，**展平后叶片呈卵形或椭圆形；**

[是 否] 长4～9cm，宽3～7cm；**两面均被灰白色茸毛。**

[是 否] 先端短尖或钝圆，基部楔形或钝圆，边缘具大小不规则的钝齿。

[是 否] 叶柄细，长2～5cm，被柔毛(药典规定，其叶不得少于20%)。

[是 否] **气香特异，味微苦。**

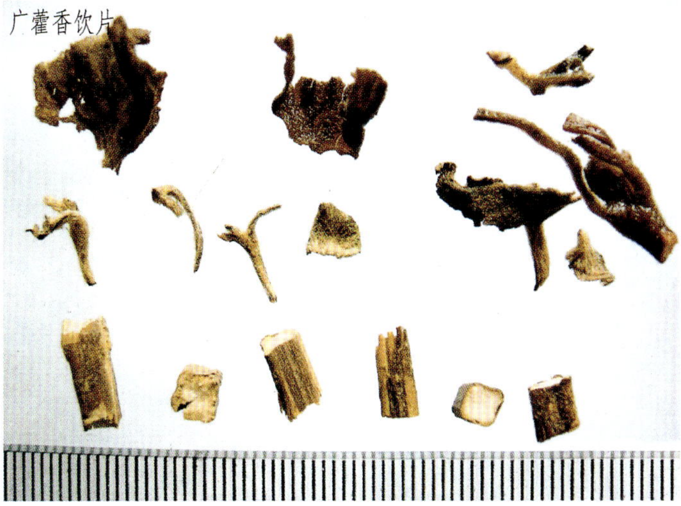

三、变质、污染[有 无]

四、广藿香杂质不得过2%[超 否]

五、结论[正品 假药 劣药 做其他检验]

六、清场

达标自测题：①遮目识别广藿香、益母草。②找出广藿香和益母草的鉴别要点（最少3点）。

相关知识：

广藿香为唇形科植物广藿香 *Pogostemon cablin* (Blanco) Benth. 的干燥地上部分。枝叶茂盛时采割，日晒夜闷，反复至干。

益　母　草

一、准备

二、查验性状

1. 鲜益母草

[是　否]　**幼苗期无茎，基生叶圆心形**，5 ~ 9 浅裂，每裂片有 2 ~ 3 钝齿。

[是　否]　花前期**茎呈方柱形**，上部多分枝，四面凹下成纵沟。

[是　否]　长 30 ~ 60cm，直径 0.2 ~ 0.5cm；

[是　否]　**表面青绿色**；质鲜嫩，**断面中部有髓**。

[是　否]　叶交互对生，有柄；叶片青绿色，质鲜嫩；

[是　否]　揉之有汁；**下部茎生叶掌状 3 裂，上部叶羽状深裂**。

[是　否]　或浅裂成 3 片，裂片全缘或具少数锯齿。

[是　否]　**气微，味微苦**；

2. 干益母草（与鲜益母草性状不同点）

[是　否]　**茎表面灰绿色或黄绿色**；体轻，质韧，**断面中部有髓**。

[是　否]　叶片灰绿色，多皱缩、破碎，易脱落。

[是　否]　**轮伞花序腋生**，小花淡紫色，**花萼筒状**，花冠二唇形。

[是　否]　切段者长约 2cm。

三、变质、污染 [有　无]

四、结论 [正品　假药　劣药　做其他检验]

五、清场

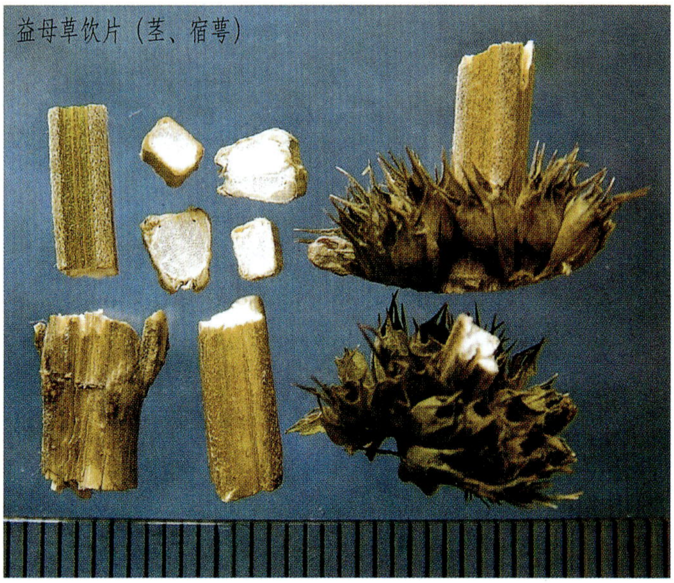
益母草饮片（茎、宿萼）

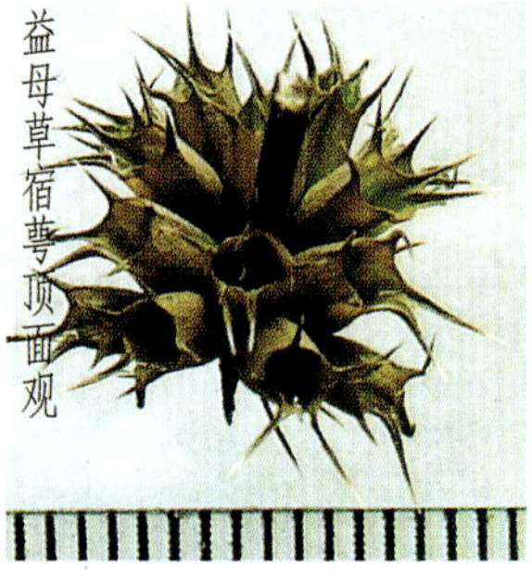
益母草宿萼顶面观

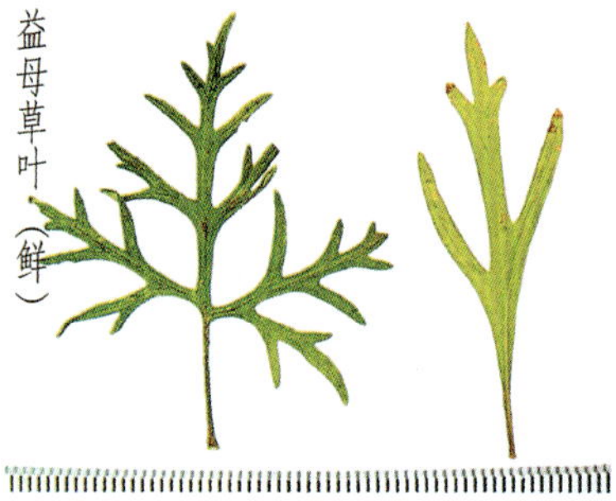
益母草叶（鲜）

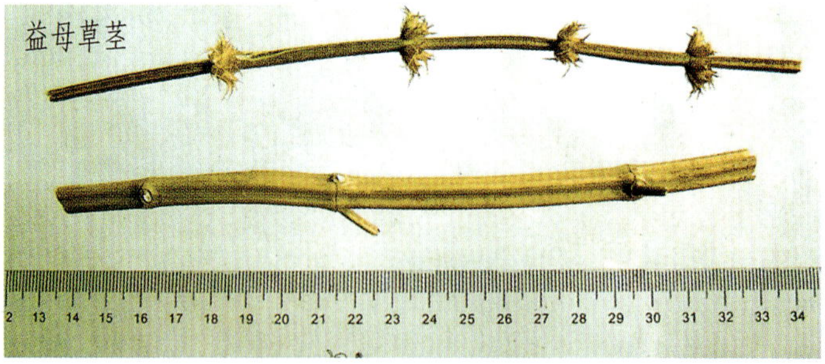
益母草茎

达标自测题：①遮目识别益母草、广藿香。②找出益母草和广藿香的鉴别要点（最少 3 点）。

相关知识：

益母草为唇形科植物益母草 *Leonurus japonicus* Houtt. 的新鲜或干燥地上部分。鲜品春季幼苗期至初夏花前期采割；干品夏季茎叶茂盛、花未开或初开时采割，晒干，或切段晒干。

鱼 腥 草

一、准备

二、查验性状

1. 鲜鱼腥草

鱼腥草

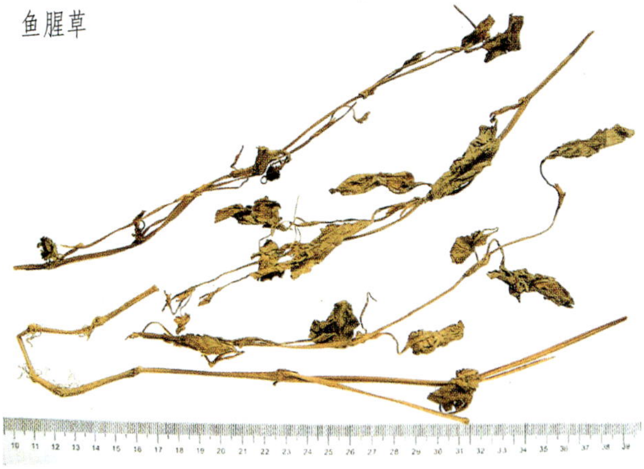

[是 否] **茎呈圆柱形**,长 20 ~ 45cm,直径 0.25 ~ 0.45cm。

[是 否] 上部绿色或紫红色,下部白色,**节明显**;

[是 否] **下部节上生有须根**,无毛或被疏毛。

[是 否] 叶互生,**叶片心形**,长 3 ~ 10cm,宽 3 ~ 11cm;先端渐尖;

[是 否] 全缘;**上表面绿色,密生腺点,下表面常呈紫红色。**

[是 否] 叶柄细长,**基部与托叶合生成鞘状。穗状花序顶生。**

[是 否] **具鱼腥气,味涩。**

2. 干鱼腥草(与鲜鱼腥草性状不同点)

[是 否] **茎呈扁圆柱形**,扭曲,**表面棕黄色,具纵棱数条。**

[是 否] 质脆,易折断。叶片卷折皱缩,**展平后呈心形。**

[是 否] 上表面暗黄绿色至暗棕色,下表面灰绿色或灰棕色。

[是 否] **穗状花序黄棕色。**

鱼腥草(叶)

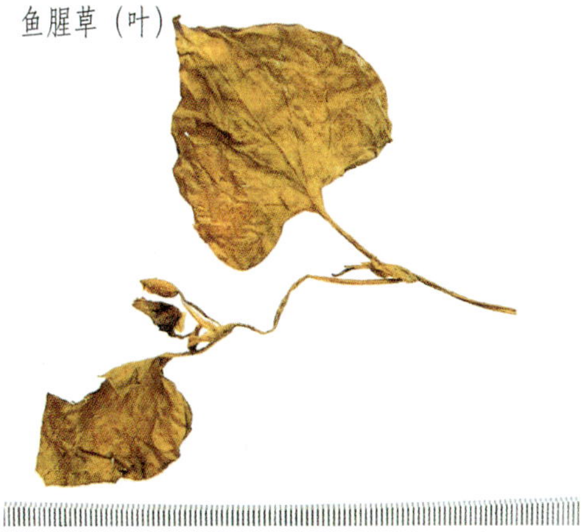

鱼腥草饮片(茎、花序)

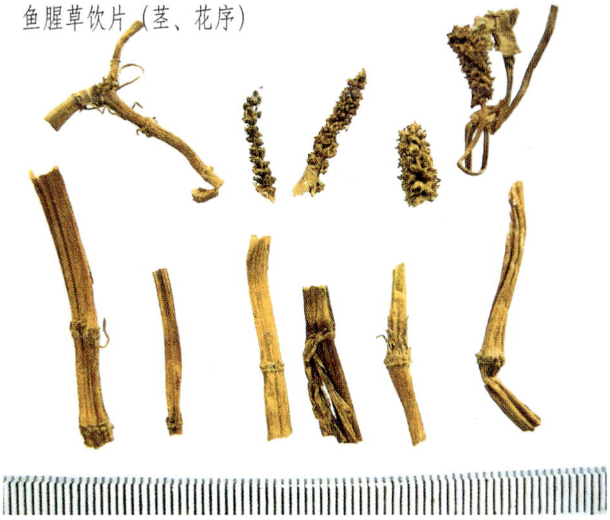

三、变质、污染[有 无]

四、结论[正品 假药 劣药 做其他检验]

五、清场

达标自测题:①快速识别鱼腥草、淫羊藿和鹿衔草。②找出干鱼腥草与鹿衔草的鉴别要点(最少 3 点)。

相关知识:

鱼腥草为三白草科植物蕺菜 *Houttuynia cordata* Thunb. 的干燥地上部分。夏季茎叶茂盛花穗多时采割,除去杂质,晒干。

仙　鹤　草

一、准备

二、查验性状

[是　否] 全体长 50 ~ 100cm，**被白色柔毛**。

[是　否] **茎下部圆柱形**，直径 4 ~ 6mm，红棕色。

[是　否] **上部方柱形**，四面略凹陷，**绿褐色**，**有纵沟及棱线**，**有节**。

[是　否] 体轻，质硬，易折断，断面中空。

[是　否] 单数羽状复叶互生，暗绿色，皱缩卷曲；质脆，易碎；

[是　否] **叶片有大小 2 种**，**相间生于叶轴上**，顶端小叶较大。

[是　否] **完整小叶片展平后呈卵形或长椭圆形**，**先端尖**，**基部楔形**。

[是　否] 边缘有锯齿；托叶 2，抱茎，斜卵形。

[是　否] 总状花序细长，花萼下部呈筒状；

[是　否] **萼筒上部有钩刺**，先端 5 裂，花瓣黄色。

[是　否] **气微**，味微苦。

三、变质、污染 [有　无]

四、结论 [正品　假药　劣药　做其他检验]

五、清场

达标自测题：①找出仙鹤草的老茎、嫩茎、果实。②找出仙鹤草与马鞭草的鉴别要点(最少 3 点)。

相关知识：

仙鹤草为蔷薇科植物龙牙草 *Agrimonia pilosa* Ledeb. 的干燥地上部分。夏、秋二季茎叶茂盛时采割，除去杂质，干燥。

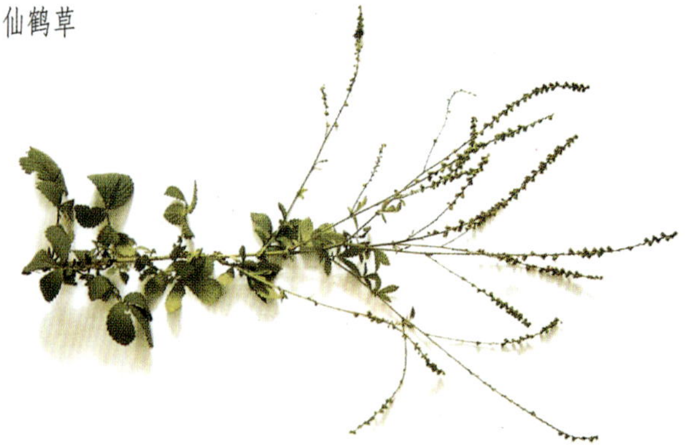

仙鹤草

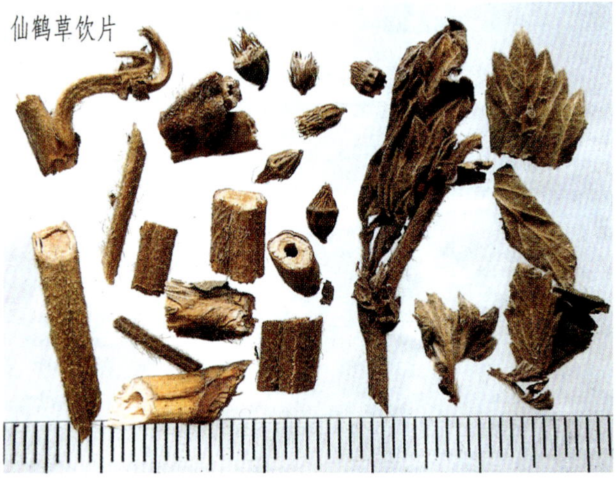

仙鹤草饮片

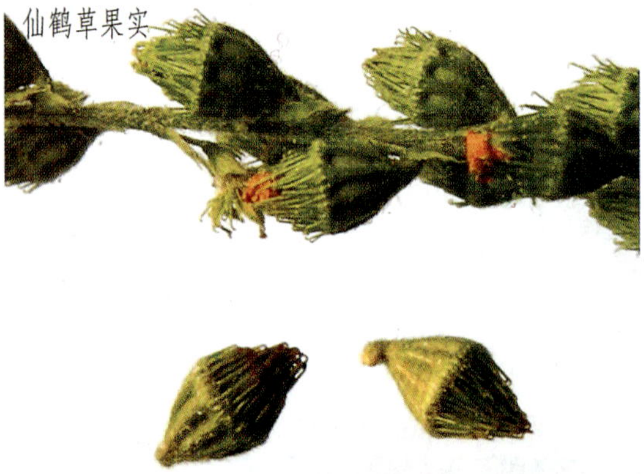

仙鹤草果实

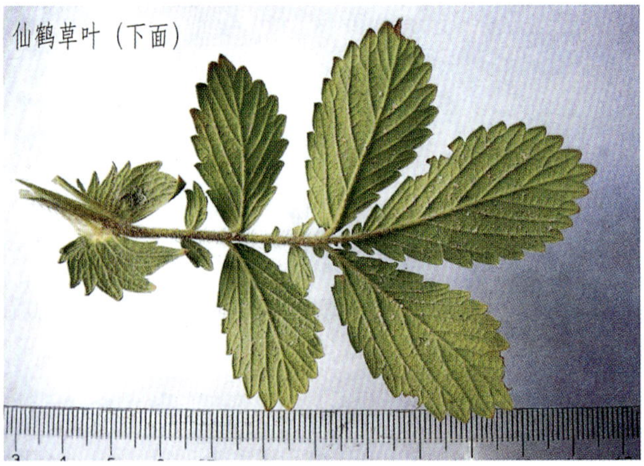

仙鹤草叶（下面）

老 鹳 草

一、准备

二、查验性状

1. 长嘴老鹳草

[是 否] 茎长 30 ~ 50cm，直径 0.3 ~ 0.7cm，多分枝，**节膨大**。

[是 否] 表面灰绿色或带紫色，**有纵沟纹及稀疏茸毛**。

[是 否] 质脆，断面黄白色，**有的中空**。

[是 否] 叶对生，具细长叶柄；叶片卷曲皱缩，质脆易碎；

[是 否] 完整者为二回羽状深裂，裂片披针线形。

[是 否] **果实长圆形，长 0.5 ~ 1cm。宿存花柱长 2.5 ~ 4cm，形似鹳喙。**

[是 否] 有的裂成 5 瓣，呈螺旋形卷曲。

[是 否] 无臭，味淡。

2. 短嘴老鹳草（与长嘴老鹳草性状不同点）

[是 否] 茎较细，略短。叶片圆形，3 或 5 深裂，裂片较宽，边缘具缺刻。

[是 否] **果实球形**，长 0.3 ~ 0.5cm。**花柱长 1 ~ 1.5cm，**

[是 否] **有的 5 裂向上卷曲呈伞形。**

[是 否] 野老鹳草叶片掌状 5 ~ 7 深裂，裂片条形，每裂片又 3 ~ 5 深裂。

三、变质、污染 [有 无]

四、老鹳草杂质不得过 2% [超 否]

五、结论 [正品 假药 劣药 做其他检验]

六、清场

达标自测题：找出长嘴老鹳草、短嘴老鹳草的鉴别要点，并鉴别药材标本。

相关知识：

老鹳草为牻牛儿苗科植物牻牛儿苗 *Erodium stephanianum* Willd.、老鹳草 *Geanium Wilfordii* Maxim. 或野老鹳草 *Geranium carolinianum* L. 的干燥地上部分，前者习称“长嘴老鹳草”，后两者习称“短嘴老鹳草”，夏、秋二季果实近成熟时采割，捆成把，晒干。

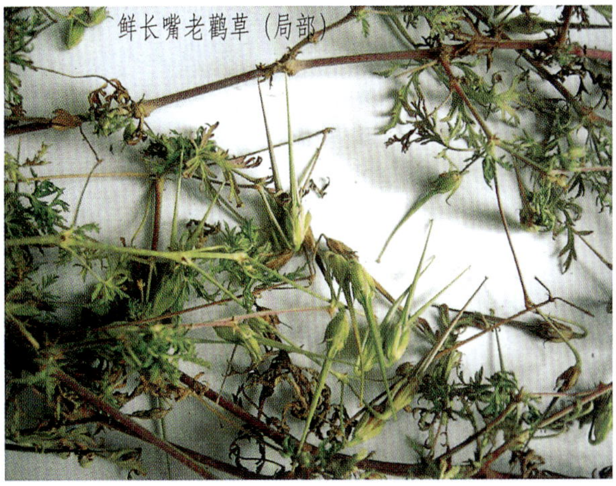

鲜长嘴老鹳草（局部）

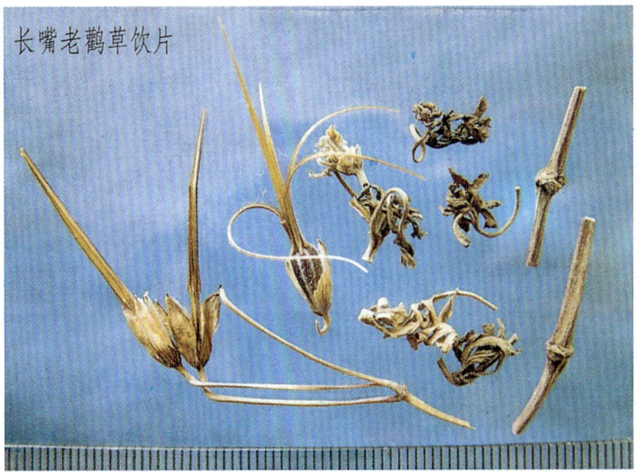

长嘴老鹳草饮片

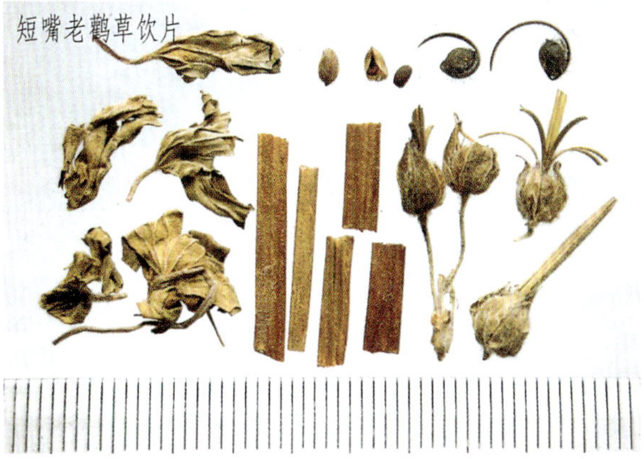

短嘴老鹳草饮片

广 金 钱 草

一、准备

二、查验性状

[是 否] 茎呈圆柱形，长可达 1m，**密被黄色伸展的短柔毛。**

[是 否] 质稍脆，**断面中部有髓。**

[是 否] 叶互生，小叶 1 或 3，**圆形或矩圆形，直径 2 ~ 4cm。**

[是 否] **先端微凹，基部心形或钝圆，全缘；**

[是 否] 上表面黄绿色或灰绿色，**无毛；**

[是 否] **下表面具灰白色紧贴的绒毛，侧脉羽状；**叶柄长 1 ~ 2cm。

[是 否] 托叶 1 对，披针形，长约 0.8cm。

[是 否] 气微香，味微甘。

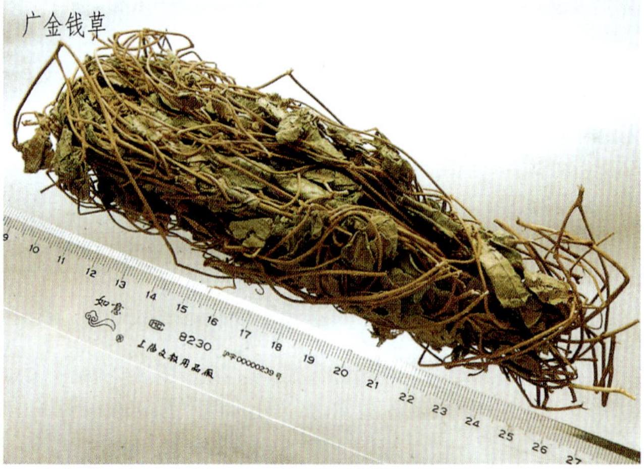

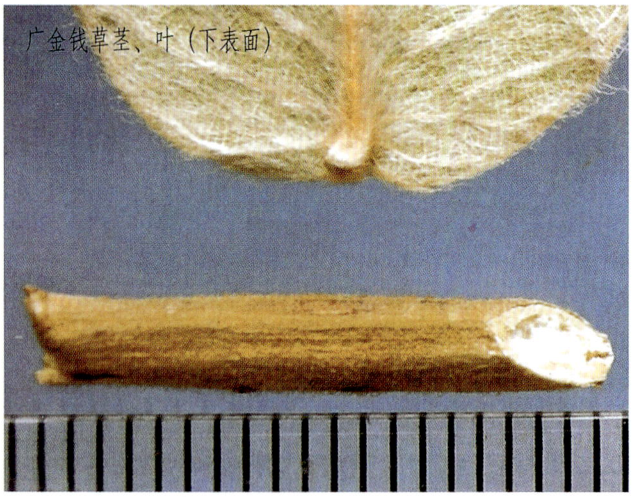

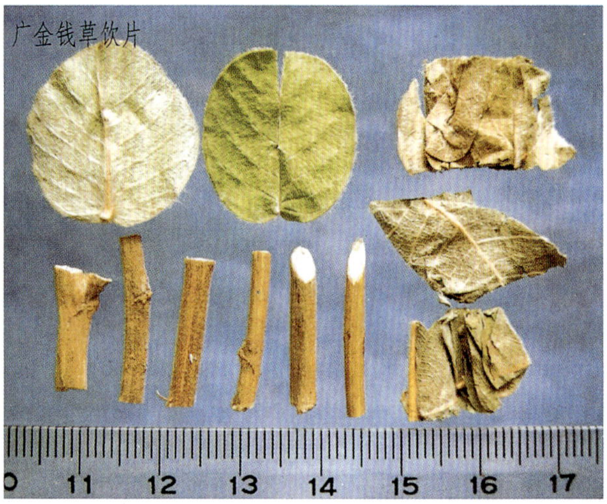

三、变质、污染 [有 无]

四、结论 [正品 假药 劣药 做其他检验]

五、清场

达标自测题：①照样品画广金钱草叶的图。 ②找出广金钱草、金钱草的鉴别要点（最少 3 点）。

相关知识：

广金钱草为豆科植物广金钱草 *Desmodium styracifolium* (Osh.) Merr. 的干燥地上部分。夏、秋二季采割，除去杂质，晒干。

金 钱 草

一、准备

二、查验性状

[是 否] 常缠结成团，无毛或被疏柔毛。

[是 否] 茎扭曲，表面棕色或暗棕红色，有纵纹。

[是 否] 下部茎节上有时具须根，断面实心。

[是 否] **叶对生，多皱缩，展平后呈宽卵形或心形，**

[是 否] **长 1 ～ 4cm；宽 1 ～ 5cm，基部微凹，全缘；**

[是 否] 上表面灰绿色或棕褐色，下表面色较浅，

[是 否] **主脉明显突起，用水浸后对光透视可见黑色或褐色条纹。**

[是 否] **叶柄长 1 ～ 4cm。**

[是 否] 有的带花，花黄色，**单生叶腋**，具长梗。

[是 否] 蒴果球形。

[是 否] 气微，味淡。

金钱草

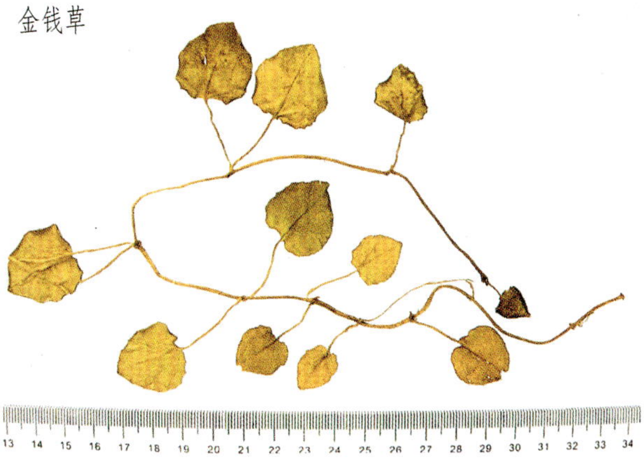

金钱草叶

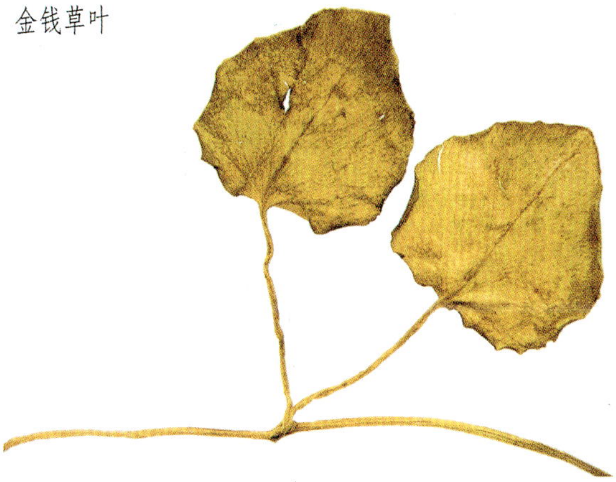

金钱草饮片

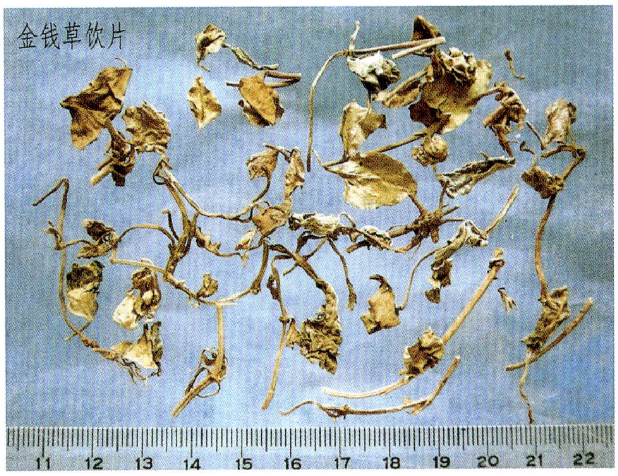

三、变质、污染[有 无]

四、金钱草杂质不得过 8%[超 否]

五、结论[正品 假药 劣药 做其他检验]

六、清场

达标自测题：①照样品画金钱草叶的图。②找出金钱草、广金钱草的鉴别要点（最少 3 点）。

相关知识：

金钱草为报春花科植物过路黄 *Lysimachia christinae* hance 的干燥全草。夏、秋二季采收，除去杂质，晒干。

马 齿 苋

一、准备

二、查验性状

[是 否] 多皱缩卷曲，常结成团。

[是 否] 茎圆柱形，长可达 30cm，直径 0.1 ~ 0.2cm。

[是 否] 表面黄褐色，**有明显纵沟纹。**

[是 否] 叶对生或互生，易破碎，**完整叶片倒卵形；**

[是 否] 长 1 ~ 2.5cm，宽 0.5 ~ 1.5cm；

[是 否] 绿褐色，先端钝平或微缺，全缘。

[是 否] 花小，3 ~ 5 朵生于枝端，花瓣 5，黄色。

[是 否] **蒴果圆锥形**，长约 5mm，**内含多数细小种子。**

[是 否] 气微，味微酸。

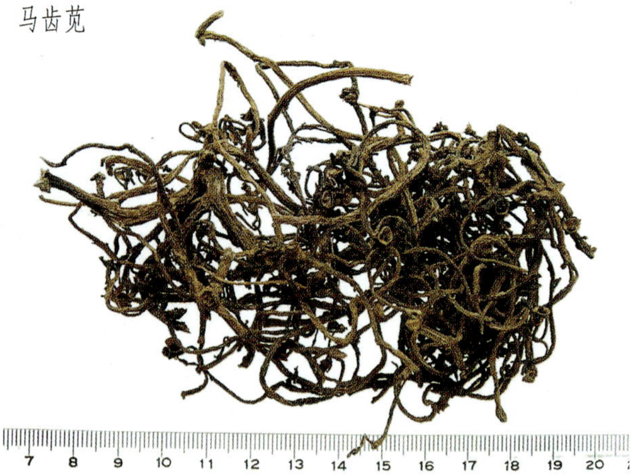

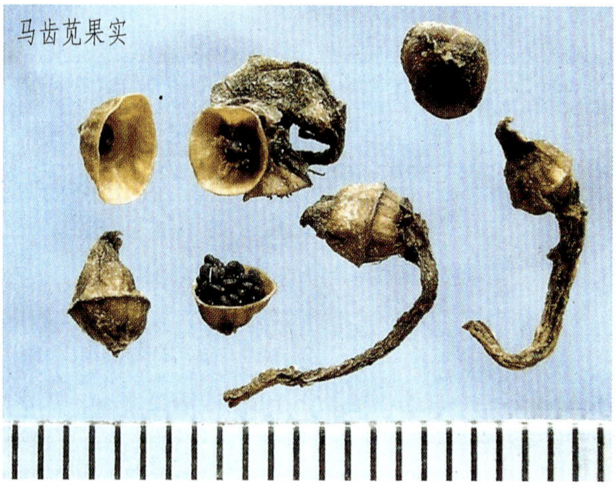

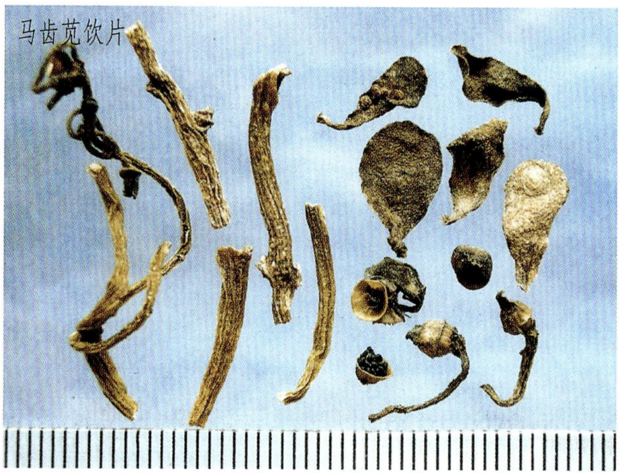

三、变质、污染 [有 无]

四、结论 [正品 假药 劣药 做其他检验]

五、清场

达标自测题：说出马齿苋和垂盆草的鉴别要点（最少 3 点）。

相关知识：

马齿苋为马齿苋科植物马齿苋 *Portulaca oleracea* L. 的干燥地上部分。夏、秋二季采收，除去残根及杂质，洗净，略蒸或烫后晒干。

垂盆草　　半边莲

一、准备

二、查验性状

1. 垂盆草

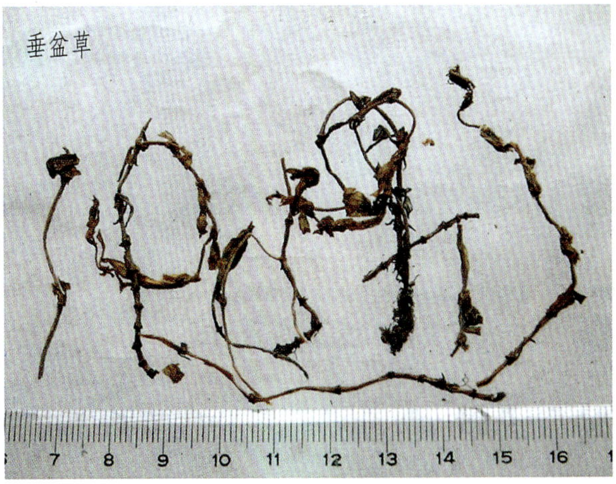

[是 否] 茎纤细，长可达 20cm 以上，部分节上可见纤细的不定根。

[是 否] **3 叶轮生，叶片倒披针形至矩圆形。**

[是 否] 绿色，肉质，长 1.5 ~ 2.8cm，宽 0.3 ~ 0.7cm。

[是 否] **先端近急尖，基部急狭，有距。**

[是 否] 气微，味微苦。

2. 半边莲

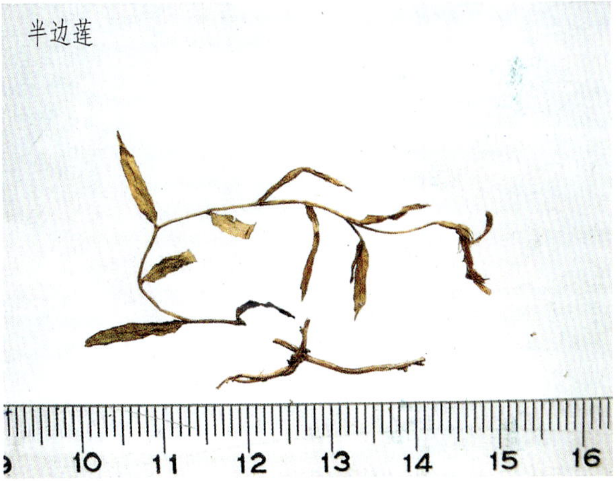

[是 否] 常缠结成团。

[是 否] 根茎直径 1 ~ 2mm，表面淡棕黄色，平滑或有细纵纹。

[是 否] 根细小，黄色，侧生纤细须根。

[是 否] **茎细长**，有分枝，灰绿色，节明显，有的可见附生的细根。

[是 否] **叶互生，无柄**，叶片多皱缩，绿褐色，**展平后叶片呈狭披针形。**

[是 否] 长 1 ~ 2.5cm，宽 0.2 ~ 0.5cm，**边缘具疏而浅的齿。**

[是 否] 花梗细长，花小，单生于叶腋。

[是 否] **花冠基部筒状，上部 5 裂，偏向一边。**

[是 否] 浅紫红色，花冠筒内有白色茸毛。

[是 否] **气微特异**，味微甘而辛。

三、变质、污染 [有 无]

四、结论 [正品 假药 劣药 做其他检验]

五、清场

达标自测题：①说出垂盆草和马齿苋的鉴别要点（最少 3 点）。②说出半枝莲和半边莲的鉴别要点（最少 3 点）。

相关知识：

1. 垂盆草为景天科植物垂盆草 *Sedum sarmentosum* Bunge 的新鲜或干燥全草。夏、秋二季采收，除去杂质。鲜用或干燥。

2. 半边莲为桔梗科植物半边莲 *Lobelia chinensis* Lour. 的干燥全草。夏季采收，除去泥沙，洗净，晒干。

鹅不食草

一、准备

二、查验性状

[是 否] 缠结成团。须根纤细，淡黄色。

[是 否] 茎细，多分枝。

[是 否] 质脆，易折断，断面黄白色。

[是 否] 叶小，近无柄；

[是 否] 叶片多皱缩、破碎，**完整者展平后呈匙形。**

[是 否] 表面灰绿色或棕褐色，边缘有 3 ~ 5 个锯齿。

[是 否] 头状花序黄色或黄褐色。

[是 否] 气微香，**久嗅有刺激感**，味苦、微辛。

三、变质、污染 [有 无]

四、结论 [正品 假药 劣药 做其他检验]

五、清场

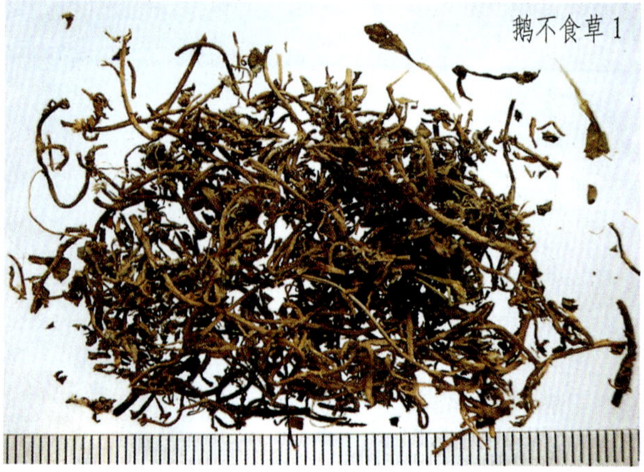

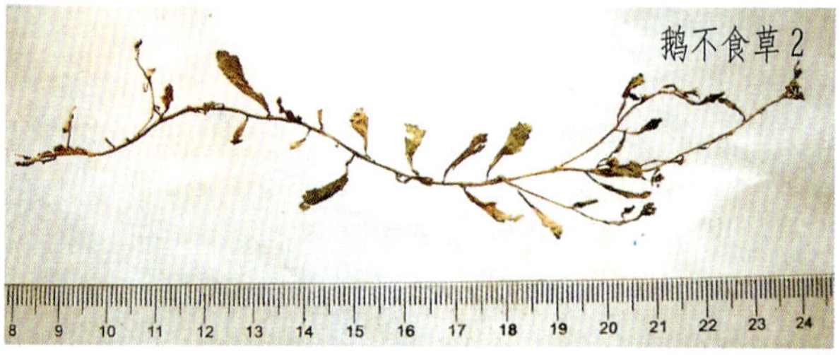

达标自测题：①说出鹅不食草和鸡骨草的鉴别要点（最少 3 点）。②快速识别鹅不食草和苦地丁。

相关知识：

鹅不食草为菊科植物鹅不食草 *Centipeda minima* (L.) A. Br. et Aschers. 的干燥全草。夏、秋二季花开时采收，洗去泥沙，晒干。

肉 苁 蓉

一、准备

二、查验性状

1. 肉苁蓉肉质茎

[是 否] 呈扁圆柱形，稍弯曲，长 3 ~ 15cm，直径 2 ~ 8cm。

[是 否] **表面棕褐色或灰棕色。**

[是 否] **密被覆瓦状排列的肉质鳞叶，通常鳞叶先端已断。**

[是 否] 体重，质硬，微有柔性，不易折断；

[是 否] **断面棕褐色，有淡棕色点状维管束，排列成波状环纹。**

[是 否] 气微，味甜、微苦。

2. 管花肉苁蓉肉质茎（与肉苁蓉肉质茎性状不同点）

[是 否] 呈类纺锤形、扁纺锤形或扁柱形，稍弯曲。

[是 否] 长 5 ~ 25cm，直径 2.5 ~ 9cm。

[是 否] 表面棕褐色至黑褐色。

[是 否] **断面颗粒状，灰棕色至灰褐色，散生点状维管束。**

三、变质、污染 [有 无]

四、结论 [正品 假药 劣药 做其他检验]

五、清场

达标自测题：①照样品画肉苁蓉切面图。②找出肉苁蓉与锁阳的鉴别要点（最少 3 点）。

相关知识：

肉苁蓉为列当科植物肉苁蓉 *Cistanche deserticola* Y.C.Ma 或管花肉苁蓉 *Cistanche tubulosa* (Schrenk)Wight 的干燥带鳞叶的肉质茎。多于春季苗未出土或刚出土时采挖，除去花序，切段，晒干。

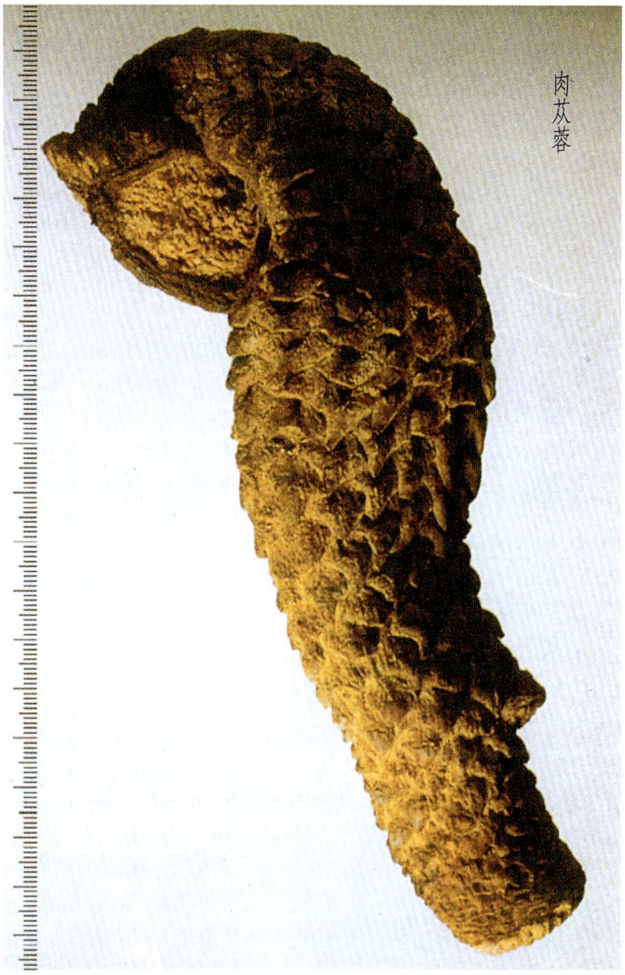

饮片放大

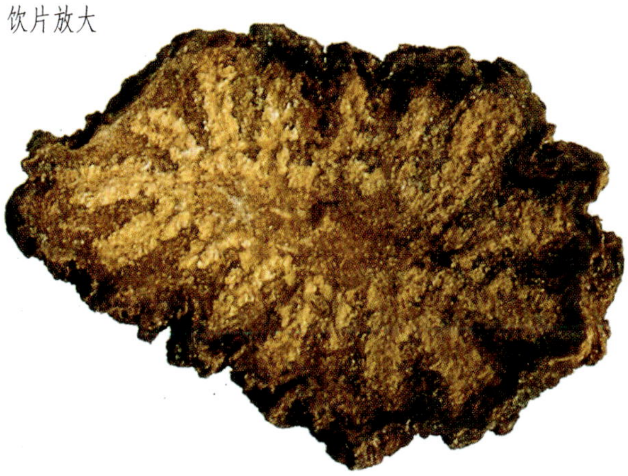

锁　阳

一、准备

二、查验性状

[是　否] 呈扁圆柱形，微弯曲，长 5 ～ 15cm，直径 1.5 ～ 5cm。

[是　否] **表面棕色或棕褐色**，粗糙，具明显纵沟及不规则凹陷；

[是　否] **有的残存三角形的黑棕色鳞片。**

[是　否] 体重，质硬，难折断。

[是　否] 断面浅棕色或棕褐色，**有黄色三角状维管束。**

[是　否] 气微，**味甘而涩。**

三、变质、污染[有　无]

四、锁阳杂质不得过 2%[超　否]

五、结论[正品　假药　劣药　做其他检验]

六、清场

达标自测题：①照样品画锁阳切面图。②找出锁阳与肉苁蓉的鉴别要点（最少 3 点）。

相关知识：

锁阳为锁阳科植物锁阳 *Cynomorium songaricum* Rupr. 的干燥肉质茎。春季采挖，除去花序，切段，晒干。

锁阳

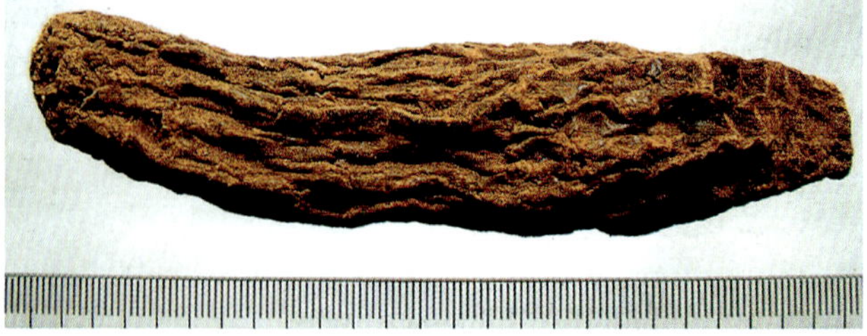

锁阳饮片放大

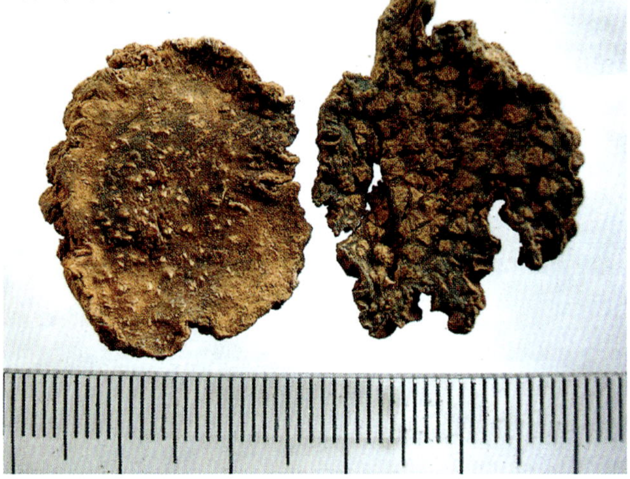

大 蓟

一、准备

二、查验性状

[是 否] 茎呈圆柱形，基部直径可达 1.2cm。

[是 否] 表面绿褐色或棕褐色，**有数条纵棱，被丝状毛。**

[是 否] 断面灰白色，**髓部疏松或中空。**

[是 否] 叶皱缩，多破碎。

[是 否] 完整叶片展平后呈倒披针形或倒卵状椭圆形。

[是 否] **羽状深裂，边缘具不等长的针刺。**

[是 否] 上表面灰绿色或黄棕色，下表面色较浅。

[是 否] **两面均具灰白色丝状毛。**

[是 否] **头状花序顶生，球形或椭圆形，总苞黄褐色，羽状冠毛灰白色。**

[是 否] 气微，味淡。

三、变质、污染[有 无]

四、大蓟杂质不得过 2%[超 否]

五、结论[正品 假药 劣药 做其他检验]

六、清场

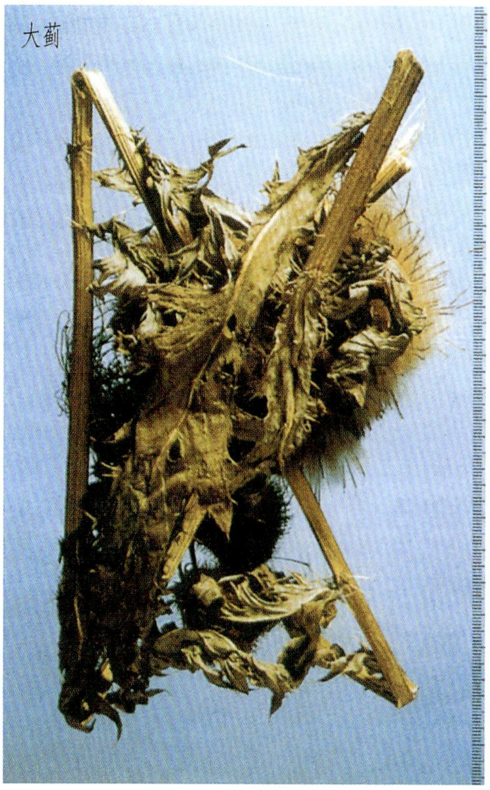

达标自测题：找出大蓟与小蓟的鉴别要点（最少 3 点）。

相关知识：

大蓟为菊科植物蓟 *Cirsium japonicum Fisch.ex* DC. 的干燥地上部分。夏、秋二季花开时采割地上部分，除去杂质，晒干。

小 蓟

一、准备

二、查验性状

[是 否] 茎呈圆柱形，有的上部分枝，长 5 ~ 30cm，**直径 0.2 ~ 0.5cm。**

[是 否] 表面灰绿色或带紫色，**具纵棱及白色柔毛。**

[是 否] 质脆，易折断，**断面中空。**

[是 否] 叶互生，无柄或有短柄；

[是 否] 叶片皱缩或破碎，完整者展平后**呈长椭圆形或长圆状披针形；**

[是 否] 长 3 ~ 12cm，宽 0.5 ~ 3cm；

[是 否] **全缘或微齿裂至羽状深裂，齿尖具针刺。**

[是 否] 上表面绿褐色，下表面灰绿色，**两面均具白色柔毛。**

[是 否] 头状花序单个或数个顶生；

[是 否] 总苞钟状，苞片 5 ~ 8 层，黄绿色；花紫红色。

[是 否] 气微，味微苦。

三、变质、污染 [有 无]

四、小蓟杂质不得过 2% [超 否]

五、结论 [正品 假药 劣药 做其他检验]

六、清场

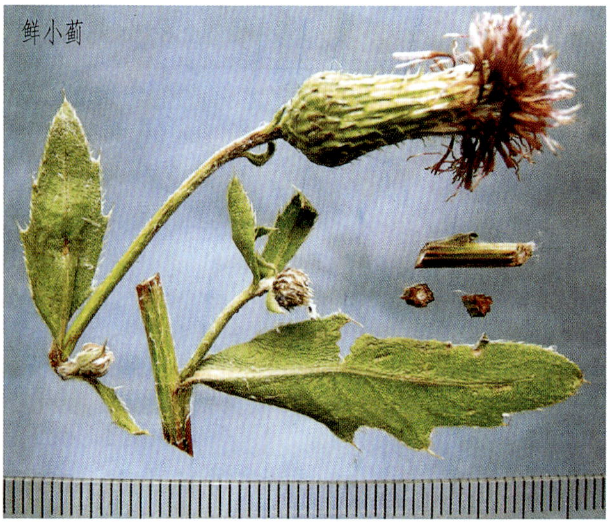

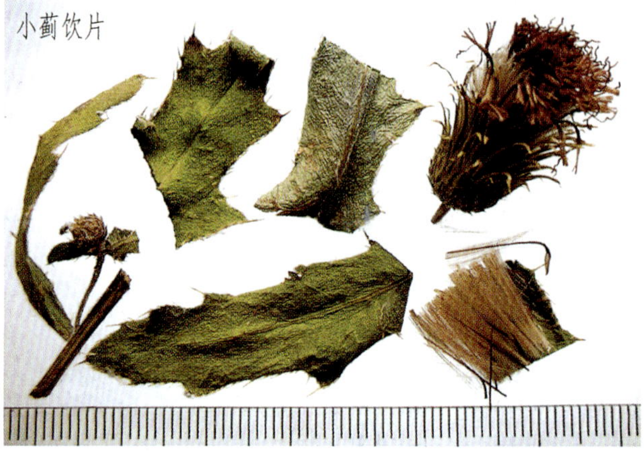

达标自测题：找出大蓟与小蓟的鉴别要点（最少 3 点）。

相关知识：

小蓟为菊科植物刺儿菜 *Cirsium setosum* (Willd.) MB. 的干燥地上部分。夏、秋二季花开时采割，除去杂质，晒干。

麻 黄

一、准备

二、查验性状

1．草麻黄草质茎

[是 否] 呈细长圆柱形，少分枝；直径 1 ~ 2mm。

[是 否] 有的带少量棕色木质茎。

[是 否] 表面淡绿色至黄绿色，有细纵脊线，触之微有粗糙感。

[是 否] 节明显，节间长 2 ~ 6cm。

[是 否] 节上有膜质鳞叶，长 3 ~ 4mm；

[是 否] 裂片 2（稀 3），锐三角形，先端灰白色，反曲。

[是 否] 基部联合成筒状，红棕色。

[是 否] 体轻，质脆，易折断，断面略呈纤维性；

[是 否] 周边绿黄色，髓部红棕色，近圆形。

[是 否] 气微香，味涩、微苦。

2. 中麻黄草质茎（与草麻黄草质茎性状不同点）

[是 否] 多分枝，直径 1.5 ~ 3mm，有粗糙感。

[是 否] 节上膜质鳞叶长 2 ~ 3mm。

[是 否] 裂片 3（稀 2），先端锐尖。

[是 否] 断面髓部呈三角状圆形。

3. 木贼麻黄草质茎（与草麻黄草质茎性状不同点）

[是 否] 较多分枝，直径 1 ~ 1.5mm，无粗糙感。

[是 否] 节间长 1.5 ~ 3cm，膜质鳞叶长 1 ~ 2mm；

[是 否] 裂片 2(稀 3)，上部为短三角形，灰白色；

[是 否] 先端多不反曲，基部棕红色至棕黑色。

三、变质、污染 [有 无]

四、麻黄杂质不得过 5% [超 否]

五、结论 [正品 假药 劣药 做其他检验]

六、清场

达标自测题：①挑拣分开混在一起的麻黄和木贼。②找出麻黄与萹蓄的鉴别要点（最少 3 点）。

相关知识：

麻黄为麻黄科植物草麻黄 *Ephedra sinica* Stapf 、中麻黄 *Ephedra intermedia* Schrenk et C. A. Mey. 或木贼麻黄 *Ephedra equisetina* Bge. 的干燥草质茎。秋季采割绿色的草质茎，晒干。

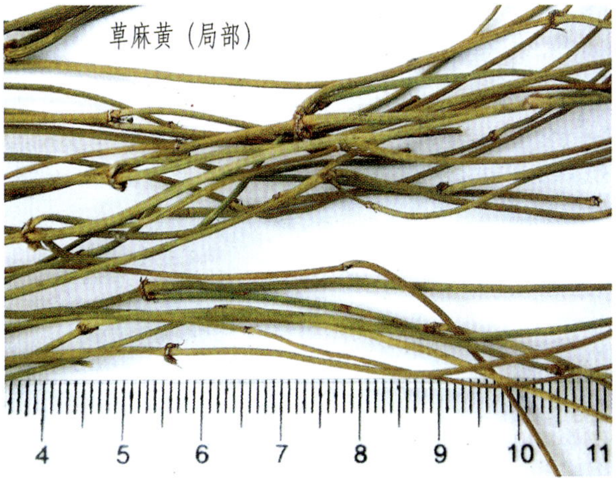

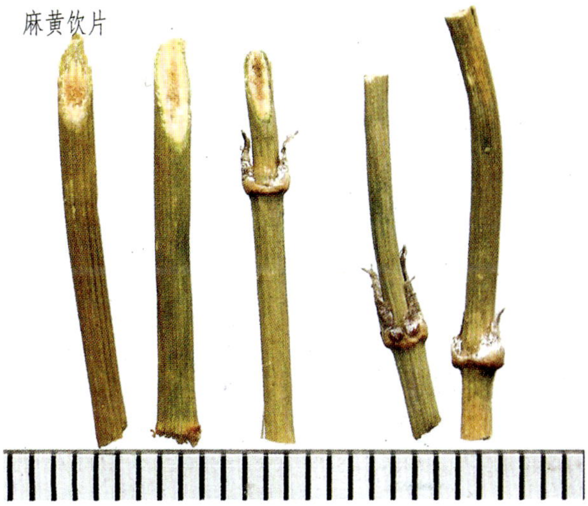

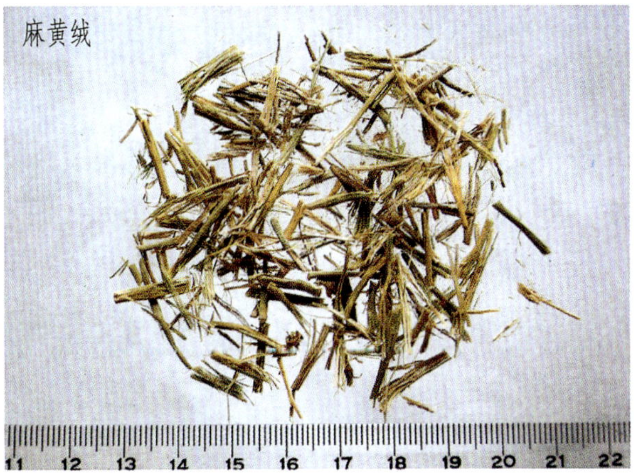

萹　蓄

一、准备

二、查验性状

[是　否] **茎呈圆柱形而略扁**，有分枝；

[是　否] 长 15 ~ 40cm，直径 0.2 ~ 0.3cm。

[是　否] 表面灰绿色或棕红色，**有细密微突起的纵纹**。

[是　否] **节部稍膨大，有浅棕色膜质的托叶鞘**，节间长约 3cm。

[是　否] 质硬，易折断，断面髓部白色。

[是　否] 叶互生，近无柄或具短柄。

[是　否] 叶片多脱落或皱缩、破碎，**完整者展平后呈披针形**。

[是　否] **全缘**，两面均呈棕绿色或灰绿色。

[是　否] 气微，味微苦。

三、变质、污染 [有　无]

四、结论 [正品　假药　劣药　做其他检验]

五、清场

达标自测题：①挑拣分开混在一起的萹蓄和麻黄。②找出萹蓄与木贼的鉴别要点（最少 3 点）。

相关知识：

萹蓄为蓼科植物萹蓄 *Polygonum aviculare* L. 的干燥地上部分。夏季叶茂盛时采收，除去根及杂质，晒干。

萹蓄

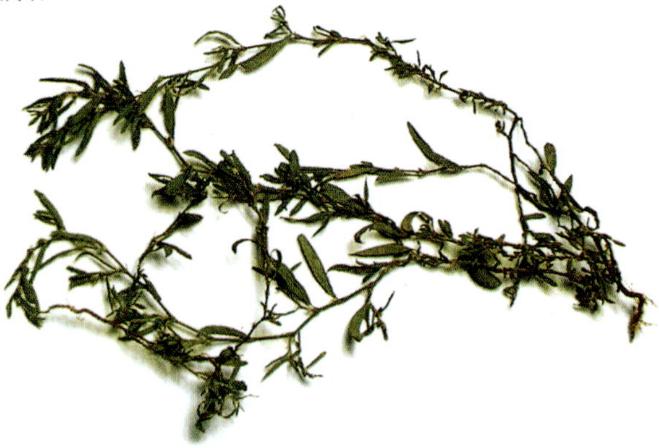

萹蓄饮片

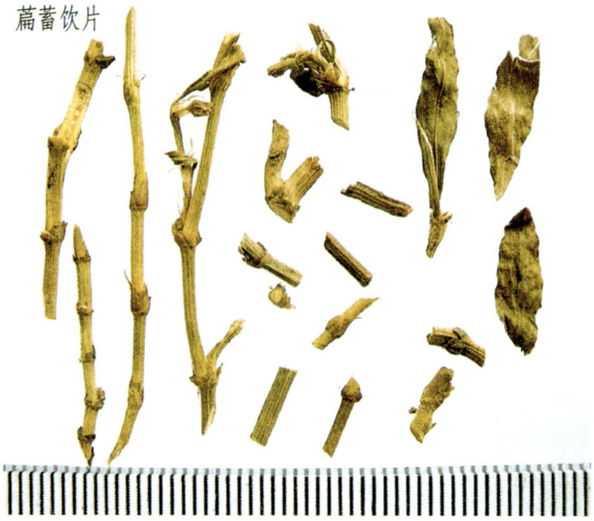

木 贼

一、准备

二、查验性状

[是 否] **呈长管状**，不分枝，长 40 ~ 60cm，直径 0.2 ~ 0.7cm。

[是 否] 表面灰绿色或黄绿色。

[是 否] **有 18 ~ 30 条纵棱，棱上有多数细小光亮的疣状突起。**

[是 否] 节明显，节间长 2.5 ~ 9cm；

[是 否] 节上着生筒状鳞叶，叶鞘基部和鞘齿黑棕色，中部淡棕黄色。

[是 否] 体轻，质脆，易折断。

[是 否] **断面中空，周边有多数圆形的小空腔。**

[是 否] 气微，味甘淡、微涩，**嚼之有沙粒感。**

三、变质、污染 [有 无]

四、结论 [正品 假药 劣药 做其他检验]

五、清场

达标自测题：①挑拣分开混在一起的木贼和麻黄。②找出木贼与萹蓄的鉴别要点(最少 3 点)。

相关知识：

木贼为木贼科植物木贼 *Equisetum hiemale* L. 的干燥地上部分。夏、秋二季采割，除去杂质，晒干或阴干。

木贼饮片 1

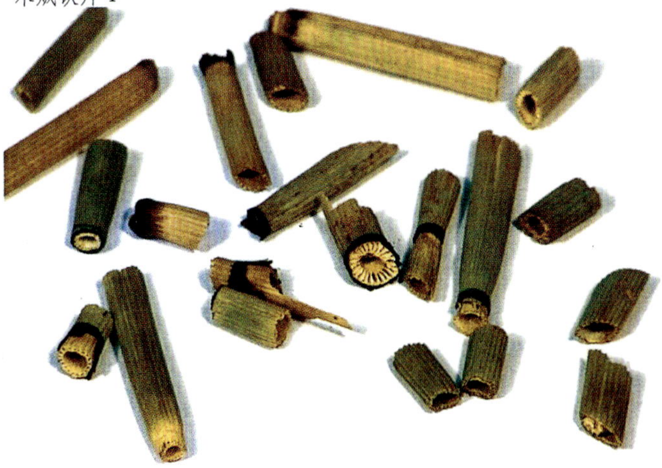

木贼饮片 2

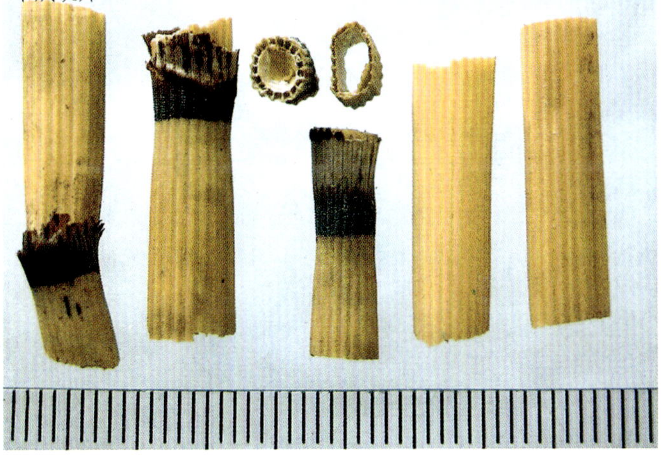

佩　兰

一、准备

二、查验性状

[是　否] 茎呈圆柱形，长 30 ～ 100cm，直径 0.2 ～ 0.5cm；

[是　否] 表面黄棕色或黄绿色，有的带紫色，**有明显的节及纵棱线**。

[是　否] 质脆，**断面髓部白色或中空**。

[是　否] 叶对生，有柄，叶片多皱缩、破碎，绿褐色。

[是　否] 完整叶片 3 裂或不分裂，分裂者中间裂片较大。

[是　否] 展平后**呈披针形或长圆状披针形**，基部狭窄。

[是　否] 边缘有锯齿，不分裂者展平后呈卵圆形、卵状披针形或椭圆形。

[是　否] **气芳香**，味微苦。

三、变质、污染 [有　无]

四、结论 [正品　假药　劣药　做其他检验]

五、清场

达标自测题：①遮目识别佩兰、青蒿。②找出佩兰与泽兰的鉴别要点（最少 3 点）。

相关知识：

佩兰为菊科植物佩兰 *Eupatorium fortunei* Turcz. 的干燥地上部分。夏、秋二季分两次采割，除去杂质，晒干。

佩兰饮片

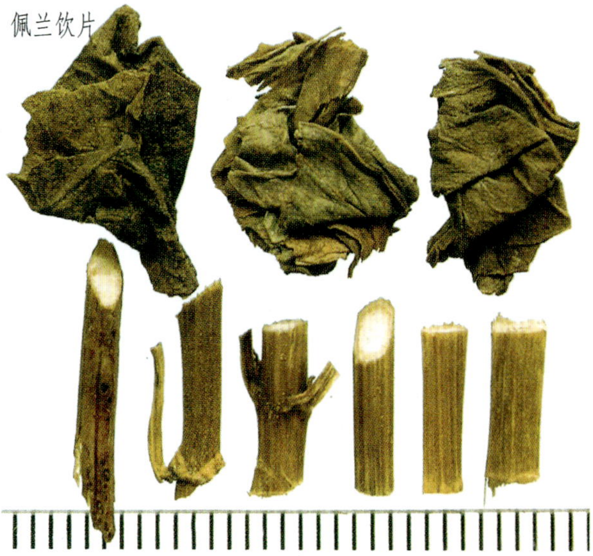

佩兰叶

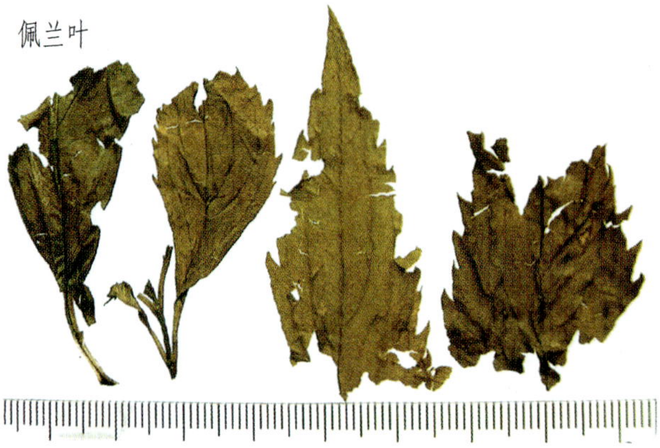

青 蒿

一、准备

二、查验性状

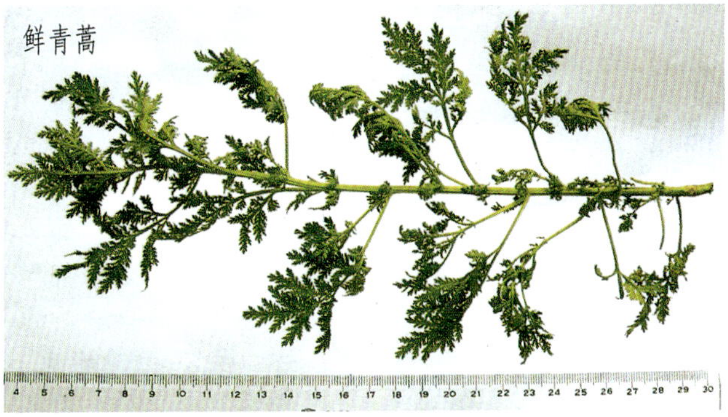

[是 否] **茎呈圆柱形**，上部多分枝。

[是 否] 长 30 ~ 80cm，直径 0.2 ~ 0.6cm。

[是 否] **表面黄绿色或棕黄色，具纵棱线。**

[是 否] 质略硬，易折断，**断面中部有髓。**

[是 否] 叶互生，暗绿色或棕绿色，卷缩易碎；

[是 否] 完整者展平后为**三回羽状深裂**。

[是 否] 裂片及小裂片矩圆形或长椭圆形，两面被短毛。

[是 否] **气香特异**，味微苦。

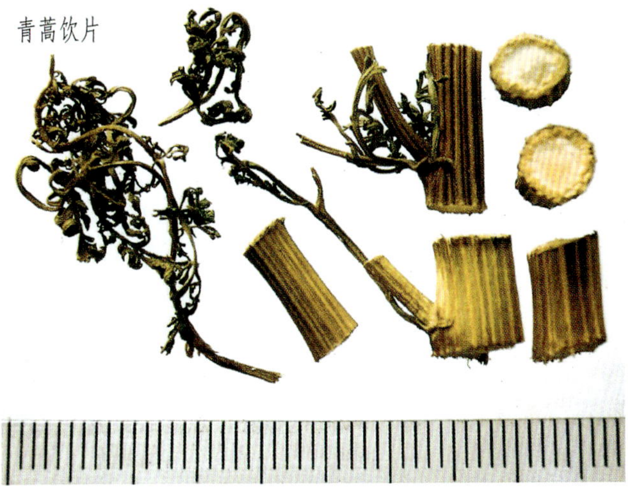

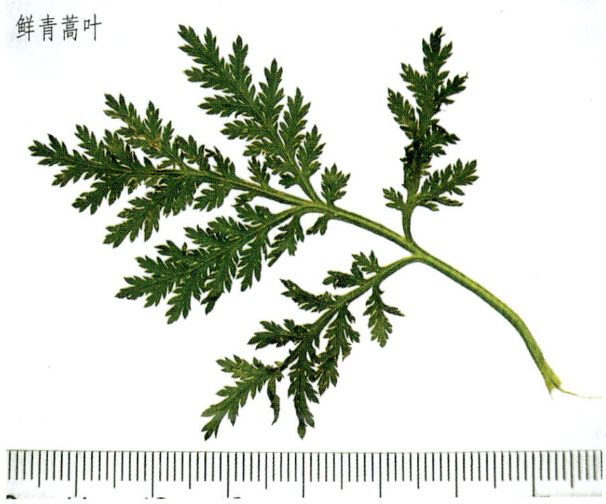

三、变质、污染 [有 无]

四、结论 [正品 假药 劣药 做其他检验]

五、清场

达标自测题：①遮目识别青蒿、佩兰。②找出青蒿与茵陈蒿的鉴别要点（最少 3 点）。

相关知识：

青蒿为菊科植物黄花蒿 *Artemisia annua* L. 的干燥地上部分。秋季花盛开时采割，除去老茎，阴干。

茵 陈

一、准备

二、查验性状

1．绵茵陈

[是 否] 多卷曲成团状，**灰白色或灰绿色。**

[是 否] **全体密被白色茸毛，绵软如绒。**

[是 否] 茎细小，长 1.5 ~ 2.5cm，直径 0.1 ~ 0.2cm。

[是 否] 除去表面白色茸毛后可见明显纵纹。

[是 否] 质脆，易折断。

[是 否] 叶具柄，**展平后叶片呈一至三回羽状分裂。**

[是 否] 叶片长 1 ~ 3cm，宽约 1cm。

[是 否] **小裂片卵形或稍呈倒披针形、条形，**先端锐尖。

[是 否] **气清香，**味微苦。

2. 茵陈蒿

[是 否] **茎呈圆柱形，**多分枝，长 30 ~ 100cm，直径 2 ~ 8mm。

[是 否] **表面淡紫色或紫色，**有纵条纹，被短柔毛。

[是 否] 体轻，质脆，断面类白色。

[是 否] 叶密集，或多脱落；下部叶二至三回羽状深裂；

[是 否] 裂片条形或细条形，两面密被白色柔毛。

[是 否] 茎生叶一至二回羽状全裂，基部抱茎，裂片细丝状。

[是 否] **头状花序卵形，**多数集成圆锥状，长 1.2 ~ 1.5mm。

[是 否] 直径 1 ~ 1.2mm，有短梗；总苞片 3 ~ 4 层，卵形，苞片 3 裂。

[是 否] 外层雌花 6 ~ 10 个，可多达 15 个，内层两性花 2 ~ 10 个。

[是 否] 瘦果长圆形，黄棕色。

[是 否] **气芳香，**味微苦。

三、变质、污染 [有 无]

四、结论 [正品 假药 劣药 做其他检验]

五、清场

鲜茵陈苗

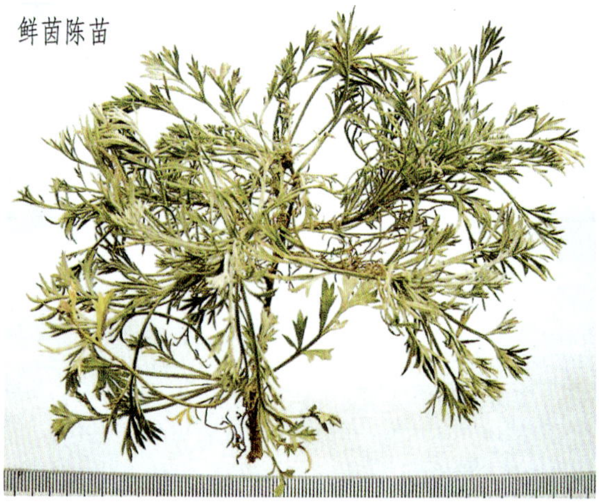

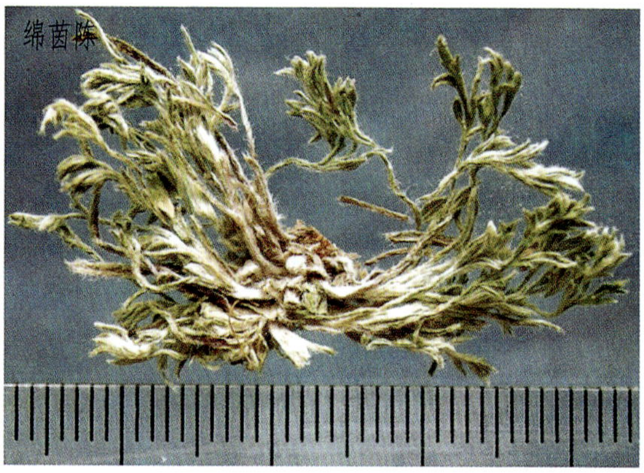

达标自测题：①遮目识别绵茵陈、伸筋草。②找出茵陈蒿与青蒿的鉴别要点（最少 3 点）。

相关知识：

茵陈为菊科植物滨蒿 *Artemisia scoparia* Waldst. et Kit. 或茵陈蒿 *Artemisiacapillaris* Thunb. 的干燥地上部分。春季幼苗高 6 ~ 10cm 时采收或秋季花蕾长成时采割，除去杂质及老茎，晒干。春季采收的习称“绵茵陈”，秋季采割的称“茵陈蒿”。

蒲 公 英

一、准备

二、查验性状

[是 否] 呈皱缩卷曲的团块。

[是 否] 根呈圆锥形，多弯曲，长 3 ~ 7cm；**表面棕褐色**，抽皱。

[是 否] **根头部有棕褐色或黄白色的茸毛**，有的已脱落。

[是 否] 叶基生，多皱缩破碎，完整**叶片呈倒披针形**，

[是 否] 绿褐色或暗灰色，先端尖或钝，边缘浅裂或羽状分裂。

[是 否] 基部渐狭，下延呈柄状，下表面主脉明显。

[是 否] **花茎 1 至数条，每条顶生头状花序。**

[是 否] 总苞片多层，内面一层较长，花冠黄褐色或淡黄白色。

[是 否] 有的可见多数具白色冠毛的长椭圆形瘦果。

[是 否] 气微，味微苦。

鲜蒲公英

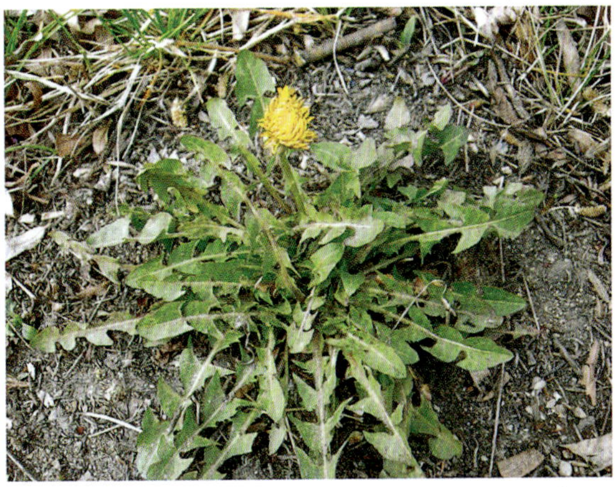

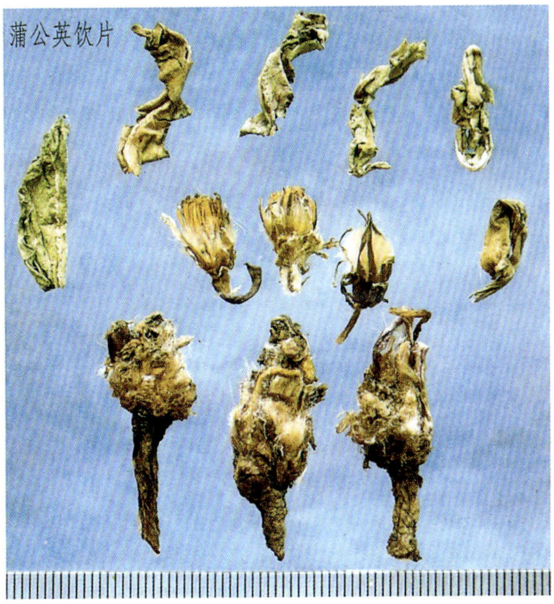

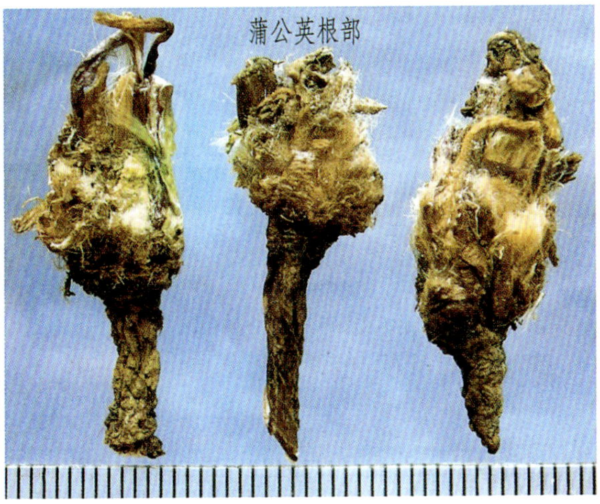

三、变质、污染 [有 无]

四、结论 [正品 假药 劣药 做其他检验]

五、清场

达标自测题：①找出蒲公英的根、花序、花茎。②找出蒲公英与车前草的鉴别要点（最少 3 点）。

相关知识：

蒲公英为菊科植物蒲公英 *Taraxacum mongolicum* Hand. Mazz. 碱地蒲公英 *Taraxa- cum sinicum* Kitag. 或同属数种植物的干燥全草。春至秋季花初开时采挖，除去杂质，洗净，晒干。

车　前　草

一、准备

二、查验性状

1. 车前全草

[是　否] **根丛生**，须状，叶基生，具长柄；

[是　否] 叶片皱缩，**展平后呈卵状椭圆形或宽卵形。**

[是　否] 长6～13cm，宽2.5～8cm；

[是　否] 表面灰绿色或污绿色，**具明显弧形脉5～7条。**

[是　否] 先端钝或短尖，基部宽楔形，全缘或有不规则波状浅齿。

[是　否] **穗状花序数条**，花茎长。

[是　否] **蒴果盖裂**，萼宿存。

[是　否] 气微香，味微苦。

2. 平车前全草（与车前全草性状不同点）

[是　否] **主根直而长**，叶片较狭，长椭圆形或椭圆状披针形。

[是　否] 长5～14cm，宽2～3cm。

三、变质、污染[有　无]

四、结论[正品　假药　劣药　做其他检验]

五、清场

达标自测题：①找出车前草的叶、根、花序。②说出车前草与蒲公英的鉴别要点（最少3点）。

相关知识：

车前草为车前科植物车前 *Plantago asiatica* L或平车前 *Plantago depressa* Willa. 的干燥全草。春季采挖，除去泥沙，晒干。

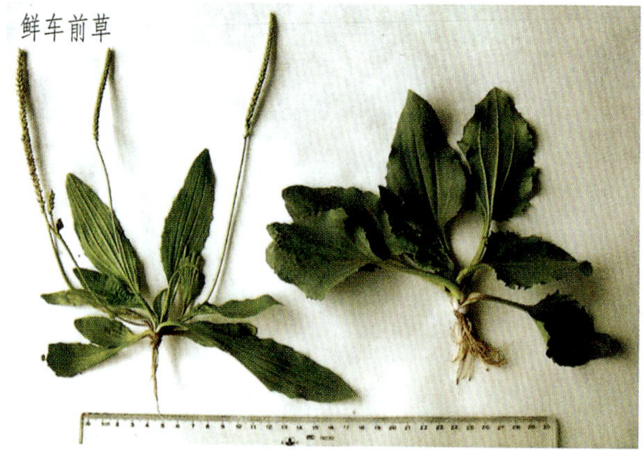

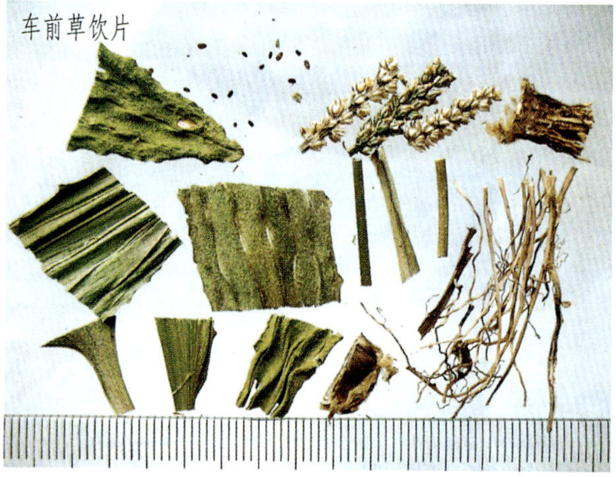

紫 花 地 丁

一、准备

二、查验性状

[是 否] 多皱缩成团。

[是 否] **主根长圆锥形**，直径 1 ~ 3mm。

[是 否] 淡黄棕色，有细纵皱纹。

[是 否] **叶基生**，灰绿色，展平后**叶片呈披针形或卵状披针形**。

[是 否] 长 1.5 ~ 6cm，宽 1 ~ 2cm。

[是 否] 先端钝，基部截形或稍心形，边缘具钝锯齿，**两面有毛**。

[是 否] 叶柄细，长 2 ~ 6cm，上部具明显狭翅。

[是 否] 花茎纤细；花瓣 5，紫堇色或淡棕色；花距细管状。

[是 否] **蒴果椭圆形或 3 裂**。

[是 否] **种子多数，淡棕色**。

[是 否] 气微，味微苦而稍黏。

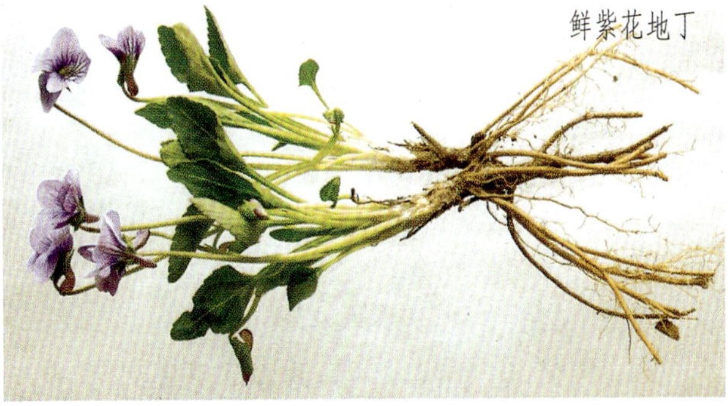

鲜紫花地丁

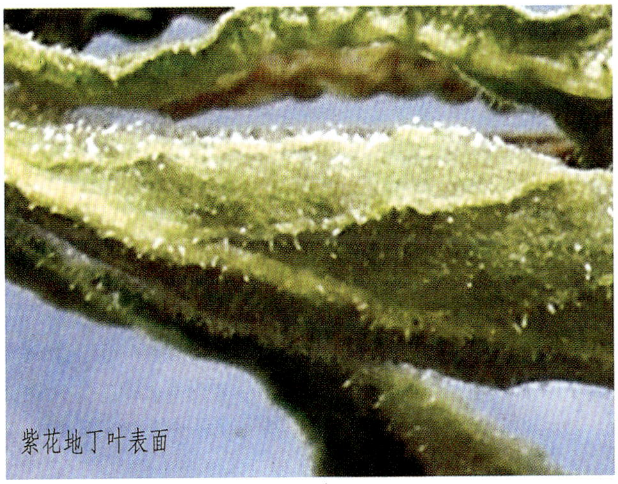

紫花地丁叶表面

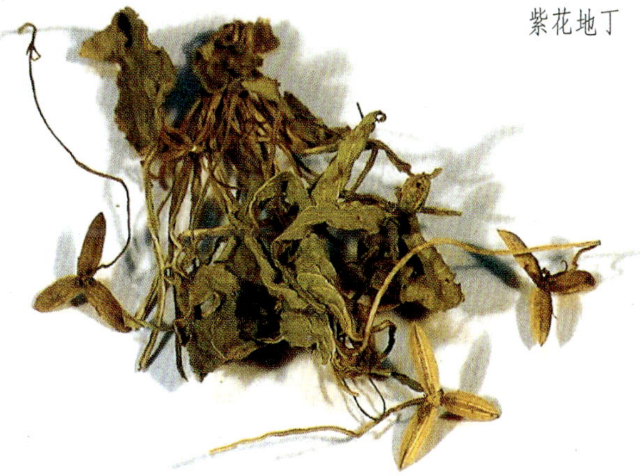

紫花地丁

三、变质、污染 [有 无]

四、结论 [正品 假药 劣药 做其他检验]

五、清场

达标自测题：①区分紫花地丁、蒲公英和车前草。②找出紫花地丁与蒲公英的鉴别要点（最少 3 点）。

相关知识：

紫花地丁为堇菜科植物紫花地丁 *Viola yedoensis* Makino 的干燥全草。夏、秋二季采收，除去杂质，晒干。

苦 地 丁

一、准备

二、查验性状

[是 否] 皱缩成团，长 10 ~ 30 cm。

[是 否] 主根圆锥形，表面棕黄色。

[是 否] **茎细，多分枝。**

[是 否] 表面灰绿色或黄绿色。

[是 否] **具 5 纵棱，**质软，**断面中空。**

[是 否] 叶多皱缩破碎，暗绿色或灰绿色。

[是 否] 完整叶片二至三回羽状全裂。

[是 否] 花少见，花冠唇形，有距，淡紫色。

[是 否] **蒴果扁长椭圆形，呈荚果状。**

[是 否] **种子扁心形，黑色，有光泽。**

[是 否] 气微，**味苦。**

三、变质、污染 [有 无]

四、苦地丁杂质不得过 2% [超 否]

五、结论 [正品 假药 劣药 做其他检验]

六、清场

达标自测题：①找出苦地丁和紫花地丁的鉴别要点（最少 3 点）。②快速识别苦地丁和鹅不食草。

相关知识：

苦地丁为罂粟科植物紫堇 *Corydalis bungeana* Turcz. 的干燥全草。夏、秋二季花果期采收，除去杂质，晒干。

鲜苦地丁

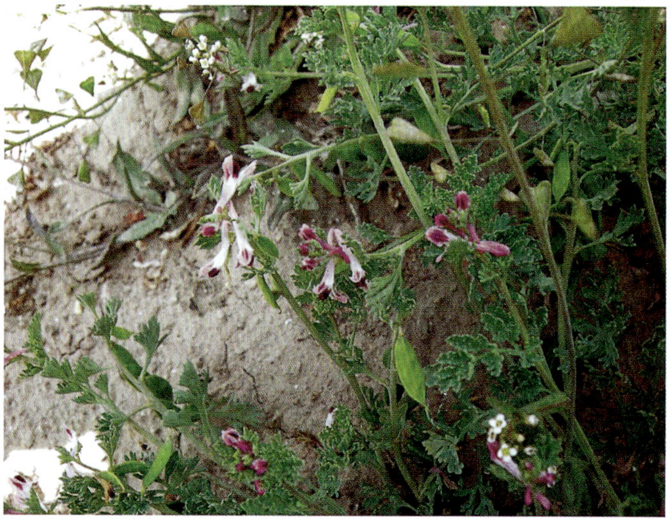

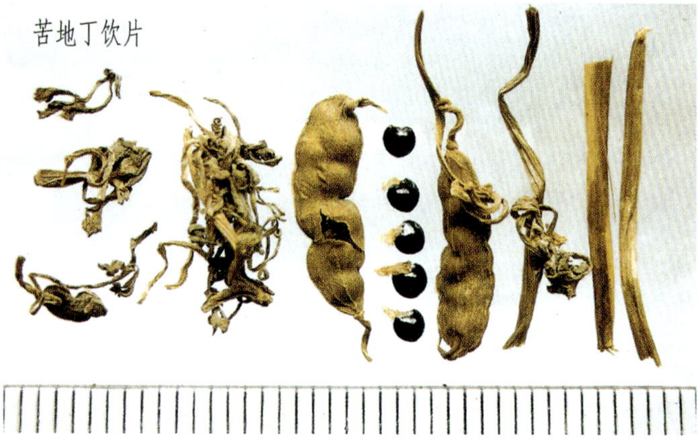

苦地丁饮片

豨 莶 草

一、准备

二、查验性状

[是 否] **茎略呈方柱形**，多分枝。

[是 否] 长 30 ~ 110cm，直径 0.3 ~ 1cm。

[是 否] 表面灰绿色、黄棕色或紫棕色。

[是 否] 有纵沟及细纵纹，被灰色柔毛；节明显，略膨大。

[是 否] 质脆，易折断。

[是 否] **断面黄白色或带绿色，髓部宽广，类白色，中空。**

[是 否] 叶对生，叶片多皱缩、卷曲，展平后呈卵圆形；

[是 否] 灰绿色，边缘有钝锯齿，**两面皆有白色柔毛**，主脉 3 出。

[是 否] 有的可见黄色头状花序，总苞片匙形。

[是 否] 气微，味微苦。

三、变质、污染 [有 无]

四、结论 [正品 假药 劣药 做其他检验]

五、清场

达标自测题：①快速区别豨莶草、墨旱莲。②找出豨莶草与墨旱莲的鉴别要点（最少 3 点）。

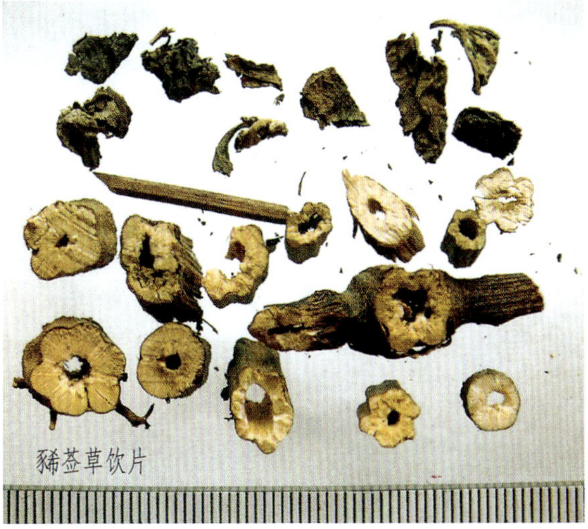
豨莶草饮片

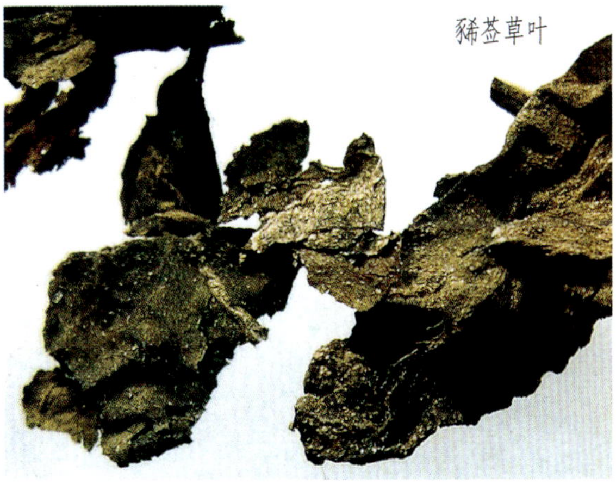
豨莶草叶

相关知识：

豨莶草为菊科植物豨莶 *Siegesbeckia orientalis* L.、腺梗豨莶 *Siegesbeckia pubescens* Makino 或毛梗豨莶 *Siegesbeckia glabrescens* Makino 的干燥地上部分。夏、秋二季花开前及花期均可采割，除去杂质，晒干。

墨　旱　莲

一、准备

二、查验性状

[是　否] **全体被白色茸毛。**

[是　否] **茎呈圆柱形**，有纵棱，直径 2 ~ 5mm。

[是　否] **表面绿褐色或墨绿色。**

[是　否] 叶对生，近无柄；

[是　否] 叶片皱缩卷曲或破碎，完整者展平后呈长披针形；

[是　否] 全缘或具浅齿，墨绿色。

[是　否] **头状花序直径 2 ~ 6mm。**

[是　否] 瘦果椭圆形而扁，长 2 ~ 3mm，棕色或浅褐色。

[是　否] 气微，味微咸。

三、变质、污染 [有　无]

四、结论 [正品　假药　劣药　做其他检验]

五、清场

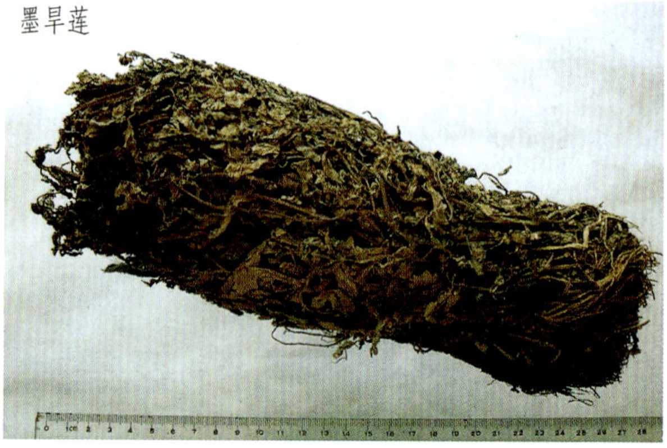

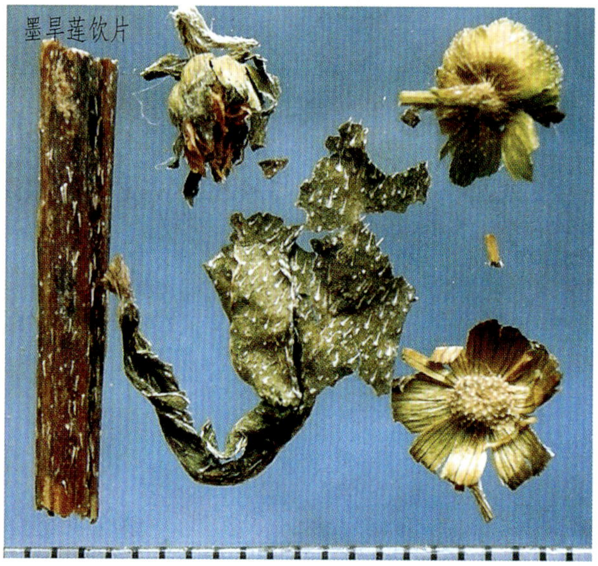

达标自测题：①能快速区别墨旱莲、豨莶草。②找出墨旱莲与豨莶草的鉴别要点 (最少 3 点)。

相关知识：

墨旱莲为菊科植物鳢肠 *Eclipta prostrata* L. 的干燥地上部分。花开时采割，晒干。

石 斛

一、准备

二、查验性状

1．鲜石斛

[是 否] 呈圆柱形或扁圆柱形，长约 30cm，直径 0.4 ～ 1.2cm。

[是 否] **表面黄绿色**，光滑或有纵纹，节明显；

[是 否] 色较深，**节上有膜质叶鞘**。

[是 否] **肉质，多汁**，易折断。

[是 否] 气微，味微苦而回甜，嚼之有黏性。

2. 金钗石斛

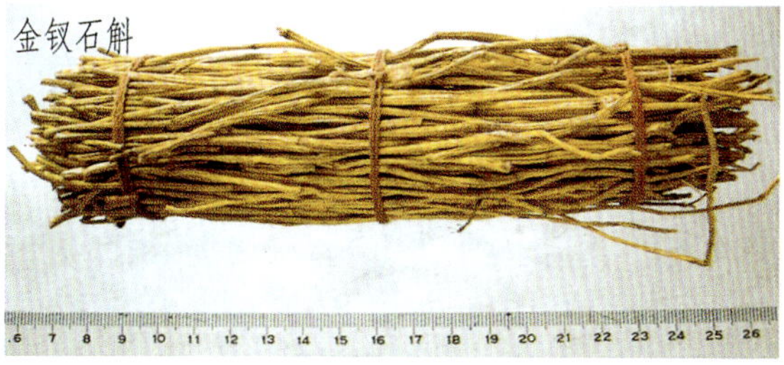
金钗石斛

[是 否] **呈扁圆柱形**，长 20 ～ 40 cm，直径 0.4 ～ 0.6 cm。

[是 否] 节间长 2.5 ～ 3cm。**表面金黄色或黄中带绿色，有深纵沟。**

[是 否] 质硬而脆，断面较平坦。

[是 否] **味苦**。

3. 铁皮枫斗

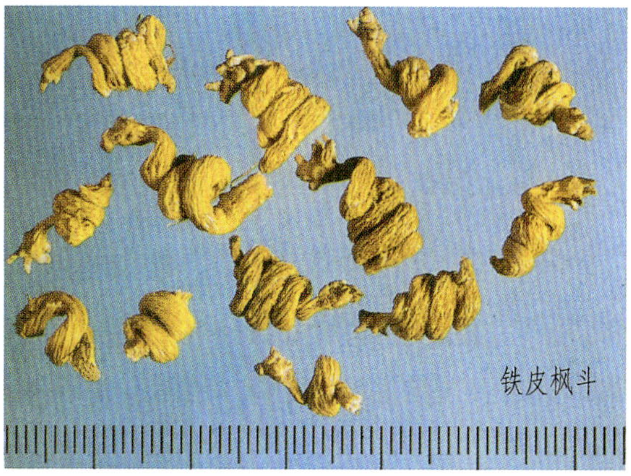
铁皮枫斗

[是 否] **呈螺旋形或弹簧状，一般为 2 ～ 4 个旋纹。**

[是 否] 茎拉直后长 3.5 ～ 8cm，直径 0.2 ～ 0.3cm。

[是 否] 表面黄绿色，有细纵皱纹，**一端可见茎基部留下的短须根。**

[是 否] 质坚实，易折断，断面平坦。

[是 否] 嚼之有黏性。

4. 马鞭石斛

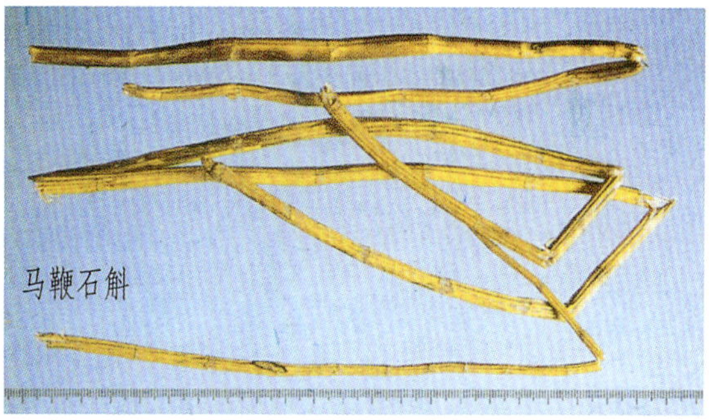
马鞭石斛

[是 否] **呈长圆柱形**，长 40 ～ 120cm，直径 0.5 ～ 0.8cm。

[是 否] 节间长 3 ～ 4.5cm。**表面黄色至暗黄色，有深纵槽。**

[是 否] 质疏松，断面呈纤维性。

[是 否] 味微苦。

三、变质、污染 [有 无]

四、结论 [正品 假药 劣药 做其他检验]

五、清场

达标自测题：①遮目识别石斛、木贼和麻黄。②找出金钗石斛、铁皮枫斗和马鞭石斛的鉴别要点（最少 2 点）。

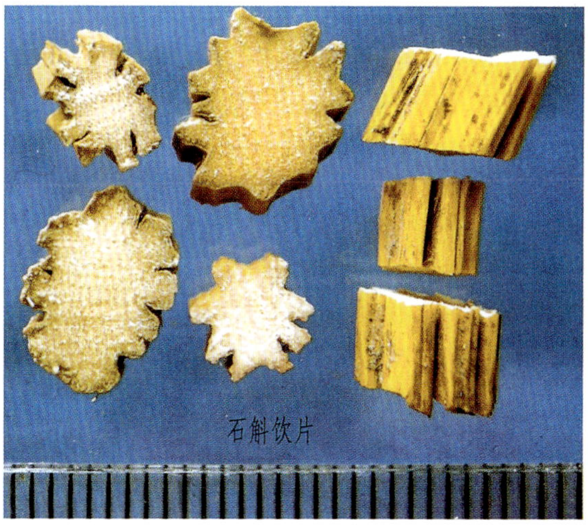
石斛饮片

相关知识：

石斛为兰科植物金钗石斛 *Dendrobium*、*nobile* Lindl.、铁皮石斛 *Dendrobium candidum* Wall. ex Lindl. 或马鞭石斛 *Dendrobium fimbriatum* Hook. var. *oculatum* Hook . 及其近似种的新鲜或干燥茎。全年均可采收，鲜用者除去根及泥沙；干用者采收后除去杂质，用开水略烫或烘软，再边搓边烘晒至叶鞘搓净，干燥。铁皮石斛剪去部分须根后，边炒边扭成螺旋形或弹簧状，烘干，习称“铁皮枫斗（耳环石斛）”。

淫 羊 藿

一、准备

二、查验性状

1. 淫羊藿

[是 否] 茎细圆柱形，长约20cm，表面黄绿色或淡黄色，具光泽。

[是 否] 茎生叶对生，**二回三出复叶**。

[是 否] **小叶片卵圆形**，长3～8cm，宽2～6cm。

[是 否] 先端微尖，顶生小叶基部心形，两侧小叶较小，偏心形；

[是 否] 外侧较大，呈耳状，**边缘具黄色刺毛状细锯齿**；

[是 否] **上表面黄绿色，下表面灰绿色**；

[是 否] **主脉7～9条**，基部有稀疏细长毛，**细脉两面突起，网脉明显**。

[是 否] 小叶柄长1～5cm。**叶片近革质**。

[是 否] 气微，味微苦。

2. 箭叶淫羊藿（与淫羊藿性状不同点）

[是 否] **一回三出复叶，小叶片长卵形至卵状披针形**。

[是 否] 长4～12cm，宽2.5～5cm。

[是 否] 先端渐尖，两侧小叶基部明显偏斜，外侧呈箭形。

[是 否] **下表面疏被粗短伏毛或近无毛。叶片革质**。

3. 柔毛淫羊藿（与淫羊藿性状不同点）

[是 否] **叶下表面及叶柄密被绒毛状柔毛**。

4. 巫山淫羊藿（与淫羊藿不同点）

[是 否] **小叶片披针形至狭披针形**，长9～23cm，宽1.8～4.5cm。

[是 否] 先端渐尖或长渐尖，**边缘具刺齿**。

[是 否] 侧生小叶基部的裂片偏斜，内边裂片小，圆形；

[是 否] 外边裂片大，三角形，渐尖。**下表面被绵毛或秃净**。

5. 朝鲜淫羊藿（与淫羊藿性状不同点）

[是 否] **小叶较大**，长4～10cm，宽3.5～7cm，**先端长尖。叶片较薄**。

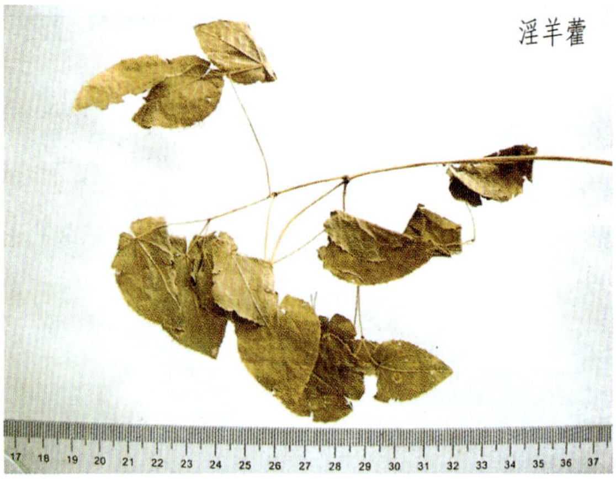

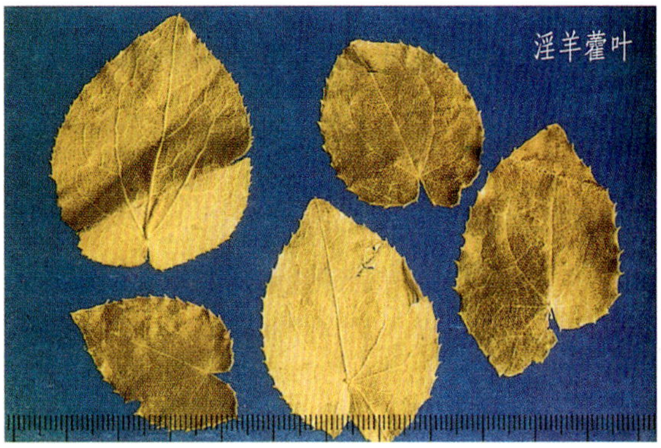

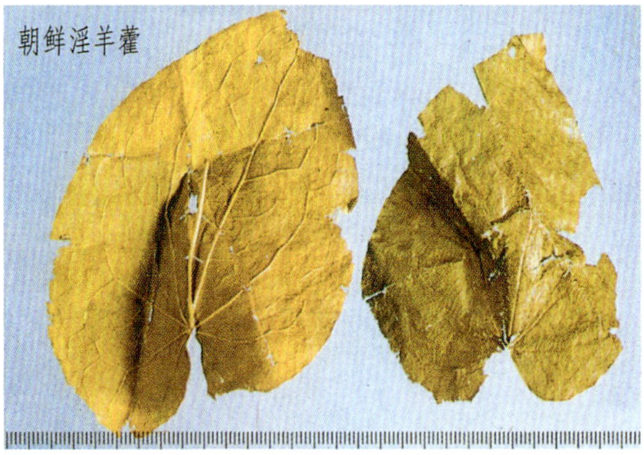

三、变质、污染[有 无]

四、淫羊藿杂质不得过3%[超 否]

五、结论[正品 假药 劣药 做其他检验]

六、清场

达标自测题：①快速识别淫羊藿、鹿衔草和鱼腥草。②找出几种淫羊藿的区别要点（最少3点），并鉴别样品。

相关知识：

淫羊藿为小檗科植物淫羊藿 *Epimedium brevicornum* Maxim.、箭叶淫羊藿 *Epimedium sagittatum* (Sieb.et Zucc.) Maxim.、柔毛淫羊藿 *Epimedium pubescens* Maxim.、巫山淫羊藿 *Epimedium wushanense* T.S.Ying 或朝鲜淫羊藿 *Epimedium koreanum* Nakai 的干燥地上部分。夏、秋季茎叶茂盛时采割，除去粗梗及杂质，晒干或阴干。

淡 竹 叶

一、准备

二、查验性状

[是 否] 长 25 ~ 75cm。**茎呈圆柱形**，有节，**表面淡黄绿色**。

[是 否] 断面中空。叶鞘开裂。

[是 否] 叶片披针形，有的皱缩卷曲。

[是 否] 长 5 ~ 20cm，宽 1 ~ 3.5cm。

[是 否] **表面浅绿色或黄绿色**。

[是 否] **叶脉平行，具横行小脉，形成长方形的网格状**。

[是 否] 下表面尤为明显。

[是 否] 体轻，质柔韧。

[是 否] 气微，味淡。

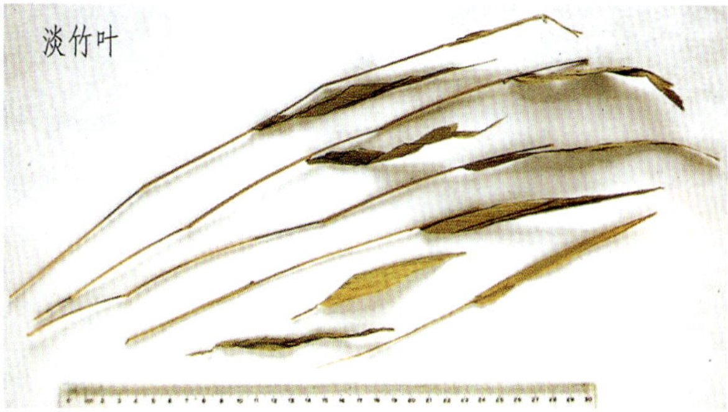

淡竹叶叶片背面放大

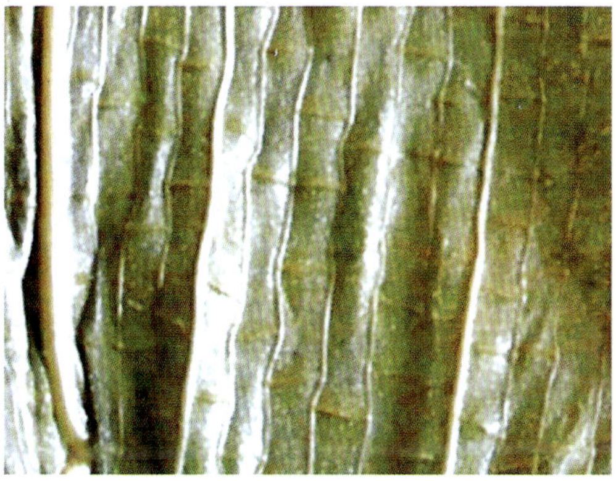

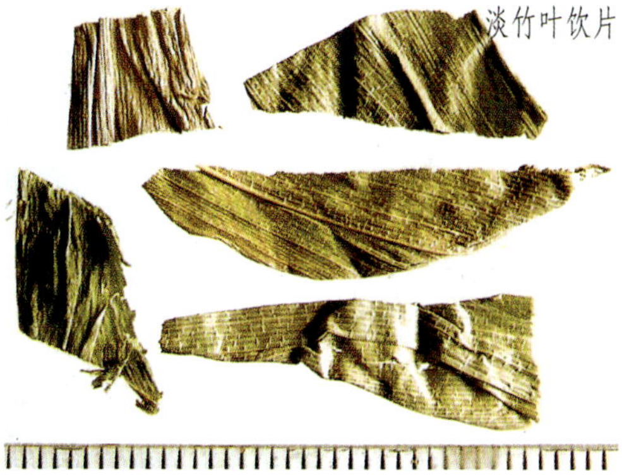

三、变质、污染 [有 无]

四、结论 [正品 假药 劣药 做其他检验]

五、清场

达标自测题：①快速识别淡竹叶、瞿麦。②找出淡竹叶和瞿麦的鉴别要点（最少 3 点）。

相关知识：

淡竹叶为禾本科植物淡竹叶 *Lophatherum gracile* Brongn. 的干燥茎叶。夏季未抽花穗前采割，晒干。

瞿　麦

一、准备

二、查验性状

1. 瞿麦地上部分

[是 否] 茎圆柱形，上部有分枝，长 30 ~ 60cm。

[是 否] **表面淡绿色或黄绿色，光滑无毛。**

[是 否] 节明显，**略膨大**，断面中空。

[是 否] 叶对生，多皱缩，**展平叶片呈条形至条状披针形。**

[是 否] 枝端具花及果实，花萼筒状，长 2.7 ~ 3.7cm；

[是 否] 苞片 4 ~ 6，宽卵形，**长约为萼筒的 1/4。**

[是 否] 花瓣棕紫色或棕黄色，卷曲，先端深裂成丝状。

[是 否] **蒴果长筒形，与宿萼等长。**

[是 否] 种子细小，多数。

[是 否] 气微，味淡。

2. 石竹地上部分（与瞿麦性状不同点）

[是 否] **萼筒长 1.4 ~ 1.8cm，苞片长约为萼筒的 1/2。**

[是 否] 花瓣先端浅齿裂。

三、变质、污染 [有　无]

四、结论 [正品　假药　劣药　做其他检验]

五、清场

达标自测题：①快速识别瞿麦和淡竹叶。②找出瞿麦与萹蓄的鉴别要点（最少 3 点）。

相关知识：

瞿麦为石竹科植物瞿麦 *Dianthus superbus* L. 或石竹 *Dianthus chinensis* L. 的干燥地上部分。夏、秋二季花果期采割，除去杂质，干燥。

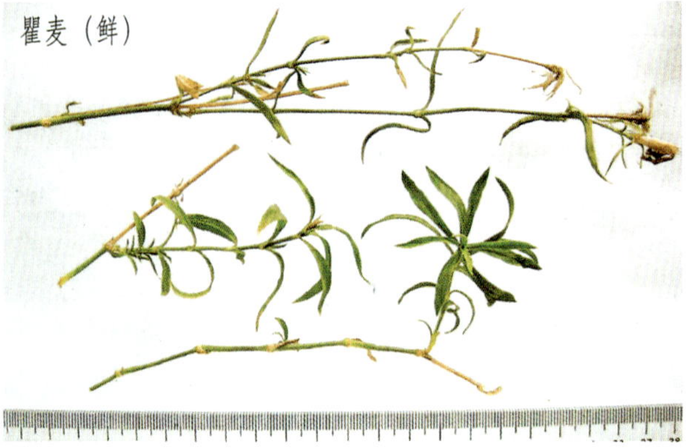
瞿麦（鲜）

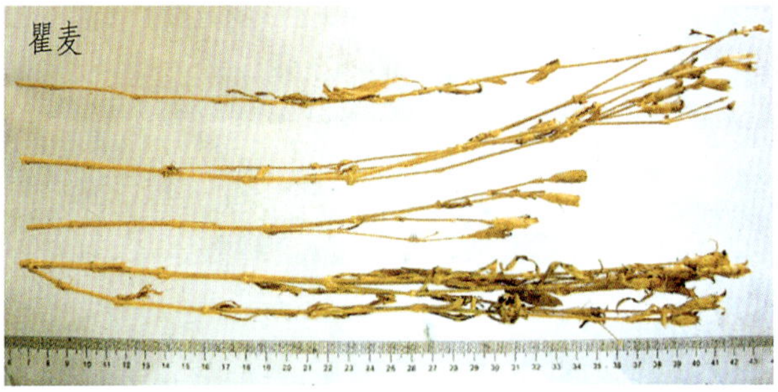
瞿麦

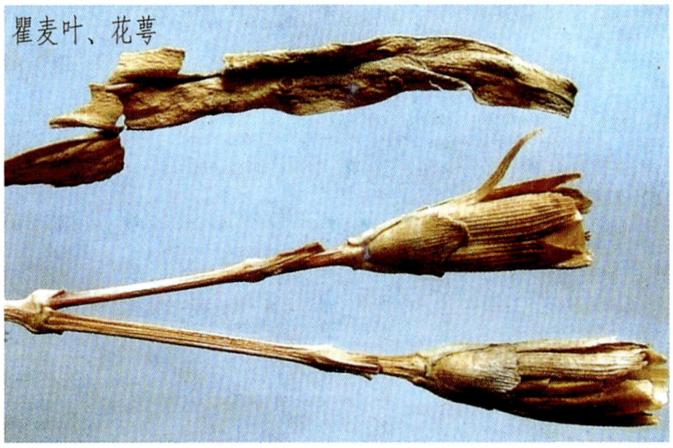
瞿麦叶、花萼

第七章 藻菌类中药

昆 布

一、准备

二、查验性状

1. 海带叶状体

[是 否] 卷曲折叠成团状，或缠结成把。

[是 否] **全体呈黑褐色或绿褐色，表面附有白霜。**

[是 否] **用水浸软则膨胀成扁平长带状，**长 50 ~ 150cm，宽 10 ~ 40cm，

[是 否] 中部较厚，边缘较薄而呈波状。

[是 否] 类革质，残存柄部扁圆柱状。

[是 否] 气腥，味咸。

2. 昆布叶状体（与海带叶状体性状不同点）

[是 否] 卷曲皱缩成不规则团状。全体呈黑色，较薄。

[是 否] **用水浸软则膨胀呈扁平的叶状，**长宽约为 16 ~ 26cm，厚约 1.6mm；

[是 否] **两侧呈羽状深裂，裂片呈长舌状，边缘有小齿或全缘。**

[是 否] 质柔滑。

三、变质、污染 [有 无]

四、结论 [正品 假药 劣药 做其他检验]

五、清场

达标自测题：照样品画昆布与海带药材外形图。

相关知识：

昆布为海带科植物海带 *Laminaria japonica* Aresch. 或翅藻科植物昆布 Ecklo-nia kurome Okam. 的干燥叶状体。夏、秋二季采捞，晒干。

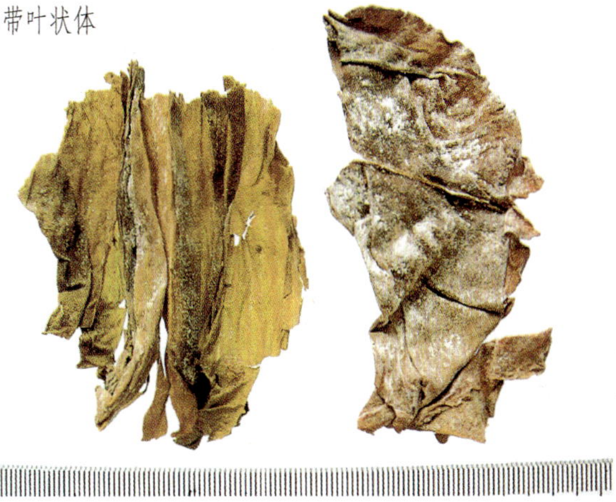
海带叶状体

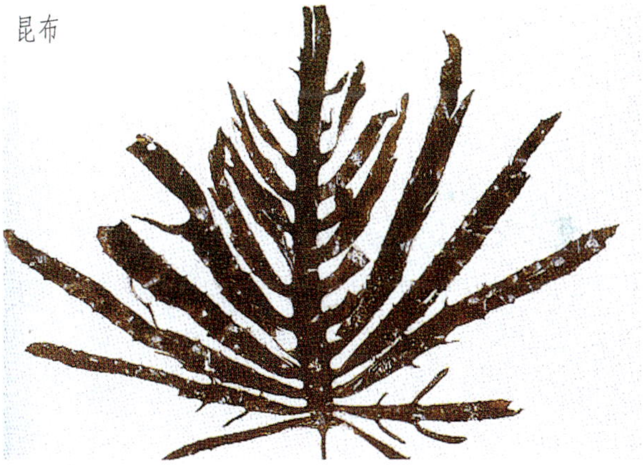
昆布

海　藻

一、准备

二、查验性状

1. 大叶海藻

［是 否］ 皱缩卷曲，黑褐色，有的被白霜，长 30 ~ 60cm。

［是 否］ 主干呈圆柱状，具圆锥形突起，主枝自主干两侧生出。

［是 否］ 侧枝自主枝叶腋生出，具短小的刺状突起。

［是 否］ **初生叶披针形或倒卵形，长 5 ~ 7cm，宽约 1cm，全缘或具粗锯齿；**

［是 否］ **次生叶条形或披针形，**叶腋间有着生条状叶的小枝。

［是 否］ **气囊黑褐色，球形或卵圆形，**有的有柄，顶端钝圆，有的具细短尖。

［是 否］ 质脆，潮润时柔软；**水浸后膨胀，肉质，黏滑。**

［是 否］ **气腥，味微咸。**

2. 小叶海藻（与大叶海藻性状不同点）

［是 否］ 较小，长 15 ~ 40cm。分枝互生，无刺状突起。

［是 否］ **叶条形或细匙形，先端稍膨大，中空。**

［是 否］ **气囊腋生，纺锤形或球形，囊柄较长。**质较硬。

三、变质、污染［有　无］

四、结论［正品　假药　劣药　做其他检验］

五、清场

达标自测题：找出小叶海藻与大叶海藻的鉴别要点（最少 2 点）。

相关知识：

海藻为马尾藻科植物海蒿子 *Sargassum pallidum* (Turn.) C.Ag. 或羊栖菜 *Sargassum fusiforme* (Harv.) Setch. 的干燥藻体。前者习称“大叶海藻”，后者习称“小叶海藻”。夏、秋二季采捞，除去杂质，洗净，晒干。

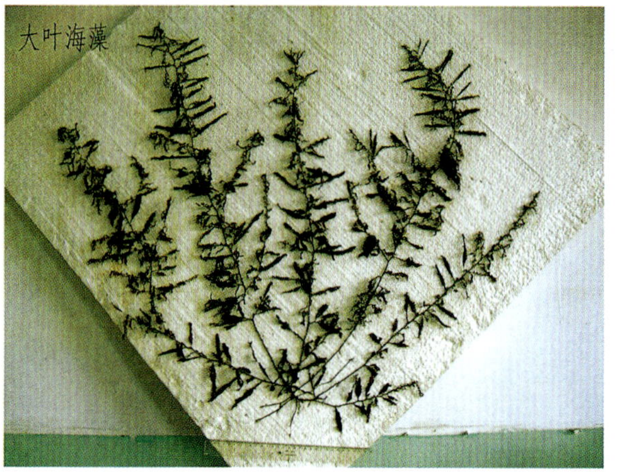

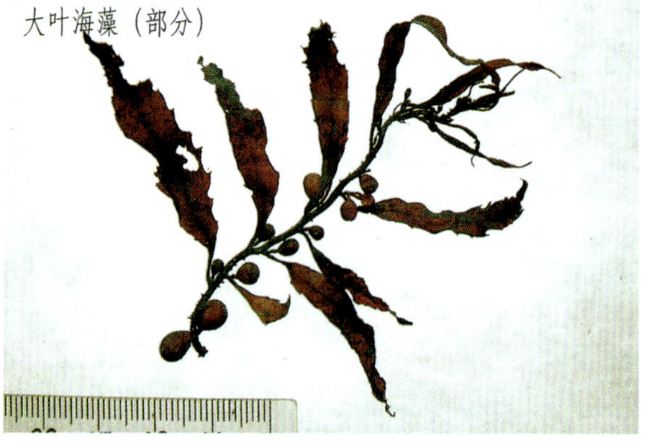

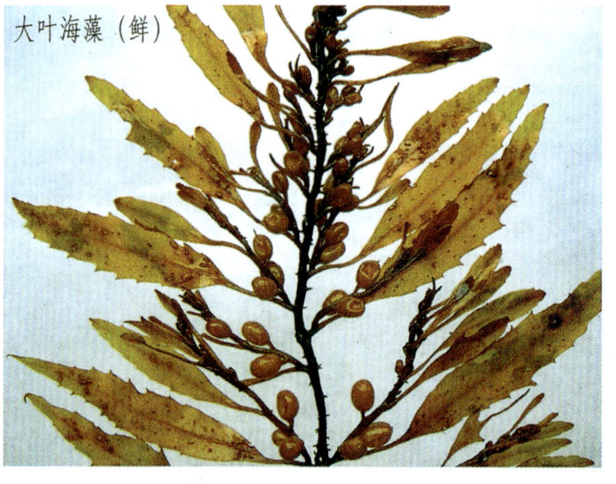

茯 苓

一、准备

二、查验性状

1．茯苓个

[是 否] **呈类球形、椭圆形、扁圆形或不规则团块，**大小不一。

[是 否] **外皮薄而粗糙，棕褐色至黑褐色，**有明显的皱缩纹理。

[是 否] 体重，质坚实，**断面颗粒性，**有的具裂隙。

[是 否] **外层淡棕色，内部白色，**少数淡红色，有的中间抱有松根。

[是 否] 气微，**味淡，嚼之粘牙。**

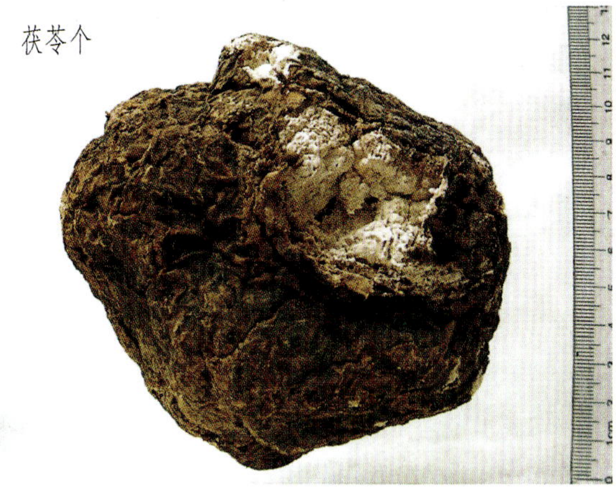

2. 茯苓皮

[是 否] 为削下的茯苓外皮，形状大小不一。

[是 否] **外面棕褐色至黑褐色，内面白色或淡棕色。**

[是 否] **质较松软，略具弹性。**

3. 茯苓块（与茯苓个性状不同点）

[是 否] 为去皮后切制的茯苓，呈块片状，大小不一。

[是 否] **白色、淡红色或淡棕色。**

[是 否] 取茯苓片或粉末少量，加碘化钾碘试液1滴，显深红色。

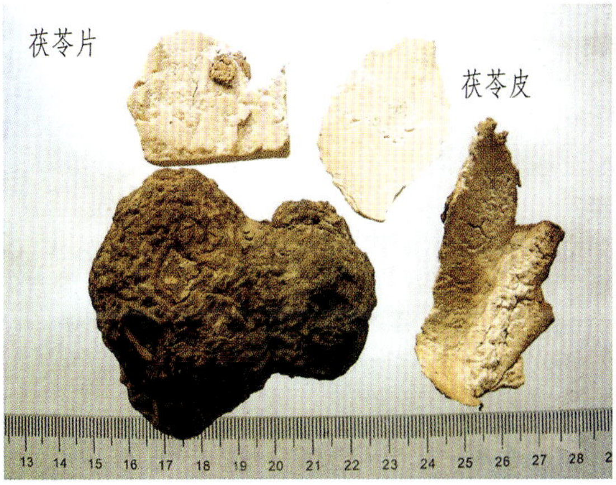

三、变质、污染 [有 无]

四、结论 [正品 假药 劣药 做其他检验]

五、清场

达标自测题：①对比茯苓饮片和猪苓饮片，找出鉴别要点（最少3点）。②茯苓和粉葛如何区别。

相关知识：

茯苓为多孔菌科真菌茯苓 *Poria cocos* (Schw.) Wolf 的干燥菌核。多于7～9月采挖，挖出后除去泥沙，堆置"发汗"后，摊开晾至表面干燥，再"发汗"，反复数次至现皱纹、内部水分大部散失后，阴干，称为"茯苓个"；或将鲜茯苓按不同部位切制，阴干，分别称为"茯苓皮"及"茯苓块"。

猪苓　雷丸

一、准备

二、查验性状

1．猪苓

［是 否］ **呈条形、类圆形或扁块状，有的有分枝，长 5 ～ 25cm，直径 2 ～ 6cm。**

［是 否］ **表面黑色、灰黑色或棕黑色，皱缩或有瘤状突起。**

［是 否］ **体轻，质硬，**断面类白色或黄白色，略呈颗粒状。

［是 否］ 气微，味淡。

2．雷丸

［是 否］ **为类球形或不规则团块，直径 1 ～ 3cm。**

［是 否］ **表面黑褐色或灰褐色，有略隆起的网状细纹。**

［是 否］ 质坚实，不易破裂，断面不平坦，白色或浅灰黄色，

［是 否］ 似粉状或颗粒状，**常有黄棕色大理石样纹理。**

［是 否］ 气微，**味微苦，嚼之有颗粒感，微带黏性，久嚼无渣。**

三、变质、污染［有 无］

四、结论［正品 假药 劣药 做其他检验］

五、清场

达标自测题：①对比猪苓饮片和茯苓饮片，找出鉴别要点（最少 3 点）。②照样品画雷丸断面图。

相关知识：

1. 猪苓为多孔菌科真菌猪苓 *Polyporus umbellatus* (Pers.) Fries 的干燥菌核。春、秋二季采挖，除去泥沙，干燥。

2．雷丸为白蘑科真菌雷丸 *Omphalia lapidescens* Schroet. 的干燥菌核。秋季采挖，洗净，晒干。

3．雷丸断面色褐呈角质样者不可供药用。

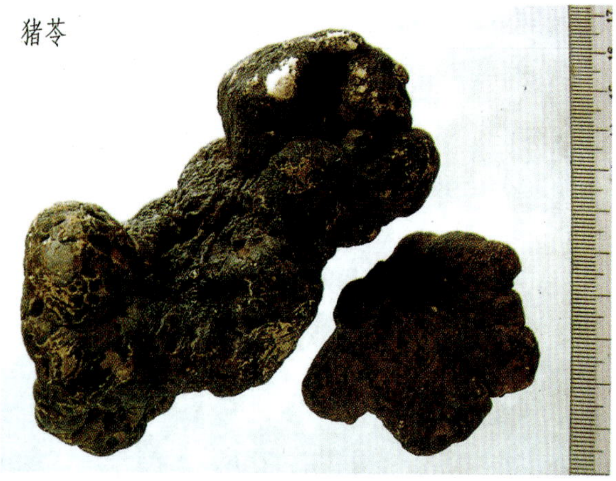

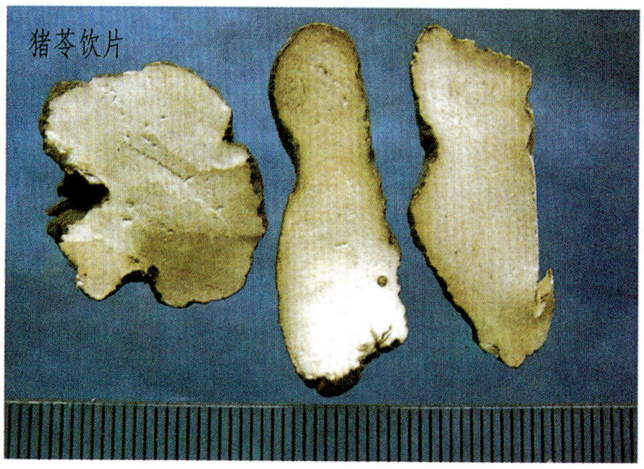

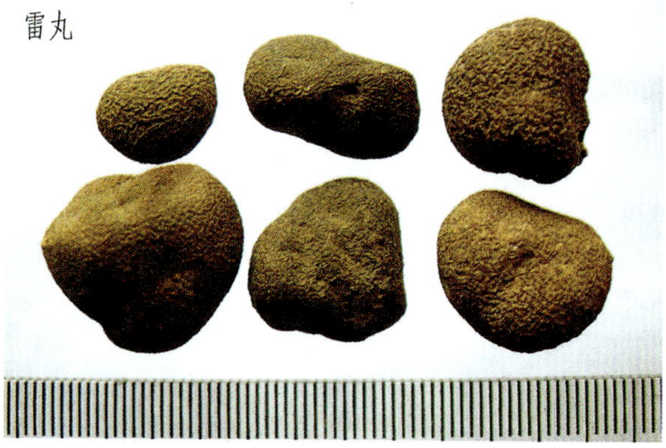

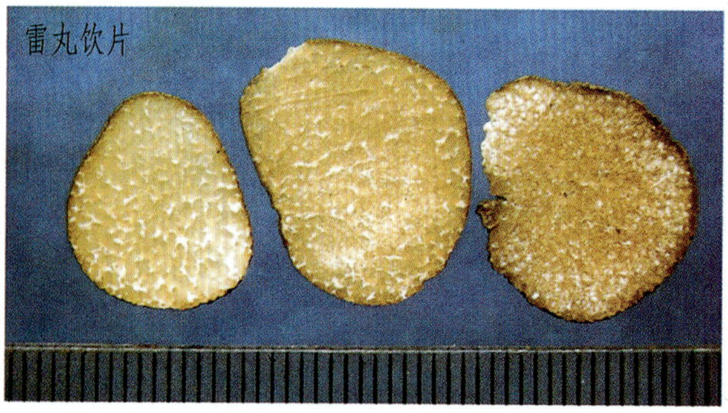

灵芝　云芝

一、准备

二、查验性状

1．灵芝

(1) 赤芝子实体

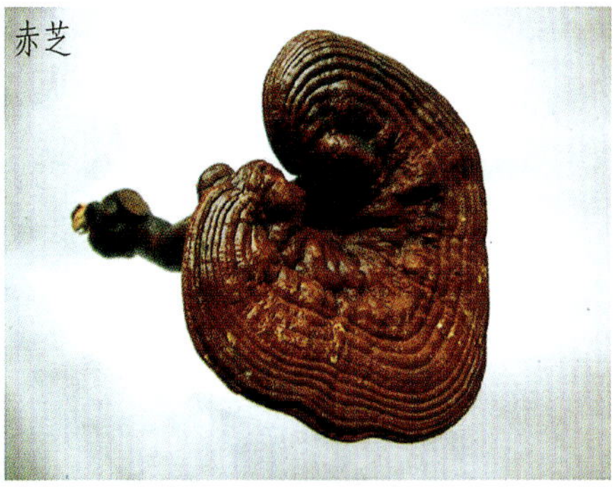

[是 否] **外形呈伞状，菌盖呈肾形、半圆形或近圆形；**

[是 否] 直径 10 ~ 18cm，厚 1 ~ 2cm。

[是 否] **皮壳坚硬，黄褐色至红褐色，有光泽，**

[是 否] **具环状棱纹和辐射状皱纹，**边缘薄而平截，常稍内卷。**菌肉白色至淡棕色。**

[是 否] **菌柄圆柱形，侧生，少偏生，**长 7 ~ 15cm，直径 1 ~ 3.5cm，

[是 否] **红褐色至紫褐色，光亮。**孢子细小，黄褐色。

[是 否] 气微香，味苦涩。

(2) 紫芝子实体（与赤芝子实体性状不同点）

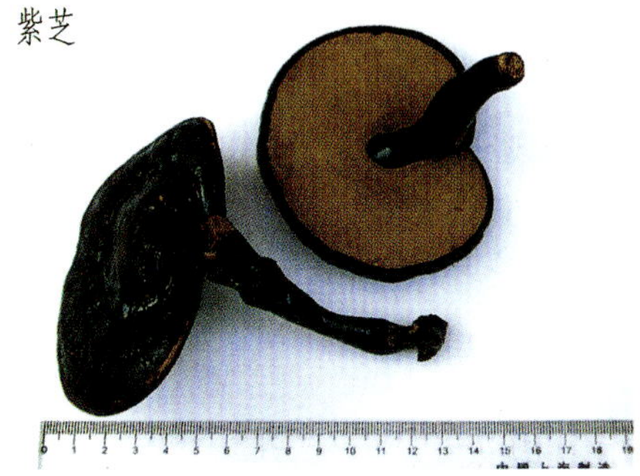

[是 否] **皮壳紫黑色，**有漆样光泽。

[是 否] **菌肉锈褐色。**菌柄长 17 ~ 23cm。

(3) 栽培灵芝

[是 否] **子实体较粗壮、肥厚，**直径 12 ~ 22cm，厚 1.5 ~ 4cm。

[是 否] **皮壳外常被有大量粉尘样的黄褐色孢子。**

2．云芝

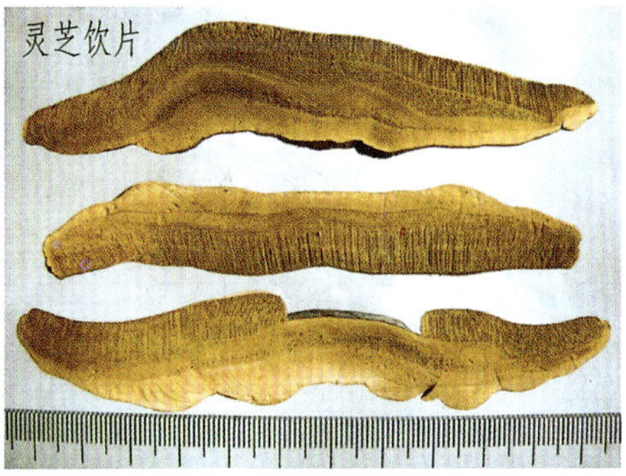

[是 否] 菌盖单个，呈扇形、半圆形或贝壳形。

[是 否] **常数个叠生成覆瓦状或莲座状；直径 1 ~ 10cm，厚 1 ~ 4mm。**

[是 否] **表面密生灰、褐、蓝、紫黑等颜色的绒毛（菌丝）；**

[是 否] **构成多色的狭窄同心性环带，边缘薄；**

[是 否] 腹面灰褐色、黄棕色或淡黄色。

[是 否] 无菌管处呈白色，菌管密集，管口近圆形至多角形，部分管口开裂成齿。

[是 否] 革质，不易折断，断面菌肉类白色，厚约 1mm。

[是 否] 菌管单层，长 0.5 ~ 2mm，多为浅棕色，管口近圆形至多角形，每 1mm 有 3 ~ 5 个。

[是 否] 气微，味淡。

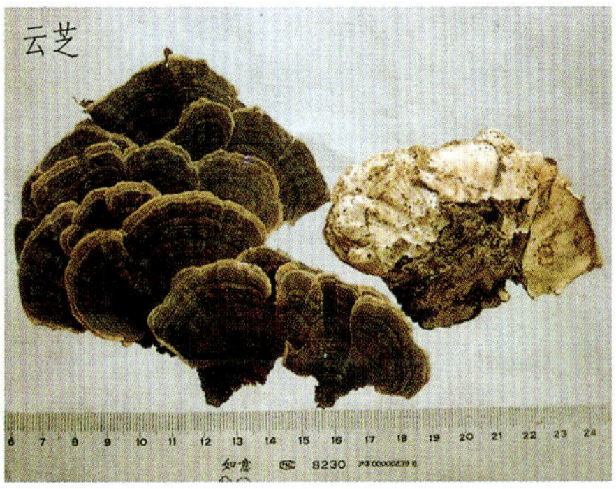

三、变质、污染 [有　无]

四、结论 [正品　假药　劣药　做其他检验]

五、清场

达标自测题：①照样品画灵芝药材外形图。②找出灵芝与云芝的鉴别要点（最少 3 点）。

相关知识：

1．灵芝为多孔菌科真菌赤芝 *Ganoderma lucidum*(Leyss.ex Fr.) Karst．或紫芝 *Ganoderma sinense* Zhao, Xu et Zhang 的干燥子实体。全年采收，除去杂质，剪除附有朽木、泥沙或培养基质的下端菌柄，阴干或在 40℃ ~ 50℃烘干。

2．云芝为多孔菌科真菌彩绒革盖菌 *Coriolus versicolor* (L. ex Fr.) 的干燥子实体。全年均可采收，除去杂质，晒干。

马　勃

一、准备

二、查验性状

1. 脱皮马勃

[是　否] **呈扁球形或类球形**，无不孕基部，直径 15 ～ 20cm。

[是　否] **包被灰棕色至黄褐色，纸质；**

[是　否] **常破碎呈块片状，或已全部脱落。**

[是　否] 孢体灰褐色或浅褐色，紧密，有弹性；

[是　否] **用手撕之内有灰褐色棉絮状的丝状物。**

[是　否] **触之则孢子呈尘土样飞扬，手捻有细腻感。**

[是　否] 臭似尘土，无味。

2. 大马勃（与脱皮马勃性状不同点）

[是　否] 不孕基部小或无。

[是　否] **残留的包被由黄棕色的膜状外包被和较厚的灰黄色的内包被所组成。**

[是　否] 光滑，质硬而脆，成块脱落。

[是　否] 孢体浅青褐色，手捻有润滑感。

3. 紫色马勃（与脱皮马勃性状不同点）

[是　否] **呈陀螺形**，或已压扁呈扁圆形。

[是　否] 直径 5 ～ 12cm，**不孕基部发达。**

[是　否] 包被薄，两层，紫褐色，粗皱；

[是　否] 有圆形凹陷，外翻，上部常裂成小块或已部分脱落。

[是　否] 孢体紫色。

三、变质、污染 [有　无]

四、结论 [正品　假药　劣药　做其他检验]

五、清场

达标自测题：火试马勃，观察并记录现象。

相关知识：

马勃为灰包科真菌脱皮马勃 *Lasiosphaera fenzlii* Reich.、大马勃 *Calvatia gigantea* (Batsch ex Pers.)Lloyd 或紫色马勃 Calvatia lilacina (Mont. et Berk.) Lloyd 的干燥子实体。夏、秋二季子实体成熟时及时采收，除去泥沙，干燥。

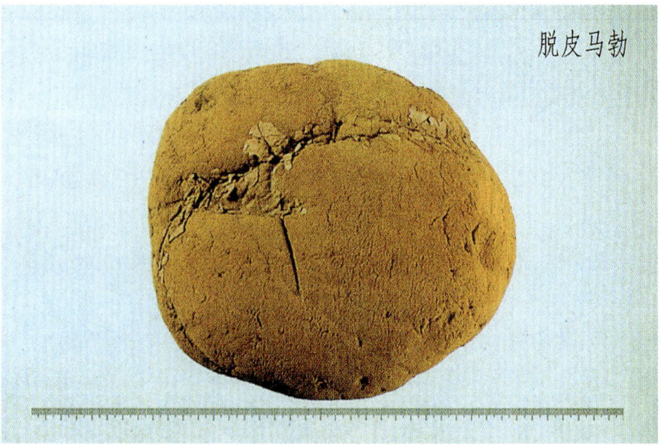

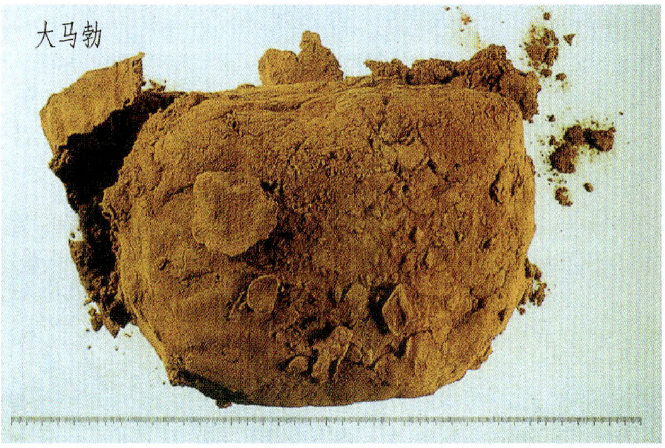

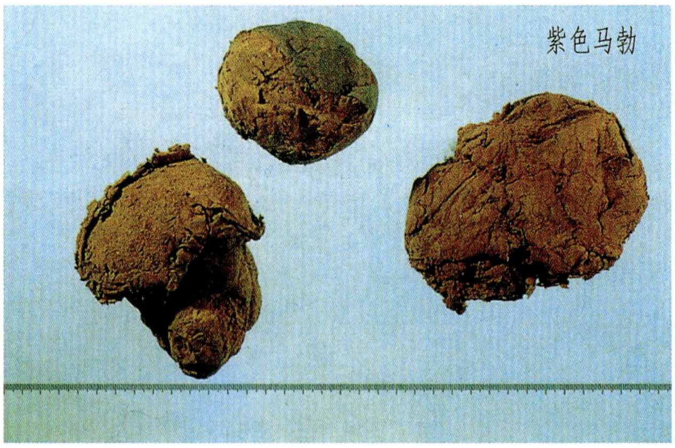

冬 虫 夏 草

一、准备

二、查验性状

[是 否] **由虫体与从虫头部长出的真菌子座相连而成。**

[是 否] **虫体似蚕**，长 3 ~ 5cm，直径 0.3 ~ 0.8cm。

[是 否] **表面深黄色至黄棕色，有环纹 20 ~ 30 个。**

[是 否] 近头部的环纹较细。

[是 否] **头部红棕色，足 8 对，中部 4 对较明显。**

[是 否] 质脆，易折断，断面略平坦，淡黄白色。

[是 否] **子座细长圆柱形**，长 4 ~ 7cm，直径约 0.3cm。

[是 否] **表面深棕色至棕褐色，有细纵皱纹，上部稍膨大。**

[是 否] 质柔韧，断面类白色。

[是 否] 气微腥，味微苦。

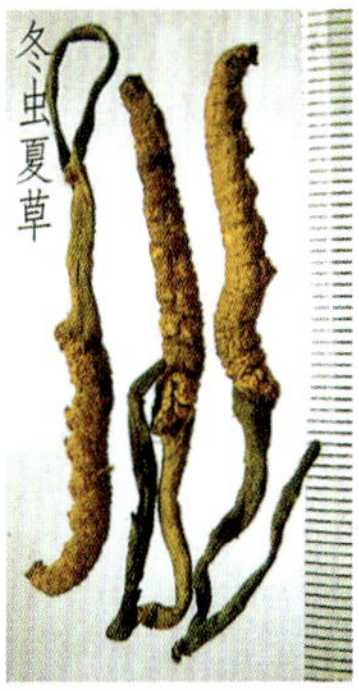

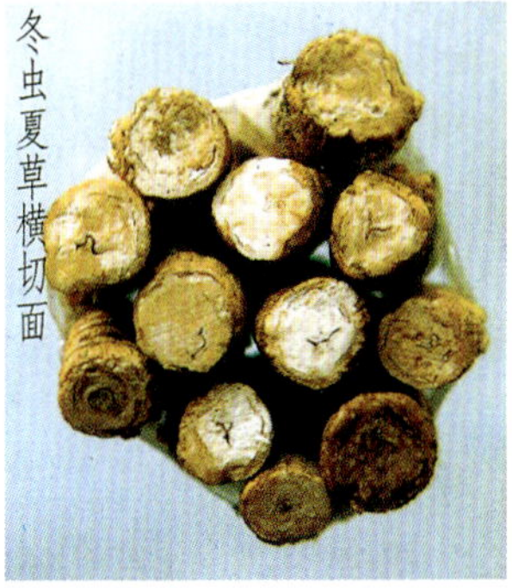

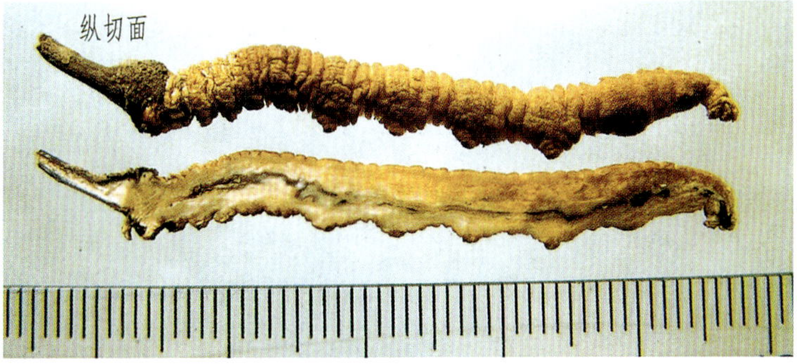

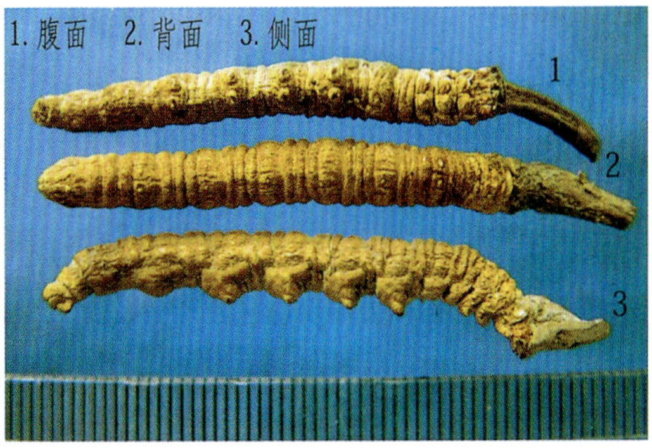

三、变质、污染 [有 无]

四、结论 [正品 假药 劣药 做其他检验]

五、清场

达标自测题：照样品指出冬虫夏草虫体的环纹、足、断面及子座。

相关知识：

冬虫夏草为麦角菌科真菌冬虫夏草菌 *Cordyceps sinensis* (BerK.)Sacc. 寄生在蝙蝠娥科昆虫幼虫上的子座及幼虫尸体的复合体。夏初子座出土、孢子未发散时挖取，晒至六七成干，除去似纤维状的附着物及杂质，晒干或低温干燥。

第八章　动物类中药

金钱白花蛇

一、准备

二、查验性状

[是　否] 呈圆盘状，盘径 3～6cm，蛇体直径 0.2～0.4cm。

[是　否] 头盘在中间，尾细，常纳口内。

[是　否] 口腔内上颌骨前端有毒沟牙 1 对。

[是　否] 鼻间鳞 2 片，无颊鳞，上下唇鳞通常各为 7 片。

[是　否] 背部黑色或灰黑色，有白色环纹 45～58 个，黑白相间。

[是　否] 白环纹在背部宽 1～2 行鳞片，向腹面渐增宽。

[是　否] 黑环纹宽 3～5 行鳞片。

[是　否] 背正中明显起一条脊棱，脊鳞扩大呈六角形。

[是　否] 背鳞细密，通身 15 行，尾下鳞单行。

[是　否] 气微腥，味微咸。

三、变质、污染 [有　无]

四、结论 [正品　假药　劣药　做其他检验]

五、清场

达标自测题：说出金钱白花蛇的鉴别要点（最少 3 点）。

相关知识：

金钱白花蛇为眼镜蛇科动物银环蛇 *Bungarus multicinctus multicinctus* Blyth 的幼蛇干燥体。夏、秋二季捕捉，剖开蛇腹，除去内脏，擦净血迹，用乙醇浸泡处理后盘成圆形，用竹签固定，干燥。

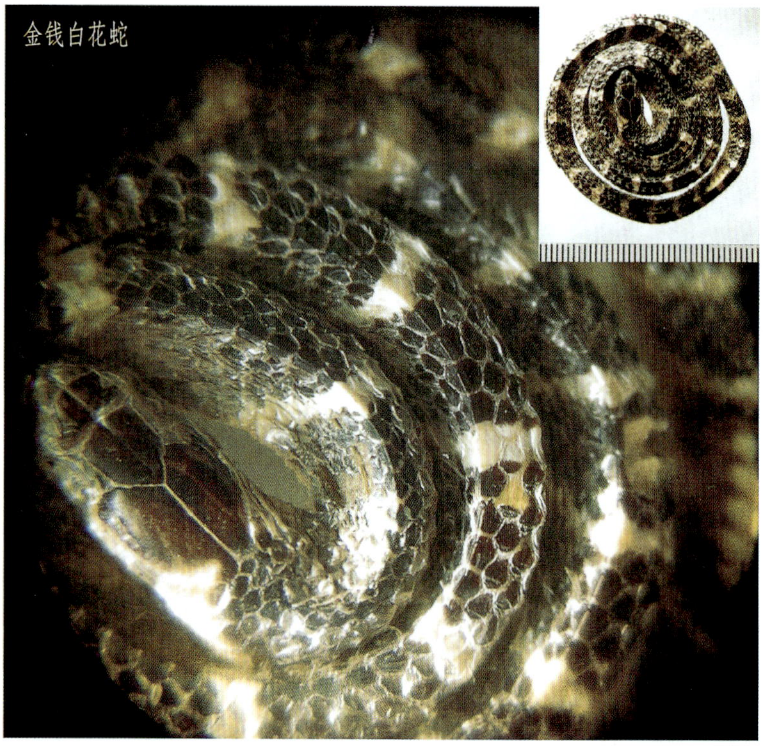

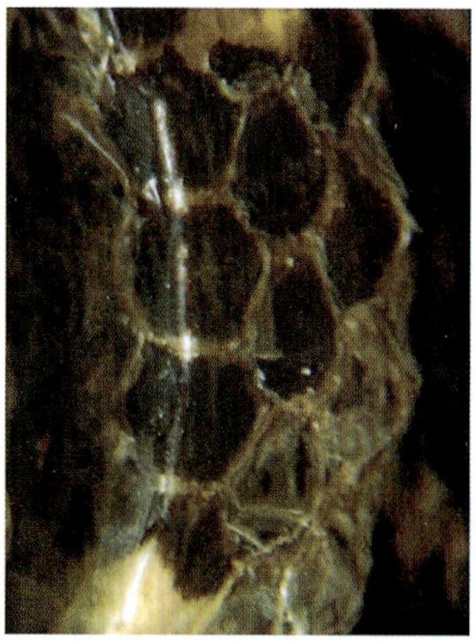

脊鳞六角形

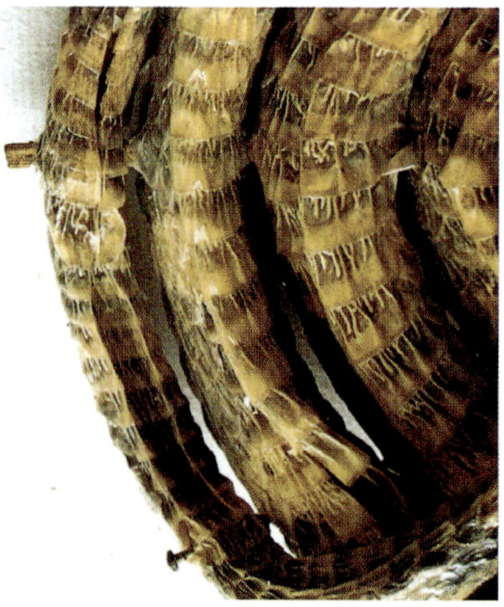

尾下鳞单行

蕲 蛇

一、准备

二、查验性状

[是 否] 卷呈圆盘状，盘径 17～34cm，体长可达 2m。

[是 否] 头在中间稍向上，**呈三角形而扁平，吻端向上，习称“翘鼻头”。**

[是 否] 上腭有管状毒牙，中空尖锐。

[是 否] **背部两侧各有黑褐色与浅棕色组成的“V”形斑纹 17～25 个。**

[是 否] **其“V”形的两上端在背中线上相接，习称“方胜纹”。**

[是 否] 有的左右不相接，呈交错排列。

[是 否] 腹部撑开或不撑开，**灰白色，鳞片较大，有黑色类圆形的斑点，习称“连珠斑”。**

[是 否] 腹内壁黄白色，脊椎骨的棘突较高，呈刀片状上突。

[是 否] 前后椎体下突基本同形，多为弯刀状，向后倾斜，尖端明显超过椎体后隆面。

[是 否] **尾部骤细，末端有三角形深灰色的角质鳞片 1 枚，习称“佛指甲”。**

[是 否] 气腥，味微咸。

三、变质、污染 [有 无]

四、结论 [正品 假药 劣药 做其他检验]

五、清场

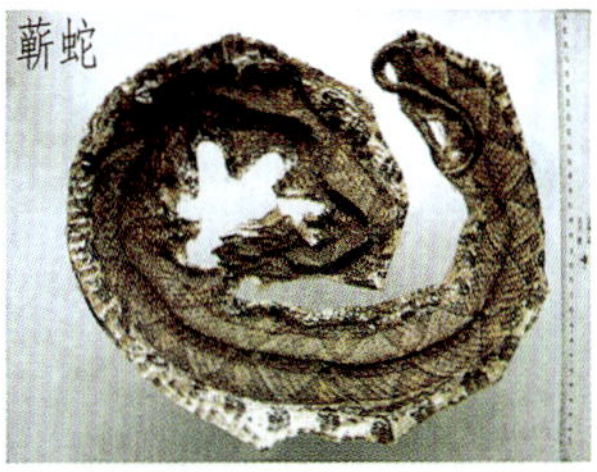

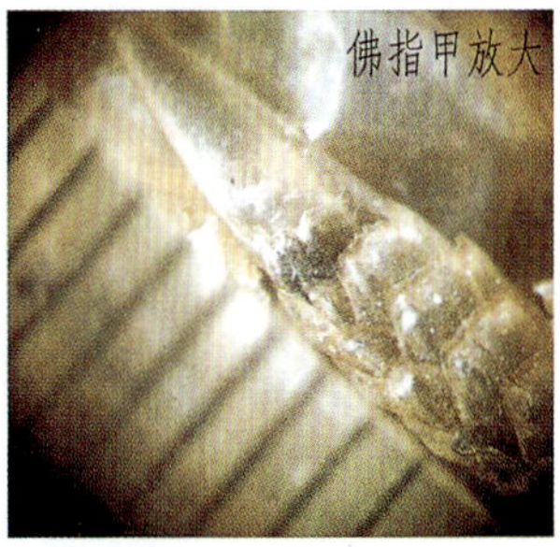

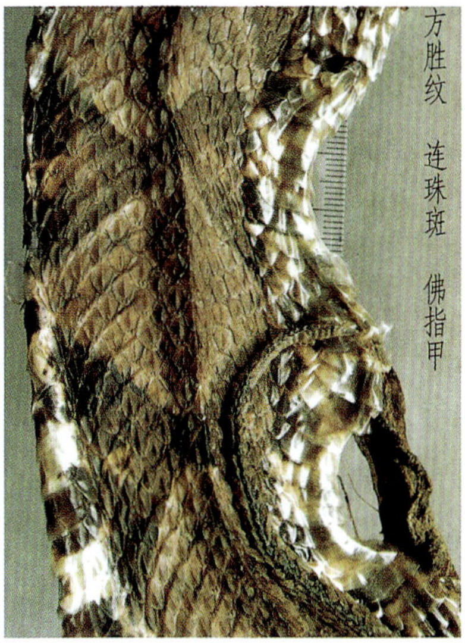

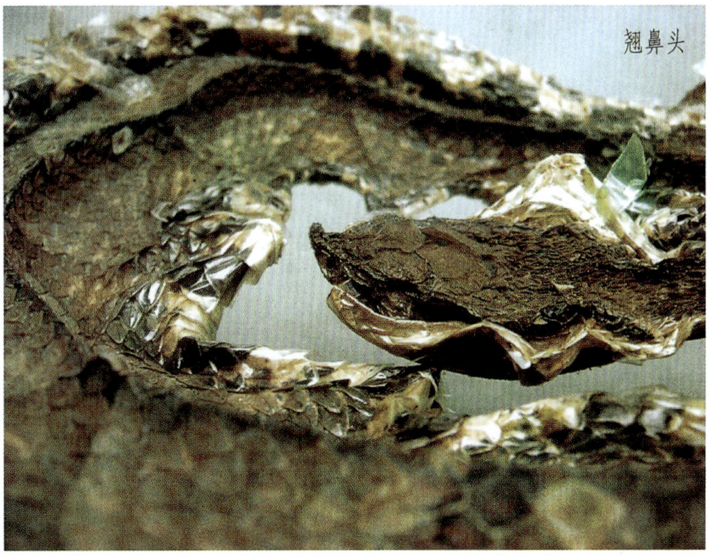

达标自测题：说出蕲蛇的鉴别要点（最少 4 点）

相关知识：

蕲蛇为蝰科动物五步蛇 *Agkisrrodon acutus* (Guenther) 的干燥体。多于夏、秋二季捕捉，剖开蛇腹，除去内脏，洗净，用竹片撑开腹部，盘成圆盘状，干燥后拆除竹片。

乌 梢 蛇

一、准备

二、查验性状

[是 否] 呈圆盘状，盘径约 16cm。

[是 否] **表面黑褐色或绿黑色，密被菱形鳞片；**

[是 否] **背鳞行数成双，背中央 2 ~ 4 行鳞片强烈起棱，形成两条纵贯全体的黑线。**

[是 否] 头盘在中间，扁圆形，眼大而下凹陷，有光泽。

[是 否] 上唇鳞 8 枚，第 4、5 枚入眶，颊鳞 1 枚，眼前下鳞 1 枚，较小，眼后鳞 2 枚。

[是 否] **脊部高耸成屋脊状。**

[是 否] 腹部剖开边缘向内卷曲，脊肌肉厚。

[是 否] 黄白色或淡棕色，可见排列整齐的肋骨。

[是 否] **尾部渐细而长。尾下鳞双行。**

[是 否] 剥皮者仅留头尾之皮鳞，中段较光滑。

[是 否] 气腥，味淡。

三、变质、污染 [有 无]

四、结论 [正品 假药 劣药 做其他检验]

五、清场

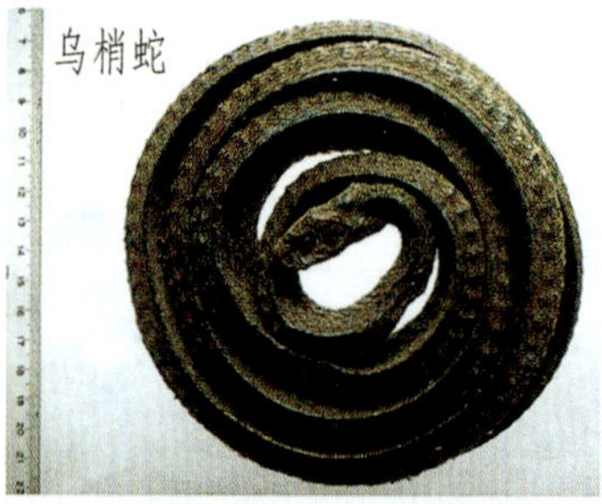

头部侧观面

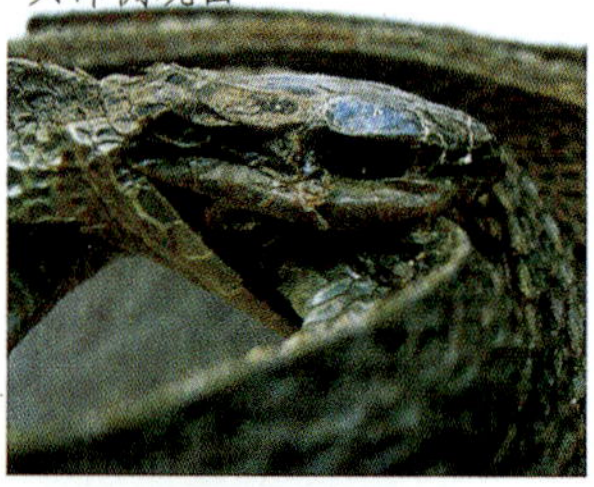

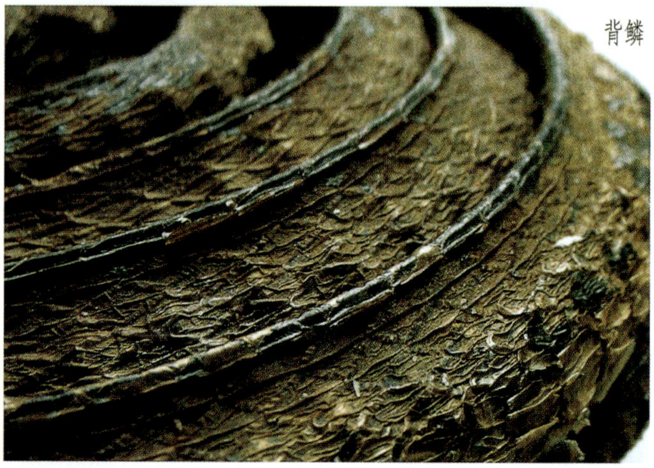

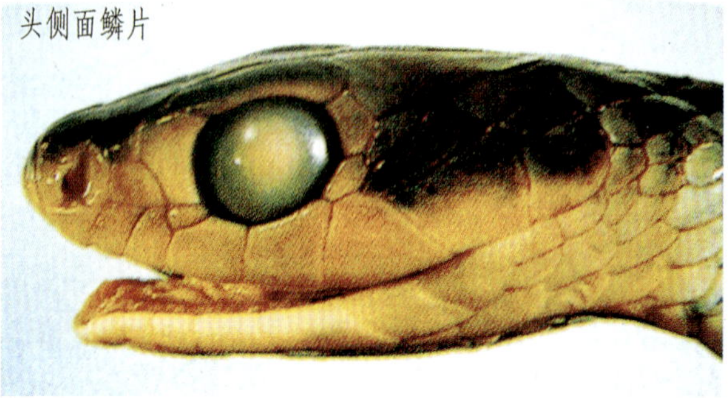

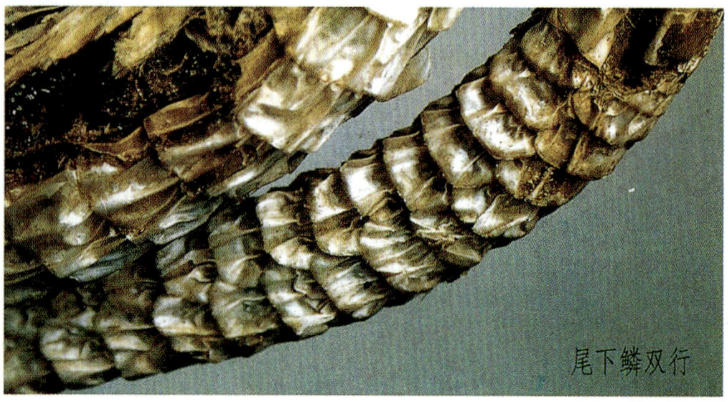

达标自测题：对比乌梢蛇、金钱白花蛇和蕲蛇，找出鉴别要点（最少 3 点）。

相关知识：

乌梢蛇为游蛇科动物乌梢蛇 *Zaocys dhumnades* (Cantor) 的干燥体。多于夏、秋二季捕捉，剖开蛇腹或先剥去蛇皮留头尾，除去内脏，盘成圆盘状，干燥。

蛇蜕　　蝉蜕

一、准备

二、查验性状

1．蛇蜕

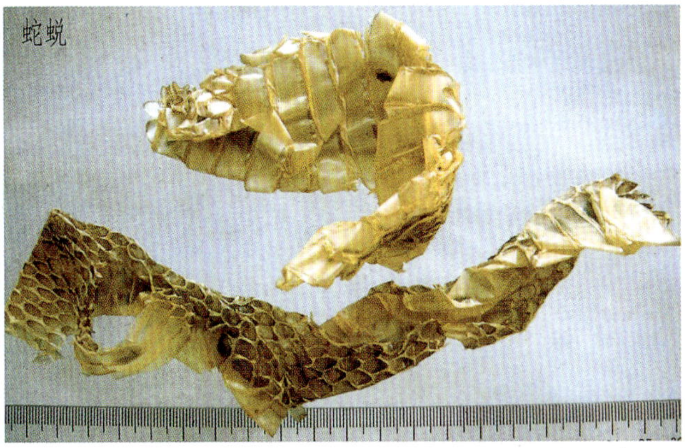

[是 否] 呈圆筒形，多压扁而皱缩，完整者形似蛇，长可达 1m 以上。

[是 否] 背部银灰色或淡灰棕色，有光泽。

[是 否] 鳞迹菱形或椭圆形，衔接处呈白色，略抽皱或凹下。

[是 否] 腹部乳白色或略显黄色，鳞迹长方形，呈覆瓦状排列。

[是 否] 体轻，质微韧，手捏有润滑感和弹性，轻轻搓揉时沙沙作响。

[是 否] 气微腥，味淡或微咸。

2．蝉蜕

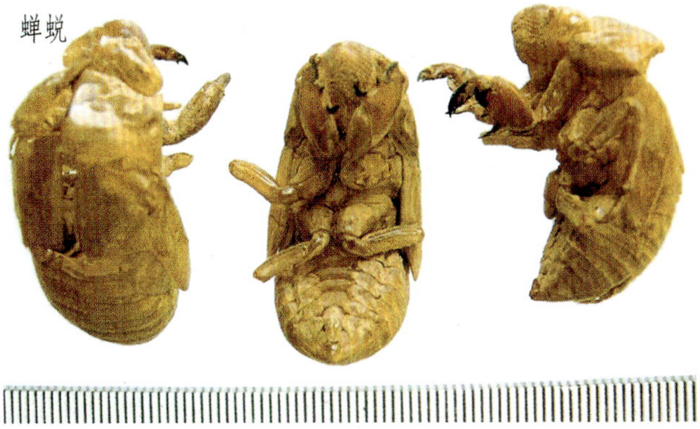

[是 否] 略呈椭圆形而弯曲，长约 3.5cm，宽约 2cm。

[是 否] 表面黄棕色，半透明，有光泽。

[是 否] 头部有丝状触角 1 对，多已断落，复眼突出。

[是 否] 额部先端突出，口吻发达，上唇宽短，下唇伸长成管状。

[是 否] 胸部背面呈十字形裂开，裂口向内卷曲，脊背两旁具小翅 2 对。

[是 否] 腹面有足 3 对，被黄棕色细毛。腹部钝圆，共 9 节。

[是 否] 体轻，中空，易碎。

[是 否] 无臭，味淡。

三、变质、污染 [有 无]

四、结论 [正品 假药 劣药 做其他检验]

五、清场

达标自测题：挑拣分开混在一起的蛇蜕和蝉蜕。

相关知识：

1．蛇蜕为游蛇科动物黑眉锦蛇 *Elaphe taeniura* Cope 、锦蛇 *Elaphe carinata* (Gue-nther) 或乌梢蛇 *Zaocysdhumnades* (Cantor) 等蜕下的干燥表皮膜。春末夏初或冬初采集，除去泥沙，干燥。

2．蝉蜕为蝉科昆虫黑蚱 *Cryptotympana pustulata* Fabricius 的若虫羽化时脱落的皮壳。夏、秋二季收集，除去泥沙，晒干。

水 牛 角

一、准备

二、查验性状

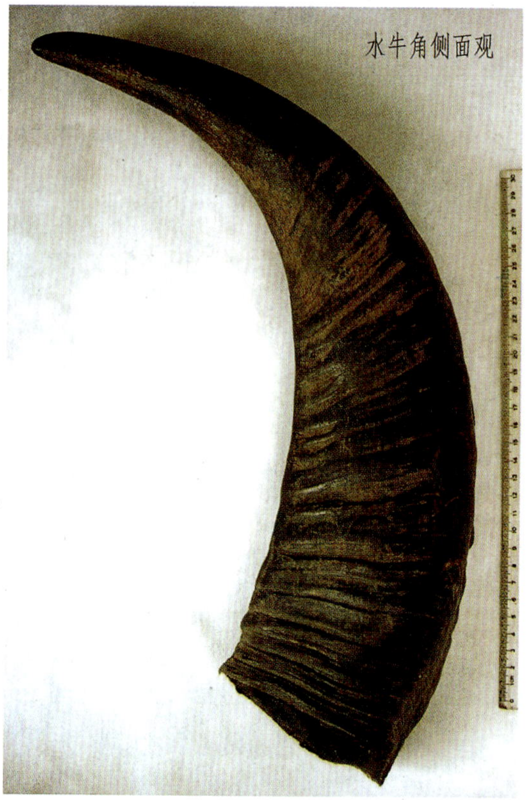

[是 否] **呈稍扁平而弯曲的锥形**，长短不一。

[是 否] 表面棕黑色或灰黑色，

[是 否] **一侧有数条横向的沟槽，另一侧有密集的横向凹陷条纹。**

[是 否] 上部渐尖，有纵纹，**基部略呈三角形，中空。**

[是 否] 角质，坚硬。

[是 否] 气微腥，味淡。

三、变质、污染[有 无]

四、结论[正品 假药 劣药 做其他检验]

五、清场

达标自测题：说出水牛角和羚羊角的鉴别要点(最少3点)。

相关知识：

水牛角为牛科动物水牛 *Bubalus bubalis* Linnaeus 的角。取角后，水煮，除去角塞，干燥。

鹿茸（花鹿茸）

一、准备

二、查验性状

1．二杠

[是 否] 呈圆柱状，具一个分枝。

[是 否] 主枝习称“大挺”，长 17 ～ 20cm，锯口直径 4 ～ 5cm。

[是 否] 离锯口约 1cm 处分出侧枝，习称“门庄”。

[是 否] 长 9 ～ 15cm，直径较大，挺略细。

[是 否] 外皮红棕色或棕色，多光润。

[是 否] 表面密生红黄色或棕黄色细茸毛。

[是 否] 上端较密，下端较疏。

[是 否] 分岔间具 1 条灰黑色筋脉，皮茸紧贴。

[是 否] 锯口黄白色，外围无骨质，中部密布细孔。体轻。

[是 否] 气微腥，味微咸。

2. 三岔（与二杠性状不同点）

[是 否] 具 2 个分枝，大挺长 23 ～ 33cm，直径较二杠细。

[是 否] 略呈弓形，微扁，枝端略尖，下部多有纵棱筋及突起疙瘩。

[是 否] 皮红黄色，茸毛较稀而粗。

3. 二茬茸（与二杠性状不同点）

[是 否] 与二杠相似，但挺长而不圆或下粗上细，下部有纵棱筋。

[是 否] 皮灰黄色，茸毛较粗糙。

[是 否] 锯口外围多已骨化。体较重。

[是 否] 无腥气。

三、变质、污染 [有 无]

四、结论 [正品 假药 劣药 做其他检验]

五、清场

达标自测题：①照样品画花鹿茸的二杠、三岔图。杠与再生茸性状，找出其鉴别要点（最少 3 点）

相关知识：

鹿茸为鹿科动物梅花鹿 *Cervus nippon* Temminck 或马鹿 *Cervus elaphus* Linnaeus 的雄鹿未骨化密生茸毛的幼角。前者习称“花鹿茸”，后者习称“马鹿茸”。夏、秋二季锯取鹿茸，经加工后阴干或烘干。

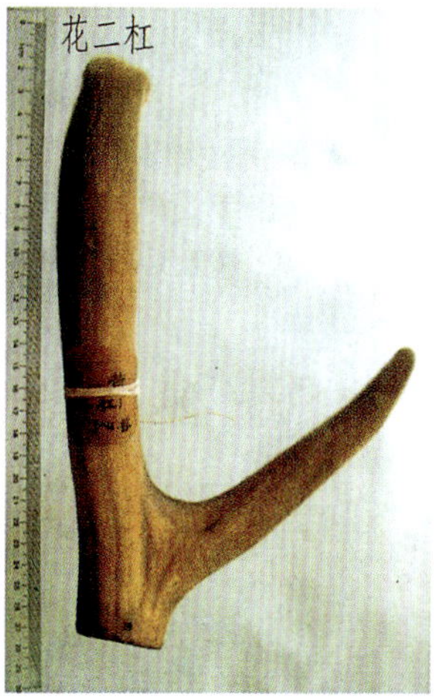
花二杠

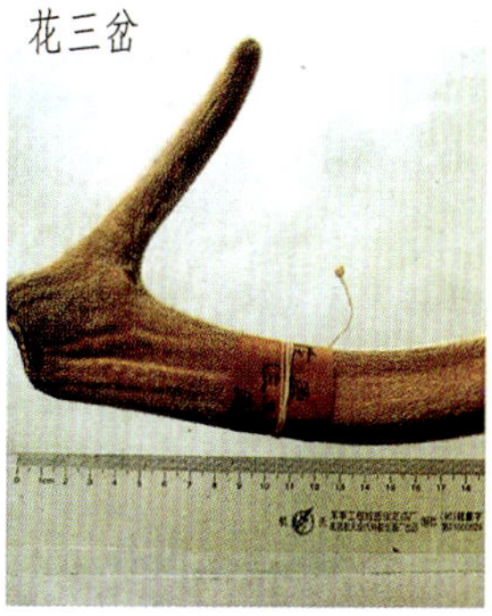
花三岔

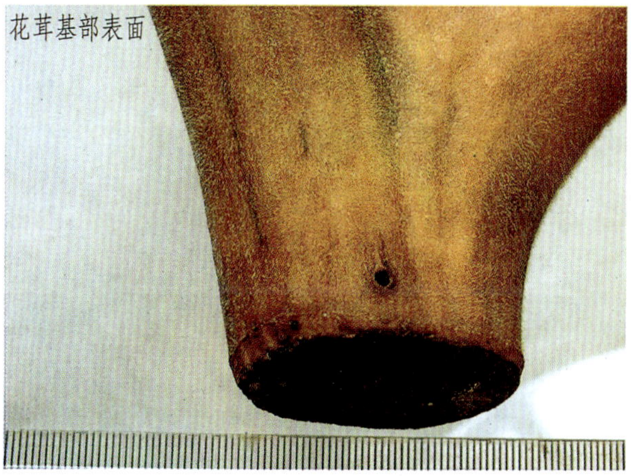
花茸基部表面

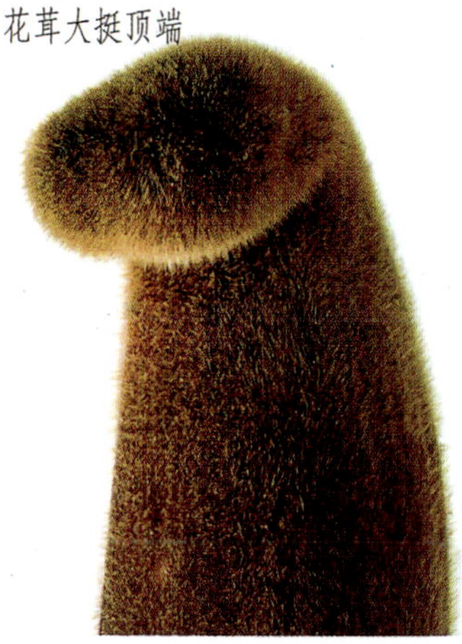
花茸大挺顶端

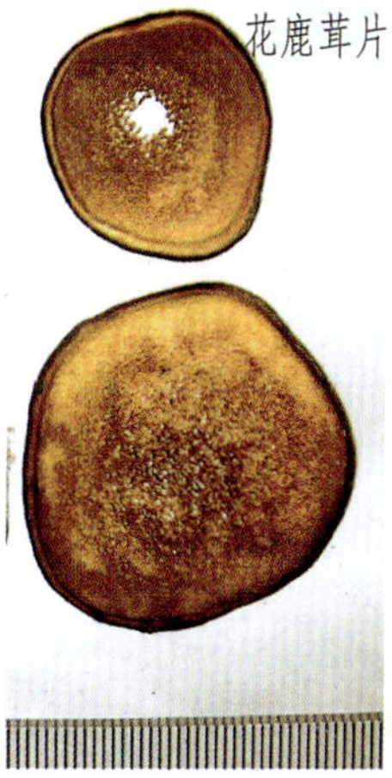
花鹿茸片

鹿茸（马鹿茸）

一、准备

二、查验性状

1. 东马鹿茸

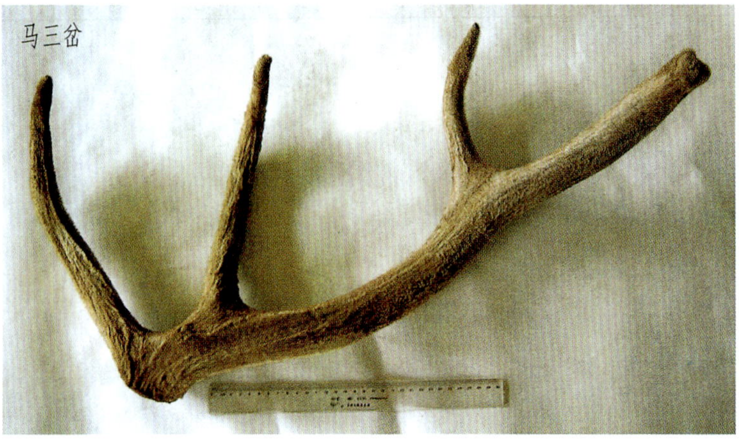

[是 否]“单门”大挺长 25 ~ 27cm，直径约 3cm。

[是 否] **外皮灰黑色，茸毛灰褐色或灰黄色。**

[是 否] 锯口面外皮较厚，灰黑色，**中部密布细孔**，质嫩。

[是 否]“莲花”大挺长 33cm，下部有棱筋，**锯口面蜂窝状小孔稍大。**

[是 否]“三岔”皮色深，质较老。

[是 否] **“四岔”茸毛粗而稀**，大挺下部具棱筋及疙瘩。

[是 否] 分枝顶端多无毛，习称“捻头”。

2. 西马鹿茸

[是 否] 大挺多不圆，顶端圆扁不一，长 30 ~ 100cm。

[是 否] **表面有棱，多抽缩干瘪。**

[是 否] **分枝较长且弯曲，茸毛粗长，灰色或黑灰色。**

[是 否] 锯口色较深，常见骨质。

[是 否] 气腥臭，味咸。

三、变质、污染 [有 无]

四、结论 [正品 假药 劣药 做其他检验]

五、清场

达标自测题：①照样品画马鹿茸的单门、莲花、三岔、四岔图。②对比花鹿茸与马鹿茸性状，找出其鉴别要点（最少 3 点）。

相关知识：

1. 鹿茸为鹿科动物梅花鹿 *Cervus nippon* Temminck 或马鹿 *Cervus elaphus* Linnaeus 的雄鹿未骨化密生茸毛的幼角。前者习称“花鹿茸”，后者习称“马鹿茸”。夏、秋二季锯取鹿茸，经加工后阴干或烘干。

2. 马鹿茸较花鹿茸粗大，分枝较多，其中侧枝一个者习称“单门”，两个者习称“莲花”，三个者习称“三岔”，四个者习称“四岔”或更多。按产地分为“东马鹿茸”和“西马鹿茸”。

鹿 角

一、准备

二、查验性状

1．马鹿角

[是 否] 呈分枝状，**通常分成 4 ～ 6 枝**，全长 50 ～ 120cm 。

[是 否] 主枝弯曲，直径 3 ～ 6cm，

[是 否] **基部盘状，上具不规则瘤状突起，习称“珍珠盘”。**

[是 否] 周边常有稀疏细小的孔洞。

[是 否] 侧枝多向一面伸展，**第一枝与珍珠盘相距较近，与主干几成直角或钝角伸出。**

[是 否] **第二枝靠近第一枝伸出，习称“坐地分枝”；**

[是 否] **第二枝与第三枝相距较远。**

[是 否] 表面灰褐色或灰黄色，有光泽。

[是 否] 角尖平滑，中、下部常具疣状突起，习称“骨钉”；

[是 否] 并具长短不等的断续纵棱，习称“苦瓜棱”。

[是 否] 质坚硬，断面外圈骨质，灰白色或微带淡褐色；

[是 否] 中部多呈灰褐色或青灰色，具蜂窝状孔。

[是 否] 气微，味微咸。

2. 梅花鹿角（与马鹿角性状不同点）

[是 否] **通常分成 3 ～ 4 枝**，全长 30 ～ 60cm，直径 2.5 ～ 5cm。

[是 否] 侧枝多向两旁伸展，第一枝与珍珠盘相距较近；

[是 否] **第二枝与第一枝相距较远**，主枝末端分成两小枝。

[是 否] 表面黄棕色或灰棕色，枝端灰白色。

[是 否] 枝端以下具明显骨钉，纵向排成“苦瓜棱”。

[是 否] 顶部灰白色或灰黄色，有光泽。

3. 鹿角脱盘

[是 否] **呈盔状或扁盔状，直径 3 ～ 6cm**，（珍珠盘直径 4.5 ～ 6. 5cm），高 1.5 ～ 4cm。

[是 否] 表面灰褐色或灰黄色，有光泽。

[是 否] 底面平，蜂窝状，多呈黄白色或黄棕色。

[是 否] **珍珠盘周边常有稀疏细小的孔洞。**

[是 否] 上面略平或呈不规则的半球形。

[是 否] 质坚硬，断面外圈骨质，灰白色或类白色。

三、变质、污染 [有 无]

四、结论 [正品 假药 劣药 做其他检验]

五、清场

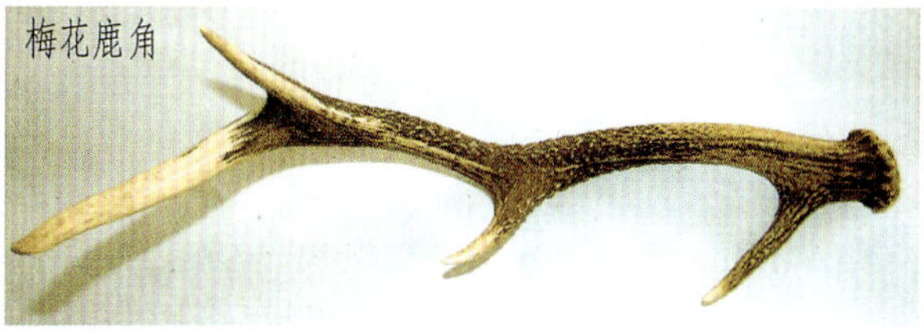

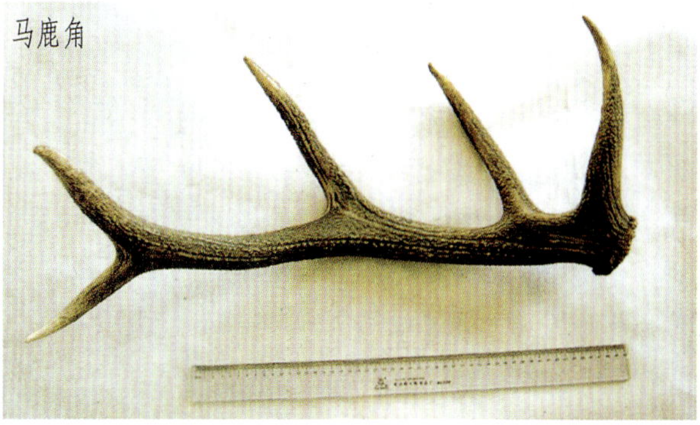

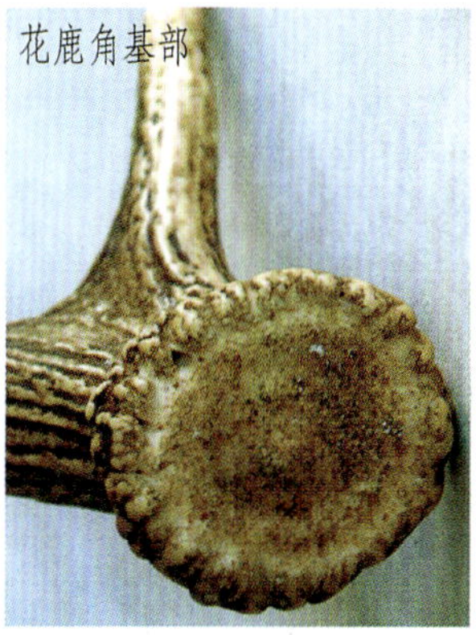

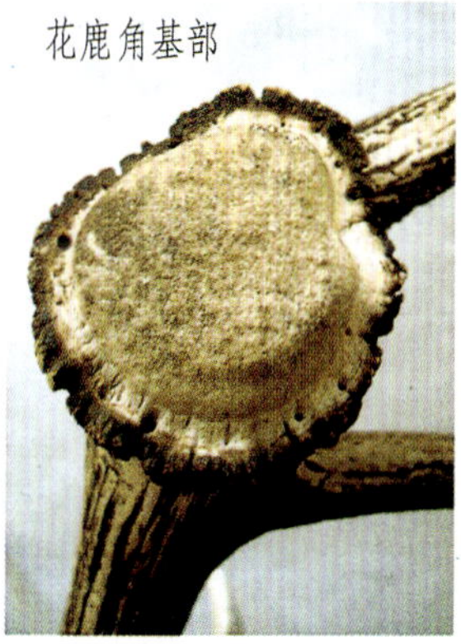

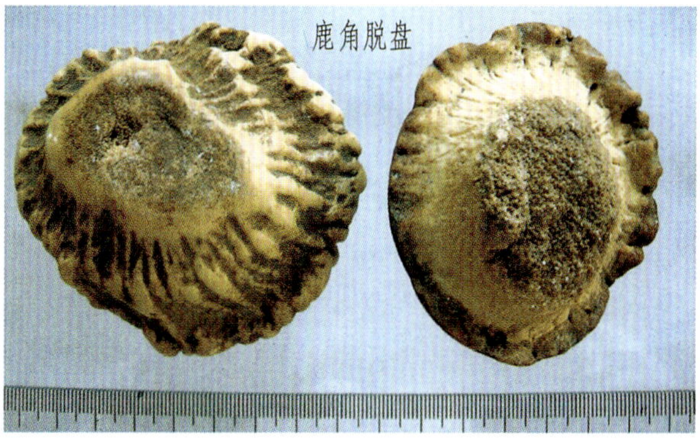

达标自测题：①照样品画梅花鹿角、马鹿角图。②对比鹿角、鹿角霜性状，找出其鉴别要点（最少 2 点）。

相关知识：

鹿角为鹿科动物马鹿 *Cervus elaphus* Linnaeus 或梅花鹿 *Cervus nippon* Temminck 已骨化的角或锯茸后翌年春季脱落的角基，分别习称“马鹿角”、“梅花鹿角”、“鹿角脱盘”。多于春季拾取，除去泥沙，风干。

珍 珠

一、准备

二、查验性状

[是 否] 呈类球形、长圆形、卵圆形或棒形。

[是 否] 直径 1.5 ~ 8mm。

[是 否] **表面类白色、浅粉红色、浅黄绿色或浅蓝色。**

[是 否] 半透明，光滑或微有凹凸，**具特有的彩色光泽。**

[是 否] 质坚硬，**破碎面显层纹。**

[是 否] 气微，无味。

参考：①本品粉末呈类白色。不规则碎块呈半透明，具彩虹样光泽。表面显颗粒性，由数层至十数薄层重叠，片层结构排列紧密，可见致密的成层线条或极细密的微波状纹理。其磨片具同心层纹。②取本品粉末加稀盐酸即发生大量气泡，滤过，滤液显钙盐的鉴别反应。③取本品置紫外光灯 (365nm) 下观察，显浅蓝紫色或亮黄绿色荧光；通常环周部分较明亮。

三、变质、污染 [有 无]

四、结论 [正品 假药 劣药 做其他检验]

五、清场

达标自测题：写出珍珠的鉴别要点 (最少 3 点)

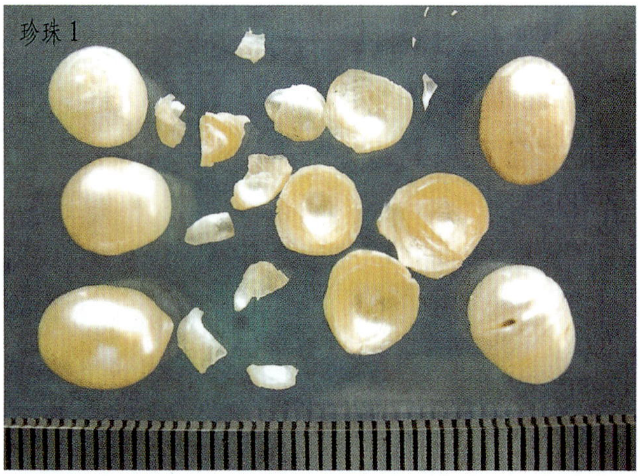
珍珠 1

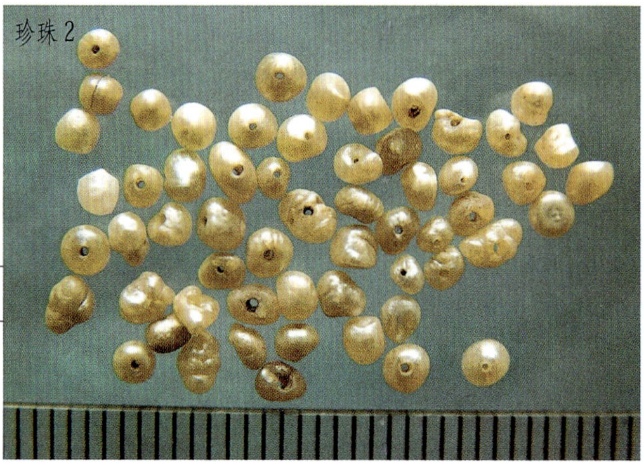
珍珠 2

相关知识：

珍珠为珍珠贝科动物马氏珍珠贝 *Pteria martensii* (Dunker)、蚌科动物三角帆蚌 *Hyriopsis cumingii* (Lea) 或褶纹冠蚌 *Cristaria plicata* (Leach) 等双壳类动物受刺激形成的珍珠。自动物体内取出，洗净，干燥。

珍 珠 母

一、准备

二、查验性状

1. 三角帆蚌

[是 否] **略呈不等边四角形。壳面生长轮呈同心环状排列。**

[是 否] **后背缘向上突起，形成大的三角形帆状后翼。**

[是 否] 壳内面外套痕明显；前闭壳肌痕呈卵圆形；

[是 否] 后闭壳肌痕略呈三角形。**左右壳均具两枚拟主齿。**

[是 否] **左壳具两枚长条形侧齿，右壳具一枚长条形侧齿。**

[是 否] 具光泽。质坚硬。

[是 否] 气微腥，味淡。

2. 褶纹冠蚌（与三角帆蚌性状不同点）

[是 否] **呈不等边三角形。后背缘向上伸展成大形的冠。**

[是 否] 壳内面外套痕略明显；前闭壳肌痕大，呈楔形。

[是 否] 后闭壳肌痕呈不规则卵圆形。

[是 否] 在后侧齿下方有与壳面相应的纵肋和凹沟。

[是 否] **左、右壳均具一枚短而略粗后侧齿及一枚细弱的前侧齿，均无拟主齿。**

3. 马氏珍珠贝（与三角帆蚌性状不同点）

[是 否] **呈斜四方形，后耳大，前耳小。**

[是 否] **背缘平直，腹缘圆，生长线极细密，成片状。**

[是 否] 闭壳肌痕大，长圆形，**具一凸起的长形主齿。**

三、变质、污染 [有 无]

四、结论 [正品 假药 劣药 做其他检验]

五、清场

达标自测题：区别珍珠母和石决明，说出二者的鉴别要点（最少3点）。

相关知识：

珍珠母为蚌科动物三角帆蚌 *Hyriopsis cumingii* (Lea)、褶纹冠蚌 *Cristaria plicata*(Leach) 或珍珠贝科动物马氏珍珠贝 *Pteria martensii* (Dunker) 的贝壳。去肉，洗净，干燥。

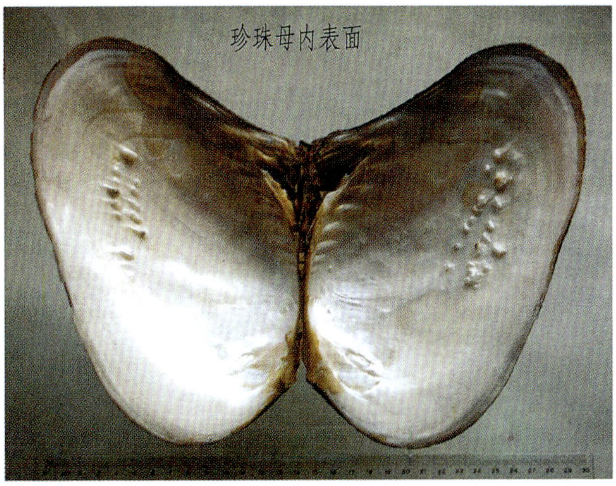

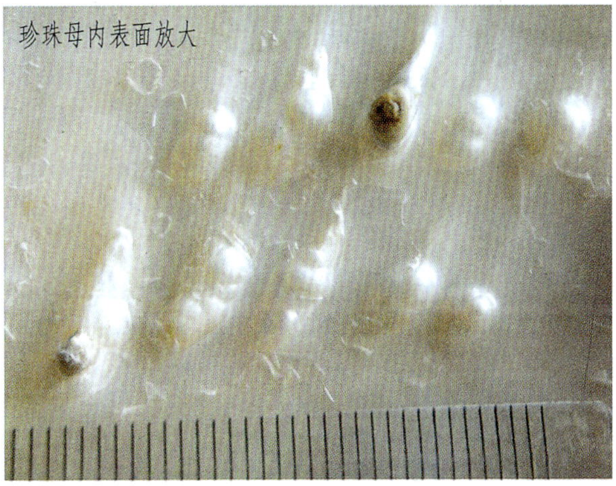

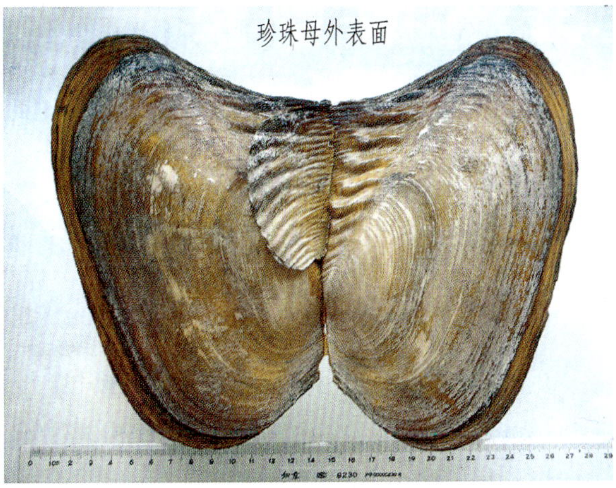

牡　蛎

一、准备

二、查验性状

1．长牡蛎

[是 否] 呈长片状，背腹缘几平行，长 10 ～ 50cm，高 4 ～ 15cm。

[是 否] 右壳较小，鳞片坚厚，层状或层纹状排列。

[是 否] 壳外面平坦或具数个凹陷，淡紫色、灰白色或黄褐色；

[是 否] 内面瓷白色，壳顶两侧无小齿。

[是 否] 左壳凹陷深，鳞片较右壳粗大，壳顶附着面小。

[是 否] 质硬，断面层状，洁白。

[是 否] 气微，味微咸。

2．大连湾牡蛎（与长牡蛎性状不同点）

[是 否] 呈类三角形，背腹缘呈八字形。

[是 否] 右壳外面淡黄色，具疏松的同心鳞片；

[是 否] 鳞片起伏成波浪状，内面白色。

[是 否] 左壳同心鳞片坚厚，自壳顶部放射肋数个，明显。

[是 否] 内面凹下呈盒状，铰合面小。

3．近江牡蛎（与长牡蛎性状不同点）

[是 否] 呈圆形、卵圆形或三角形等。

[是 否] 右壳外面稍不平，有灰、紫、棕、黄等色。

[是 否] 环生同心鳞片，幼体者鳞片薄而脆，

[是 否] 多年生长后鳞片层层相叠，

[是 否] 内面白色，边缘有的呈淡紫色。

三、变质、污染 [有 无]

四、结论 [正品 假药 劣药 做其他检验]

五、清场

达标自测题：①区别牡蛎和石决明，说出二者的鉴别要点（最少 3 点）。②写出三种牡蛎的性状共同点与不同点（最少 3 点）。

相关知识：

牡蛎为牡蛎科动物长牡蛎 *Ostrea gigas* Thunberg、大连湾牡蛎 *Ostrea talienwhanensis* Crosse 或近江牡蛎 *Ostrea rivularis* Gould 的贝壳。全年均可采收，去肉，洗净，晒干。

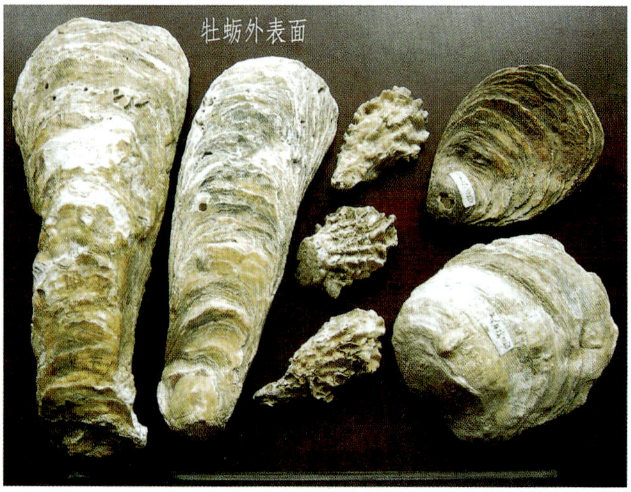

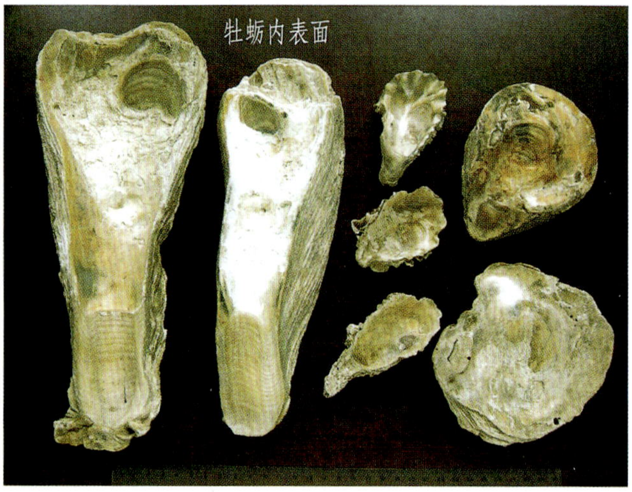

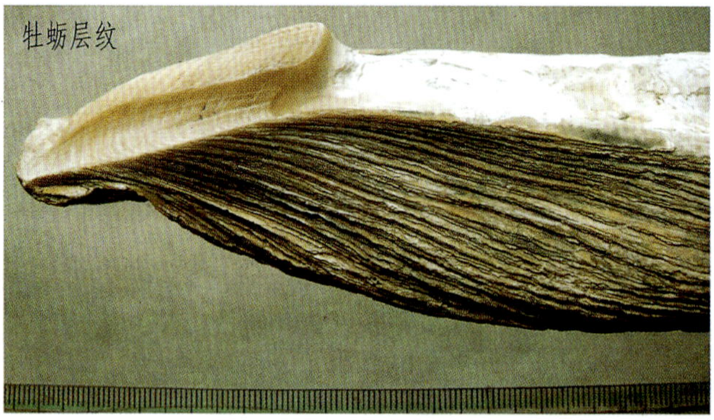

石 决 明

一、准备

二、查验性状

1. 杂色鲍

[是 否] **呈长卵圆形，内面观略呈耳形。**

[是 否] 长 7 ～ 9cm，宽 5 ～ 6cm，高约 2cm。

[是 否] **表面暗红色**，有多数不规则的螺肋和细密生长线。

[是 否] 螺旋部小，体螺部大。

[是 否] 从螺旋部顶处开始向右排列有 20 余个疣状突起。

[是 否] **末端 6 ～ 9 个开孔，孔口与壳面平。**

[是 否] 内面光滑，具珍珠样彩色光泽。

[是 否] 壳较厚，质坚硬，不易破碎。

[是 否] 气微，味微咸。

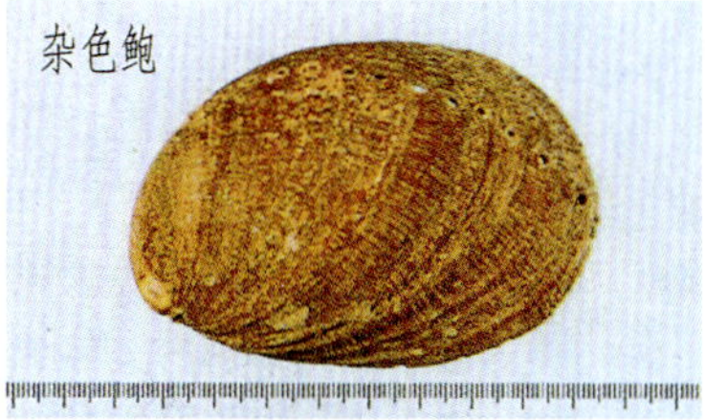

2. 皱纹盘鲍（与杂色鲍性状不同点）

[是 否] **呈长椭圆形**，长 8 ～ 12cm，宽 6 ～ 8cm，高 2 ～ 3cm。

[是 否] 表面灰棕色，有多数粗糙而不规则的皱纹。

[是 否] 生长线明显，常有苔藓类或石灰虫等附着物。

[是 否] **末端 4 ～ 5 个开孔，孔口突出壳面，壳较薄。**

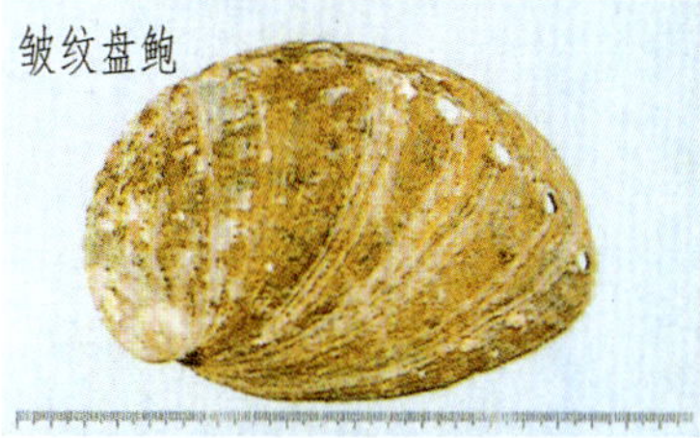

3. 羊鲍（与杂色鲍性状不同点）

[是 否] **近圆形**，长 4 ～ 8cm，宽 2.5 ～ 6cm，高 0.8 ～ 2cm。

[是 否] 壳顶位于近中部而高于壳面，螺旋部与体螺部各占 1/2。

[是 否] 螺旋部边缘有 2 行整齐的突起，尤以上部较为明显。

[是 否] **末端有 4 ～ 5 个开孔，呈管状。**

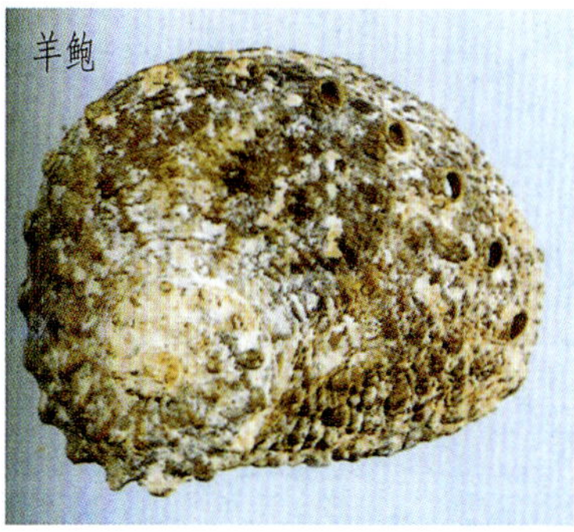

4. 澳洲鲍（与杂色鲍性状不同点）

[是 否] **呈扁平卵圆形**，长 13 ～ 17cm，宽 11 ～ 14cm，高 3.5 ～ 6cm。

[是 否] 表面砖红色，螺旋部约为壳面的 1/2。

[是 否] 螺肋和生长线呈波状隆起，疣状突起 30 余个。

[是 否] **末端 7 ～ 9 个开孔，孔口突出壳面。**

5. 耳鲍（与杂色鲍性状不同点）

[是 否] **狭长，略扭曲，呈耳状。**

[是 否] 长 5 ～ 8cm，宽 2.5 ～ 3.5cm，高约 1cm。

[是 否] 表面光滑，具翠绿色、紫色及褐色等多种颜色形成的斑纹。

[是 否] 螺旋部小，体螺部大，末端有 5 ～ 7 个开孔，孔口与壳平。

[是 否] 多为椭圆形，壳薄，质较脆。

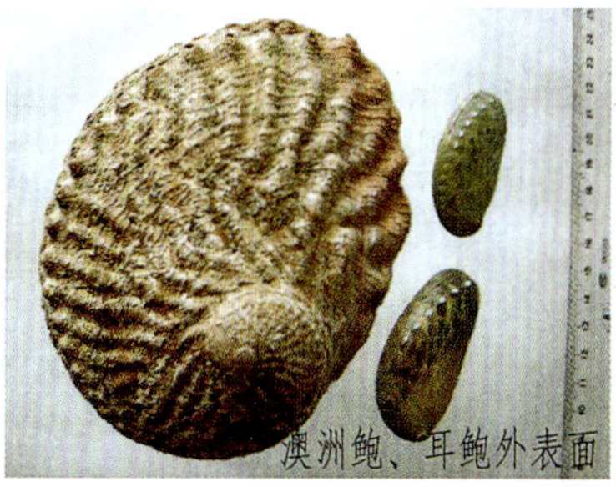

6. 白鲍（与杂色鲍性状不同点）

[是 否] **呈卵圆形**，长 11 ～ 14cm，宽 8.5 ～ 11cm，高 3 ～ 6.5cm。

[是 否] 表面砖红色，光滑，壳顶高于壳面，生长线颇为明显。

[是 否] 螺旋部约为壳面的 1/3，疣状突起 30 余个。

[是 否] **末端有 9 个开孔，孔口与壳平。**

三、变质、污染 [有 无]

四、结论 [正品 假药 劣药 做其他检验]

五、清场

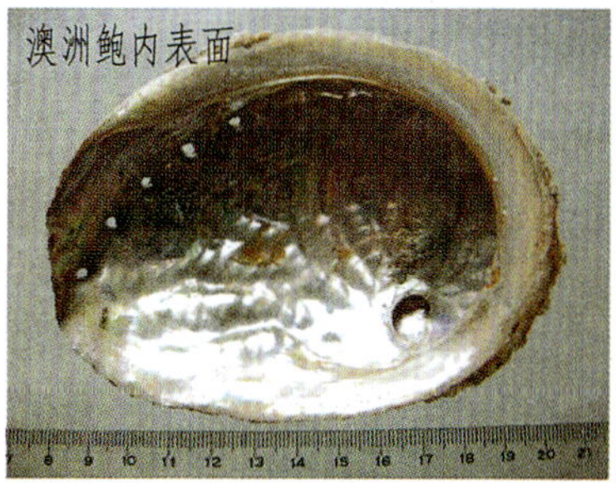

达标自测题：①写出六种石决明的性状共同点与不同点（最少 3 点）。②区别石决明和牡蛎，说出二者的鉴别要点（最少 3 点）。

相关知识：

石决明为鲍科动物杂色鲍 *Haliotis diversicolor* Reeve、皱纹盘鲍 *Haliotisdiscus hannai* Ino、羊鲍 *Haliotis ovina* Gmelin、澳洲鲍 *Haliotis ruber* (Leach)、耳鲍 *Haliotis asinina* Linnaeus 或白鲍 *Haliotis laevigata* (Donovan) 的贝壳。夏、秋两季捕捉，去肉，洗净，干燥。

瓦 楞 子

一、准备

二、查验性状

1. 毛蚶贝壳

[是 否] **略呈三角形或扇形，长 4 ~ 5cm，高 3 ~ 4cm。**

[是 否] **壳外面隆起，有棕褐色茸毛或已脱落。**

[是 否] 壳顶突出，向内卷曲。;

[是 否] **自壳顶至腹面有延伸的放射肋 30 ~ 34 条。**

[是 否] 壳内面平滑，白色，壳缘有与壳外面直楞相对应的凹陷。

[是 否] 铰合部具小齿 1 列，质坚。

[是 否] 气微，味淡。

2. 泥蚶贝壳（与毛蚶贝壳性状不同点）

[是 否] **长 2.5 ~ 4cm，高 2 ~ 3cm。**

[是 否] **壳外面无棕褐色茸毛，放射肋 18 ~ 21 条。**

[是 否] **肋上有颗粒状突起。**

3. 魁蚶贝壳（与毛蚶贝壳性状不同点）

[是 否] **长 7 ~ 9cm，高 6 ~ 8cm。壳外面有放射肋 42 ~ 48 条。**

三、变质、污染 [有 无]

四、结论 [正品 假药 劣药 做其他检验]

五、清场

达标自测题：①照样品画各种瓦楞子图。②挑拣分开混在一起的瓦楞子和蛤壳。

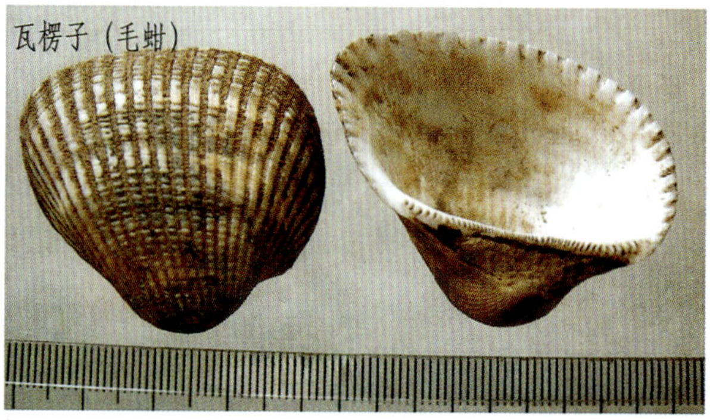

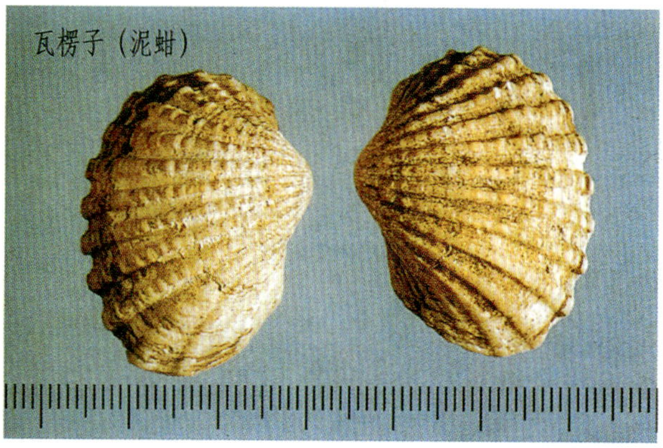

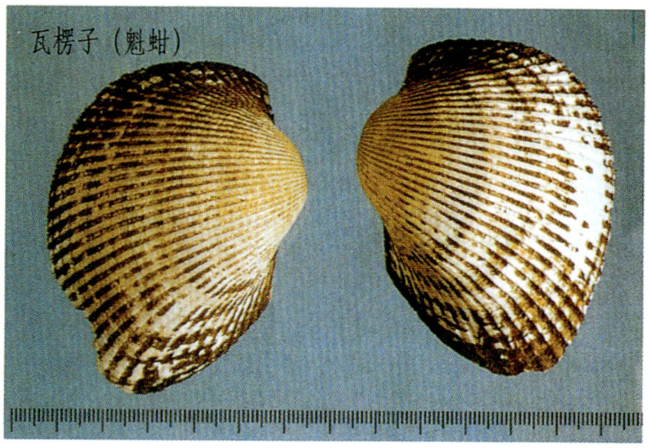

相关知识：

瓦楞子为蚶科动物毛蚶 Arca subcrenata Lischke、泥蚶 Arca granosa Linnaeus 或魁蚶 Arca in ata Reeve 的贝壳。秋、冬至次年春捕捞，洗净，置沸水中略煮，去肉，干燥。

蛤 壳

一、准备

二、查验性状

1. 文蛤贝壳

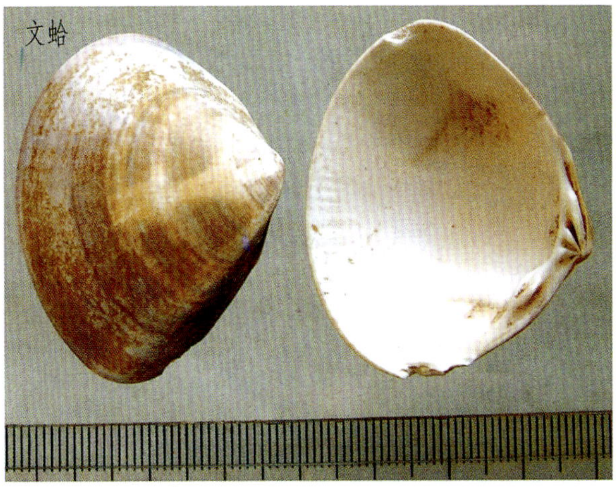

[是 否] **扇形或类圆形**，背缘略呈三角形，腹缘呈圆弧形。

[是 否] 长 3 ~ 10cm，高 2 ~ 8cm。

[是 否] 壳顶突出，位于背面，稍靠前方。

[是 否] 壳外面光滑，黄褐色，同心生长纹清晰。

[是 否] **通常在背部有锯齿状或波纹状褐色花纹。**

[是 否] **壳内面白色，边缘无齿纹。**

[是 否] 前后壳缘有时略带紫色，铰合部较宽。

[是 否] 右壳有主齿 3 个及**前侧齿 2 个**；左壳有主齿 3 个及**前侧齿 1 个**。

[是 否] 质坚硬，断面有层纹。

[是 否] 气微，味淡。

2. 青蛤贝壳（与文蛤贝壳性状不同点）

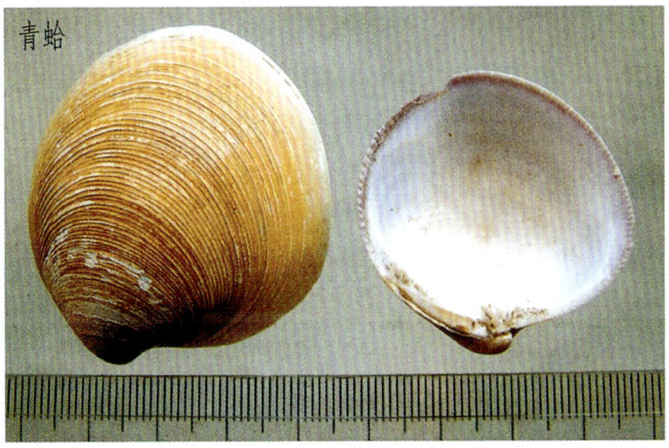

[是 否] **类圆形，壳顶突出，位于背侧近中部。**

[是 否] 壳外面淡黄色或棕红色，**同心生长纹凸出壳面略呈环肋状。**

[是 否] **壳内面白色或淡红色，边缘常带紫色并有整齐的小齿纹。**

[是 否] 铰合部左右两壳均具主齿 3 个，**无侧齿。**

三、变质、污染 [有 无]

四、结论 [正品 假药 劣药 做其他检验]

五、清场

达标自测题：挑拣分开混在一起的蛤壳和瓦楞子。

相关知识：

蛤壳为帘蛤科动物文蛤 *Meretrix meretrix* Linnaeus 或青蛤 *Cyclina sinensis* Gmelin 的贝壳。夏、秋二季捕捞，去肉，洗净，晒干。

僵　蚕

一、准备

二、查验性状

[是　否] 略呈圆柱形，多弯曲皱缩。

[是　否] 长 2 ~ 5cm，直径 0.5 ~ 0.7cm。

[是　否] 表面灰黄色，**被有白色粉霜状的气生菌丝和分生孢子。**

[是　否] **头部较圆，足 8 对，体节明显，尾部略呈二分歧状。**

[是　否] 质硬而脆，易折断，断面平坦，**外层白色；**

[是　否] **中间有亮棕色或亮黑色的丝腺环 4 个。**

[是　否] 气微腥。味微咸。

三、变质、污染 [有　无]

四、僵蚕杂质不得过 3% [超　否]

五、结论 [正品　假药　劣药　做其他检验]

六、清场

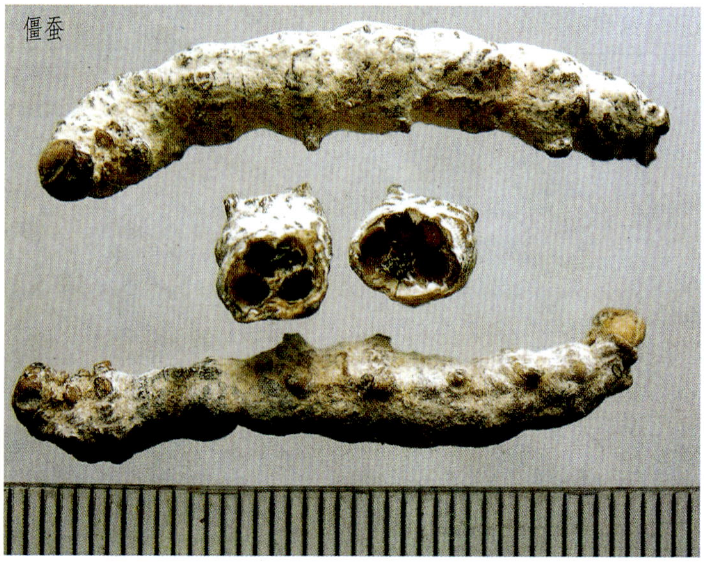

达标自测题：①照样品画僵蚕断面图，并指出其头部、尾部、丝腺环。

相关知识：

僵蚕为蚕娥科昆虫家蚕 *Bombyx mori* Linnaeus. 4 ~ 5 龄的幼虫感染（或人工接种）白僵菌 *Beauveria bassiana*(Bals.) Vuillant 而致死的干燥体。多于春、秋季生产，将感染白僵菌病死的蚕干燥。

全 蝎

一、准备

二、查验性状

[是 否] **头胸部与前腹部呈扁平长椭圆形，后腹部呈尾状。**

[是 否] 皱缩弯曲，完整者体长约6cm。

[是 否] **头胸部呈绿褐色。**

[是 否] **前面有1对短小的螯肢及1对较长大的钳状脚须，形似蟹螯。**

[是 否] 背面覆有梯形背甲，腹面有足4对，均为7节，末端各具2爪钩。

[是 否] **前腹部由7节组成**，第七节色深，背甲上有5条隆脊线。

[是 否] 背面绿褐色，**后腹部棕黄色，6节**，节上均有纵沟。

[是 否] **末节有锐钩状毒刺，毒刺下方无距。**

[是 否] 气微腥，味咸。

三、变质、污染[有 无]

四、结论[正品 假药 劣药 做其他检验]

五、清场

全蝎背面

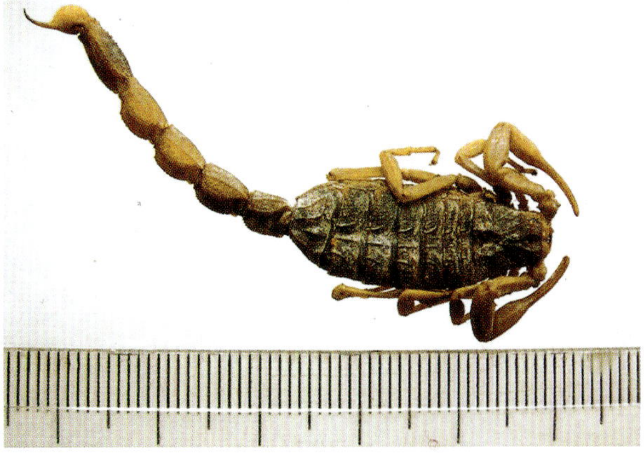

全蝎腹面

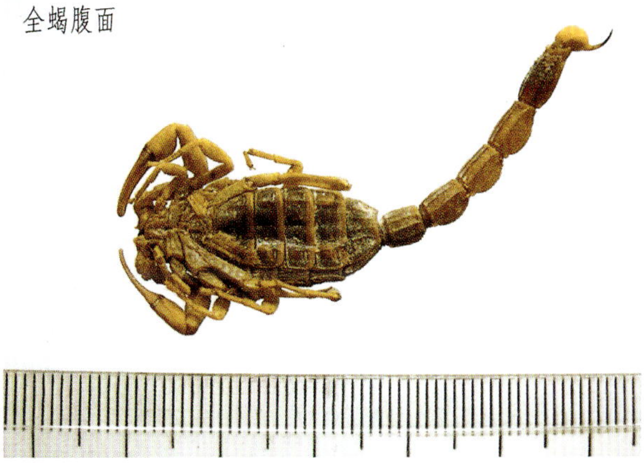

达标自测题：照样品画全蝎图，并指出其前腹部、后腹部、毒刺。

相关知识：

全蝎为钳蝎科动物东亚钳蝎 *Buthus martensii* Karsch 的干燥体。春末至秋初捕捉，除去泥沙，置沸水或沸盐水中煮至全身僵硬，捞出，置通风处，阴干。

土　鳖　虫

一、准备

二、查验性状

1. 地鳖雌虫

［是　否］**呈扁平卵形**，长 1.3 ～ 3cm，宽 1.2 ～ 2.4cm。

［是　否］前端较窄，后端较宽，**背部紫褐色，具光泽，无翅。**

［是　否］前胸背板较发达，盖住头部。

［是　否］**腹背板 9 节，呈覆瓦状排列。**

［是　否］腹面红棕色，头部较小，有丝状触角 1 对，常脱落。

［是　否］胸部有足 3 对，具细毛和刺。腹部有横环节。

［是　否］质松脆，易碎。

［是　否］气腥臭，味微咸。

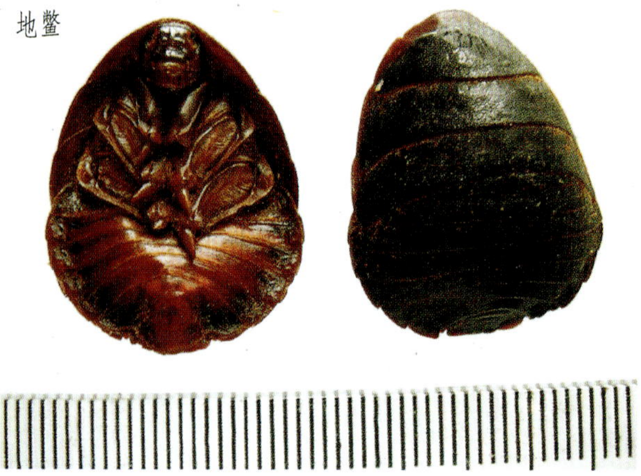

2. 冀地鳖（与地鳖雌虫性状不同点）

［是　否］长 2.2 ～ 3.7cm，宽 1.4 ～ 2.5cm。

［是　否］**背部黑棕色，通常在边缘带有淡黄褐色斑块及黑色小点。**

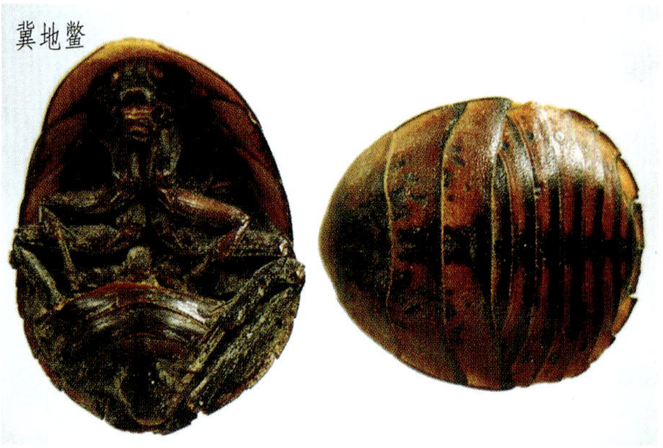

三、变质、污染［有　无］

四、土鳖虫杂质不得过 5%［超　否］

五、结论［正品　假药　劣药　做其他检验］

六、清场

达标自测题：①鉴定土鳖虫样品，说出动物种类及鉴别要点（最少 2 点）。②挑拣分开混在一起的土鳖虫和九香虫。

相关知识：

土鳖虫为鳖蠊科昆虫地鳖 *Eupolyphaga sinensis* Walker 或冀地鳖 *Steleophaga plancyi* (Boleny) 的雌虫干燥体。捕捉后置沸水中烫死，晒干或烘干。

斑 蝥

一、准备

二、查验性状

1. 南方大斑蝥干燥体

[是 否] **呈长圆形，长 1.5 ~ 2.5cm，宽 0.5 ~ 1cm。**

[是 否] 头及口器向下垂，有较大的复眼及触角各 1 对，触角多已脱落。

[是 否] **背部具革质鞘翅 1 对，黑色，有 3 条黄色或棕黄色的横纹。**

[是 否] 鞘翅下面有棕褐色薄膜状透明的内翅 2 片。

[是 否] **胸腹部乌黑色，胸部有足 3 对。**

[是 否] 有特殊的臭气。

2. 黄黑小斑蝥干燥体（与南方大斑蝥性状不同点）

[是 否] **体型较小，长 1 ~ 1.5cm。**

三、变质、污染 [有 无]

四、结论 [正品 假药 劣药 做其他检验]

五、清场

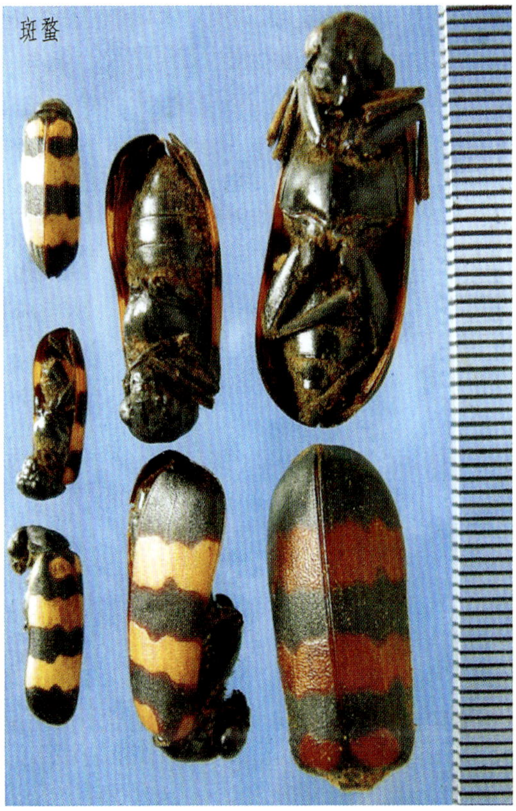

达标自测题：照样品画斑蝥图，指出斑蝥的革质鞘翅、足。

相关知识：

斑蝥为芫青科昆虫南方大斑蝥 *Mylabris phalerata* Pallas 或黄黑小斑蝥 *Mylabriscichorii* Linnaeus 的干燥体。夏、秋二季捕捉，闷死或烫死，晒干。

九 香 虫

一、准备

二、查验性状

[是 否] 略呈六角状扁椭圆形，长 1.6 ~ 2cm，宽约 1cm。

[是 否] 表面棕褐色或棕黑色，略有光泽。

[是 否] 头部小，与胸部略呈三角形，复眼突出，卵圆状，单眼 1 对。

[是 否] 触角 1 对各 5 节，多已脱落。

[是 否] 背部有翅 2 对，外面的 1 对基部较硬，内部 1 对为膜质，透明。

[是 否] 胸部有足 3 对，多已脱落。

[是 否] 腹部棕红色至棕黑色，每节近边缘处有突起的小点。

[是 否] 质脆，折断后腹内有浅棕色的内含物。

[是 否] 气特异，味微咸。

三、变质、污染 [有 无]

四、结论 [正品 假药 劣药 做其他检验]

五、清场

达标自测题：挑拣分开混在一起的九香虫和土鳖虫。

相关知识：

九香虫为蝽科昆虫九香虫 *Aspongopus chinensis* Dallas 的干燥体。11 月至次年 3 月前捕捉。置适宜容器内，用酒少许将其闷死，取出阴干；或置沸水中烫死，取出，干燥。

九香虫

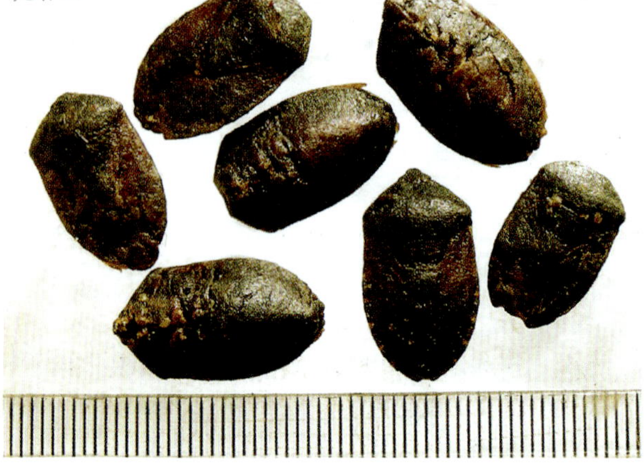

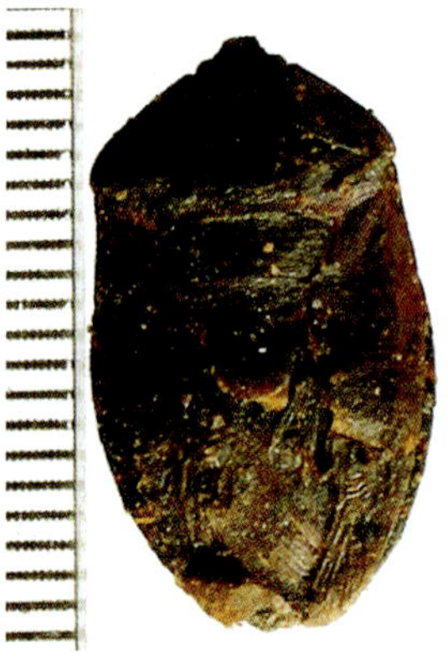

九香虫背部

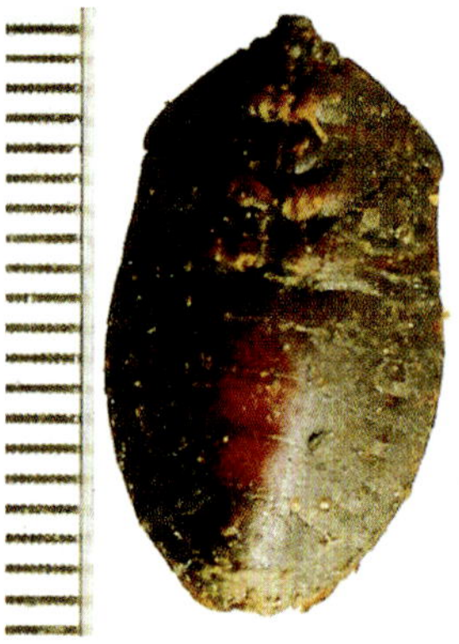

九香虫腹部

地 龙

一、准备

二、查验性状

1．广地龙

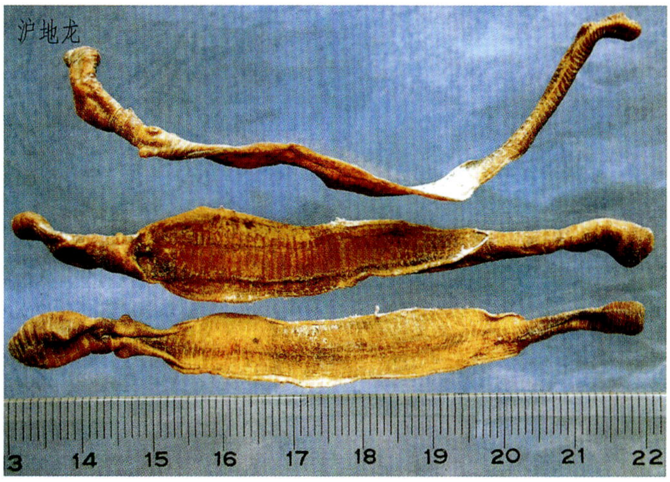

[是 否] **呈长条状薄片**，弯曲，边缘略卷，**长15～20cm，宽1～2cm**。

[是 否] 全体具环节，背部棕褐色至紫灰色，腹部浅黄棕色。

[是 否] **第14～16环节为生殖带，习称“白颈”，较光亮**。

[是 否] 体前端稍尖，尾端钝圆，刚毛圈粗糙而硬，色稍浅。

[是 否] 雄生殖孔在第18节腹侧刚毛圈一小孔突上。

[是 否] 外缘有数环绕的浅皮褶，内侧刚毛圈隆起。

[是 否] 前面两边有横排（一排或两排）小乳突，每边10～20个不等。

[是 否] **受精囊孔2对，位于7、8至8、9环节间一椭圆形突起上，约占节周5/11**。

[是 否] 体轻，略呈革质，不易折断。

[是 否] 气腥，味微咸。

2. 沪地龙

[是 否] **长8～15cm，宽0.5～1.5cm**。

[是 否] 全体具环节，背部棕褐色至黄褐色，腹部浅黄棕色。

[是 否] **第14～16环节为生殖带，较光亮**。

[是 否] 第18环节有一对雄生殖孔。

[是 否] 通俗环毛蚓的雄交配腔能全部翻出，呈花菜状或阴茎状。

[是 否] 威廉环毛蚓的雄交配腔孔呈纵向裂缝状。

[是 否] 栉盲环毛蚓的雄生殖孔内侧有1或多个小乳突。

[是 否] **受精囊孔3对，在6、7至8、9环节间**。

三、变质、污染 [有 无]

四、地龙杂质不得过6% [超 否]

五、结论 [正品 假药 劣药 做其他检验]

六、清场

达标自测题：①检查地龙的杂质含量是否符合要求。②指出地龙的“白颈”。

相关知识：

地龙为钜蚓科动物参环毛蚓 *Pheretima aspergillum* (E. Perrier)、通俗环毛蚓 *Pheretima vulgaris* Chen、威廉环毛蚓 *Pheretima guillelmi* (Michaelsen) 或栉盲环毛蚓 *Pheretima pectinifera* Michaelsen 的干燥体。前一种习称“广地龙”，后三种习称“沪地龙”。广地龙春季至秋季捕捉，沪地龙夏季捕捉，及时剖开腹部，除去内脏及泥沙，洗净，晒干或低温干燥。

水 蛭

一、准备

二、查验性状

1. 蚂蟥干燥体

[是 否] 呈扁平纺锤形，有多数环节，长 4 ～ 10cm，宽 0.5 ～ 2cm。

[是 否] 背部黑褐色或黑棕色，稍隆起；

[是 否] 用水浸后可见黑色斑点排成 5 条纵纹。

[是 否] 腹面平坦，棕黄色。

[是 否] 两侧棕黄色，前端略尖，后端钝圆。

[是 否] 两端各具 1 个吸盘，前吸盘不显著，后吸盘较大。

[是 否] 质脆，易折断，断面胶质状。

2. 水蛭（与蚂蟥干燥体性状不同点）

[是 否] 扁长圆柱形，体多弯曲扭转，长 2 ～ 5cm，宽 0.2 ～ 0.3cm。

3. 柳叶蚂蟥（与蚂蟥干燥体性状不同点）

[是 否] 狭长而扁，长 5 ～ 12cm，宽 0.1 ～ 0.5cm。

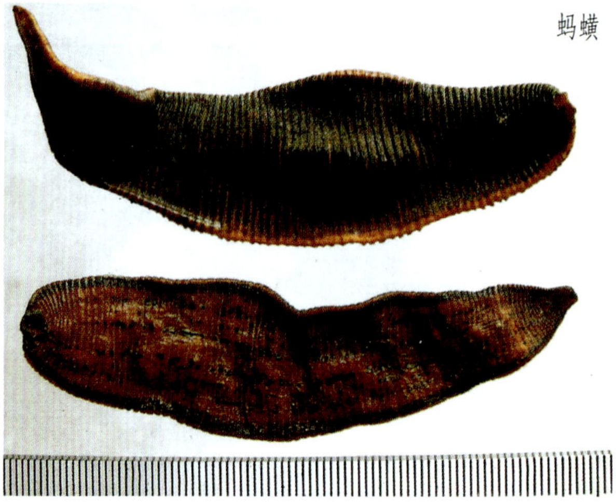

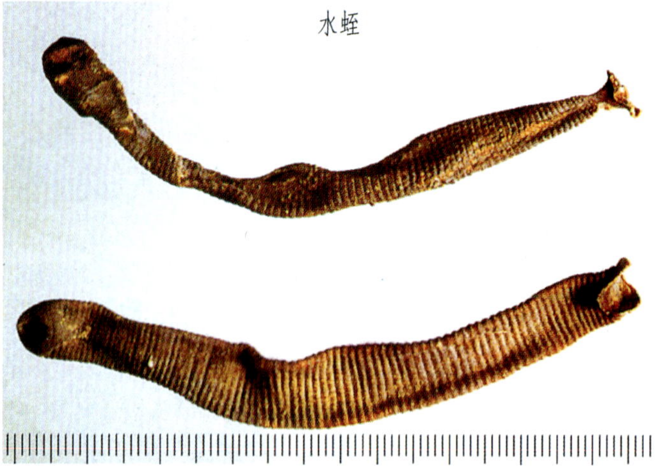

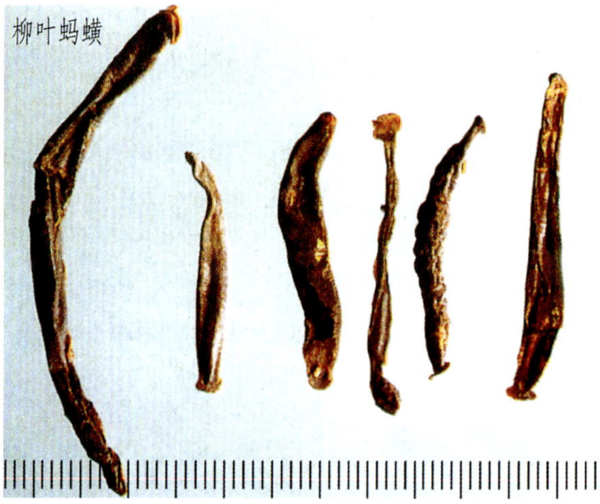

三、变质、污染 [有 无]

四、结论 [正品 假药 劣药 做其他检验]

五、清场

达标自测题：写出三种水蛭的鉴别要点，并判断标本为哪种。

相关知识：

水蛭为水蛭科动物蚂蟥 *Whitmania pigra* Whitman、水蛭 *Hirudo nipponica* Whitman 或柳叶蚂蟥 *Whit-mania acranulata* Whitman 的干燥体。夏、秋二季捕捉，用沸水烫死，晒干或低温干燥。

蜈 蚣

一、准备

二、查验性状

[是 否] **呈扁平长条形**，长 9 ~ 15cm，宽 0.5 ~ 1cm。

[是 否] **由头部和躯干部组成，全体共 22 个环节。**

[是 否] **头部暗红色或红褐色，略有光泽**，有头板覆盖，头板近圆形。

[是 否] 前端稍突出，两侧贴有颚肢一对，前端两侧有触角一对。

[是 否] **躯干部第一背板与头板同色，其余 20 个背板为棕绿色或墨绿色，具光泽。**

[是 否] 自第四背板至第二十背板上常有两条纵沟线。

[是 否] 腹部淡黄色或棕黄色，皱缩；**自第二节起，每节两侧有步足一对。**

[是 否] 步足黄色或红褐色，偶有黄白色，呈弯钩形；

[是 否] 最末一对步足尾状，故又称尾足，易脱落。

[是 否] 质脆，断面有裂隙。

[是 否] 气微腥，**有特殊刺鼻的臭气**，味辛、微咸。

三、变质、污染 [有 无]

四、结论 [正品 假药 劣药 做其他检验]

五、清场

达标自测题：指出蜈蚣的头板、背板和步足。

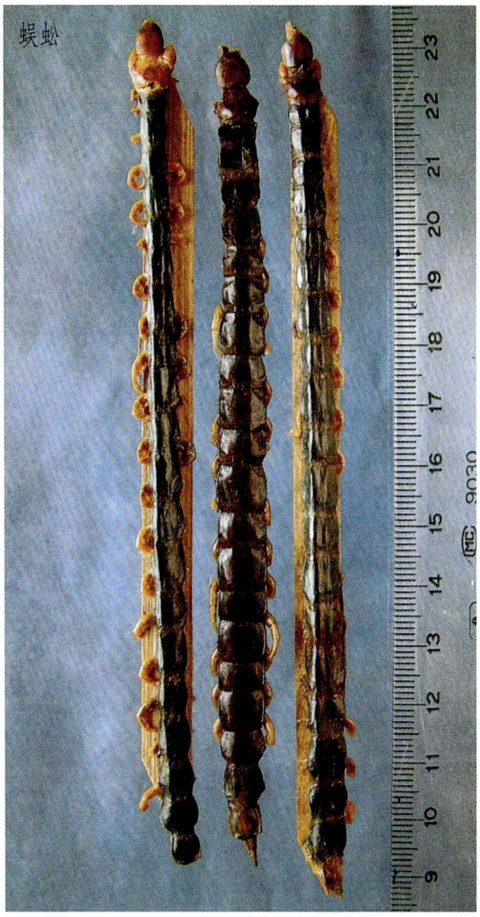

相关知识：

蜈蚣为蜈蚣科动物少棘巨蜈蚣 *Scolopendra subspinipes mutilans* L. Koch 的干燥体。春、夏二季捕捉，用竹片插入头尾，绷直，干燥。

海　马

一、准备

二、查验性状

1．线纹海马干燥体

［是　否］**呈扁长形而弯曲，体长约 30cm。**

［是　否］表面黄白色。

［是　否］**头略似马头，有冠状突起，具管状长吻。**

［是　否］口小，无牙，两眼深陷。

［是　否］**躯干部七棱形，尾部四棱形，渐细卷曲。**

［是　否］**体上有瓦楞形的节纹并具短棘。**

［是　否］体轻，骨质，坚硬。

［是　否］气微腥，味微咸。

2. 刺海马干燥体（与线纹海马性状不同点）

［是　否］**体长 15 ～ 20cm。**

［是　否］**头部及体上环节间的棘细而尖。**

3. 大海马干燥体（与线纹海马性状不同点）

［是　否］**体长 20 ～ 30cm。**

［是　否］**黑褐色。**

4. 三斑海马干燥体（与线纹海马性状不同点）

［是　否］**体侧背部第 1、4、7 节的短棘基部各有一黑斑。**

5. 小海马（海蛆）干燥体（与线纹海马性状不同点）

［是　否］**体形小，长 7 ～ 10cm。黑褐色。**

［是　否］**节纹及短棘均较细小。**

三、变质、污染［有　无］

四、结论［正品　假药　劣药　做其他检验］

五、清场

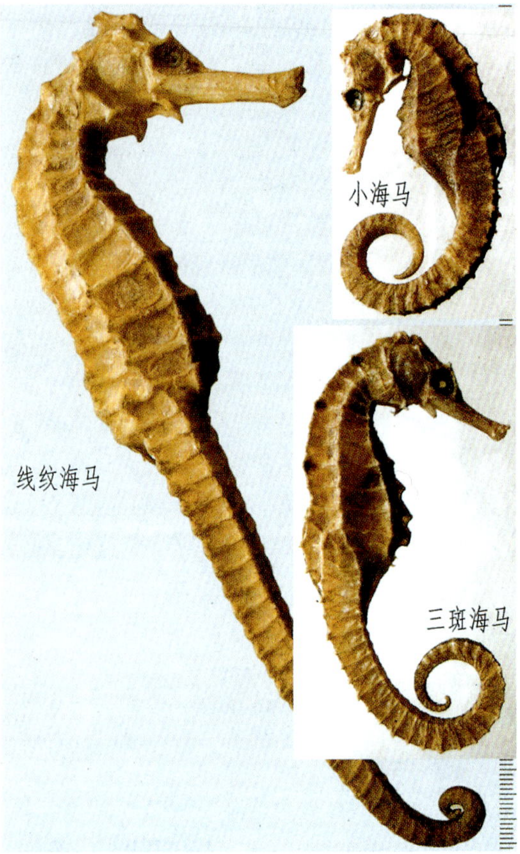

达标自测题：①写出海马的共同鉴别要点与五种海马的不同点（最少 2 点）。②鉴定药材标本为哪种海马。

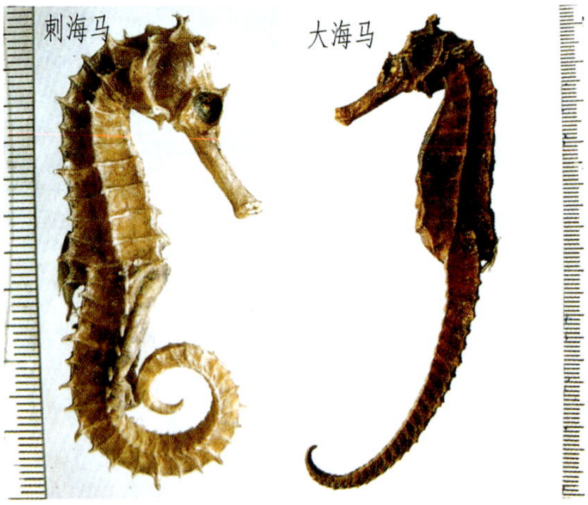

相关知识：

海马为海龙科动物线纹海马 *Hippocampus kelloggi Jordan* et Snyder、刺海马 *Hippocampus histrix* Kaup、大海马 *Hippocampus kuda* Bleeker、三斑海马 *Hippocampus trimaculatus* Leach 或小海马（海蛆）*Hippocampus japonicus* Kaup 的干燥体。夏、秋二季捕捞，洗净，晒干；或除去皮膜及内脏，晒干。

海 龙

一、准备

二、查验性状

1．刁海龙干燥体

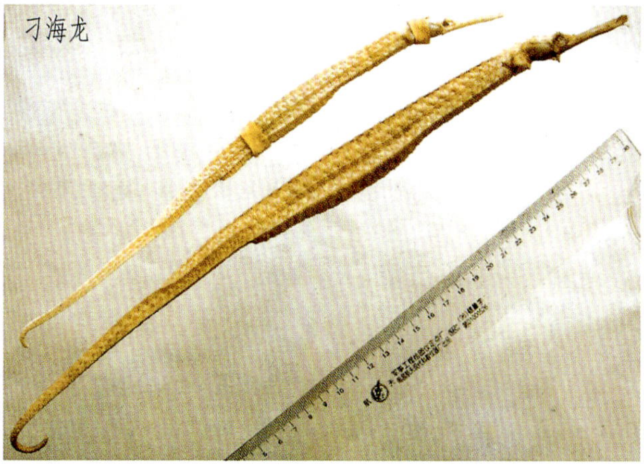

[是 否] **体狭长侧扁，全长 30 ～ 50cm。**

[是 否] 表面黄白色或灰褐色。

[是 否] **头部具管状长吻，**口小，无牙。

[是 否] 两眼圆而深陷，**头部与体轴略呈钝角。**

[是 否] **躯干部宽 3cm，五棱形，尾部前方六棱形；**

[是 否] **后方渐细，四棱形，尾端卷曲。**

[是 否] 背棱两侧各有 1 列灰黑色斑点状色带。

[是 否] 全体被以具花纹的骨环及细横纹，各骨环内有突起粒状棘。

[是 否] **胸鳍短宽，背鳍较长，有的不明显，无尾鳍。**

[是 否] 骨质，坚硬。

[是 否] 气微腥，味微咸。

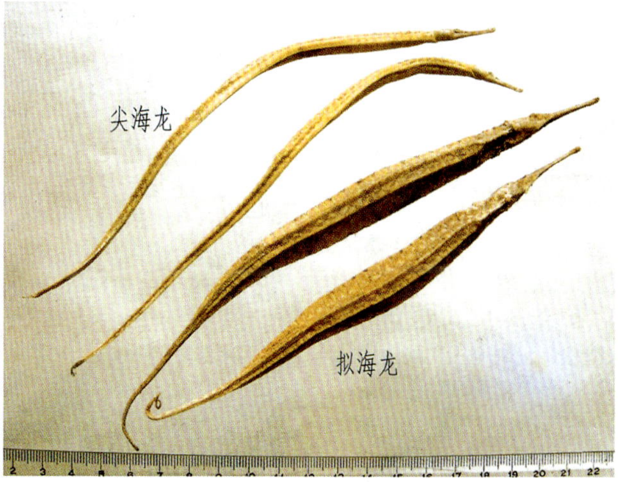

2．拟海龙干燥体（与刁海龙性状不同点）

[是 否] **体长平扁，躯干部略呈四棱形，全长 20 ～ 22cm。**

[是 否] 表面灰黄色。**头部常与体轴成一直线。**

3. 尖海龙干燥体（与刁海龙性状不同点）

[是 否] **体细长，呈鞭状，全长 10 ～ 30cm，未去皮膜。**

[是 否] 表面黄褐色。有的腹面可见育儿囊，**有尾鳍。**

[是 否] 质较脆弱，易撕裂。

三、变质、污染 [有 无]

四、结论 [正品 假药 劣药 做其他检验]

五、清场

达标自测题：①写出三种海龙的性状共同点与不同点（最少 2 点）。②鉴定药材标本为哪种海龙。

相关知识：

海龙为海龙科动物刁海龙 *Solenognathus hardwickii* (Gray) 、拟海龙 *Syngnathoides biaculeatus* (Bloch) 或尖海龙 *Syngnathus acus* Linnaeus 的干燥体。多于夏、秋二季捕捞，刁海龙、拟海龙除去皮膜及内脏，洗净，晒干；尖海龙直接洗净，晒干。

蛤　蚧

一、准备

二、查验性状

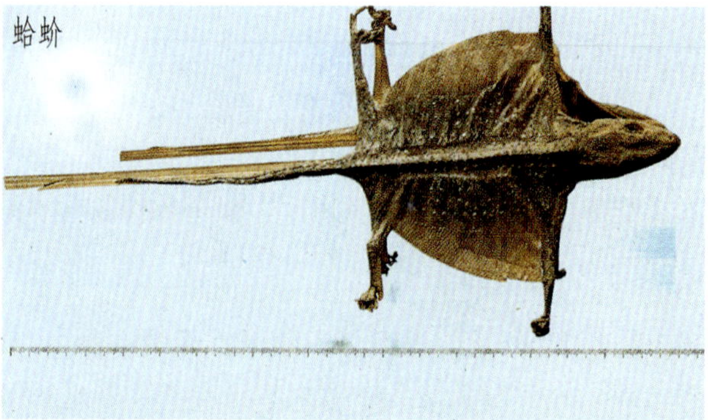
蛤蚧

[是　否]　呈扁片状，头颈部及躯干部长 9 ~ 18cm；

[是　否]　头颈部约占三分之一。

[是　否]　腹背部宽 6 ~ 11cm，尾长 6 ~ 12cm 。

[是　否]　头略呈扁三角状，两眼多凹陷成窟窿。

[是　否]　口内有细齿，生于颚的边缘，无异型大齿。

[是　否]　吻部半圆形，吻鳞不切鼻孔，与鼻鳞相连，上鼻鳞左右各 1 片，

[是　否]　上唇鳞 12 ~ 14 对，下唇鳞（包括颏鳞）21 片。

[是　否]　腹背部呈椭圆形，腹薄。背部呈灰黑色或银灰色；

[是　否]　有黄白色或灰绿色斑点散在或密集成不显著的斑纹。

[是　否]　脊椎骨及两侧肋骨突起。

[是　否]　四足均具 5 趾；趾间仅具蹼迹，足趾底有吸盘。

[是　否]　尾细而坚实，微现骨节；

[是　否]　与背部颜色相同，有 6 ~ 7 个明显的银灰色环带。

[是　否]　全身密被圆形或多角形微有光泽的细鳞。

[是　否]　气腥，味微咸。

头部
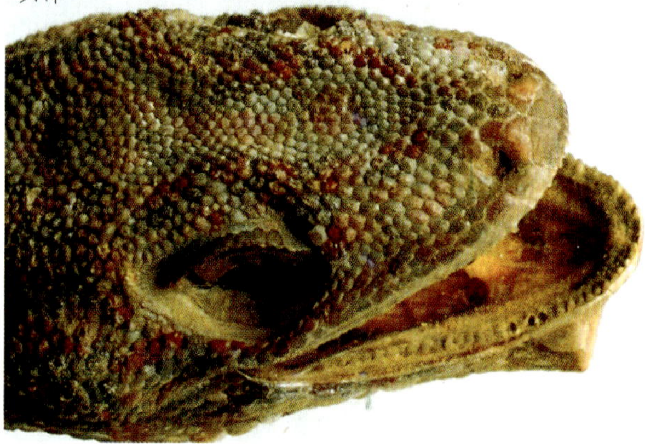

背部
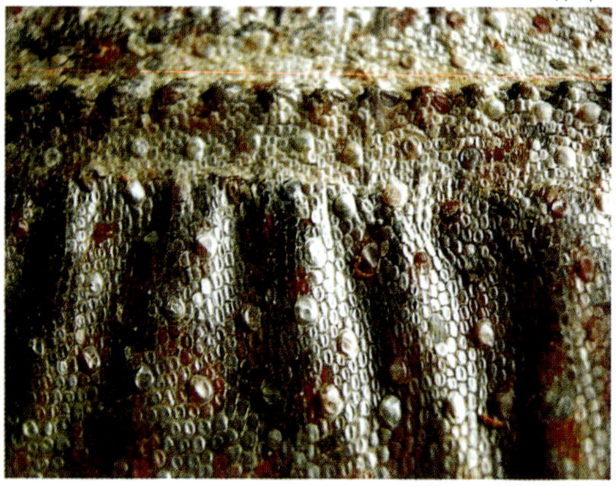

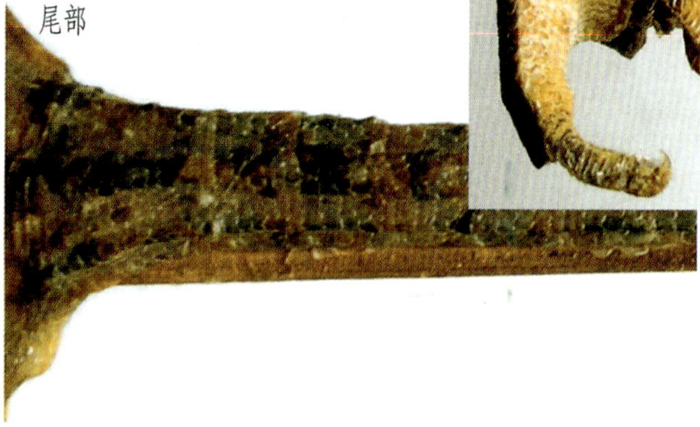
尾部

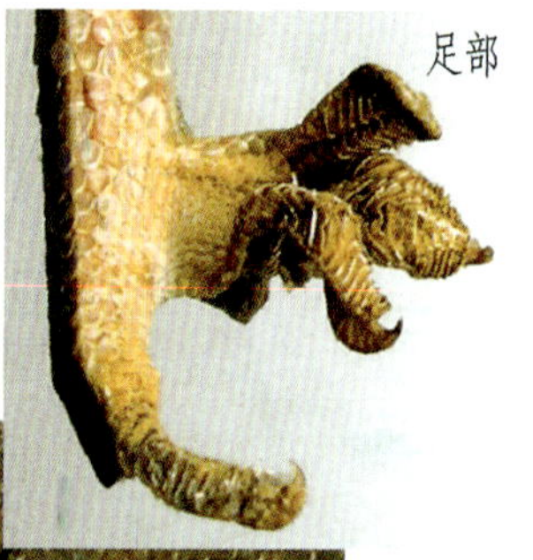
足部

三、变质、污染 [有　无]

四、结论 [正品　假药　劣药　做其他检验]

五、清场

达标自测题：①指出蛤蚧的齿、吻鳞、趾、吸盘。②写出蛤蚧的鉴别要点（最少 5 点）。

相关知识：

蛤蚧为壁虎科动物蛤蚧 *Gekko gecko* Linnaeus 的干燥体。全年均可捕捉，除去内脏，拭净，用竹片撑开，使全体扁平顺直，低温干燥。

龟 甲

一、准备

二、查验性状

[是 否] **背甲及腹甲由甲桥相连。**

[是 否] 背甲稍长于腹甲，与腹甲常分离。

[是 否] **背甲呈长椭圆形拱状**，长 7.5 ~ 22cm，宽 6 ~ 18cm。

[是 否] **外表面棕褐色或黑褐色**，脊棱 3 条；颈盾 1 块，前窄后宽；

[是 否] 椎盾 5 块，第 1 椎盾长大于宽或近相等，第 2 ~ 4 椎盾宽大于长；

[是 否] 肋盾两侧对称，各 4 块，缘盾每侧 11 块，臀盾 2 块。

[是 否] **腹甲呈板片状，近长方椭圆形**，长 6.4 ~ 21cm，宽 5.5 ~ 17cm。

[是 否] **外表面淡黄棕色至棕黑色**，盾片 12 块，**每块常具紫褐色放射状纹理。**

[是 否] 腹盾、胸盾和股盾中缝均长，喉盾、肛盾次之，肱盾中缝最短。

[是 否] 内表面黄白色至灰白色，有的略带血迹或残肉；

[是 否] 除净后可见骨板 9 块，呈锯齿状嵌接；

[是 否] 前端钝圆或平截，**后端具三角形缺刻**；

[是 否] 两侧残存呈翼状向斜上方弯曲的甲桥。质坚硬。

[是 否] 气微腥，味微咸。

三、变质、污染 [有 无]

四、结论 [正品 假药 劣药 做其他检验]

五、清场

达标自测题：指出龟甲颈盾、椎盾、肋盾、缘盾、臀盾、腹盾、胸盾、股盾、喉盾、肛盾和肱盾。

相关知识：

龟甲为龟科动物乌龟 *Chinemys reevesii* (Gray) 的背甲及腹甲。全年均可捕捉，以秋、冬二季为多，捕捉后杀死，或用沸水烫死，剥取背甲及腹甲，除去残肉，晒干。

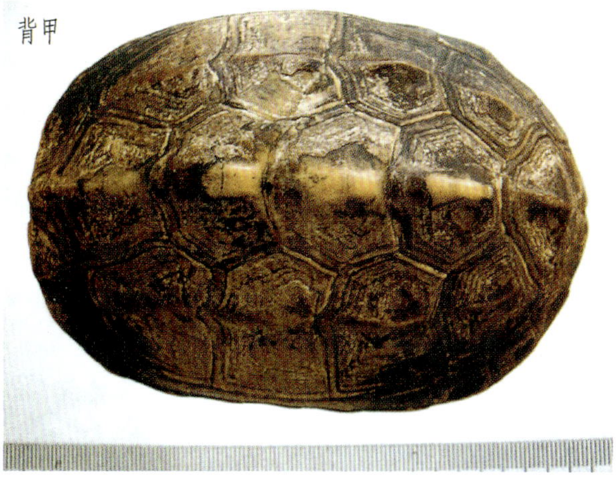

背甲

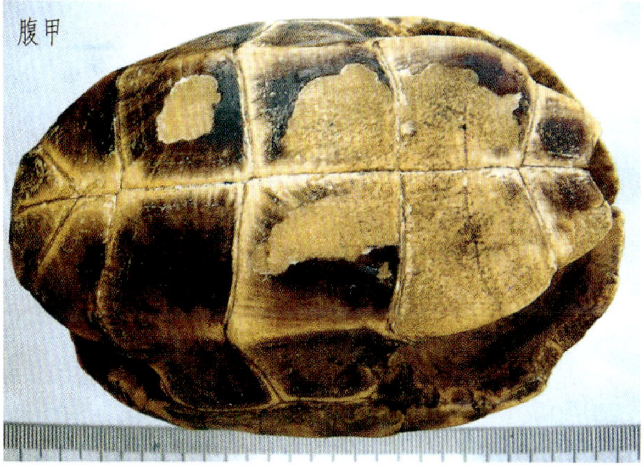

腹甲

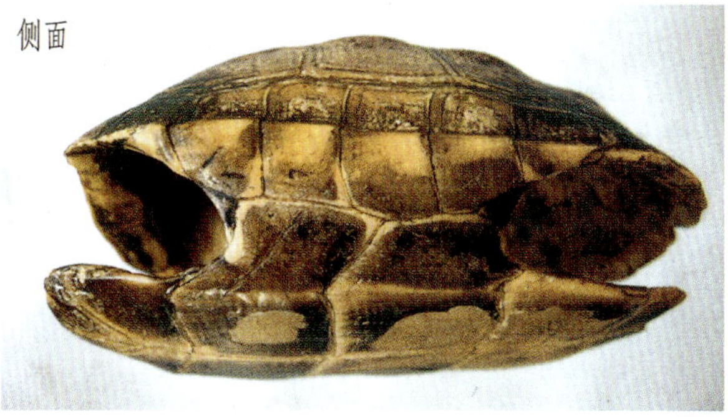

侧面

鳖 甲

一、准备

二、查验性状

[是 否] **呈椭圆形或卵圆形**，背面隆起，长 10 ～ 15cm，宽 9 ～ 14cm。

[是 否] **外表面黑褐色或墨绿色**，略有光泽；

[是 否] 具细网状皱纹及灰黄色或灰白色斑点；

[是 否] **中间有一条纵棱，两侧各有左右对称的横凹纹 8 条**；

[是 否] 外皮脱落后可见**锯齿状嵌接缝**。

[是 否] 内表面类白色，**中部有突起的脊椎骨**，颈骨向内卷曲；

[是 否] **两侧各有肋骨 8 条，伸出边缘**。

[是 否] 质坚硬。气微腥，味淡。

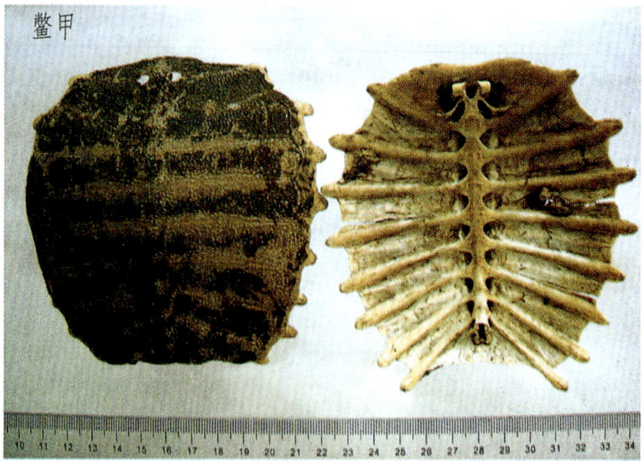

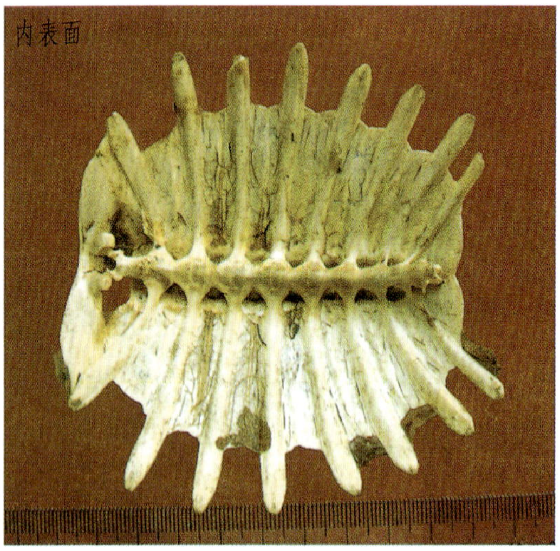

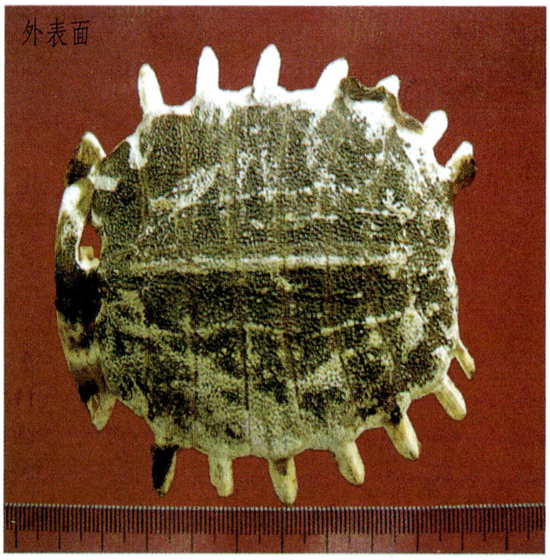

三、变质、污染 [有 无]

四、结论 [正品 假药 劣药 做其他检验]

五、清场

达标自测题：①说出鳖甲和龟甲的鉴别要点（最少 3 点）。②指出鳖甲的脊椎骨、肋骨。

相关知识：

鳖甲为鳖科动物鳖 *Trionyx sinensis* Wiegmann 的背甲。全年均可捕捉，以秋、冬二季为多，捕捉后杀死，置沸水中烫至背甲上的硬皮能剥落时，取出，剥取背甲，除去残肉，晒干。

穿 山 甲

一、准备

二、查验性状

[是 否] 呈扇面形、三角形、菱形或盾形的扁平片状或半折合状。

[是 否] 中间较厚，边缘较薄，大小不一，长、宽各为 0.7 ~ 5cm。

[是 否] 外表面黑褐色或黄褐色，有光泽；

[是 否] 宽端有数十条排列整齐的纵纹及数条横线纹；

[是 否] 窄端光滑。

[是 否] 内表面色较浅，

[是 否] 中部有一条明显突起的弓形横向棱线；

[是 否] 其下方有数条与棱线相平行的细纹。

[是 否] 角质，半透明，坚韧而有弹性，不易折断。

[是 否] 气微腥，味淡。

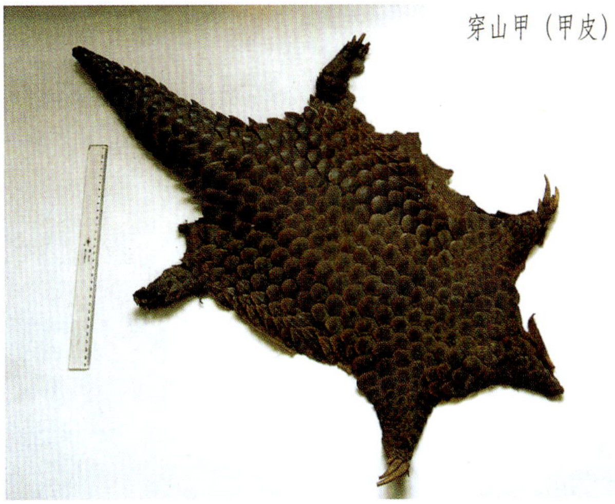

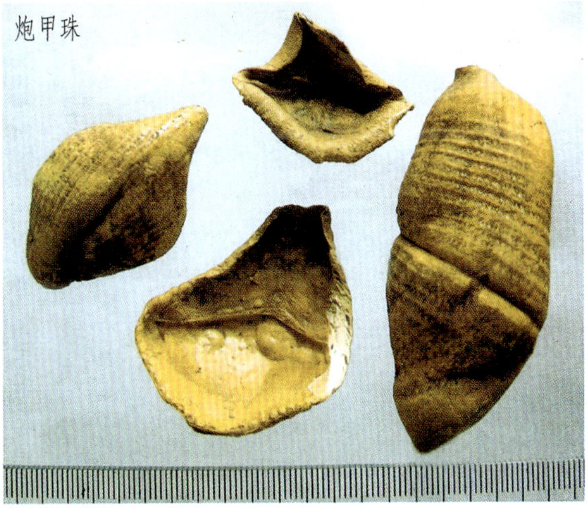

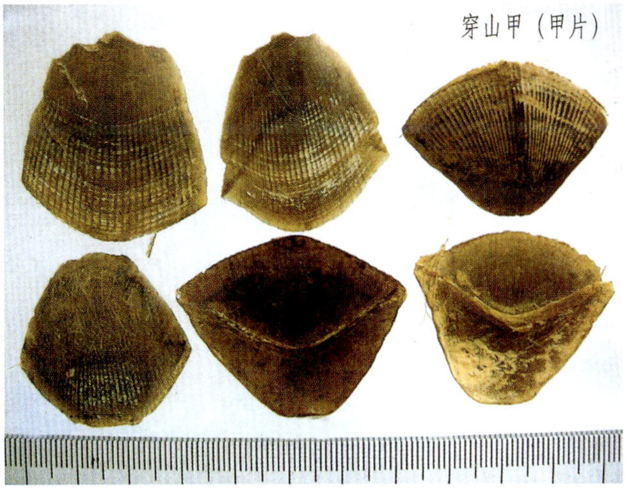

三、变质、污染 [有 无]

四、穿山甲杂质不得过 4% [超 否]

五、结论 [正品 假药 劣药 做其他检验]

六、清场

达标自测题：①照样品画穿山甲图。②写出穿山甲的鉴别要点（最少 3 点）。

相关知识：

穿山甲为鲮鲤科动物穿山甲 *Manis pentadactyla* Linnaeus 的鳞甲。收集鳞甲，洗净，晒干。

鸡内金

一、准备

二、查验性状

[是 否] 为不规则卷片状，厚约 2mm。

[是 否] 表面黄色、黄绿色或黄褐色。

[是 否] 薄而半透明，具明显的条状皱纹。

[是 否] 质脆，易碎，断面角质样，有光泽。

[是 否] 气微腥，味微苦。

三、变质、污染 [有 无]

四、结论 [正品 假药 劣药 做其他检验]

五、清场

达标自测题：写出鸡内金的鉴别要点（最少 4 点）

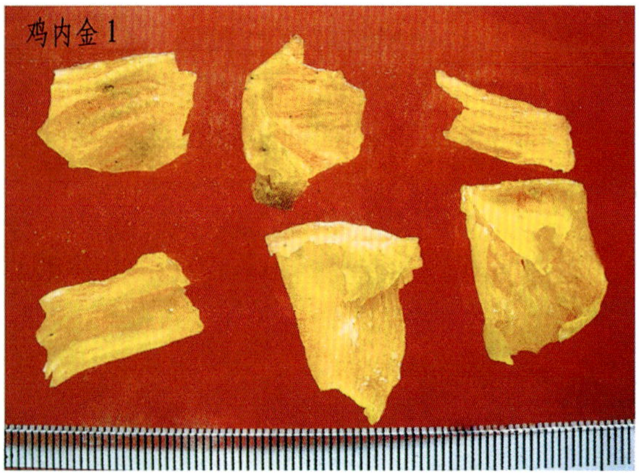

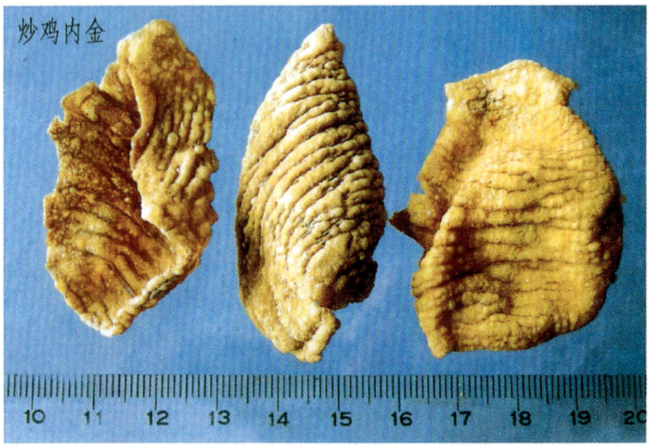

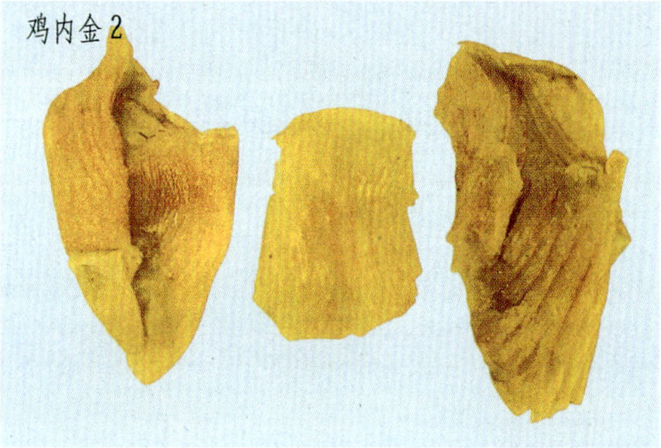

相关知识：

鸡内金为雉科动物家鸡 *Gallus gallus domesticus* Brisson 的干燥沙囊内壁。杀鸡后，取出鸡肫，立即剥下内壁，洗净，干燥。

桑 螵 蛸

一、准备

二、查验性状

1. 团螵蛸

[是 否] **略呈圆柱形或半圆形，由多层膜状薄片叠成。**

[是 否] 长 2.5 ~ 4cm，宽 2 ~ 3cm。

[是 否] **表面浅黄褐色，上面带状隆起不明显**，底面平坦或有凹沟。

[是 否] **体轻，质松而韧**，横断面可见外层为海绵状；

[是 否] 内层为许多放射状排列的小室；

[是 否] **室内各有一细小椭圆形卵，深棕色，有光泽。**

[是 否] 气微腥，味淡或微咸。

2. 长螵蛸（与团螵蛸性状不同点）

[是 否] **略呈长条形，一端较细**，长 2.5 ~ 5cm，宽 1 ~ 1.5cm。

[是 否] **表面灰黄色，上面带状隆起明显**；

[是 否] 带的两侧各有一条暗棕色浅沟及斜向纹理。

[是 否] **质硬而脆。**

3. 黑螵蛸（与团螵蛸性状不同点）

[是 否] **略呈平行四边形**，长 2 ~ 4cm，宽 1.5 ~ 2cm。

[是 否] **表面灰褐色，上面带状隆起明显。**

[是 否] 两侧有斜向纹理，近尾端微向上翘。**质硬而韧。**

三、变质、污染 [有 无]

四、结论 [正品 假药 劣药 做其他检验]

五、清场

达标自测题：①说出桑螵蛸和海螵蛸的来源。②鉴定桑螵蛸的具体种类，并写出三种桑螵蛸的鉴别要点。

相关知识：

桑螵蛸为螳螂科昆虫大刀螂 *Tenodera sinensis* Saussure 、小刀螂 *Statilia maculata* (Thunberg) 或巨斧螳螂 *Hierodula patellifera* (Serville) 的干燥卵鞘。以上三种分别习称"团螵蛸"、"长螵蛸"及"黑螵蛸"。深秋至次春采收，除去杂质，蒸至虫卵死后，干燥。

桑螵蛸

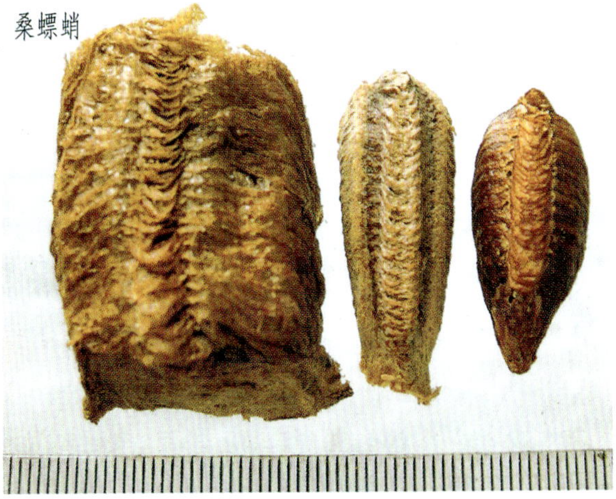

横断面

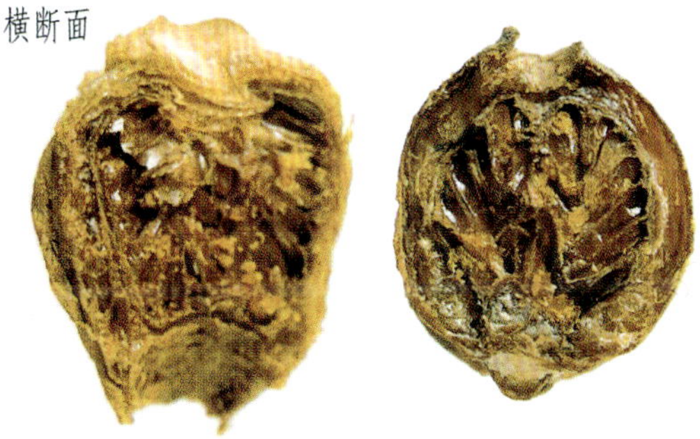

纵剖面

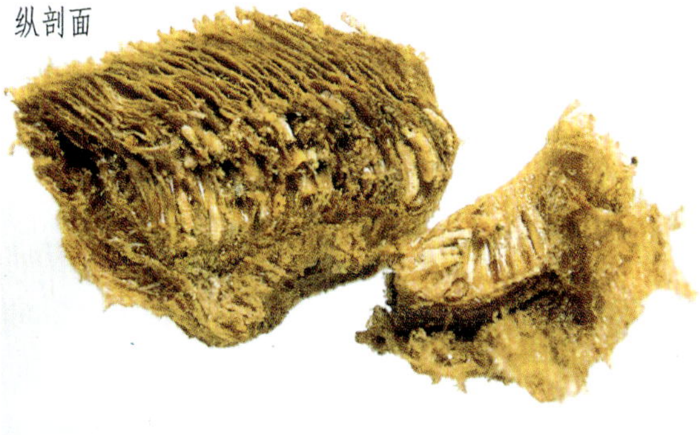

海 螵 蛸

一、准备

二、查验性状

1. 无针乌贼内壳

[是 否] **呈扁长椭圆形**，中间厚，边缘薄。

[是 否] 长 9 ~ 14cm，宽 2.5 ~ 3.5cm，厚约 1.3cm 。

[是 否] 背面有磁白色脊状隆起，**两侧略显微红色**。

[是 否] **有不甚明显的细小疣点**；

[是 否] 腹面白色，**自尾端到中部有细密波状横层纹**。

[是 否] 角质缘半透明，尾部较宽平，**无骨针**。

[是 否] 体轻，质松，易折断，断面粉质，显疏松层纹。

[是 否] 气微腥，味微咸。

2．金乌贼内壳（与无针乌贼内壳性状不同点）

[是 否] 长 13 ~ 23cm，宽约至 6.5cm 。

[是 否] **背面疣点明显，略呈层状排列**。

[是 否] **腹面的细密波状横层纹占全体大部分**，中间有纵向浅槽。

[是 否] 尾部角质缘渐宽，向腹面翘起。

[是 否] **末端有一骨针，多已断落**。

三、变质、污染 [有 无]

四、结论 [正品 假药 劣药 做其他检验]

五、清场

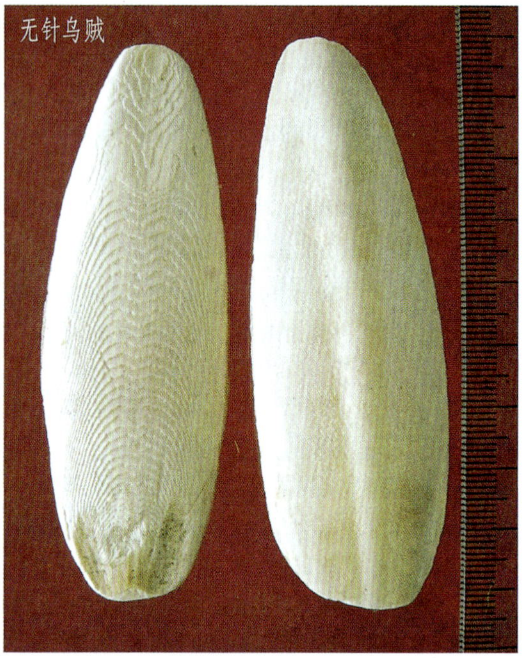

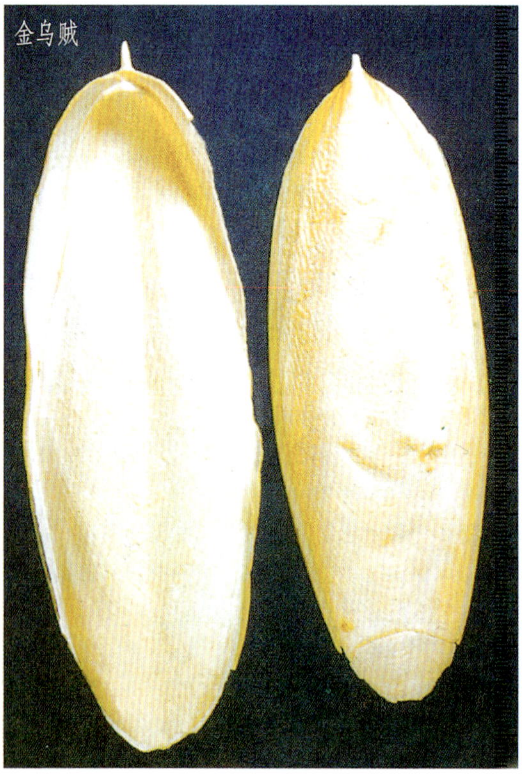

达标自测题：①写出两种海螵蛸的性状共同点与不同点（最少 2 点）。②说出海螵蛸和桑螵蛸的来源。

相关知识：

海螵蛸为乌贼科动物无针乌贼 *Sepiella maindroni* de Rochebrune 或金乌贼 *Sepiaesculenta* Hoyle 的干燥内壳。收集乌贼鱼的骨状内壳，洗净，干燥。

蜂房　　蜂蜜

一、准备

二、查验性状

1．蜂房

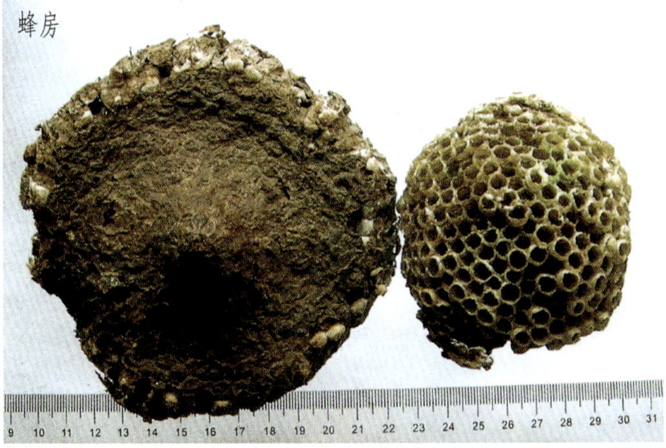
蜂房

［是 否］呈圆盘状或不规则的扁块状，**有的似莲房状，大小不一。**

［是 否］表面灰白色或灰褐色。

［是 否］**腹面有多数整齐的六角形房孔；**

［是 否］孔径 3 ~ 4mm 或 6 ~ 8mm。

［是 否］背面有 1 个或数个黑色短柄。

［是 否］**体轻，质韧，略有弹性。**

［是 否］气微，味辛淡。

注意：质酥脆或坚硬者不可供药用。

2．蜂蜜

［是 否］**为半透明、带光泽、浓稠的液体。**

［是 否］**白色至淡黄色或橘黄色至黄褐色。**

［是 否］放久或遇冷渐有白色颗粒状结晶析出。

［是 否］气芳香，**味极甜。**

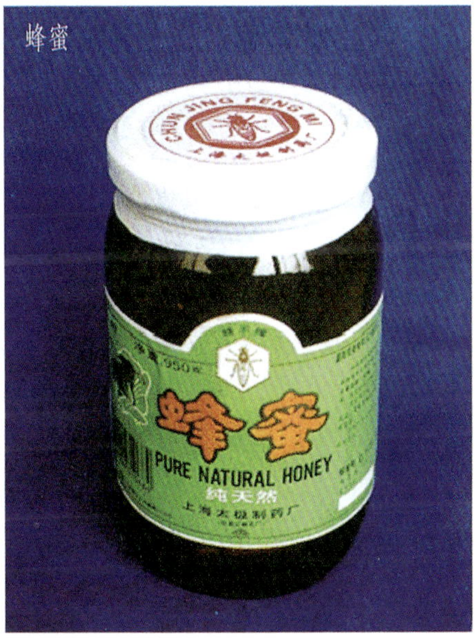

蜂蜜

参考：取本品 2g，加水 10ml，加热煮沸，放冷，加碘试液 1 滴，不得显蓝色、绿色或红褐色。

三、变质、污染［有 无］

四、结论［正品 假药 劣药 做其他检验］

五、清场

达标自测题：①指出蜂房和莲房的鉴别点。②写出蜂房的鉴别要点（最少 3 点）

相关知识：

1．蜂房为胡蜂科昆虫果马蜂 *Polistes olivaceous* (DeGeer)、日本长脚胡蜂 *Polistesjaponicus* Saussure 或异腹胡蜂 *Parapolybia varia* Fabricius 的巢。秋、冬二季采收，晒干，或略蒸，除去死蜂、死蛹，晒干。

2．蜂蜜为蜜蜂科昆虫中华蜜蜂 *Apis cerana* Fabricius 或意大利蜂 *APis melliferaLinnaeus* 所酿的蜜。春至秋季采收，滤过。

麝　香

一、准备

二、查验性状

1．毛壳麝香

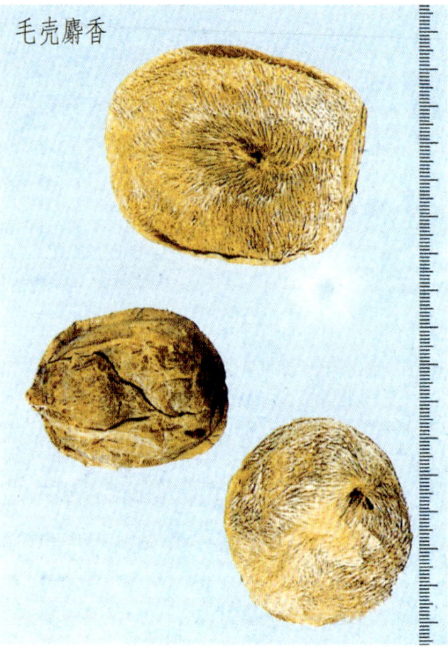

［是 否］为扁圆形或类椭圆形的囊状体，直径 3 ～ 7cm，厚 2 ～ 4cm。

［是 否］开口面呈皮革质，棕褐色，略平。

［是 否］密生白色或灰棕色短毛，从两侧围绕中心排列；

［是 否］中间有一小囊孔。

［是 否］另一面为棕褐略带紫色的皮膜，微皱缩；

［是 否］偶显肌肉纤维，略有弹性。

［是 否］剖开后可见中层皮膜呈棕褐色或灰褐色，半透明。

［是 否］内层皮膜呈棕色；

［是 否］内含颗粒状、粉末状的麝香仁和少量细毛及脱落的内层皮膜（习称“银皮”）。

2. 麝香仁

［是 否］野生者质软，油润，疏松。

［是 否］其中颗粒状者习称“当门子”，呈不规则圆球形或颗粒状；

［是 否］表面多呈紫黑色，油润光亮，微有麻纹；

［是 否］断面深棕色或黄棕色。

［是 否］粉末状者多呈棕褐色或黄棕色；

［是 否］并有少量脱落的内层皮膜和细毛。

［是 否］饲养者呈颗粒状、短条形或不规则的团块；

［是 否］表面不平，紫黑色或深棕色，显油性，微有光泽；

［是 否］并有少量毛和脱落的内层皮膜。

［是 否］气香浓烈而特异，味微辣、微苦带咸。

参考：①取毛壳麝香，用特制槽针从囊孔插入，转动槽针，撮取麝香仁，立即检视，槽内的麝香仁应有逐渐膨胀高出槽面的现象，习称“冒槽”。麝香仁油润，颗粒疏松，无锐角，香气浓烈。不应有纤维等异物或异常气味。②取麝香仁粉末少量，置手掌中，加水润湿，用手搓之能成团，再用手指轻揉即散，不应粘手、染手、顶指或结块。③取麝香仁少量，撒于炽热的坩埚中灼烧，初则迸裂，随即融化膨胀起泡似珠，香气浓烈四溢，应无毛、肉焦臭，无火焰或火星出现。灰化后，残渣呈白色或灰白色。④麝香仁粉末棕褐色或黄棕色，为无数不定形颗粒状物集成的半透明或透明团块，淡黄色或淡棕色；团块中包埋或散在有方形、柱状、八面体或不规则的晶体；并可见圆形油滴，偶见毛及内皮层膜组织。

三、变质、污染［有 无］

四、结论［正品 假药 劣药 做其他检验］

五、清场

达标自测题：麝香如何辨伪？

相关知识：

麝香为鹿科动物林麝 *Moschus berezovskii* Flerov 、马麝 *Moschus sifanicusPrzewalski* 或原麝 *Moschus moschiferus* Linnaeus 成熟雄体香囊中的干燥分泌物。野麝多在冬季至次春猎取，猎获后割取香囊阴干，习称“毛壳麝香”；剖开香囊，除去囊壳，习称“麝香仁”。家麝直接从其香囊中取出麝香仁，阴干或用干燥器密闭干燥。

牛黄 人工牛黄

一、准备

二、查验性状

1．牛黄

[是 否] 多呈卵形、类球形、三角形或四方形。

[是 否] 大小不一，直径 0.6 ~ 3 (4.5)cm，少数呈管状或碎片。

[是 否] **表面黄红色至棕黄色。**

[是 否] **有的表面挂有一层黑色光亮的薄膜，习称“乌金衣”。**

[是 否] 有的粗糙，具疣状突起，有的具龟裂纹。

[是 否] **体轻，质酥脆，易分层剥落。**

[是 否] **断面金黄色，可见细密的同心层纹，**有的夹有白心。

[是 否] **气清香，味苦而后甘，有清凉感，**嚼之易碎，不粘牙。

[是 否] 取本品少量，加清水调和，涂于指甲上，能将指甲染成黄色，习称“挂甲”。

[是 否] 取本品少许，用水合氯醛试液装片，不加热，置显微镜下观察：不规则团块由多数黄棕色或棕红色小颗粒集成，遇水合氯醛液后色素迅速溶解，并显鲜明金黄色，久置后变绿色。

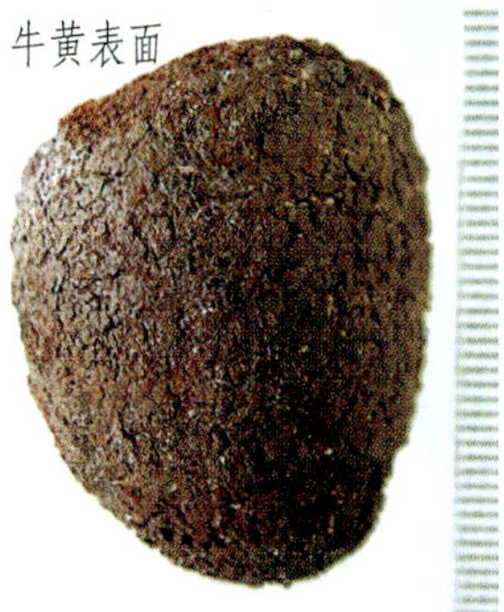

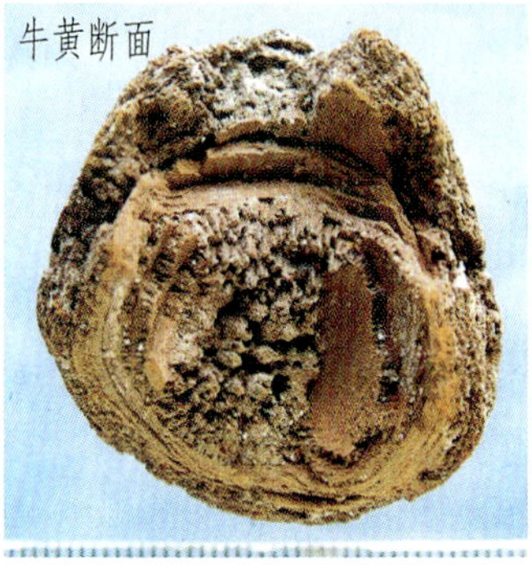

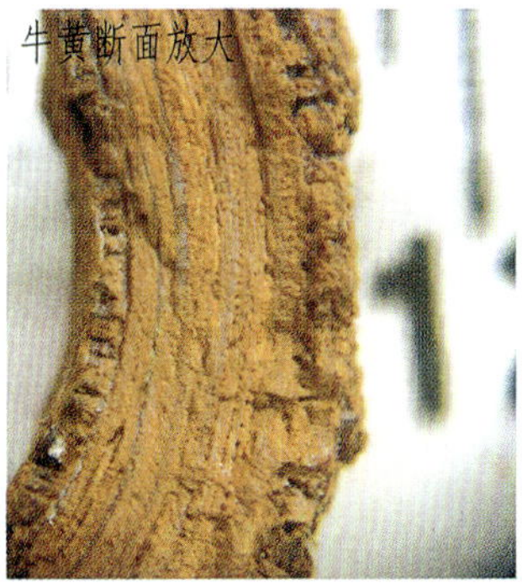

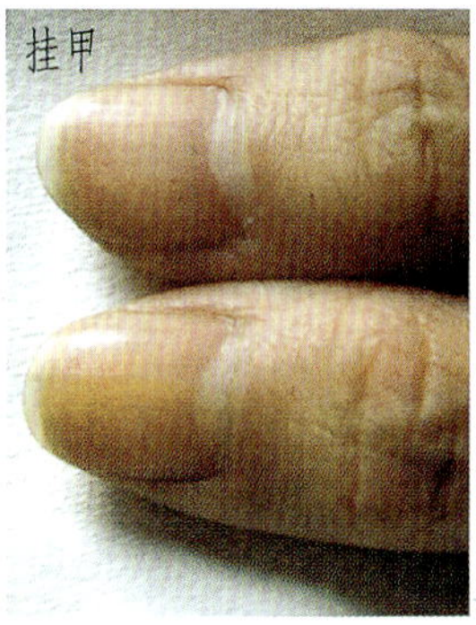

2．人工牛黄

[是 否] 为黄色疏松粉末。

[是 否] 味苦，微甘。

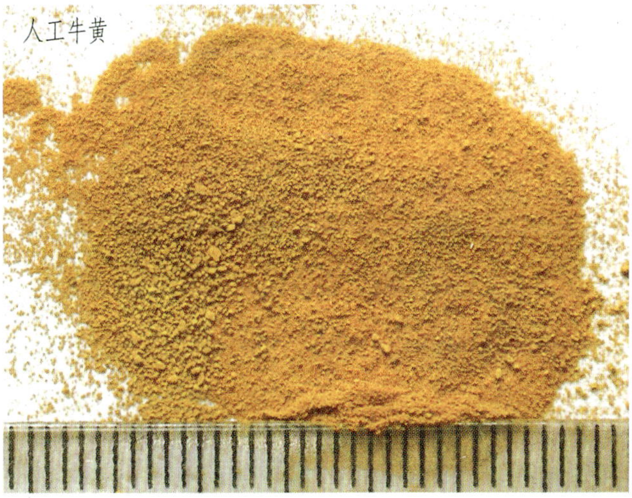

三、变质、污染 [有 无]

四、结论 [正品 假药 劣药 做其他检验]

五、清场

达标自测题：①写出牛黄的鉴别要点（最少 5 点）。②牛黄与伪品如何区别（最少 3 点）

相关知识：

1．牛黄为牛科动物牛 *Bos taurus domesticus* Gmelin 的干燥胆结石。宰牛时如发现有牛黄，即滤去胆汁，将牛黄取出，除去外部薄膜，阴干。

2．人工牛黄由牛胆粉、胆酸、猪去氧胆酸、牛磺酸、胆红素、胆固醇、微量元素等制成。

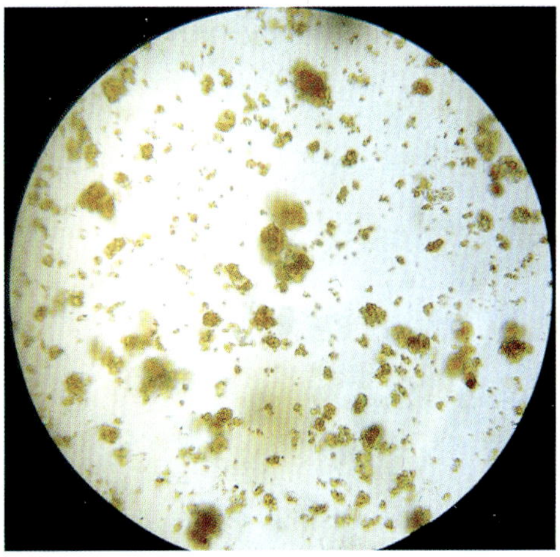

人工牛黄显微图

紫 河 车

一、准备

二、查验性状

[是 否] **呈圆形或碟状椭圆形**，直径 9 ~ 15cm，厚薄不一。

[是 否] **黄色或黄棕色，一面凹凸不平**，有不规则沟纹；

[是 否] 另一面较平滑，**常附有残余的脐带，其四周有细血管。**

[是 否] **质硬脆，有腥气。**

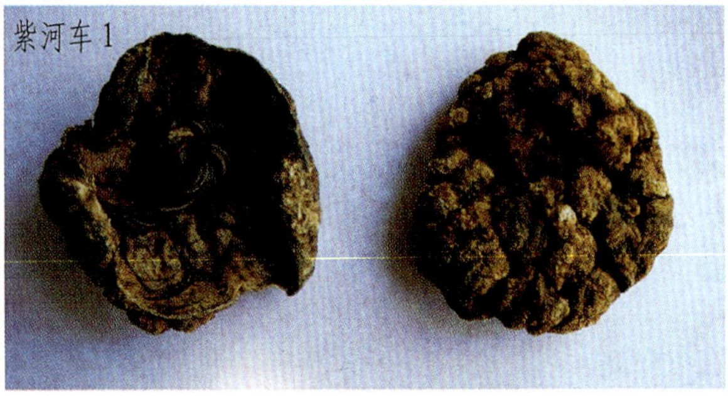
紫河车 1

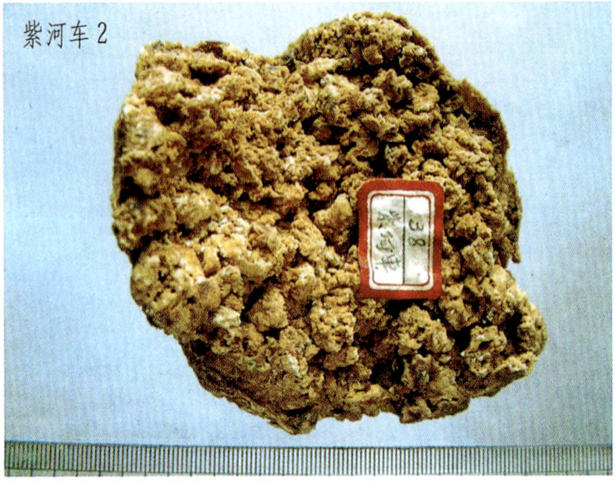
紫河车 2

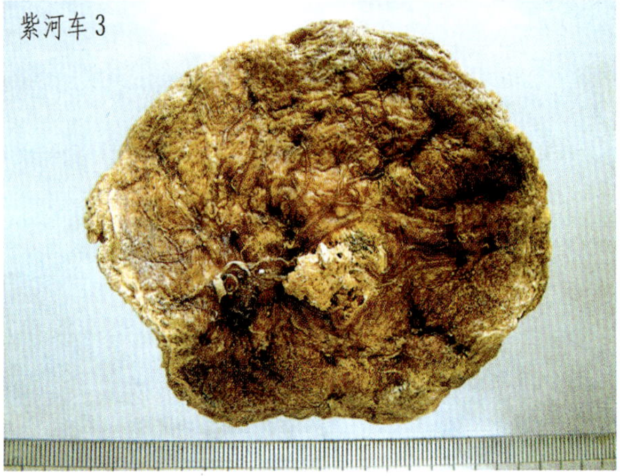
紫河车 3

三、变质、污染 [有 无]

四、结论 [正品 假药 劣药 做其他检验]

五、清场

达标自测题：写出紫河车的鉴别要点（最少 3 点）。

相关知识：

紫河车为健康人的干燥胎盘。将新鲜胎盘除去羊膜及脐带，反复冲洗至去净血液，蒸或置沸水中略煮后，干燥。

第九章 矿物类中药

石膏 煅石膏 白矾

一、准备

二、查验性状

1. 石膏

[是 否] **为纤维状的集合体**，呈长块状、板块状或不规则块状。

[是 否] 白色、灰白色或淡黄色，有的半透明。

[是 否] 体重，质软，纵断面具绢丝样光泽。

[是 否] 气微，味淡。

[是 否] 取本品一小块（约2g），置具有小孔软木塞的试管内，灼烧，管壁有水生成，小块变为不透明体。

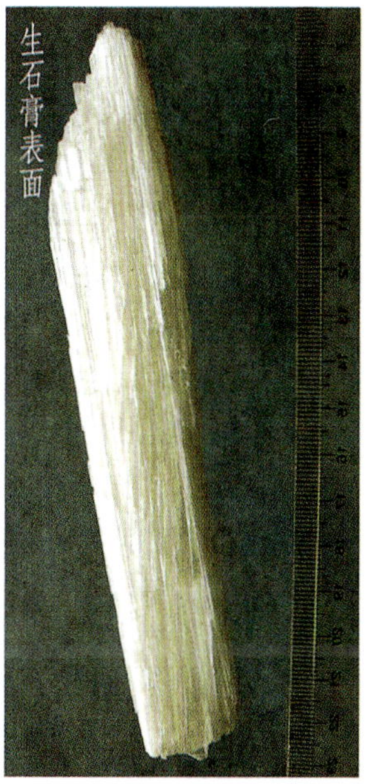

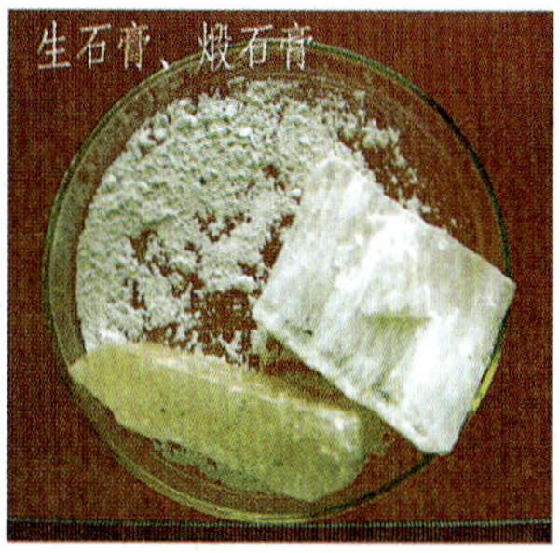

2. 煅石膏

[是 否] 为白色的粉末或疏松块状物，表面透出微红色的光泽，不透明。

[是 否] 体较轻，质软，易碎，捏之成粉。

[是 否] 气微，味淡。

3. 白矾

[是 否] 呈不规则的块状或粒状。无色或淡黄白色，透明或半透明。

[是 否] 表面略平滑或凹凸不平，具细密纵棱，有玻璃样光泽。

[是 否] 质硬而脆。

[是 否] 气微，味酸、微甘而极涩。

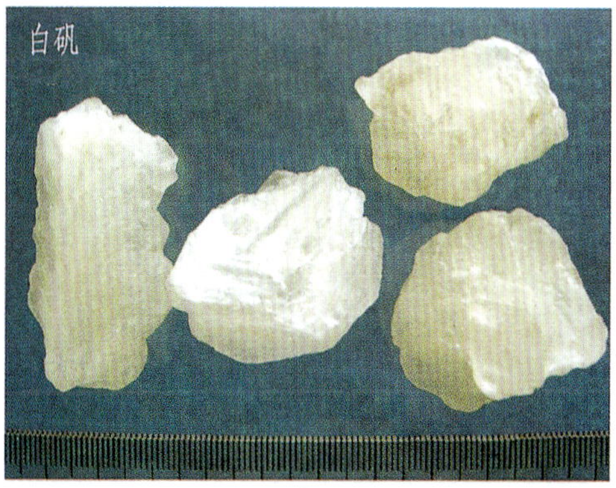

三、变质、污染 [有 无]

四、结论 [正品 假药 劣药 做其他检验]

五、清场

达标自测题：①如何区别石膏和煅石膏。②遮目识别煅石膏、滑石粉、玄明粉。③写出石膏和白矾的鉴别要点（最少3点）。

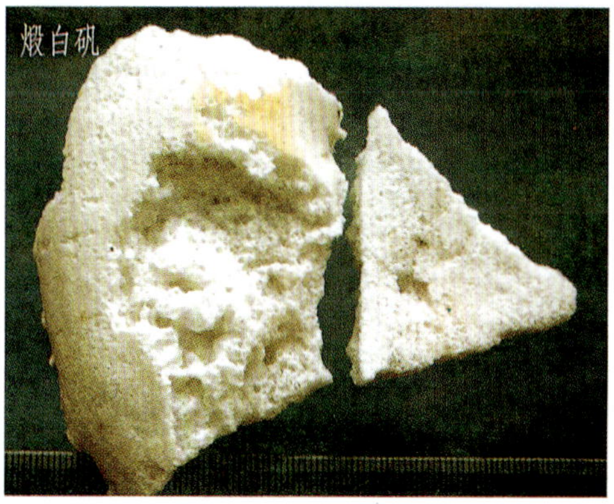

相关知识：

1. 石膏为硫酸盐类矿物硬石膏族石膏，采挖后，除去泥沙及杂石。本品含含水硫酸钙（$CaSO_4 \cdot 2H_2O$）不得少于95.0%。

2. 煅石膏为石膏的炮制品，用明煅法制成。

3. 白矾为硫酸盐类矿物明矾石经加工提炼制成。本品含含水硫酸铝钾〔$KAl(SO_4)_2 \cdot 12H_2O$〕不得少于99.0%。

滑石　　滑石粉

一、准备

二、查验性状

1．滑石

[是　否] 多为块状集合体。呈不规则的块状。

[是　否] **白色、黄白色或淡蓝灰色，有蜡样光泽。**

[是　否] **质软，细腻，手摸有滑润感，无吸湿性，置水中不崩散。**

[是　否] 气微，无味。

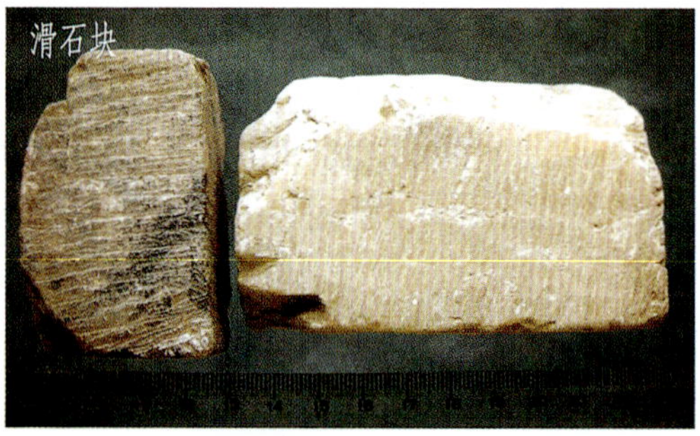

2．滑石粉

[是　否] **为白色或类白色、微细、无砂性的粉末，手摸有滑腻感。**

[是　否] 气微，无味。

[是　否] 在水、稀盐酸或稀氢氧化钠溶液中均不溶解。

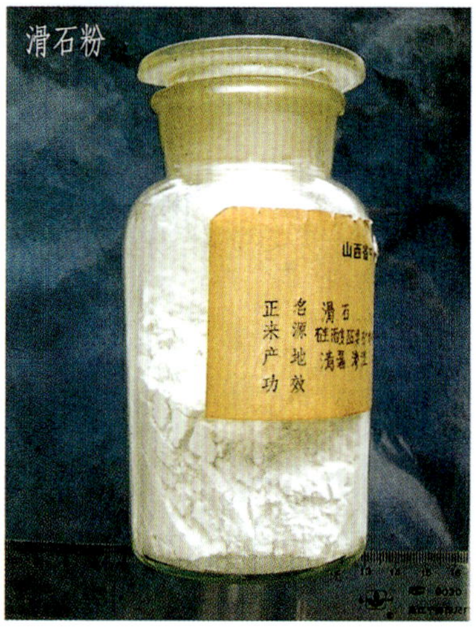

三、变质、污染[有　无]

四、结论[正品　假药　劣药　做其他检验]

五、清场

达标自测题：①遮目识别滑石和石膏。②遮目识别滑石粉、煅石膏、玄明粉。

相关知识：

1．滑石为硅酸盐类矿物滑石族滑石，主含含水硅酸镁 $[Mg_3(Si_4O_{10})(OH)_2]$。采挖后，除去泥沙及杂石。

2．滑石粉系滑石经精选净化、粉碎、干燥制成。

芒硝　　玄明粉

一、准备

二、查验性状

1．芒硝

[是 否] **为棱柱状、长方形或不规则块状及粒状。**

[是 否] 无色透明或类白色半透明。

[是 否] 质脆，易碎，**断面呈玻璃样光泽。**

[是 否] 气微，**味咸。**

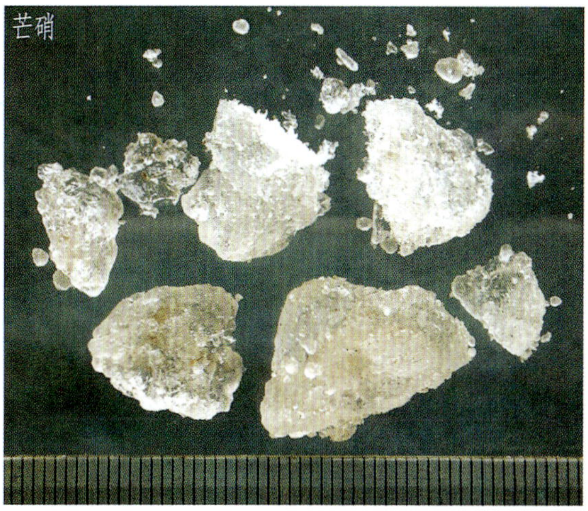

2．玄明粉

[是 否] **为白色粉末。**

[是 否] 气微，**味咸。有引湿性。**

三、变质、污染 [有 无]

四、结论 [正品 假药 劣药 做其他检验]

五、清场

达标自测题：①遮目识别玄明粉、滑石粉、煅石膏。②写出芒硝与玄明粉的鉴别要点。

相关知识：

1. 芒硝为硫酸盐类矿物芒硝族芒硝经加工精制而成的结晶体。主含含水硫酸钠 ($Na_2SO_4 \cdot 10H_2O$)。

2. 玄明粉为芒硝经风化干燥制得，主含硫酸钠 (Na_2SO_4)。

3. 芒硝与玄明粉按干燥品计算，含硫酸钠 (Na_2SO_4) 均不得少于 99.0%。

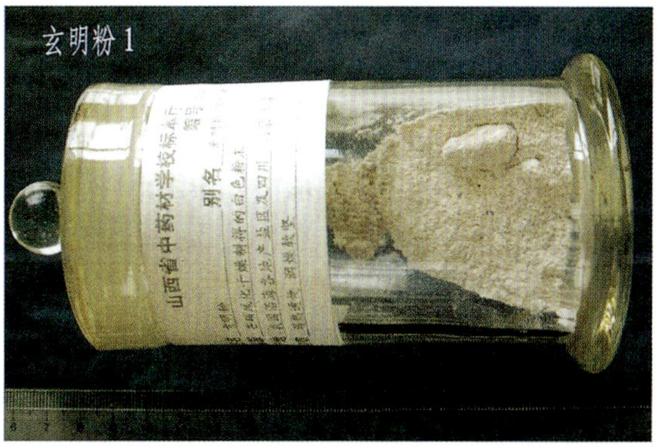

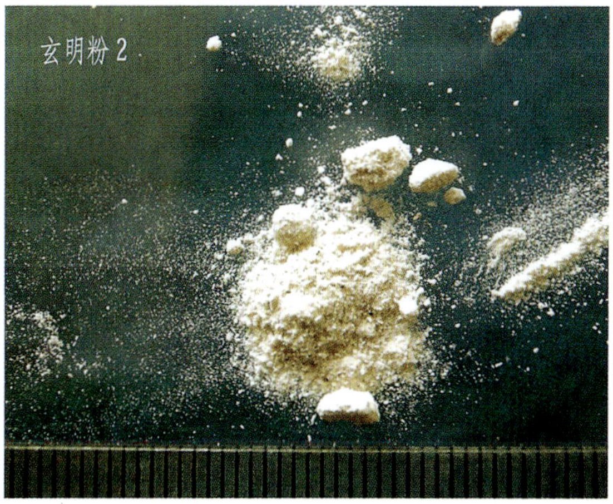

炉甘石　　赤石脂

一、准备

二、查验性状

1. 炉甘石

[是 否] 为块状集合体，呈不规则的块状，**灰白色或淡红色。**

[是 否] 表面粉性，无光泽，**凹凸不平，多孔，似蜂窝状。**

[是 否] 体轻，易碎。

[是 否] 无臭，味微涩。

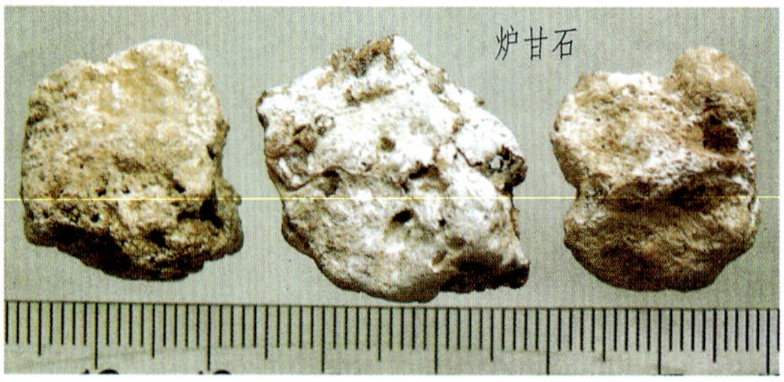

2. 赤石脂

[是 否] 为块状集合体，呈不规则的块状。

[是 否] **粉红色、红色至紫红色，或有红白相间的花纹。**

[是 否] 质软，易碎，**断面有的具蜡样光泽。**

[是 否] 吸水性强。

[是 否] 具黏土气，味淡，嚼之无沙粒感。

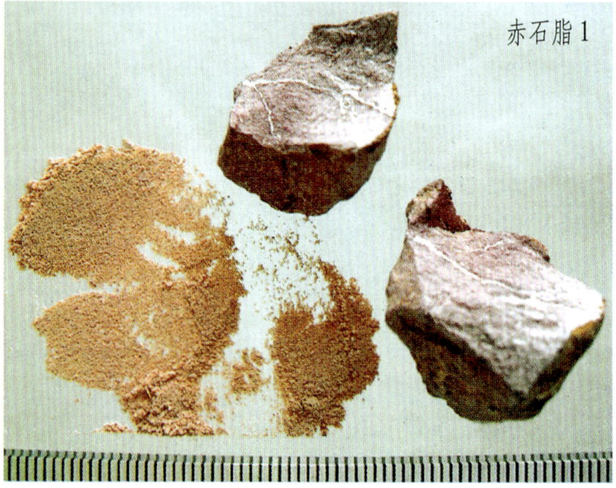

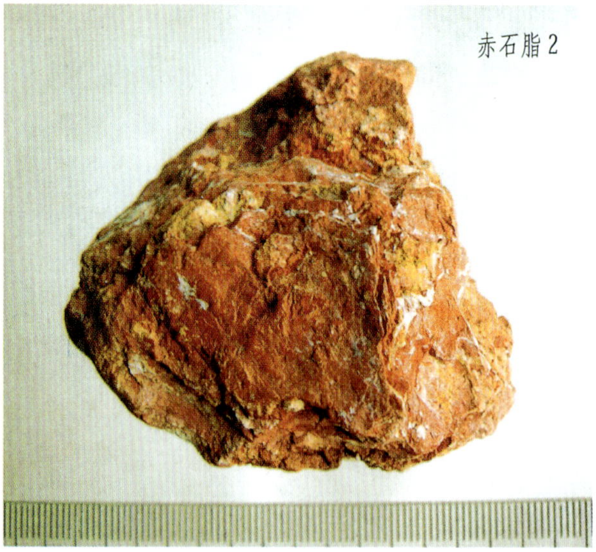

三、变质、污染 [有　无]

四、结论 [正品　假药　劣药　做其他检验]

五、清场

达标自测题：遮目识别炉甘石和赤石脂。

相关知识：

1. 炉甘石为碳酸盐类矿物方解石族菱锌矿，主含碳酸锌 ($ZnCO_3$)。采挖后，洗净，晒干，除去杂石。本品按干燥品计算，含氧化锌 (ZnO) 不得少于 40.0%。

2. 赤石脂为硅酸盐类矿物多水高岭石族多水高岭石，主含含水硅酸铝 [$Al_4(Si_4O_{10})(OH)_8 \cdot 4H_2O$]。采挖后，除去杂质。

朱 砂

一、准备

二、查验性状

[是 否] 为粒状或块状集合体，呈颗粒状或块片状。

[是 否] **鲜红色或暗红色，条痕红色至褐红色，具光泽。**

[是 否] 体重，质脆，片状者易破碎，粉末状者有闪烁的光泽。

[是 否] 气微，无味。

三、变质、污染[有 无]

四、结论[正品 假药 劣药 做其他检验]

五、清场

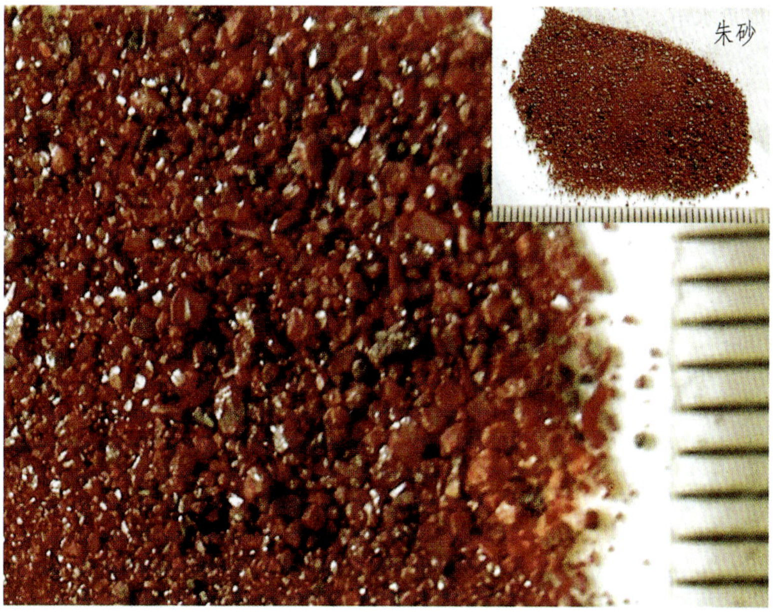

达标自测题：写出朱砂和赭石的鉴别要点（最少4点）。

相关知识：

1．朱砂为硫化物类矿物辰砂族辰砂。采挖后，选取纯净者，用磁铁吸净含铁的杂质，再用水淘去杂石和泥沙。本品含硫化汞（HgS）不得少于96.0%。

赭 石

一、准备

二、查验性状

[是 否] 为豆状、肾状集合体。

[是 否] 多呈不规则的扁平块状。

[是 否] 暗棕红色或灰黑色。

[是 否] 条痕樱红色或红棕色，有的有金属光泽。

[是 否] 一面多有圆形的突起，习称“钉头”；

[是 否] 另一面与突起相对应处有同样大小的凹窝。

[是 否] 体重，质硬，砸碎后断面显层叠状。

[是 否] 气微，味淡。

三、变质、污染[有 无]

四、结论[正品 假药 劣药 做其他检验]

五、清场

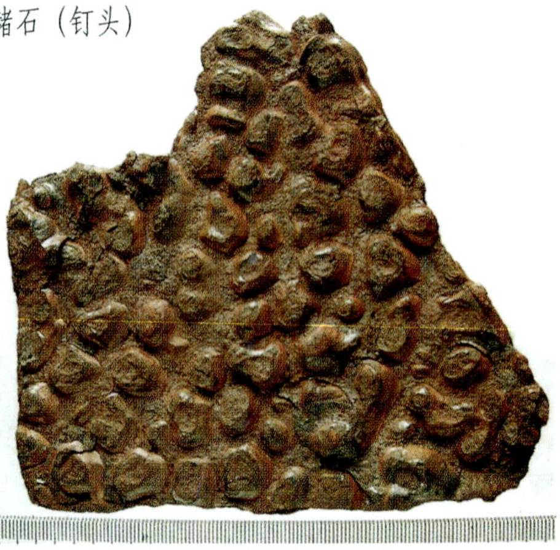
赭石（钉头）

达标自测题：①指出赭石的“钉头”。②写出赭石和朱砂的鉴别要点(最少4点)。

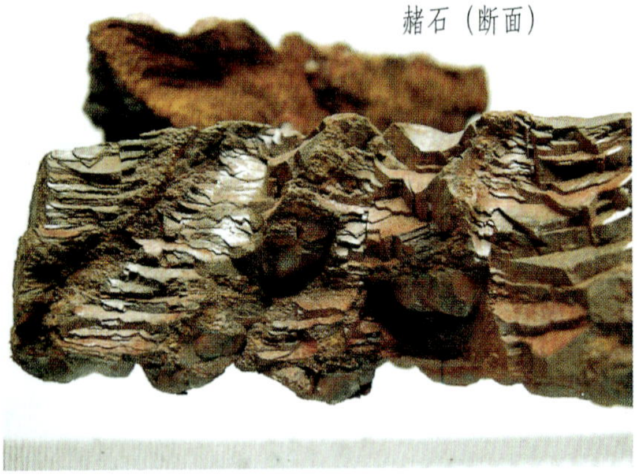
赭石（断面）

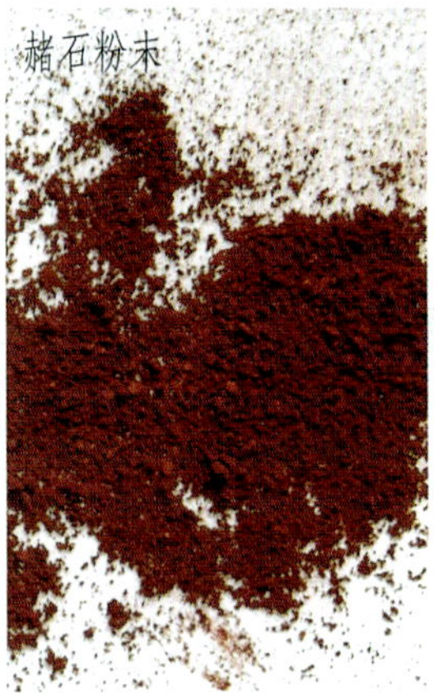
赭石粉末

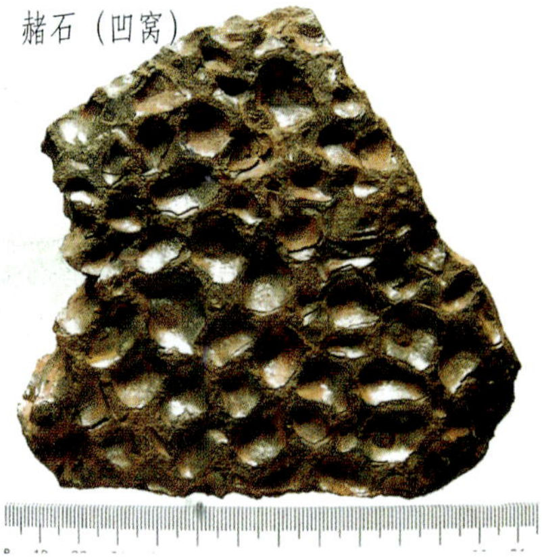
赭石（凹窝）

相关知识：

赭石为氧化物类矿物刚玉族赤铁矿，主含三氧化二铁 (Fe_2O_3)。采挖后，除去杂石。本品含铁 (Fe) 不得少于 45.0%。

磁石　　自然铜

一、准备

二、查验性状

1. 磁石

[是 否] 为块状集合体，呈不规则块状，或略带方形，多具棱角。

[是 否] **灰黑色或棕褐色，条痕黑色，具金属光泽。**

[是 否] 体重，质坚硬，断面不整齐。**具磁性。**

[是 否] 有土腥气，无味。

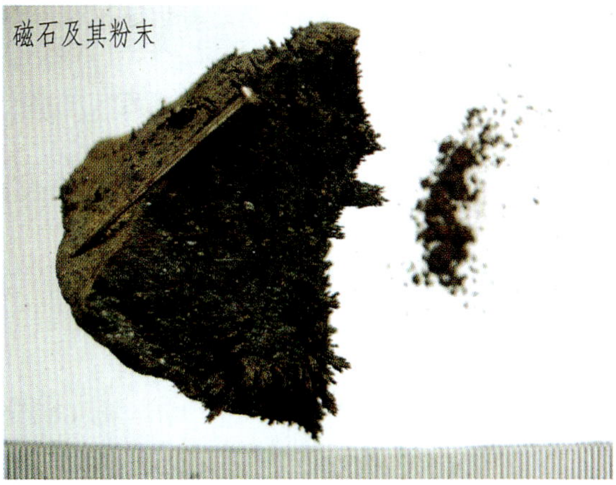
磁石及其粉末

2. 自然铜

[是 否] **晶形多为立方体**，集合体呈致密块状。

[是 否] **表面亮淡黄色，有金属光泽**；

[是 否] 有的黄棕色或棕褐色，无金属光泽。

[是 否] 具条纹，**条痕绿黑色或棕红色**。体重，质坚硬或稍脆，易砸碎。

[是 否] **断面黄白色，有金属光泽**；或断面棕褐色，可见银白色亮星。

自然铜粉末

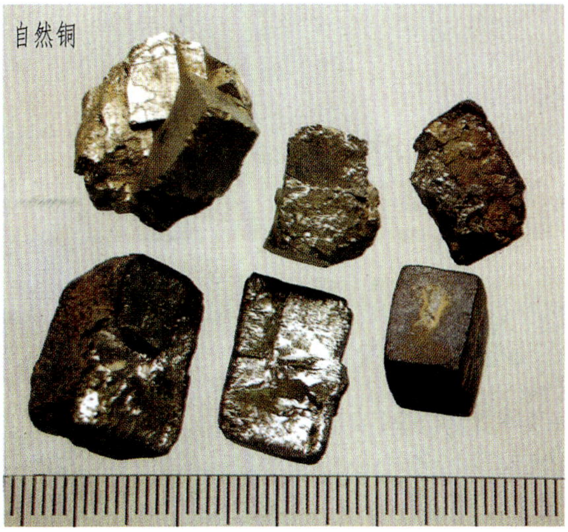
自然铜

三、变质、污染 [有 无]

四、结论 [正品 假药 劣药 做其他检验]

五、清场

达标自测题：①遮目识别自然铜、雄黄。②说出磁石、雄黄、硫黄的区别要点。

相关知识：

1. 磁石为氧化物类矿物尖晶石族磁铁矿，主含四氧化三铁 (Fe_3O_4)。采挖后，除去杂石。本品含铁 (Fe) 不得少于50.0%。

2. 自然铜为硫化物类矿物黄铁矿族黄铁矿。主含二硫化铁 (FeS_2)。采挖后，除去杂质。

硫黄　雄黄

一、准备

二、查验性状

1. 硫黄

[是 否] 呈不规则块状。黄色或略呈绿黄色。

[是 否] 表面不平坦，呈脂肪光泽，常有多数小孔。

[是 否] 用手握紧置于耳旁，可闻及轻微的爆裂声。

[是 否] 体轻，质松，易碎，断面常呈针状结晶形。

[是 否] 有特异的臭气，味淡。

[是 否] 本品燃烧时易熔融，火焰为蓝色，并有二氧化硫的刺激性臭气。

2. 雄黄

[是 否] 为块状或粒状集合体，呈不规则块状。

[是 否] 深红色或橙红色，条痕淡橘红色，晶面有金刚石样光泽。

[是 否] 质脆，易碎，断面具树脂样光泽。

[是 否] 微有特异的臭气，味淡。

[是 否] 精矿粉为粉末状或粉末集合体。

[是 否] 质松脆，手捏即成粉，橙黄色，无光泽。

三、变质、污染 [有 无]

四、结论 [正品 假药 劣药 做其他检验]

五、清场

达标自测题：①遮目识别硫黄、雄黄。②说出雄黄、硫黄、磁石的区别要点。

相关知识：

1. 硫黄为自然元素类矿物硫族自然硫，采挖后，加热熔化，除去杂质；或用含硫矿物经加工制得。本品含硫（S）不得少于98.5%。

2. 雄黄为硫化物类矿物雄黄族雄黄。采挖后，除去杂质。本品含砷量以二硫化二砷（As_2S_2）计，不得少于90.0%。

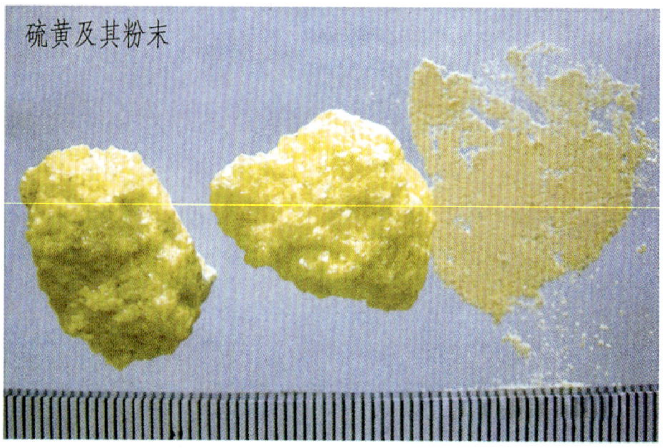
硫黄及其粉末

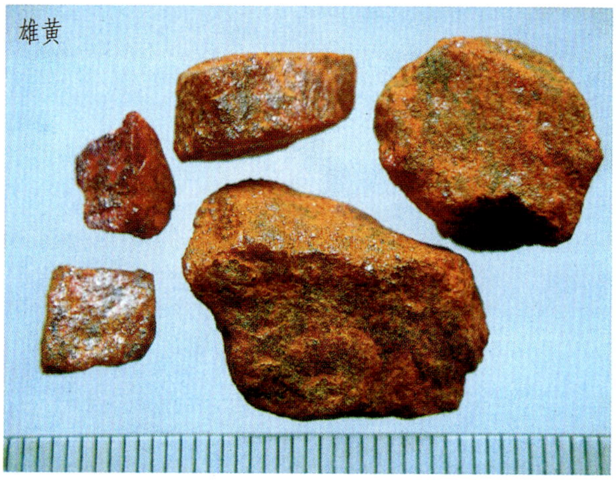
雄黄

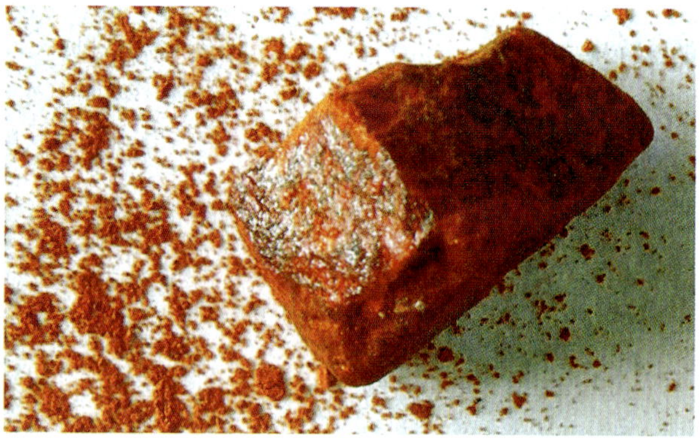
雄黄及其粉末

紫 石 英

一、准备

二、查验性状

[是 否] 为块状或粒状集合体。呈不规则块状，**具棱角。**

[是 否] **紫色或绿色，深浅不匀，条痕白色。**

[是 否] **半透明至透明，有玻璃样光泽。**表面常有裂纹。

[是 否] 质坚脆，易击碎。

[是 否] 气无，味淡。

[是 否] 取本品置紫外光灯 (365nm) 下观察，显亮紫色、紫色至青紫色荧光。

三、变质、污染 [有 无]

四、结论 [正品 假药 劣药 做其他检验]

五、清场

达标自测题：①写出紫石英和石膏的鉴别要点（最少 3 点）。②说出紫石英、花蕊石的鉴别要点（最少 2 点）。

相关知识：

紫石英为氟化物类矿物萤石族萤石。采挖后，除去杂石。本品含氟化钙（CaF_2）不得少于 85.0%。

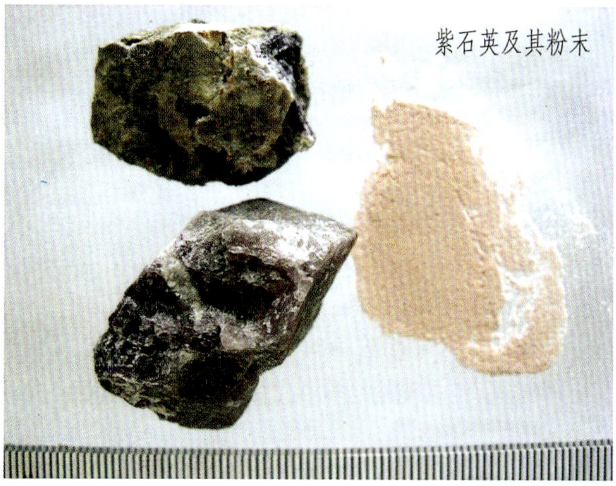

紫石英及其粉末

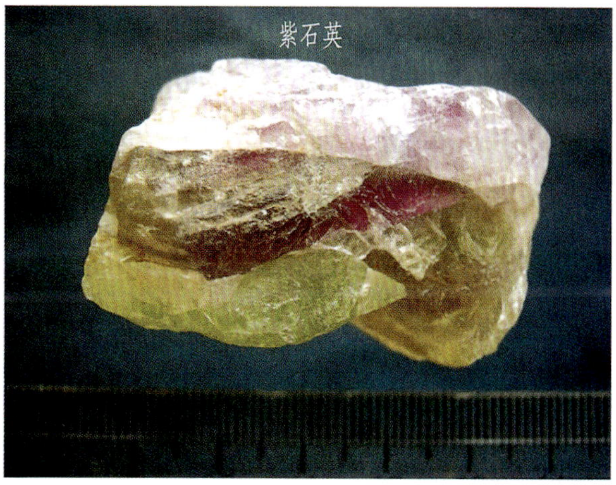

紫石英

第十章　其他类中药

青　黛

一、准备

二、查验性状

[是 否] 为深蓝色的粉末，体轻，易飞扬；

[是 否] 或呈不规则多孔性的团块，用手搓捻即成细末。

[是 否] 微有草腥气，味淡。

[是 否] 取本品 0.5g，加水 10ml，振摇后放置片刻，水层不得显深蓝色。

[是 否] 取本品少量，用微火灼烧，有紫红色的烟雾发生。

[是 否] 取本品少量，滴加硝酸，产生气泡并显棕红色或黄棕色。

三、变质、污染 [有　无]

四、结论 [正品　假药　劣药　做其他检验]

五、清场

达标自测题：①观察并记录火烧青黛的现象。

②用水试法鉴别青黛质量优劣。

相关知识：

青黛为爵床科植物马蓝 *Baphicacanthus cusia* (Nees) Bremek.、蓼科植物蓼蓝 *Polygonum tinctorium* Ait. 或十字花科植物菘蓝 Isatis indigotica Fort. 的叶或茎叶经加工制得的干燥粉末或团块。

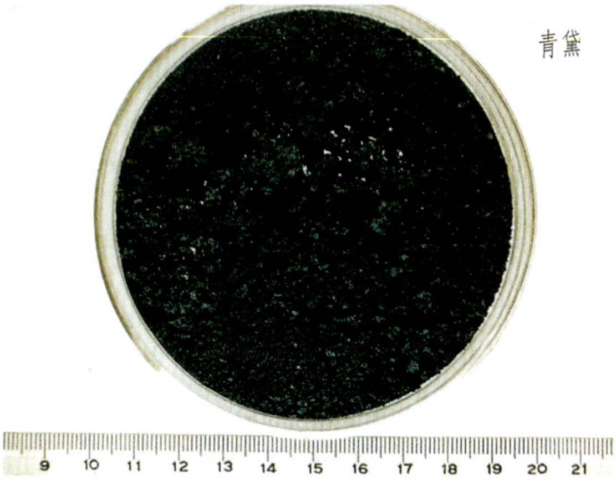

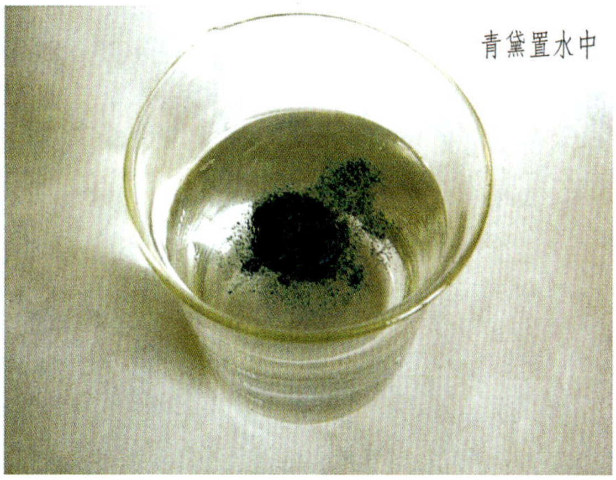

芦荟 儿茶

一、准备

二、查验性状

1．芦荟

(1) 库拉索芦荟

[是 否] **呈不规则块状**，常破裂为多角形，大小不一。

[是 否] **表面呈暗红褐色或深褐色**，无光泽。

[是 否] 体轻，质硬，不易破碎，**断面粗糙或显麻纹**。

[是 否] **富吸湿性**。

[是 否] **有特殊臭气，味极苦**。

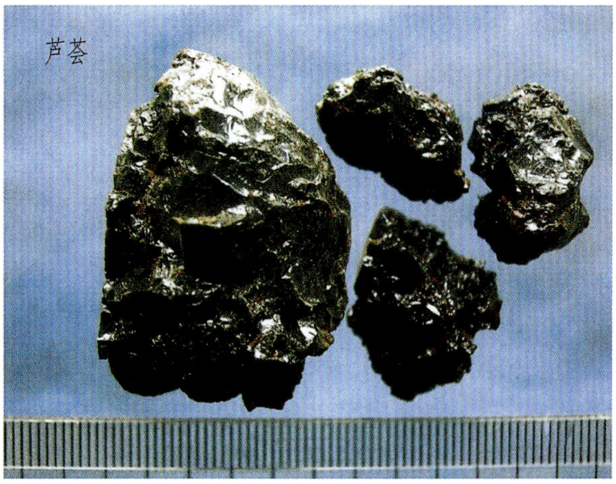

(2) 好望角芦荟（与库拉索芦荟性状不同点）

[是 否] **表面呈暗褐色，略显绿色，有光泽**。

[是 否] 体轻，质松，易碎。

[是 否] **断面玻璃样而有层纹**。

2．儿茶

[是 否] **呈方形或不规则块状**，大小不一。表面棕褐色或黑褐色，光滑而稍有光泽。

[是 否] 质硬，易碎，断面不整齐，具光泽，有细孔，遇潮有黏性。

[是 否] 气微，**味涩、苦，略回甜**。

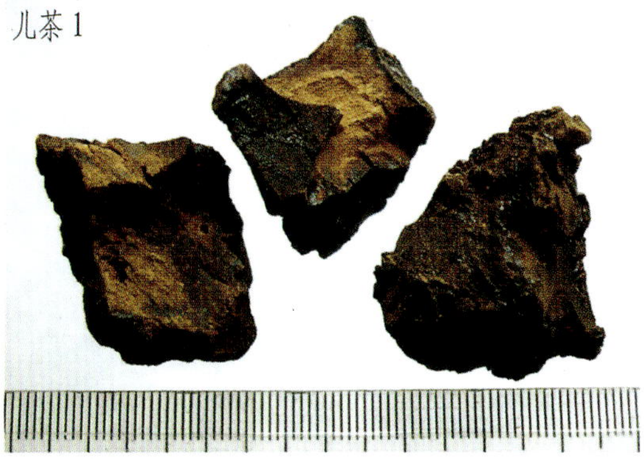

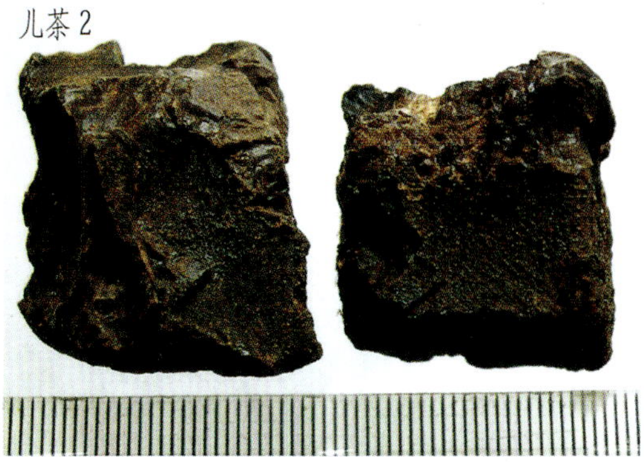

三、变质、污染［有 无］

四、结论［正品 假药 劣药 做其他检验］

五、清场

达标自测题：①对比芦荟和儿茶，找出鉴别要点（最少3点）。②遮目识别芦荟、儿茶。

相关知识：

1．芦荟为百合科植物库拉索芦荟 *Aloe barbadensis* Miller、好望角芦荟 *Aloe ferox* Miller 或其他同属近缘植物叶的汁液浓缩干燥物。库拉索芦荟习称“老芦荟”，好望角芦荟习称“新芦荟”。

2．儿茶为豆科植物儿茶 *Acacia catechu*(L. f.) Willd. 的去皮枝、干的干燥煎膏。冬季采收枝、干，除去外皮，砍成大块，加水煎煮，浓缩，干燥。

天 竺 黄

一、准备

二、查验性状

[是 否] **为不规则的片块或颗粒**，大小不一。

[是 否] 表面灰蓝色、灰黄色或灰白色，有的呈洁白色，半透明，略带光泽。

[是 否] **体轻**，**质硬而脆**，易破碎，**吸湿性强**。

[是 否] 气微，味淡。舐之有粘舌感。

[是 否] 体积比：取本品10g，轻轻装入量筒内，体积不得少于35ml。

[是 否] 吸水量：取本品5g，加水50ml，放置片刻，用湿润后的滤纸滤过，所得滤液不得过44ml。

三、变质、污染 [有 无]

四、结论 [正品 假药 劣药 做其他检验]

五、清场

达标自测题：天竺黄置水中有何现象？

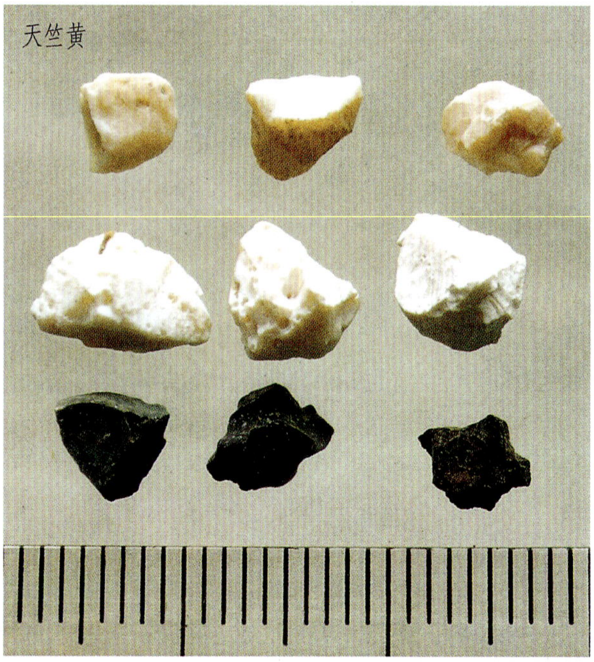

相关知识：

天竺黄为禾本科植物青皮竹 *Bambusa textilis* McClure 或华思劳竹 *Schizostachyum chinense* Rendle 等杆内的分泌液干燥后的块状物。秋、冬二季采收。

冰片（合成龙脑） 薄荷脑

一、准备

二、查验性状

1. 冰片（合成龙脑）

［是 否］为无色透明或白色半透明的片状松脆结晶。

［是 否］气清香，味辛、凉。

［是 否］具挥发性。

［是 否］点燃发生浓烟，并有带光的火焰。

［是 否］本品在乙醇、三氯甲烷或乙醚中易溶，在水中几乎不溶。

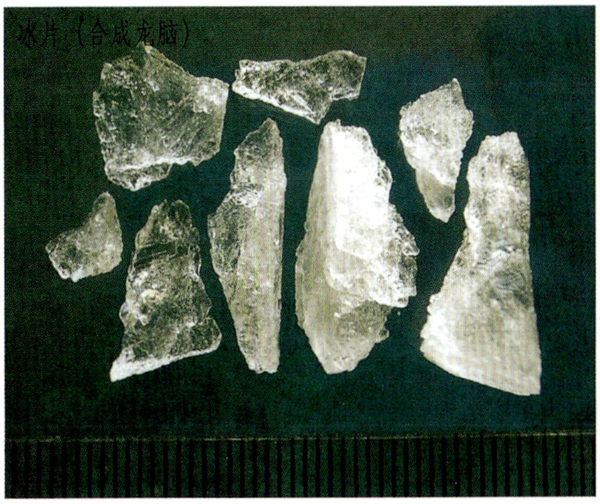

2. 薄荷脑

［是 否］为无色针状或棱柱状结晶或白色结晶状粉末。

［是 否］有薄荷的特殊香气，味初灼热后清凉。

［是 否］乙醇溶液显中性反应。

［是 否］本品在乙醇、三氯甲烷、乙醚、液状石蜡或挥发油中极易溶解，在水中极微溶解。

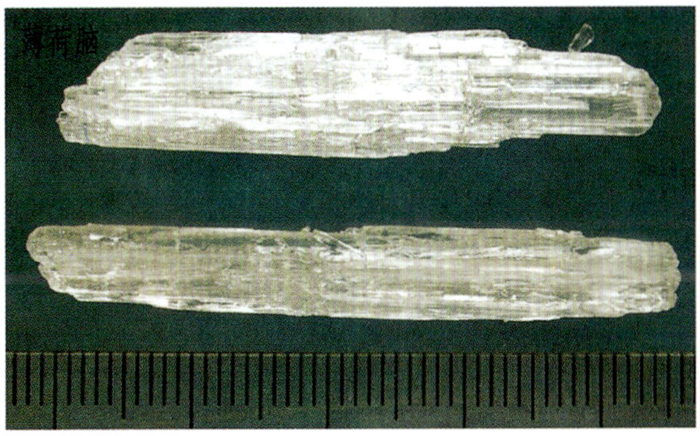

三、变质、污染［有 无］

四、结论［正品 假药 劣药 做其他检验］

五、清场

达标自测题：冰片与薄荷脑如何区别？

相关知识：

1. 冰片（合成龙脑）为樟脑、松节油等化学原料经化学合成而得的结晶状物。

2. 薄荷脑为薄荷素油中得到的一种饱和环状醇。

3. 冰片粉末与薄荷脑合研磨即成液态。

胆 南 星

一、准备

二、查验性状

[是 否] 呈方块状或圆柱状。

[是 否] 棕黄色、灰棕色或棕黑色。

[是 否] 质硬。

[是 否] 气微腥，味苦。

三、变质、污染[有 无]

四、结论[正品 假药 劣药 做其他检验]

五、清场

达标自测题：对比蟾酥和胆南星，找出鉴别要点（最少 3 点）。

相关知识：

胆南星为制天南星的细粉与牛、羊或猪胆汁经加工而成，或为生天南星细粉与牛、羊或猪胆汁经发酵加工而成。

胆南星

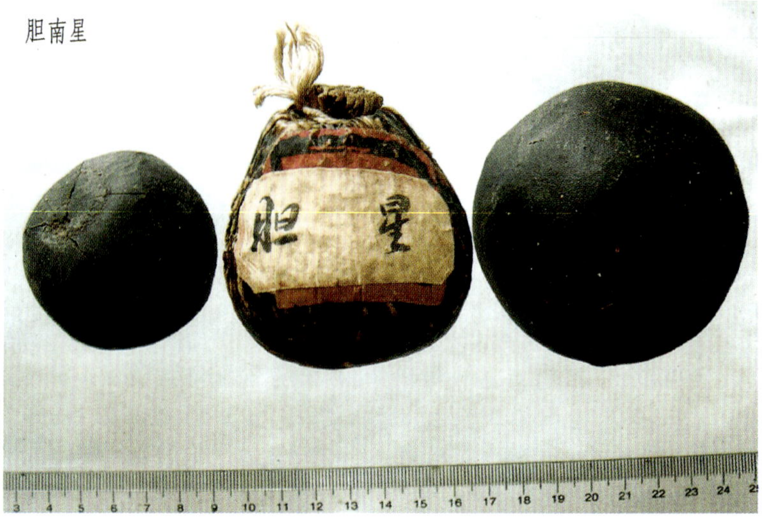

麦芽 稻芽

一、准备

二、查验性状

1. 麦芽

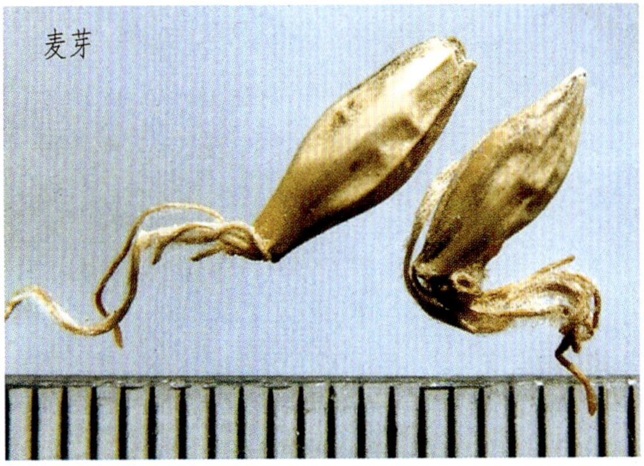

[是 否] 呈梭形，长 8 ~ 12mm，直径 3 ~ 4mm。

[是 否] 表面淡黄色，背面为外稃包围，具 5 脉；腹面为内稃包围。

[是 否] 除去内、外稃后腹面有 1 条纵沟。

[是 否] 基部胚根处生出幼芽及须根，幼芽长披针状条形，长约 0.5cm。

[是 否] 须根数条，纤细而弯曲。

[是 否] 质硬，断面白色，粉性。

[是 否] 气微，味微甘。

2. 稻芽

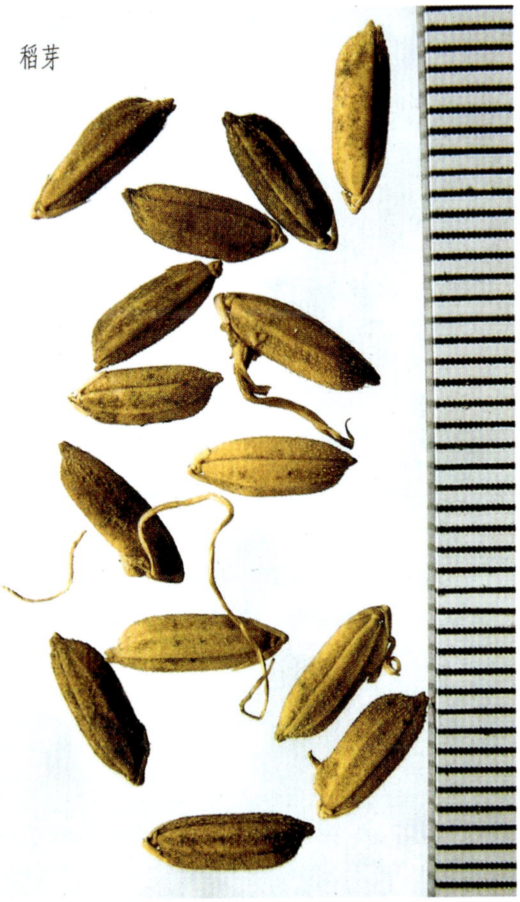

[是 否] 呈扁长椭圆形，两端略尖，长 7 ~ 9mm，直径约 3mm。

[是 否] 外稃黄色，有白色细茸毛，具 5 脉。

[是 否] 一端有 2 枚对称的白色条形浆片，长 2 ~ 3mm，

[是 否] 于一个浆片内侧伸出弯曲的须根 1 ~ 3 条，长 0.5 ~ 1.2cm。

[是 否] 质硬，断面白色，粉性。

[是 否] 气微，味淡。

三、变质、污染 [有 无]

四、结论 [正品 假药 劣药 做其他检验]

五、清场

达标自测题：分别取麦芽、谷芽、稻芽样品各 100g，照药材取样法取对角两份供试品，检查出芽粒数与总粒数，计算出芽率（%）。

相关知识：

1. 麦芽为禾本科植物大麦 *Hordeum vulgare* L. 的成熟果实经发芽干燥而得。将麦粒用水浸泡后，保持适宜温、湿度，待幼芽长至约 0.5cm 时，晒干或低温干燥。

2. 稻芽为禾本科植物稻 *Oryza sativa* L. 的成熟果实经发芽干燥而得。将稻谷用水浸泡后，保持适宜的温、湿度，待须根长至约 1cm 时，干燥。

3. 药典规定，麦芽、稻芽出芽率均不得少于 85%。

谷芽　淡豆豉

一、准备

二、查验性状

1. 谷芽

［是 否］**呈类圆球形，直径约 2mm**，顶端钝圆，基部略尖。

［是 否］**外壳为革质的稃片**，淡黄色，具点状皱纹。

［是 否］下端有初生的细须根，长约 3 ~ 6mm。

［是 否］**剥去稃片，内含淡黄色或黄白色颖果（小米）1 粒。**

［是 否］气微，味微甘。

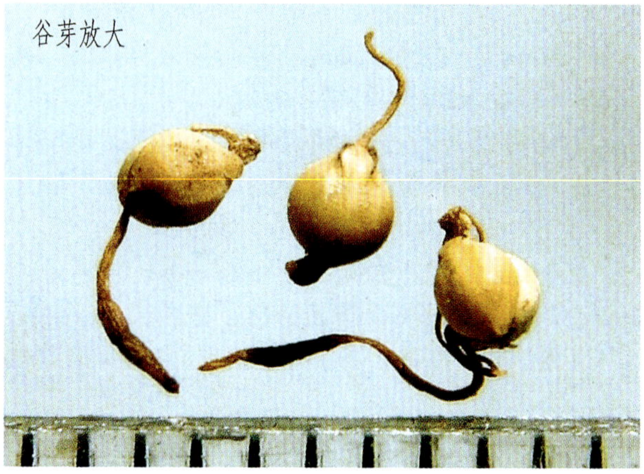

2. 淡豆豉

［是 否］**呈椭圆形，略扁**，长 0.6 ~ 1cm，直径 0.5 ~ 0.7cm。

［是 否］**表面黑色，皱缩不平。**

［是 否］质柔软，断面棕黑色。

［是 否］气香，味微甘。

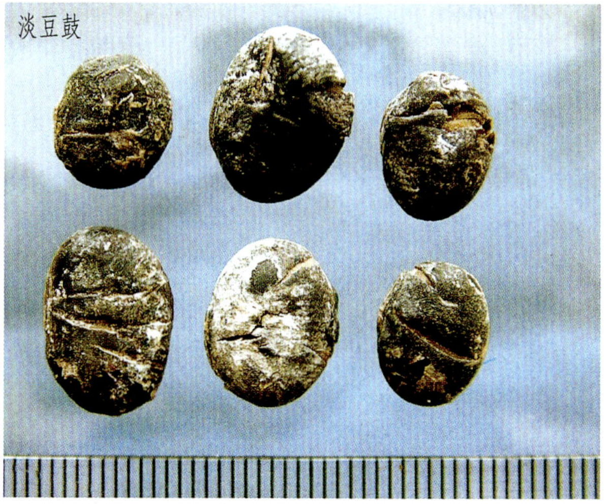

三、变质、污染［有　无］

四、结论［正品　假药　劣药　做其他检验］

五、清场

达标自测题：①遮目识别谷芽、芥子。②取谷芽样品各 100g，照药材取样法取对角两份供试品，检查出芽粒数与总粒数，计算出芽率（%）。

相关知识：

1. 谷芽为禾本科植物粟 *Setaria italica* (L.) Beauv. 的成熟果实经发芽干燥而得。将粟谷用水浸泡后，保持适宜的温、湿度，待须根长至约 6mm 时，晒干或低温干燥。

2. 药典规定，谷芽出芽率均不得少于 85%。

3. 淡豆豉为豆科植物大豆 *Glycine max*(L.) Merr. 的成熟种子的发酵加工品。

海 金 沙

一、准备

二、查验性状

[是 否] 呈粉末状，棕黄色或浅棕黄色。

[是 否] 体轻，手捻有光滑感，置手中易由指缝滑落。

[是 否] 气微，味淡。

[是 否] 取本品少量，撒于火上，即出现轻微爆鸣声及明亮的火焰。

三、变质、污染 [有 无]

四、结论 [正品 假药 劣药 做其他检验]

五、清场

达标自测题：①观察并记录火烧海金沙的现象。②海金沙与松花粉、蒲黄如何区别。

相关知识：

海金沙为海金沙科植物海金沙 *Lygodium japonicum* (Thunb.) Sw. 的干燥成熟孢子。秋季孢子未脱落时采割藤叶，晒干，搓揉或打下孢子，除去藤叶。

海金沙

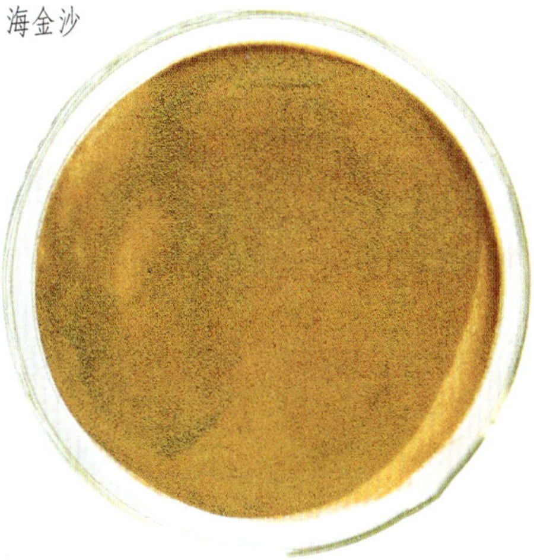

海金沙放大

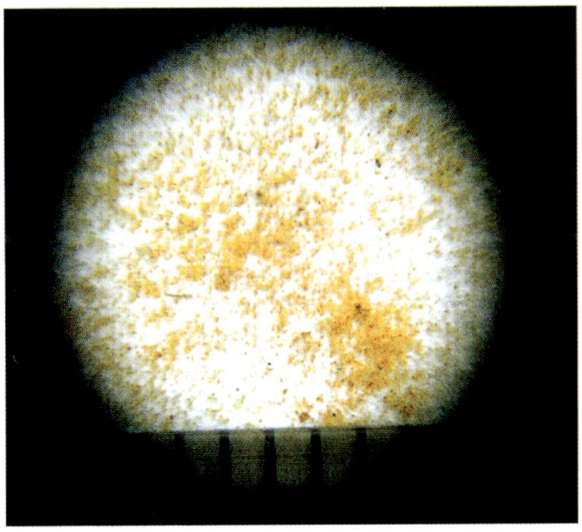

五 倍 子

一、准备

二、查验性状

1. 肚倍

[是 否] 呈长圆形或纺锤形囊状，长 2.5 ~ 9cm，直径 1.5 ~ 4cm。

[是 否] 表面灰褐色或灰棕色，微有柔毛。

[是 否] 质硬而脆，易破碎，断面角质样，有光泽，壁厚 0.2 ~ 0.3cm。

[是 否] 内壁平滑，有黑褐色死蚜虫及灰色粉状排泄物。

[是 否] 气特异，味涩。

2. 角倍（与肚倍性状不同点）

[是 否] 呈菱形，具不规则的角状分枝，柔毛较明显，壁较薄。

三、变质、污染 [有 无]

四、结论 [正品 假药 劣药 做其他检验]

五、清场

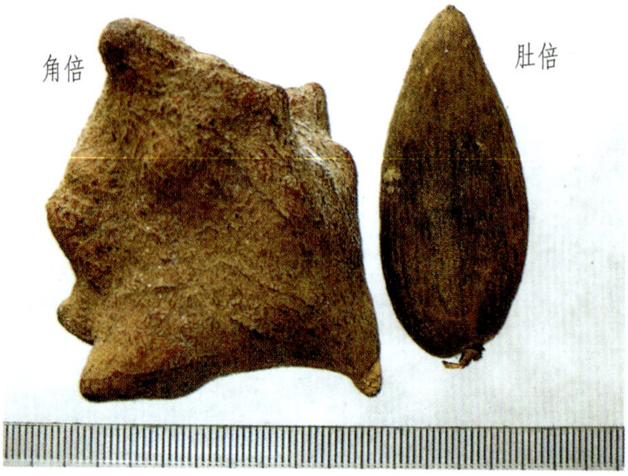

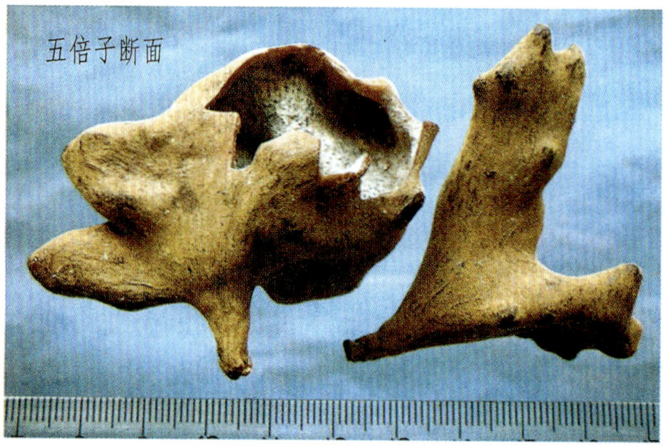

达标自测题：①照样品画雷丸断面图。②虫瘿入药的还有哪些。

相关知识：

五倍子为漆树科植物盐肤木 *Rhus chinensis* Mill.、青麸杨 *Rhus potaninii* Maxim. 或红麸杨 *Rhus pun-jabensis* *Stew.var. sinica* (Diels) Rehd. et Wils. 叶上的虫瘿，主要由五倍子蚜 *Melaphis chinensis* (Bell) Baker 寄生而形成。秋季采摘，置沸水中略煮或蒸至表面呈灰色，杀死蚜虫，取出，干燥。按外形不同，分为“肚倍”和“角倍”。

血余炭　　干漆

一、准备

二、查验性状

1．血余炭

［是 否］ 呈不规则块状，**乌黑光亮，有多数细孔**。

［是 否］ 体轻，质脆。

［是 否］ **用火烧之有焦发气，味苦**。

2．干漆

［是 否］ 呈不规则块状，黑褐色或棕褐色。

［是 否］ 表面粗糙，有蜂窝状细小孔洞或呈颗粒状。

［是 否］ 质坚硬，不易折断，断面不平坦。

［是 否］ **具特殊臭气**。

［是 否］ 取本品一小块，置瓷蒸发皿中，点火即燃烧，产生黑烟并发出强烈漆臭。

三、变质、污染［有 无］

四、结论［正品 假药 劣药 做其他检验］

五、清场

达标自测题：①对比干漆和血余炭，找出鉴别要点（最少3点）。③遮目识别干漆、血余炭。

相关知识：

1．血余炭为人发制成的炭化物。取头发，除去杂质，碱水洗去油垢，清水漂净，晒干，焖煅成炭，放凉。

2．干漆为漆树科植物漆树 *Toxicodendron vernicifluum* (Stokes)F.A.Barkl. 的树脂经加工后的干燥品。一般收集盛漆器具底留下的漆渣，干燥。

血余炭

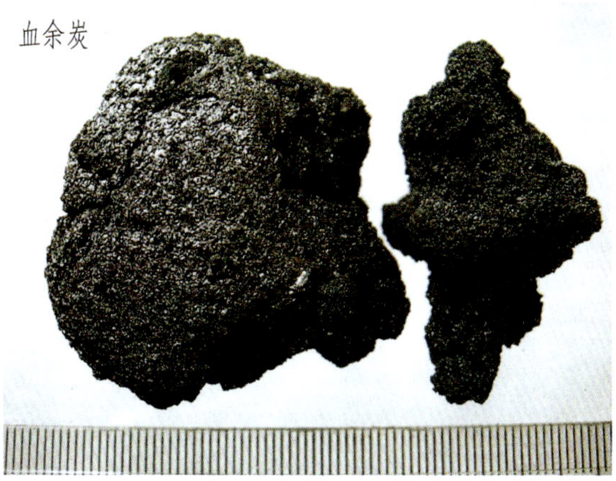

干漆

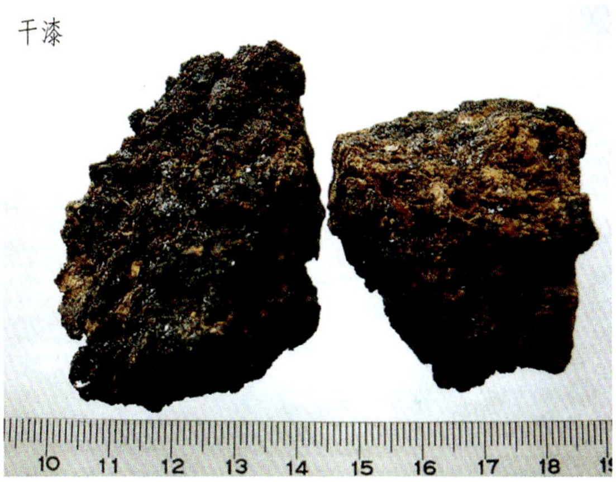

鹿 角 霜

一、准备

二、查验性状

[是 否] 呈长圆柱形或不规则的块状，大小不一。

[是 否] 表面灰白色，显粉性，常具纵棱。

[是 否] 偶见灰色或灰棕色斑点。

[是 否] 体轻，质酥，断面外层较致密，白色或灰白色，

[是 否] 内层有蜂窝状小孔，灰褐色或灰黄色，有吸湿性。

[是 否] 气微，味淡，嚼之有粘牙感。

三、变质、污染 [有 无]

四、结论 [正品 假药 劣药 做其他检验]

五、清场

达标自测题：如何区别鹿角霜和鹿角。

相关知识：

鹿角霜为鹿角去胶质的角块。春、秋二季生产，将骨化角熬去胶质，取出角块，干燥。

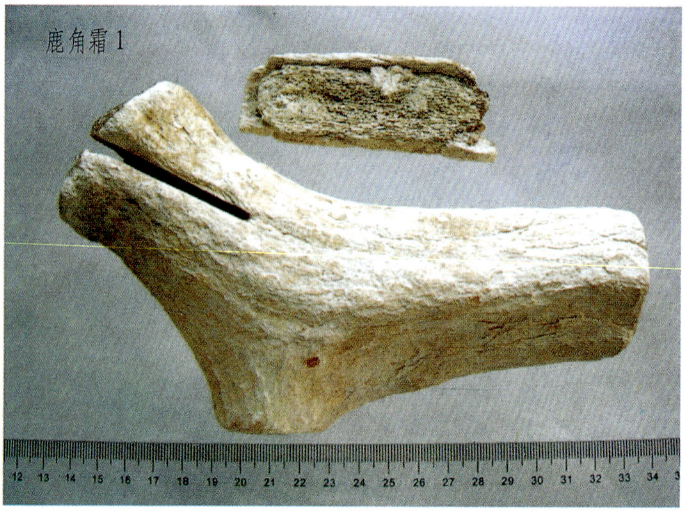

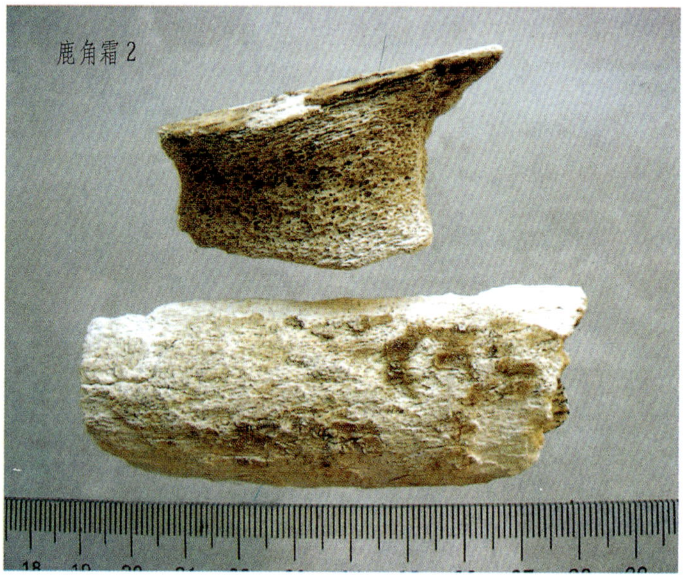

阿 胶

一、准备

二、查验性状

[是 否] 呈长方形块、方形块或丁状。

[是 否] 黑褐色，有光泽。

[是 否] 质硬而脆。

[是 否] 断面光亮，碎片对光照视呈棕色半透明状。

[是 否] 气微，味微甘。

三、变质、污染[有 无]

四、结论[正品 假药 劣药 做其他检验]

五、清场

相关知识：

1. 阿胶为马科动物驴 Equus asinus L 的干燥皮或鲜皮经煎煮、浓缩制成的固体胶。制法：将驴皮漂泡去毛，切块洗净，分次水煎，滤过，合并滤液，浓缩（可分别加入适量的黄酒、冰糖和豆油）至稠膏状，冷凝，切块，晾干，即得。

2. 药典规定：阿胶须测水分（不得过 15.0%）、总灰分（不得过 1.0%）、重金属（不得过百万分之三十）、砷盐（不得过百万分之三）、水不溶物（不得过 2.0%）、挥发性碱性物质（不得过 0.10g）、总氮（N）量（不得少于 13.0%）等项指标，故仅凭性状不能确定阿胶质量。

3. 中药市场上有以其他胶类冒充阿胶者，性状与阿胶相似，须按药典做理化鉴定区别真伪。

4. 阿胶珠是阿胶炮制品，制法：取阿胶，烘软，切成丁，用蛤粉烫至成圆球状，质地疏脆，内无溏心，味甜。

阿胶

阿胶珠

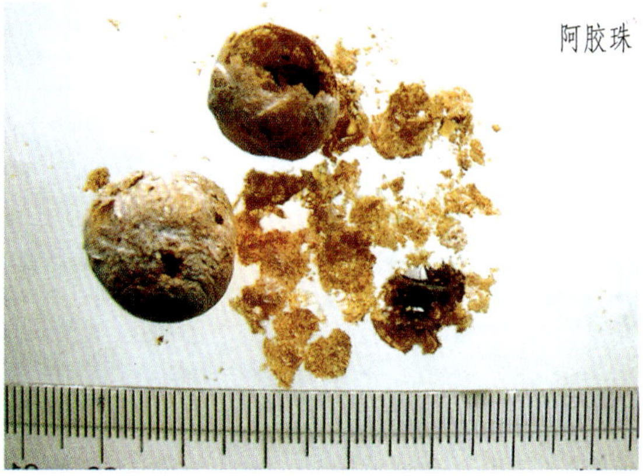